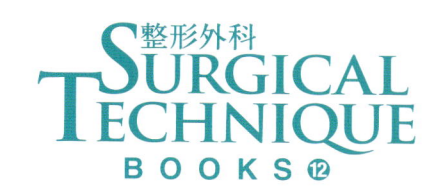

整形外科
SURGICAL TECHNIQUE
BOOKS⑫

大腿骨近位部骨折

Osteosynthesis & Arthroplasty

大腿骨頸部・転子部・転子下骨折の手術手技

監修

高平尚伸 Naonobu Takahira
北里大学医療衛生学部リハビリテーション学科教授,
大学院医療系研究科整形外科学教授

最上敦彦 Atsuhiko Mogami
順天堂大学医学部附属静岡病院
整形外科先任准教授

編集

神田章男 Akio Kanda
順天堂大学医学部附属静岡病院
整形外科准教授

北田真平 Shimpei Kitada
兵庫県立西宮病院外傷再建センター医長

JN218288

MC メディカ出版

監修にあたって

　私が以前に書いた「人工股関節ステム周囲骨折に対する治療の考え方－外傷外科医と関節外科医の各々の立場から－」（『臨床整形外科』43巻7号，2008年）が，おそらく外傷外科医と関節外科医の両者の視点から考えるという切り口の初めての論文であったと思われます．当時は，どうして同じ疾患・病態であるのに，専門分野が異なるだけで考え方や治療がこんなに違うのであろうかと，大きな課題として取り上げさせていただきました．各々の専門的立場では，長所のフィロソフィーがかえって治療成績をマイナスにし，そしてその逆もあったわけです．しかし，その領域にどっぷり浸かっていると，それが見えないことが間々あります．これは私が北里大学の救命救急医学（三次救命救急センター）で外傷外科医の最前線を経験し，その後股関節外科医としてかかわってきたことから感じていたことに外なりません．

　それから16年が過ぎて時は2024年，テーマこそ異なり，いやむしろ整形外科では王道のど真ん中のテーマとなり，この切り口での素晴らしい書籍が産まれました．整形外科SURGICAL TECHNIQUE BOOKsシリーズの『大腿骨近位部骨折　大腿骨頚部・転子部・転子下骨折の手術手技』です．本書は，これまでの両者の言い分をディベートするのではなく，両者が歩み寄り，両者の第一線のサージャンが惜しむことなく，最新の技術の情報を共有するという最強の手術書になりました．この度，本書を企画監修させていただき，徒ならぬご縁を感じています．もちろん，編集委員としていつもご一緒させていただいている最上敦彦先生のリーダーシップ，メディカ出版の有地太さんの強い意志がなければ，産声を上げることができなかったことは言うまでもありません．さらに，編集には外傷外科医側では北田真平先生，関節外科医側では神田章男先生の新進気鋭のお二人がご担当くださいました．これにより本書には大いなる息吹が感じられるようになりました．執筆には，本領域のトッププランナーで活躍中のエキスパートの先生方に，大変お忙しいなかでご協力いただきました．最新の医療技術を詳細に，丁寧に，くまなく多数の写真で解説し，さらにWEB動画も付けて読者への理解を十分に補足してくれています．この場をお借りして心から深く感謝を申し上げます．ぜひとも若手から中堅の整形外科医には，手に取っていただき，常に机の傍に置いて繰り返しお読みいただきたいと思います．

　本書が，日本全国の最前線で大腿骨近位部骨折の治療にあたっている読者の皆様の課題解決のヒントになり，ひいては現場における患者さんに福音となる最適な手術テクニックの選択肢を提供し，満足度の高い最良の治療成績につながるのであれば，正に本望です．

北里大学医療衛生学部リハビリテーション学科教授，
大学院医療系研究科整形外科学教授

高平尚伸

私が「大腿骨近位部骨折」と深くかかわるようになったのは，1998年に順天堂大学医学部附属伊豆長岡病院（現・順天堂大学医学部附属静岡病院）に助手として戻った頃，日本国内で普及し始めた「ハンソンピン」との出会いからでした．ピンの先端からフックの出る特殊なデバイスで，この「ハンソンピン」を用いて「大腿骨頚部骨折」を内固定する手術を数多く手がけ，骨モデルを使用した固定実験やそれに基づく術式の改良を施しました．結果，フックピンは高い骨頭把持力・カットアウト抵抗性を示しましたが，2本のフックピンのみで不安定な頚部骨折の骨癒合を得ることは困難でした．そんななか2005年に，ピン先端から2本のフックが出るピンをバレルプレートで固定するSHSタイプの「ツインフックプレート」が上市され，本システムにより高い骨癒合率を得ることが可能になりました．しかし，一定数の骨頭壊死の発生は防ぎようがなく，骨接合術の限界を感じました．

　私はもともと股関節（ならびに肩関節?!）外科医を志し，2007年にはTHAプレスフィットカップの生体力学的研究で学位を取得しています．その頃から変形性股関節症に対するTHAは，ポリエチレンの改良により大径骨頭が使用可能になったのと同時に，前方系を中心とした各種低侵襲アプローチの導入により，早期の機能回復，高い脱臼抵抗性を担保できるようになりました．この流れは，今では大腿骨頚部骨折の人工骨頭置換術にも波及しています．

　「大腿骨転子部骨折」の治療は骨接合術が第一選択であり，本邦での多くはSFNが使用されています．ただし，高齢者大腿骨頭の骨脆弱性は強く，以前よりSFNのラグスクリューの代わりにフックピンのノウハウを応用できないかと考えていました．そんなとき，縁あってメイラ株式会社からお声がけをいただき，2016年に「フックピンネイル」を共同開発しました．果たして，高度不安定型骨折に対しても安定した骨接合術が可能になりました．

　もう一つの領域「大腿骨転子下骨折」も骨接合術が中心となりますが，整復が困難でかつ骨癒合が得にくい（偽関節になりやすい）骨折として有名です．近年はこれに「非定型大腿骨骨折」も加わり，その病態生理の解明も含めて治療法は混沌としています．

　これら「大腿骨近位部骨折」の主たる治療者は，整形外科外傷医（その多くは若手整形外科医）と股関節外科医（その多くは中堅，ベテラン指導医）になります．両者の立ち位置は異なりますが，互いの治療戦略を高度に理解し合うことが，現代の「大腿骨近位部骨折」治療に求められています．整形外科外傷医であり，股関節外科医である私にとって，本書がこの両者の "Missing Link" を繋ぐ存在となりますことを願わずにはいられません．

順天堂大学医学部附属静岡病院整形外科先任准教授

最上敦彦

編集にあたって

　本書の監修担当である高平尚伸先生のご紹介により，人工物置換術のパートの編集担当という大役をいただきました．高平尚伸先生に深く御礼申し上げます．

　大腿骨近位部骨折の手術治療は骨接合術と人工物置換術に大きく分けられ，外傷整形外科医と股関節外科医が在籍している大学病院などではそれぞれに役割分担されます．しかし，多くの病院では目の前に来た症例に対して早急に手術加療を行わなくてはならないのが実情であり，人工物置換術に対して苦手意識をもつ整形外科医であっても早期対応を迫られます．そのような整形外科医にぜひ，本書を熟読，さらに動画を閲覧していただき，エキスパートの先生方から手術に役立つ手技を学んで日々の臨床に役立てていただければと存じます．

　第1章では人工物置換術における最近のトピックスである軟部組織温存のアプローチを股関節外科医のエキスパートに6種類のアプローチ別で詳説していただいてます．一冊の本を読んだだけでアプローチを変えることなどできないという声が聞こえてきそうですが，本書では日本で行われている股関節アプローチのほぼすべてを網羅しており，本書を熟読すればそれぞれの施設で行っているアプローチを明日からブラッシュアップさせることが可能です．この章ではさらに手術に役立つプラスワンのテクニックを記載しています．セメントテクニック，Unified instrumentation system，Fully HA coatedステム，セメントレスステムのテクニックなどはすべてのアプローチで応用可能であり，一般牽引台を使用するSAAFや仰臥位前側方アプローチにおける軟部組織温存は同じアプローチを行っている整形外科医にとって大変有用です．同じく第1章では大腿骨近位部骨折術後早期合併症である，脱臼，感染，骨折，骨接合術後の骨頭壊死，偽関節に対するsalvage手術のテクニックも各エキスパートの先生に詳説いただいていますので，お困りの症例があればぜひ参考にしてください．

　第2章では大腿骨転子部骨折の超高齢者に対する人工物置換術を記載しています．不安定型で骨脆弱性が強い症例に対する骨接合術で難渋した経験がある整形外科医も多いと思われますが，難症例に対する手術治療の選択肢が広がります．

　第3章では骨転移に対して腫瘍用インプラントを使用した手術を詳説いただいています．普段，骨転移に対しての手術は躊躇しがちですが，骨転移に対する注意点が詳しく述べられているので，知識を深め，安全に手術が行えるようになります．

　股関節外科医の先生方にはお忙しいなかご執筆いただきありがとうございました．この場をお借りして御礼申し上げます．また，メディカ出版の有地太さんをはじめこの本の出版にかかわったすべての方々に心より感謝いたします．

　最後になりましたが，この本が大腿骨近位部骨折の治療にかかわるすべての医師に役立ち，すべての患者さんが良好な治療経過が得られることを祈念いたします．

順天堂大学医学部附属静岡病院整形外科准教授

神田章男

本書において，骨接合術の編集を担当させていただくという幸運に恵まれました．多くの先生方の熱意と情熱が結実した本書を形にすることができ，心から安堵しています．

　私は2008年に整形外科の道を歩み始めましたが，その際，正田悦朗先生から大腿骨近位部骨折の手術指導を受けるという幸運に恵まれました．当時から正田先生は転子部骨折に対する整復の重要性を説かれ，理論に基づいた手術方法を実践されており，その教えは卒後20年近く経った今でも私の指針となり，後輩にも継承しています．

　大腿骨近位部骨折と一言で言っても，その骨折型や粉砕の程度は実に多様です．特に高齢者の粉砕骨折は治療が難しく，経験豊富な外科医であっても満足のいく整復位と固定性を得るのは時に困難です．ましてや，この骨折と日々対峙する若手医師が受ける重圧は計り知れません．

　本書は，まさにそのような若手整形外科医の先生方への応援歌のような一冊です．今回は，本邦でも屈指の経験と技術をもつ整形外科外傷医の方々に執筆をお願いしました．先生方の手術手技を豊富な写真とともに，術中動画を交えながら解説していただきました．特に動画では，写真では伝えきれない術中の手の動きや器械の使い方など，術者の息遣いが聞こえてくるかのような臨場感があり，高い学習効果を期待しています．ぜひ何度もご視聴いただき，多くの知識を得ていただければと思います．

　また，今回このような光栄な役割を与えてくださった監修の最上敦彦先生，高平尚伸先生，編集の神田章男先生に心から感謝申し上げます．加えて，メディカ出版の有地太さんには編集に対するご助言を賜り，著者の先生方の貴重な原稿をさらに磨き上げ，至高の一冊に仕上げていただきましたことに深く感謝いたします．

　最後に，大腿骨近位部骨折の治療を担当される先生方にとって，本書が常に身近な一冊となり，今後の大腿骨近位部骨折治療の良き伴走者となることを心よりお祈り申し上げます．

兵庫県立西宮病院外傷再建センター医長

北田真平

Contents

第 **2** 章 大腿骨転子部骨折

第3章 大腿骨転子下骨折

1 骨接合術

2 人工物置換術

執筆者一覧

監修 **高平尚伸** Naonobu Takahira
北里大学医療衛生学部リハビリテーション学科教授，
大学院医療系研究科整形外科学教授

最上敦彦 Atsuhiko Mogami
順天堂大学医学部附属静岡病院整形外科先任准教授

編集 **神田章男** Akio Kanda
順天堂大学医学部附属静岡病院整形外科准教授

北田真平 Shimpei Kitada
兵庫県立西宮病院外傷再建センター医長

第1章 大腿骨頚部骨折

1 骨接合術

1-1 北田真平 Shimpei Kitada
兵庫県立西宮病院外傷再建センター医長

1-2 前 隆男 Takao Mae
佐賀県医療センター好生館副館長

1-3 脇 貴洋 Takahiro Waki
社会医療法人愛仁会 明石医療センター整形外科医長

1-4 福岡史朗 Shiro Fukuoka
香川県立中央病院整形外科医長

依光正則 Masanori Yorimitsu
岡山大学運動器外傷学講座講師

1-5 金﨑彰三 Shozo Kanezaki
大分大学整形外科学講座助教

1-6 吉田昌弘 Masahiro Yoshida
愛知医科大学整形外科学講座
骨盤・四肢外傷センター特任教授

2 人工物置換術 アプローチと股関節外科医のSurgical Technique

2-1 平澤直之 Naoyuki Hirasawa
北水会記念病院病院長

2-2 坂越大悟 Daigo Sakagoshi
厚生連高岡病院人工関節センターセンター長

2-3 神田章男 Akio Kanda
順天堂大学医学部附属静岡病院整形外科准教授

2-4 赤石孝一 Koichi Akaishi
弘前記念病院整形外科診療部長

2-5 馬場智規 Tomonori Baba
順天堂大学医学部整形外科学講座先任准教授

2-6 鈴鹿智章 Tomoaki Suzuka
淀川キリスト教病院整形外科副部長，
関節外科・人工関節センター副センター長

3 人工物置換術 術中・術後早期合併症に対する股関節外科医のSurgical Technique

3-1 本間康弘 Yasuhiro Homma
順天堂大学医学部整形外科学講座准教授

田代 憲 Ken Tashiro
順天堂大学医学部整形外科学講座

佐野 圭 Kei Sano
順天堂大学医学部整形外科学講座

3-2 内山勝文 Katsufumi Uchiyama
北里大学医学部医学教育研究開発センター
医療安全・管理学研究部門教授

高平尚伸 Naonobu Takahira
北里大学医療衛生学部リハビリテーション学科教授，
大学院医療系研究科整形外科学教授

福島健介 Kensuke Fukushima
北里大学医学部整形外科学講師

大橋慶久 Yoshihisa Ohashi
北里大学医学部整形外科学助教

3-3 中嶋隆行 Takayuki Nakajima
おゆみの中央病院整形外科部長，
人工関節・関節機能再建センターセンター長

3-4 大橋慶久 Yoshihisa Ohashi
北里大学医学部整形外科学助教

[WEB動画▶] WEB動画の視聴方法

本書の動画マークのついている項目は、WEBページにて動画を視聴できます。以下の手順でアクセスしてください。

■メディカID（旧メディカパスポート）未登録の場合

メディカ出版コンテンツサービスサイト「ログイン」ページにアクセスし、「初めての方」から会員登録（無料）を行った後、下記の手順にお進みください。

https://database.medica.co.jp/login/

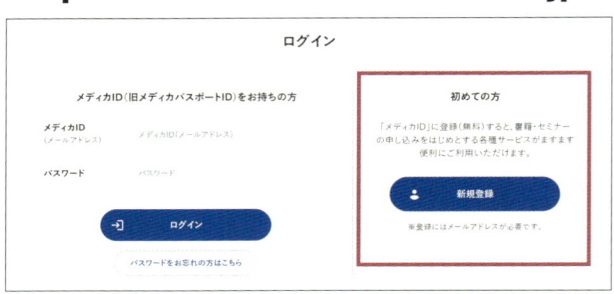 

■メディカID（旧メディカパスポート）ご登録済の場合

①メディカ出版コンテンツサービスサイト「マイページ」にアクセスし、メディカIDでログイン後、下記のロック解除キーを入力し「送信」ボタンを押してください。

https://database.medica.co.jp/mypage/

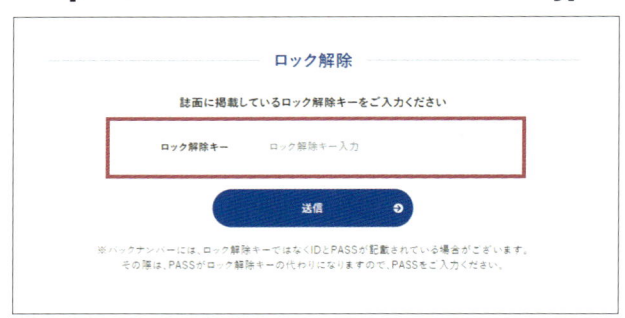 

②送信すると、「ロックが解除されました」と表示が出ます。「動画」ボタンを押して、一覧表示へ移動してください。

③視聴したい動画のサムネイルを押して動画を再生してください。

ロック解除キー　F9XTGK29CP

* WEBページのロック解除キーは本書発行日（最新のもの）より3年間有効です。有効期間終了後、本サービスは読者に通知なく休止もしくは終了する場合があります。
* ロック解除キーおよびメディカID・パスワードの、第三者への譲渡、売買、承継、貸与、開示、漏洩にはご注意ください。
* 図書館での貸し出しの場合、閲覧に要するメディカID登録は、利用者個人が行ってください（貸し出し者による取得・配布は不可）。
* PC（Windows / Macintosh）、スマートフォン・タブレット端末（iOS / Android）で閲覧いただけます。推奨環境の詳細につきましては、メディカ出版コンテンツサービスサイト「よくあるご質問」ページをご参照ください。

第 1 章

大腿骨頚部骨折

1-1 大腿骨頚部骨折の整復

北田真平 Shimpei Kitada ｜ 兵庫県立西宮病院外傷再建センター医長

はじめに

大腿骨頚部骨折に対する内固定手術は，Garden分類で安定型に相当する骨折型に対して行われる．日本整形外科学会による大腿骨近位部骨折調査によると，近年は人工物置換術が施行される割合が増加傾向にあるが，約30％の症例に内固定が行われている．

内固定手術のゴールは，骨癒合に至ることに加え，大腿骨頚部骨折特有の合併症，すなわち頚部短縮と，骨頭の無腐性壊死（avascular necrosis：AVN）のリスクを軽減させることである．受傷後早期の手術が偽関節，頚部短縮，無腐性壊死のリスクを低下させることは，多くの研究から明らかになっている．

非転位型骨折では，骨頭骨片が外反陥入することが多い．外反陥入を整復することを否定する意見の理由は，陥入を整復することで骨折部の不安定性が生じて，内固定の成績が低下するリスクがあるからである．

しかし近年では，外反陥入を整復すべきとの意見が多い．Parkらは外反陥入を整復した群では，術後1年および2年時におけるHarris Hip Score（HHS）が有意に，非整復群と比較して高かったと報告している．HHSに有意差が生じた理由としては，頚部短縮量が整復を行った群で高かったことである．骨癒合率，AVN発生率には有意差はなかった[1]．頚部短縮が生じると大腿骨オフセットが減少し，中殿筋のモーメントが少なくなるため，歩行機能に悪影響が生じる．また下肢長差も生じるため，歩容に悪影響を与える．このため，高齢者といえども頚部短縮は最小限に抑える必要がある．

インプラントを適切に挿入する観点からも外反陥入を整復することは重要である．固定力を増加させるためには，骨頭の軟骨下骨までインプラントを挿入する必要がある．外反陥入が残存している場合，インプラントの先端は骨頭の中央よりも遠位側に設置されることになり，長く挿入することが難しくなる．また外反陥入型骨折には多くの場合，側面像において骨頭の後捻変形が生じている．後捻変形が残存している場合も，インプラント先端は骨頭の中心ではなく前方に位置し，偏心性に挿入される（図1）．インプラントの挿入深度が浅いと，固定力は弱く固定破綻に至る（図2）．したがって，大腿骨頚部骨折の整復では正面像，側面像の両方を正しく整復する必要がある．

整復方法の実際

まず閉鎖的整復を試みる．陥入の程度が弱い症例では，垂直方向の牽引だけで整復されることがある．垂直方向の牽引だけで整復されない場合，山口らは大腿近位部内側にバスタオルをかけて外側に牽引すると，外反陥入が整復されると報告している[2]．

しかし，骨頭が強く外反して陥入している症例では，陥入を解除することができなかったり，仮に整復できたとしても整復の手を緩めると，直ちに元の外反位に戻る症例もある．このような閉鎖的整復が困難な症例では，2.4〜3.0 mm径のK-wireを使用すると整復が容易である[3]．

まず大腿外側に，大転子頂部よりも1横指近位の部位に数ミリの皮膚切開を設ける．この切開部位から骨頭へ向けてK-wireを挿入する．K-wireの先が骨頭にあたったら，側面像を確認する．骨頭の背側

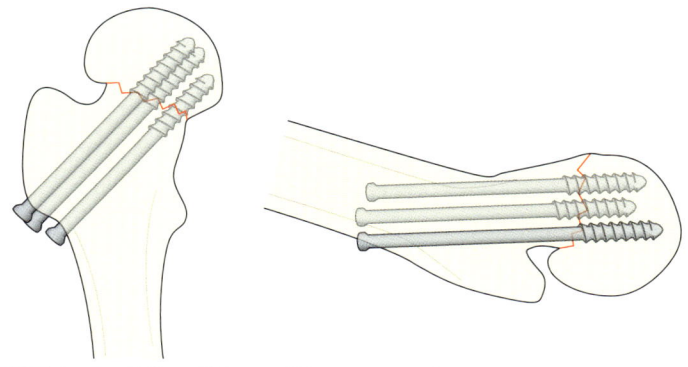

図1 外反・後捻が残存した状態でのインプラント設置
外反が残存した場合，正面像ではインプラント先端は骨頭の下方に向かう．
後捻が残存した場合，側面像ではインプラント先端は前方に向かう．骨頭内
での深度が不十分なため，整復した場合と比べ，固定力不足となる．

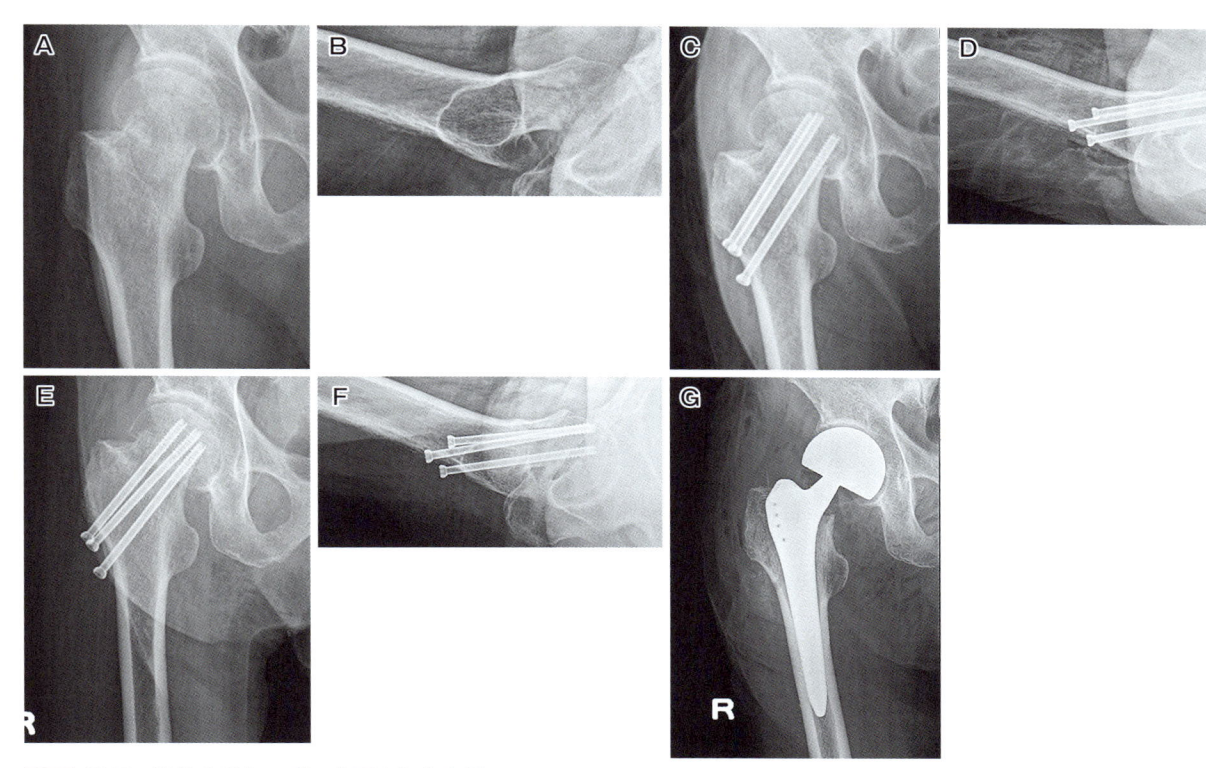

図2 外反・後捻を整復せずに内固定した症例
83歳，男性．右大腿骨頚部骨折であり，外反・後捻を認める（A：正面像，B：側面像）．
受傷当日に整復は行わず内固定を行った（C：正面像，D：側面像）．
術後2カ月目に股関節痛を訴え来院したが，後捻変形と骨折部の転位増大を認めた（E：正面像，F：側面像）．
最終的に人工骨頭置換術を施行した（G）．

にK-wireを挿入すると，後に挿入されるスクリューのガイドワイヤーと干渉しない．このまま骨頭の関節軟骨を貫通させて骨頭内を通過し，さらに関節窩側の軟骨も貫通させる．先端は臼蓋側の軟骨にあたるが，この部分は涙痕と一致する．涙痕を少しだけ貫通させた位置でK-wireの挿入を止める．涙痕の内側は小骨盤腔であり，過度に挿入しすぎると閉鎖動静脈，閉鎖神経損傷の可能性がある．

この状態から，牽引台の固定を緩めて患肢をゆっくりと内転していくと，陥入が解除され過度に外反

した頚体角が整復されていく．本法を行う場合は，セッティングの段階から患肢のポジションに留意する必要がある．最初のセッティングで股関節軽度外転位にしておかないと，股関節を内転させる余地がなくなってしまう．また，後捻変形を伴っている場合は陥入が解除されたら，患肢の自重で自然に整復されていることが多い．しかし，後捻変形が残存している場合は，内転操作の後に股関節を内旋させることにより整復が可能である（図3，動画）．

> **P**oint
> 本法を用いて外反陥入の整復を行う場合，セッティング時に股関節を20°程度外転位にしておくと，内転による整復効果が得られやすい．

手術のコツ

> 臼蓋側を貫通させすぎると，臼蓋内板のすぐ内側を走行する閉鎖動静脈および閉鎖神経損傷の可能性がある．臼蓋側軟骨に先端があたったら，ドリルではなくK-wireを叩いて挿入すると，過挿入を避けることができる．高齢者では骨質も弱く，ハンマーで叩いても挿入は可能である．

ピットフォール

> 整復用K-wireが骨頭中心から前方に向かうと，後に挿入されるインプラントの通り道と干渉してしまう．骨頭の後方を狙うと，干渉リスクは少なくなる．万が一，干渉してしまったら，骨折部の仮固定を行い整復用のK-wireは抜くとよい．

転位型骨折の整復

1. 閉鎖整復

転位型であっても，Pauwels分類type 1または2であれば，閉鎖的整復が可能なことが多い．閉鎖的整復方法は，転位した骨頭骨片に遠位骨片を合わせるように整復する．牽引台に足を固定した状態では，遠位骨片の動きが制限されるため，必要があれば牽引台から患肢を外して整復を行う．まず正面像で内反した骨頭骨片に合わせるように，股関節を牽引し

ながら外転し正面像でのアライメントを整復する．次に側面像を見ながら骨頭骨片の骨軸に合うように調整し，両骨片の頚部軸が一致したところで骨頭骨片に遠位骨片を押し付けて陥入させる．そのままゆっくり患肢を内転させて牽引台に固定する（図4）．

頚部皮質骨の曲線が，正面像と側面像において対称なS字になっていれば，整復が正しく行えたことを意味する（図5）．

> **P**oint
> 術前に骨頭骨片の転位方向を確認しておく．骨頭骨片は牽引ではコントロールできないため，遠位骨片を骨頭骨片に合わせる感覚で整復を行う．

ピットフォール

> 何度も整復操作を繰り返すと，骨折部の皮質骨が損傷されてしまうため，2, 3度行って整復されなかった場合は，観血的整復に切り替えた方がよい．

2. 観血的整復

Pauwels分類type 3は，閉鎖的整復はしばしば困難であり観血的整復を要することが多い．

解剖学的整復を行うには，股関節内の骨折部を直視下に確認することが必要である．Smith-Petersenアプローチは視認性に優れた方法であり，Pauwels分類type 3の整復には有用である．縫工筋と大腿筋膜張筋の筋間を触れ，上前腸骨棘から上記筋間につながる8～10 cmの縦切開を置く．皮下脂肪を分け，大腿筋膜張筋と縫工筋の筋間を深部に向かって展開すると外側に中殿筋，内側に大腿直筋が確認される．大腿直筋に伴走する外側大腿回旋動脈上行枝を焼灼切離する．外側では梨状窩にレトラクターを挿入し中殿筋をよけ，内側では小転子にレトラクターを挿入し大腿直筋をよける．これにより関節包が確認できる．大腿直筋は可能な限り温存する．関節包は後に修復できるように，T字状に鋭的に切開する（図6）．

関節包を切開後，骨折部を直視下に観察する．骨

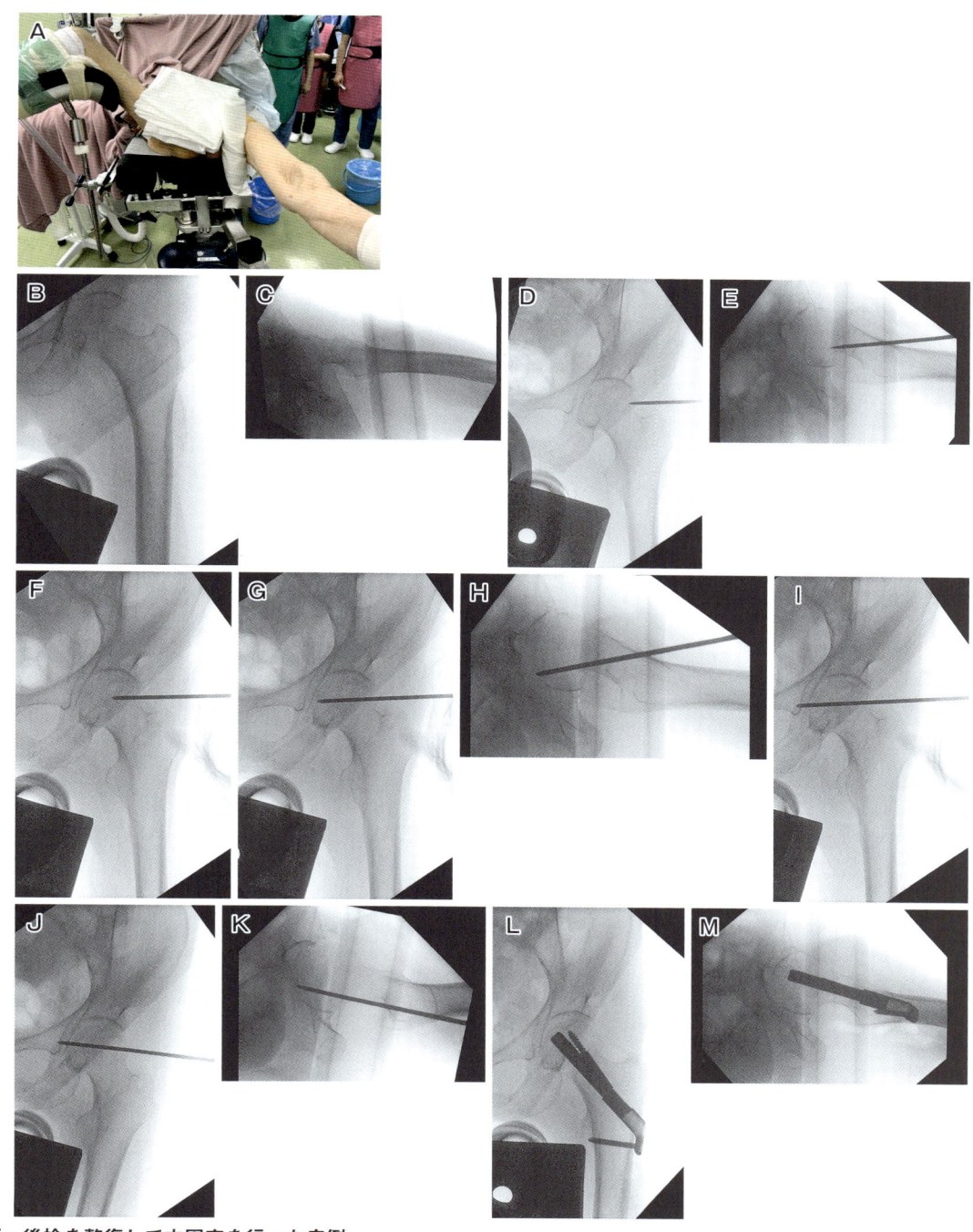

図3 外反・後捻を整復して内固定を行った症例

93歳，女性．非転位型大腿骨頚部骨折に対し内固定を行った．

セッティングは患肢を20°程度外転した状態でセッティングしておく（A）．

整復前のイメージ像では正面像で外反，側面像で後捻変形を認める（B：正面像，C：側面像）．

整復用のK-wireを骨頭に挿入する．正面像では大転子頂部をかすめるように挿入し，側面像では後捻した骨頭の後方に挿入する（D：正面像，E：側面像）．

挿入点を確認したら，正面像を見ながらK-wireを骨頭に挿入する（F）．

さらにK-wireを進め，骨頭内側の軟骨に先端が接触したら，側面像を確認し骨頭の中心にK-wireが向かっていないことを確認する（G：正面像，H：側面像）．

K-wireの先端を骨頭軟骨から穿破させ，臼蓋側の軟骨に挿入する．このとき，過挿入による閉鎖動静脈損傷を防ぐため，先端を涙痕内に留めておく（I）．

外反変形を整復するため，股関節をゆっくりと内転させる．外反が整復された後に，後捻変形を整復するために股関節を内旋させる（J：正面像，K：側面像）．

整復を確認後，インプラントを設置する（L：正面像，M：側面像）．

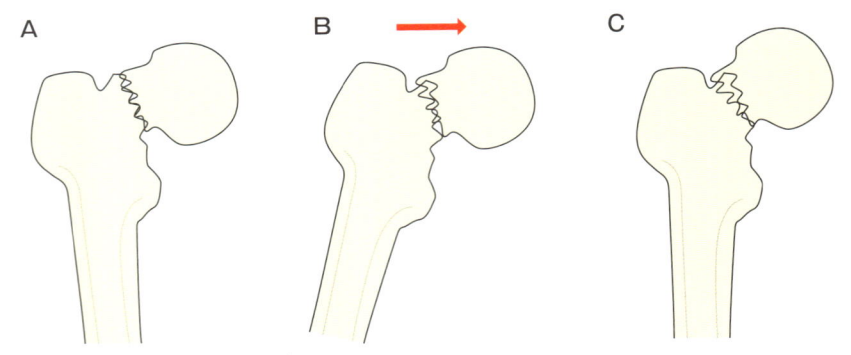

図4 転位型骨折の閉鎖的整復

通常，骨頭は内反変形を伴う（A）．
股関節を外転し，骨頭の頚部軸と骨幹部側の頚部軸を一致させる．頚部軸が一致したところで，
骨幹部側を骨頭に強く押し付けてかみ込ませる（B）．
押し付けた状態で股関節をゆっくりと内転させる．中間位まで内転すると，再転位するリスクが
あるため軽度外転位（10〜20°）で内転操作を止める（C）．

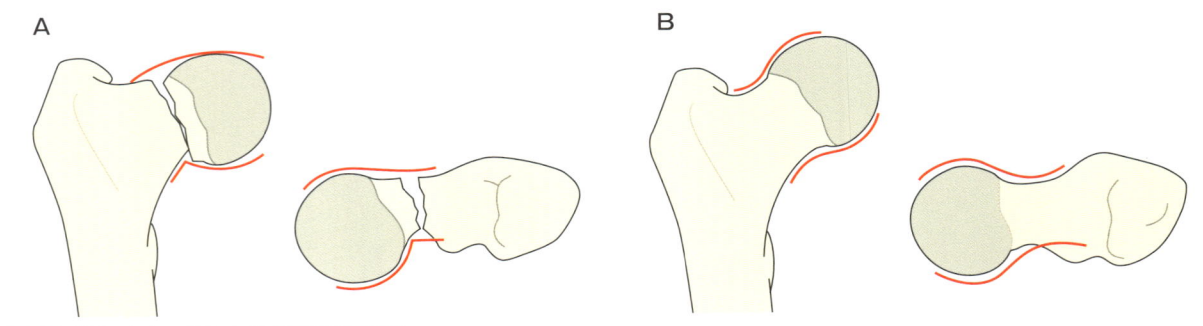

図5 術中イメージにおける整復の確認

転位が残存していると，正面像・側面像において皮質骨で形成されるS字カーブの形状が崩れ非対称になる（A）．
解剖学的に整復されると，皮質骨の描く曲線は正面像・側面像ともに対称なS字となる（B）．

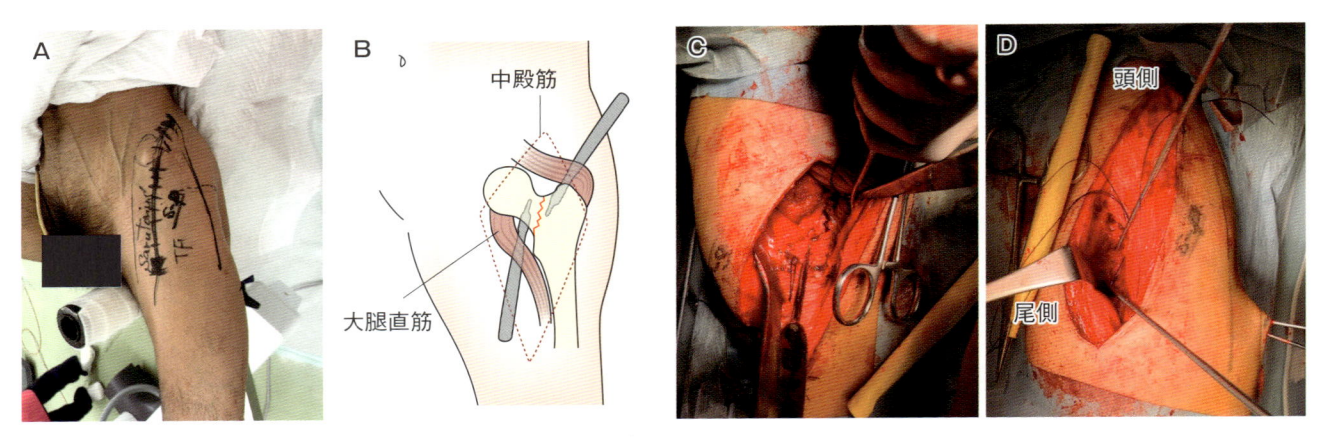

図6 Smith-Petersen アプローチによる頚部骨折の観血的整復

上前腸骨棘から遠位に10 cm程度の皮切をデザインする（A）．
関節包を切開した後，頚部の上方と下方にレトラクターを挿入し，上方では中殿筋を下方では大腿直筋をよける（B）．
関節包をT字状に切開すると，骨折部が直視下に確認できる（C）．
骨頭骨片に2本のK-wireを直交するように挿入し，ジョイスティックとして用いると3次元的な整復が容易に行える（D）．

折部の凹凸を指標に整復を行うが，骨頭の回旋コントロールが困難である．ジョイスティックとして骨頭骨片に2本のK-wireを直交するように挿入すると，骨頭のコントロールがしやすくなる．2本のK-wireを把持しながら，骨折部を整復する．整復位が確認されたら，外側の別皮切から仮固定用のK-wireを挿入する．イメージで頚体角および前捻角が正しく整復されたか確認する．整復状態がよければ，外側創部からインプラントを設置する（図6）．

第1章　大腿骨頚部骨折

1・1　骨接合術　大腿骨頚部骨折の整復

手術のコツ

①レトラクターの掛け方が重要となる．特に，梨状窩と小転子に挿入するレトラクターを確実にきかせて，深部の視野を確保する．
②関節包は転子間稜に沿って真一文字に切開し，次に臼蓋方向に沿って切開する．関節包内の血流を障害しないように，尖刃メスで鋭的に切開する．電気メスは，熱凝固により関節包内の血流を障害する可能性があるので，使用は控える．

ピットフォール

直視下整復では，頚部の適切な前捻が評価しづらいため，最終的な固定を行う前に必ず側面像を確認する．大腿部の自重で骨幹部骨片が落ち込み，頚部が過前捻になりやすいことに注意する．

文献

1）Park YC. et al. Comparison of femoral neck shortening and outcomes between in situ fixation and fixation after reduction for severe valgus-impacted femoral neck fractures. Injury. 52（3），2021，569-74.
2）山口正哉ほか．外反陥入型大腿骨頚部骨折は外側牽引して整復固定する―外側牽引法で整復固定した21例の治療成績の検討―．骨折．45（3），2023，813-7.
3）Mahajan RH. et al. Technique for gentle accurate reproducible closed reduction of intracapsular fracture of neck of femur. Injury. 48（3），2017，789-90.

骨接合術

1-2 非転位型骨折に対する Multiple Pinning

WEB 動画▶

前 隆男 Takao Mae | 佐賀県医療センター好生館副館長

はじめに

　大腿骨頚部骨折は多くは高齢者に発生するため，可及的早期に的確な手術を行うことで離床が可能となり，廃用を予防する．また，大腿骨頚部骨折は転位型と非転位型に大別され[1]，転位型には人工物置換術が，非転位型には骨接合術が選択される．いずれの術式も広く普及された手技ではあるが，基本的に高度の骨粗鬆症を有しており，さらに認知症を合併している場合も多く，そのために思わぬ術後合併症をきたすことがある．不安定型に対する手技は他稿に譲り，本稿では安定型骨折に対する骨接合術の原則を紹介し，適切な手技と注意すべき点を述べる．

大腿骨頚部骨折

1. 病態

　ほとんどは低エネルギー外傷である立位からの転倒にて受傷する．大腿骨頚部は鉛直軸に対して内反，前捻しており，構造的に外力に対して不利な形態である．加えて，骨粗鬆症が合併していると，転倒により容易に骨折する．さらに，本骨折は股関節包内での骨折であり，骨折部では骨膜がないことや関節液の存在によって骨癒合が阻害されやすい．また，骨折によって骨頭の血流供給が途絶し大腿骨頭壊死を招き，引き続いて壊死部が陥没する late segmental collapse（LSC）をきたすことがある．また骨折線の走行により骨折部に圧迫応力が加わらず癒合不全や偽関節などをきたすため，biology と biomechanics の両方を考慮した治療が求められる．

2. 分類

　情報を共有し，治療方針の決定，そして予後を推測する指標となる．大腿骨頚部骨折に関しては Garden の stage 分類が用いられているが，intra-observer，inter-observer，variance が少なくない．そのため頚部骨折では近年，非転位型と転位型に二分して手術方法を決定している[1]．その他の分類としては，AO/OTA 分類，Pauwels 分類などがある．

1）Garden 分類（図1）[2]

　1961年に Garden は頚部骨折を4段階の stage に分類した．Stage Ⅰは不全骨折，stage Ⅱは完全骨折で転位なし．Stage Ⅲは部分的に転位した完全骨折，stage Ⅳは転位した完全骨折としている．Stage ⅠとⅡは頚部と骨頭の骨梁で判断するが，stage ⅢとⅣは骨頭と寛骨臼の骨梁との関係性をみる．ここでは stage Ⅰ，Ⅱを非転位型，stage Ⅲ，Ⅳを転位型と分類している．

2）AO/OTA 分類

　1987年に AO（Arbeitsgemeinschaft für Osteosynthesefragen）foundation が蓄積してきた骨折形態を書き留めた膨大なファイルを元に AO 分類が公表された．そして1996年に AO 分類が米国整形外科外傷学会（Orthopaedic Trauma Association：OTA）で検証，認定され，AO/OTA 分類となった．以来，広く臨床で使用されてきたが，2018年に大幅に改訂されて頚部骨折についても大きな変更がなされた（図2）[3]．股関節は部位として31のコードが付与され，骨折部位として B が頚部に相当する．頚部の中で骨折部位を subcapital，transcervical，basicervical

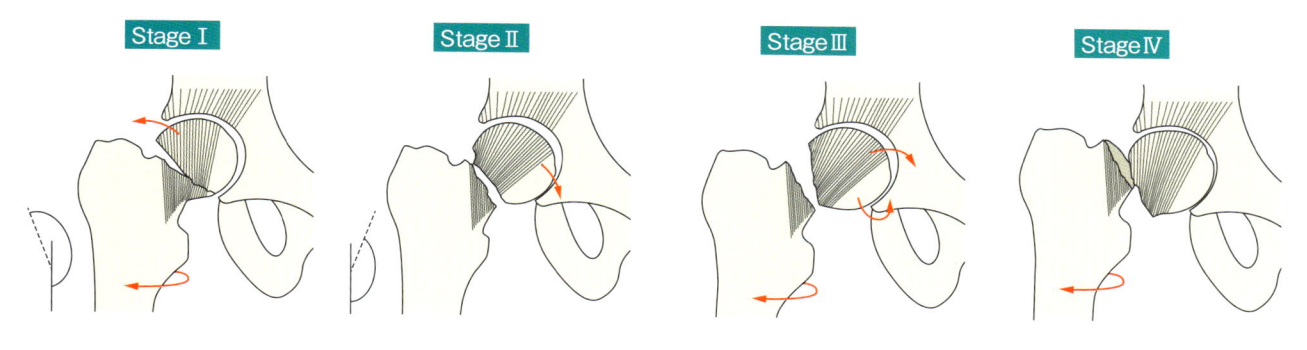

図1 Garden分類（文献2より改変）
Stage Ⅰ：大腿骨頭と頚部の内側の骨梁の角度が180°以上.
Stage Ⅱ：大腿骨頭と頚部の内側の骨梁の角度が160°前後.
Stage Ⅲ：大腿骨頭と骨盤の骨梁が一致しない.
Stage Ⅳ：大腿骨頭と骨盤の骨梁が一致する.

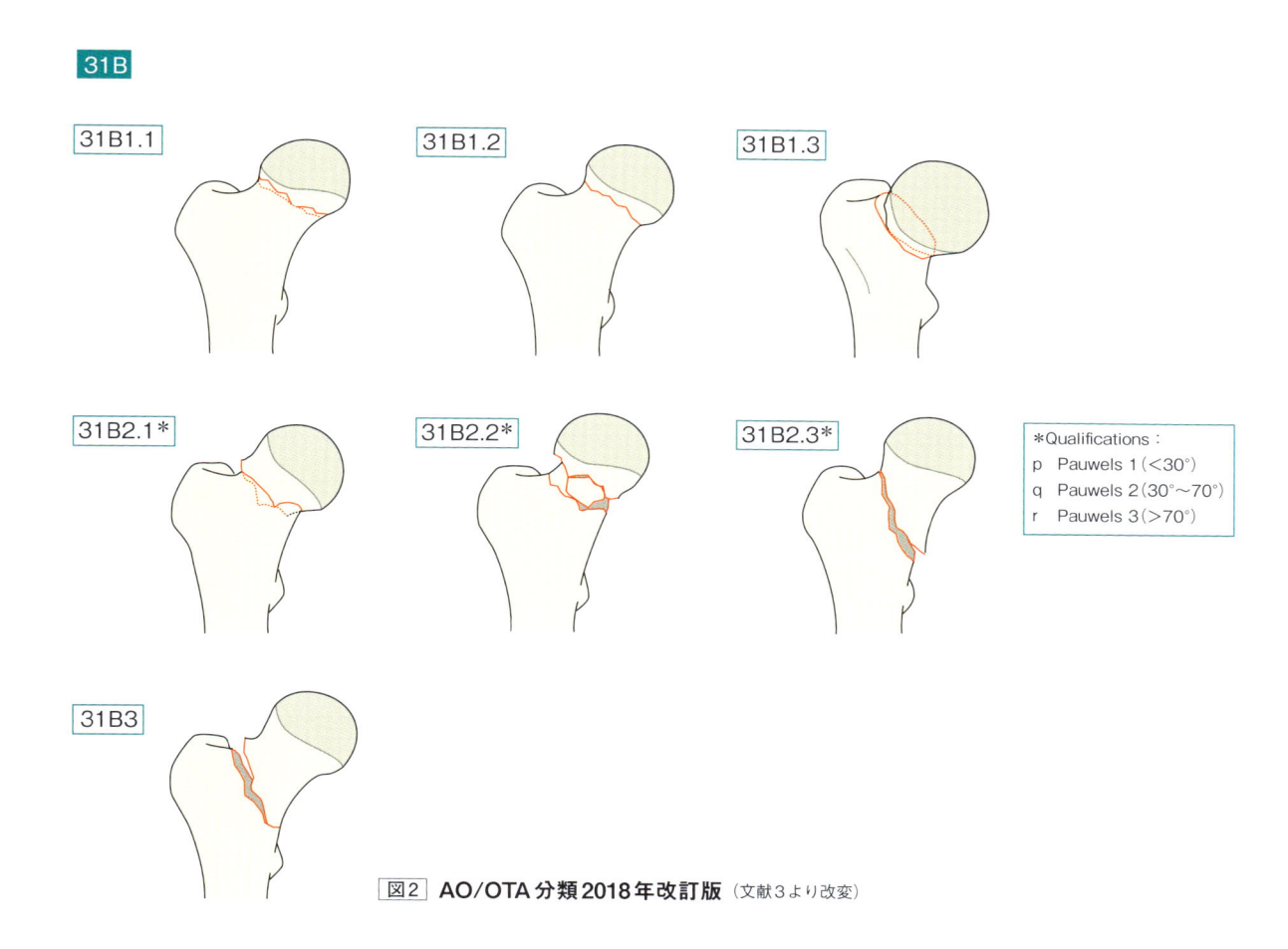

31B

31B1.1　31B1.2　31B1.3
31B2.1*　31B2.2*　31B2.3*

*Qualifications：
p　Pauwels 1（<30°）
q　Pauwels 2（30°〜70°）
r　Pauwels 3（>70°）

31B3

図2 AO/OTA分類2018年改訂版（文献3より改変）

に分け，それぞれB1，B2，B3とした．また部位ごとにサブグループに分けられており，Garden分類のstage ⅠはB1.1，stage ⅡはB1.2，stage Ⅲ，ⅣはB1.3に相当する．また，B2にはqualificationsという細分類も採択されている．

3）Pauwels分類

1935年に提唱され，当初は骨折線の角度と大腿骨頭にかかる応力を圧迫力と剪断力に分けて考えられた．当初type 1は30°まで，type 2は50°まで，type 3は50°以上ともされたが，上述の改訂AO/

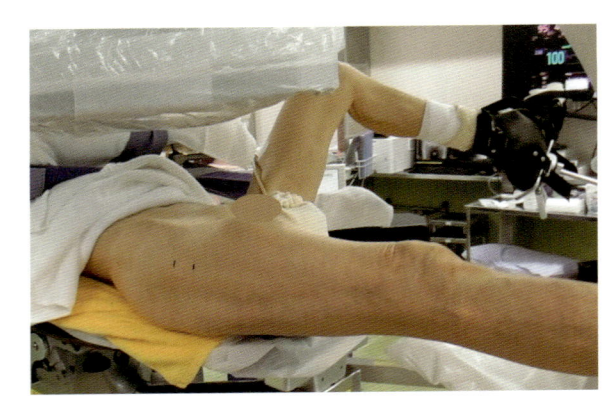

図3 体位

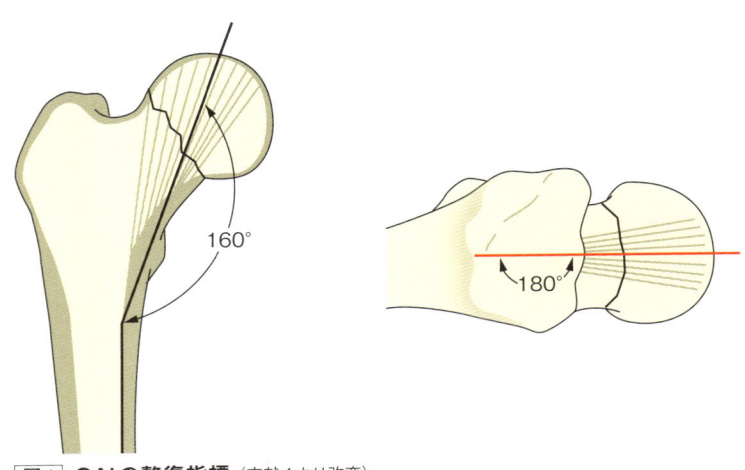

図4 GAIの整復指標 （文献4より改変）

OTA分類のqualificationの中で，type 3は70°以上とされている．

3. 手術

原則は非転位型には骨接合術を，転位型には人工骨頭置換術や人工股関節置換術が選択される．ただし，60歳未満では転位型でも可及的早期に整復し，骨頭温存を目指した骨接合術を選択することも多い．

4. 術前計画

大変重要な過程である．術中Cアームでは骨梁の走行が確認困難であり，また二次元の画像であり整復度合いが判断しづらく確実性が劣る．CTなどでの手術前の計画が合併症予防の大きなポイントとなる．

5. 体位

多くは牽引台を使用して仰臥位で手術を施行する．画像を得るために術中Cアーム装置は脚の間より入れる必要があり，健側は股関節屈曲，外転，外旋させる．側面像に関してはCアームを下より回して透視する（図3）．

6. 整復

安定型でも外反変形や伸展変形が高度なものは術後の関節適合性が損なわれるため，整復を行う．整復方法としては大腿骨を内旋位で長軸方向に牽引しながら内転し，正面像での整復を行う．その後側面像で伸展変形が矯正されていない場合には前後方向より患部を押さえると整復される．この状態で少し牽引を弛めてかみこませる．整復指標としてはGarden alignment index（GAI）を用い，正面像160〜180°，側面像で180°を基準とする（図4）[4]．ただし，前述のようにCアーム画像では骨梁の確認が容易ではなく，X線撮影が有用となる．

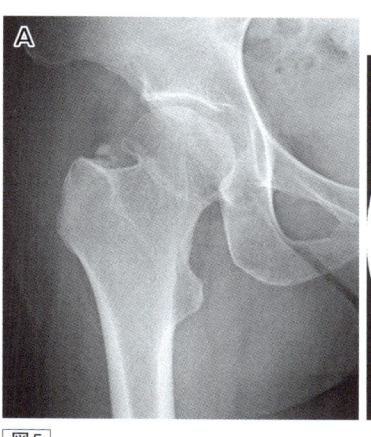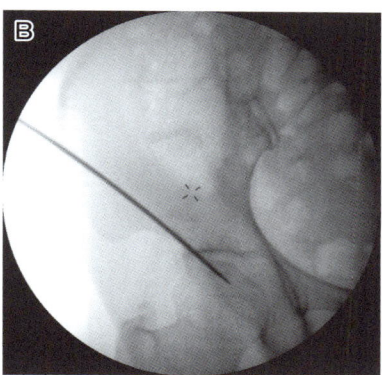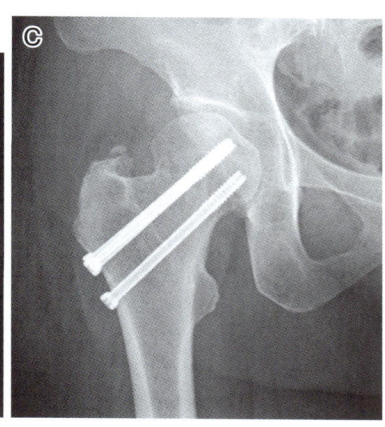

図5
A：外反変形を認める．
B：K-wire による整復．
C：整復後にスクリュー刺入．

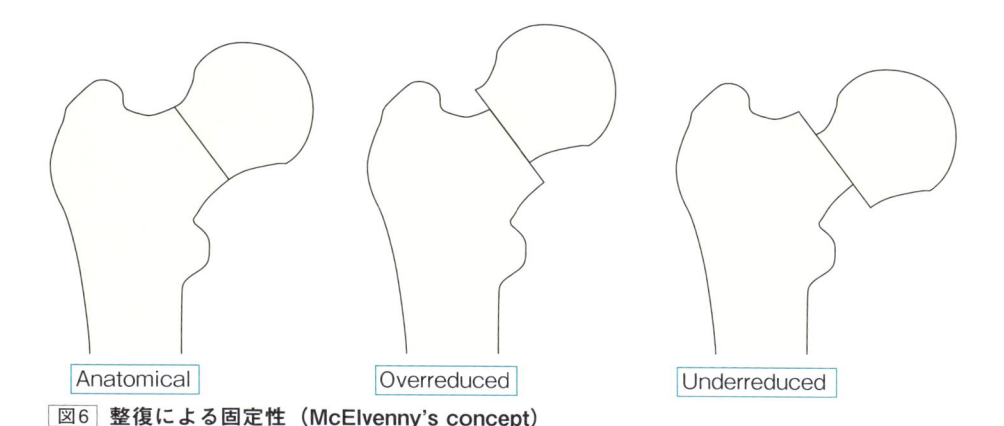

Anatomical　　Overreduced　　Underreduced

図6　**整復による固定性（McElvenny's concept）**
Overreduction が最も安定性が大きい．

第**1**章　大腿骨頚部骨折

1-2　骨接合術　非転位型骨折に対する Multiple Pinning

手術のコツ

　以上の操作でも整復ができない場合には，K-wireを骨頭に刺入し，下肢内転操作で整復する[5]（図5）．

Point
　本操作の際に不安定性が出現することがある．その場合には overreduction（いわゆる Hat Hook mechanism）が安定性をより有する[6]（図6）．

手術

1. 皮膚切開

　マーキングは小転子下方を通るレベルで大腿骨外側骨皮質から頚部内側髄内皮質に接する線を基軸と

する．術前にCアームで頚部軸と大腿骨軸を確認して決定する（図7）．

手術のコツ

　この透視操作の際に，頚部軸と支柱との位置関係を頭に入れておくとスクリュー刺入の際に有用である．

2. 外側広筋展開

　皮膚と皮下を展開して筋膜を露出させる．これを切開して外側広筋を同定し，線維方向に鈍的に展開して外側骨皮質に到達する．遠位に寄りすぎると外側広筋への貫通枝が出現する．スクリュー刺入方向を考慮してやや後方よりの展開が望ましい（図8）．

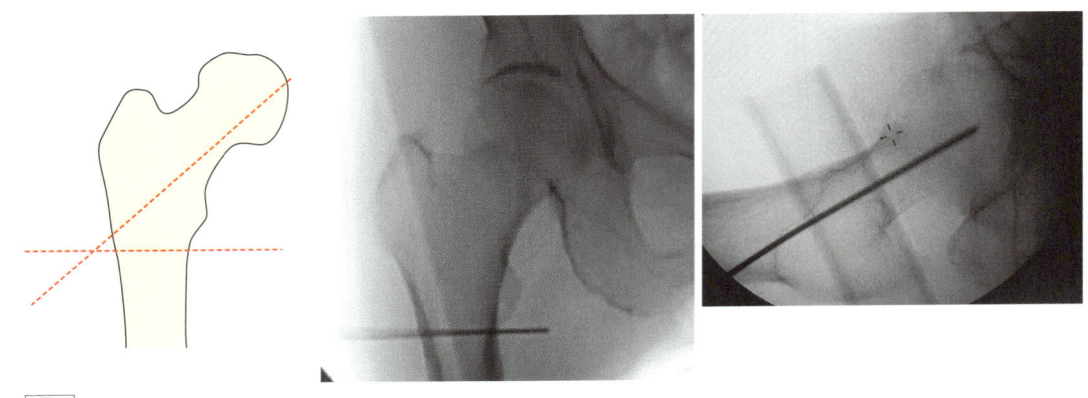

図7 切開部位は小転子下縁と頚部内側髄内皮質の延長線との交点を指標とする.

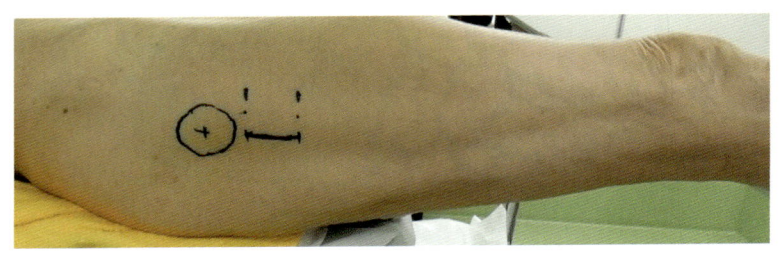

図8 **大腿骨長軸よりやや後方にデザイン**

3. ガイドピン刺入からスクリュー設置

1）Cannulated cancellous screw（CCS）

外側骨皮質に到達したらCアームを用いてガイドピンを刺入する．まず1本目のガイドピンは頚部内側髄内皮質に沿わせるように刺入する．その際，中空スクリューの先端が骨折線を超えるように軟骨下骨までガイドピンを刺入することが重要である（**図9**）．長さを測定後に近位外側部をドリルにて開窓する．ドリリングはガイドワイヤーのスレッドを少し超えたところまでしっかりと行う．この部分のスクリューは骨頭の内反を防止する役割をもつ．残り2本のスクリューで逆三角形を形成する位置に刺入するが，まずは後方にスクリューを刺入して骨頭の後方転位を防ぐ．最後はこれに平行に前方へのスクリューを設置する（**図10**）．

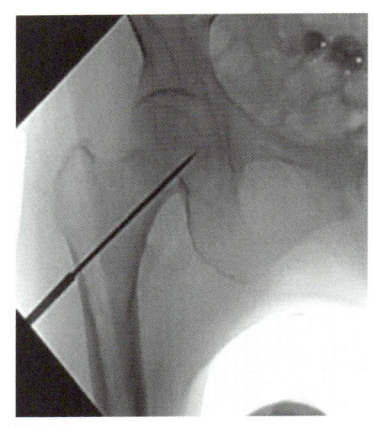

図9 スクリューのスレッド部分が骨折線を超えるようにガイドピンを刺入する.

手術のコツ

ガイドピンの打ち直しの際は，ねじ切り部分が推進力となるため，既存の刺入路に導かれることが多い．そのような場合はガイドピンを逆回転させながらつつくようにすると新たなる刺入路が作成できる（動画に含む）．

ピットフォール

平行に刺入するためには専用のパラレルガイドを使用するが，その際，移動スリーブが本体の識別ラインより前方にあるとワッシャーが干渉することに注意する（図11）．

また，スクリュー刺入の際に偏心性の力がガイドピンに加わると，ガイドピンが進んでしまうことがある．Cアームで確認しながらスクリューを進めることが重要である（動画に含む）．

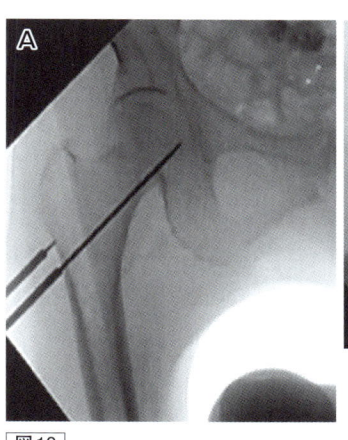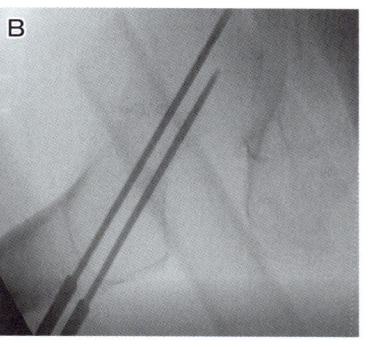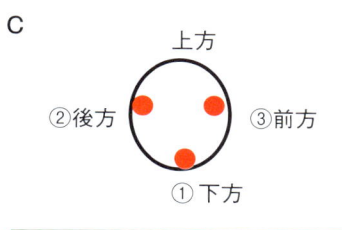

②後方　上方　③前方

①下方

頚部の断面図

下方→後方→前方の順番で刺入

図10
A：内反防止のスクリュー.
B：後方転位防止のスクリュー.
C：頚部断面でのスクリューの位置.

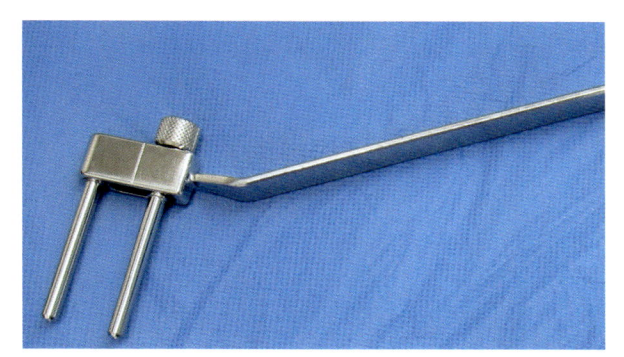

図11　パラレルガイド

★：皮質骨の2点支持
○：骨頭を把持

図12　2点支持による角度安定性

Point
　施設によっては三角形状に刺入しているケースもあるが，遠位刺入部の骨折のリスクが上昇することと，遠位部に平行に2本入れることは手技上少し難易度が上がる．また，その固定力は逆三角形の刺入より劣ると報告されている[7].

2）フックピン

　2本のインプラントを使用する．遠位のピンは骨頭の内反防止，近位ピンは後方転位を防止する役割をもっている．そのため，遠位ピンは頚部内側髄内皮質に設置して，その先端は大腿骨頭の中心よりわずか下方に位置させる．一方，近位ピンは後方髄内皮質に接することが求められ，ピン自体は大腿骨骨軸よりやや後方に位置させる．これらの髄内皮質と外側骨皮質の2点で接触することにより，角度安定性が得られる仕組みである（**図12**）.

　手技は，まず遠位ガイドピンのドリリングを中空ショートドリルにて行う．ドリルを残したまま，次は近位のガイドピンを刺入し，中空ロングドリルにてドリリングする．ドリルを残したまま，それぞれの選択した長さのフックピンを挿入する．前述のように遠位ピンのフックは上方に，近位ピンのフックは前方に向くように調整する（**図13**）.

　また，フックピンはインプラント自体で圧迫を加えるのではなく，自動運動・荷重による圧迫を期待して骨癒合を促進する機構である．したがって，麻痺患者や寝たきりの患者には適応外となる.

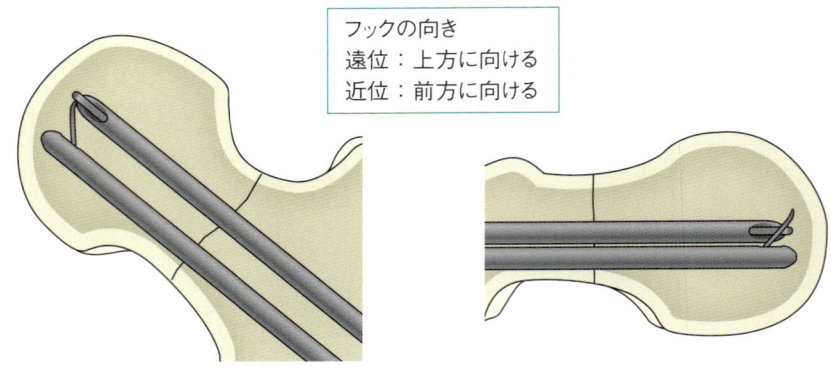

フックの向き
遠位：上方に向ける
近位：前方に向ける

図13 フックピンのフックの方向

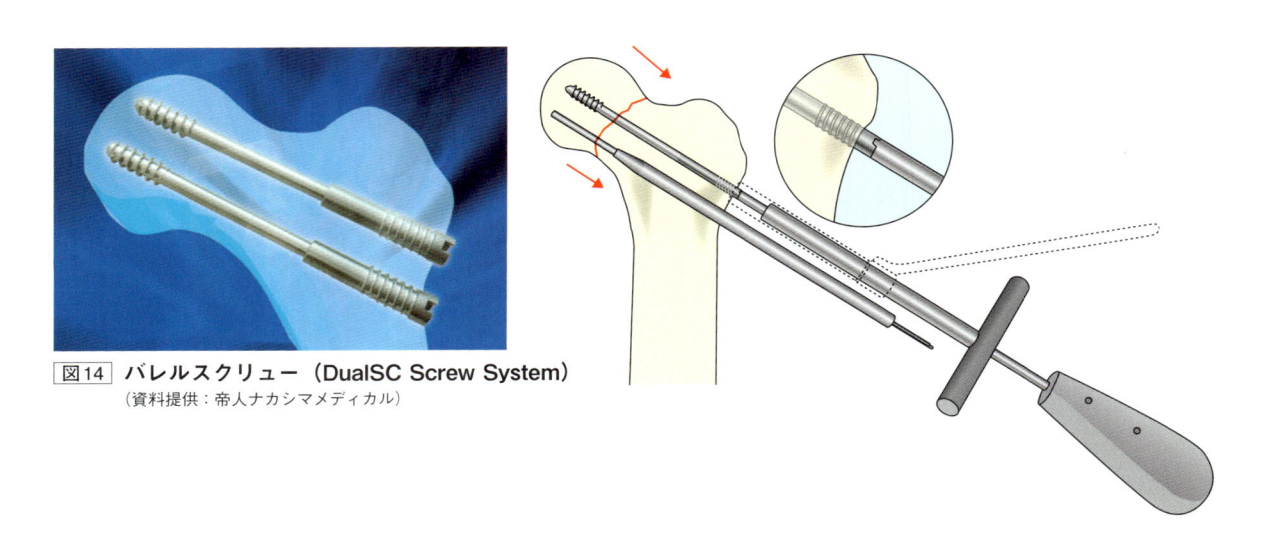

図14 バレルスクリュー（DualSC Screw System）
（資料提供：帝人ナカシマメディカル）

3）スライディングスクリュー

　デバイスを用いて健側の頚体角に合わせてガイドピンを刺入する．前後像では頚部内側髄内皮質直上で，側面像では骨頭中心を通る位置に軟骨下骨まで刺入する．次にコンビネーションドリルでドリリングし，スタビライザーを設置する．スタビライザー

にパラレルデバイスを装着し，近位ガイドピンも刺入する．

　バレルスクリュー刺入の際にはラグスクリュードライバにて刺入を開始し，スレッドバレルネジ部が外側に到達した後に，スレッドバレルドライバにて挿入する．この際，スレッドバレルが外側骨皮質より5 mm程度突出することが目安となる．最後にラグスクリューを適切な位置まで挿入する（**図14**）．遠位部のスクリューも同様の手技にて設置を行う．遠位のスレッドバレル部位はタッピングが勧められる．

　骨折部に圧迫をかける場合は，ラグスクリューが最大限伸びている状態で，さらにラグスクリューを締めこむことで，スレッドバレルとの間で圧迫力が加わる．

ピットフォール

いずれの際も刺入部が小転子下端より遠位にならないようにする（図15）．時折，術後の骨折をきたすことがある．

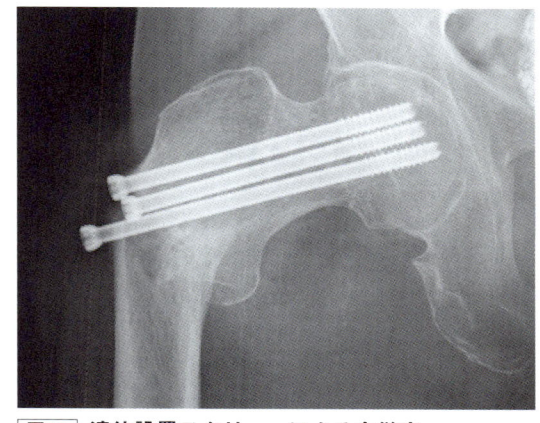

図15　遠位設置スクリューによる合併症

引用・参考文献

1）Thomsen NO. et al. Observer variation in the radiographic classifiacation of fractures of the neck of the femur using Garden's system. Int Orthop. 20 (5), 1996, 326-9.

2）Greenspan A. Orthopedic radiology : a practical approach. 2nd ed. New York, Gower Medical Pub, 1992.

3）Meinberg EG. et al. Fracture and Dislocation Classification Compendium-2018. J Orthop Trauma. 32 Suppl 1, 2018, S1-S170.

4）Krettek C. et al. Proximal Femur Fracture Fixation Challenges and Solutions. https://orthosurgery.ucsf.edu/sites/default/files/2022-09/Krettek%201.20pm.pdf

5）Noda M. et al. Innovative technique of minimally invasive closed reduction for impacted femoral neck fractures （MICRIF）. J Orthop Surg (Hong Kong), 27 (1), 2019, 2309499019832418.

6）Zhao G. et al. Clinical observation and finite element analysis of cannulated screw internal fixation in the treatment of femoral neck fracture based on different reduction quality. J Orthop Surg Res. 16 (1), 2021, 450.

7）Oakey JW. et al. Does screw configuration affect subtrochanteric fracture after femoral neck fixation? Clin Orthop Relat Res. 443, 2006, 302-6.

1-3 非転位型骨折に対するSide Plate付きインプラントによる固定

骨接合術後の再手術を回避するために

脇 貴洋 Takahiro Waki ┃ 社会医療法人愛仁会 明石医療センター整形外科医長

はじめに

大腿骨頚部骨折は高齢女性に多く発生し，大腿骨近位部骨折のうちの55〜59％を占める[1, 2]．そのうち，非転位型頚部骨折の割合は16〜28％と報告されている[1, 2]．60歳以下の若年者では大腿骨頚部骨折は稀であり，交通事故などの高エネルギー外傷でみられることが多い．特に，大腿骨骨幹部骨折の9％に大腿骨頚部骨折が合併するといわれ，ときに診断が遅延することがあるので注意が必要である[3]．一方，高齢者では骨粗鬆症による「病的骨折」として，立った高さでの単純転倒での低エネルギー外傷で受傷することがほとんどである．どういった治療方法を選択するかは，年齢やADLなどで異なるものの，他部位の骨折と同じく，まずは骨折型を把握し，その分類を正確に行うことが重要である．

診断と分類

1. Garden分類

Garden分類[4]は単純X線写真正面像での分類である．また，骨折部の転位が進行すれば変化していく「stage分類」だという理解が重要である．Garden分類は日常診療で最もよく使われている分類であるが，検者間一致率が低い[5]ことが報告されている．また，分類不能例の存在も指摘されており[6]，そのことも分類の不一致につながっている原因の一

つである．Garden自身も各stageの中間段階のものがさまざまなstageに解釈されていると述べている[4]．Garden分類のstage ⅠとⅡを非転位型，stage ⅢとⅣを転位型とすることで検者間一致率が上がることがわかっており[5]，非転位型か転位型かの2群で分けることが今日では一般的となっている．

2. Pauwels分類

骨盤に対する水平軸と骨折線のなす角度による分類[7]である（図1）．Type ⅠからⅢになるほど，垂直剪断方向へ力学的に不安定になり，骨折部が転位しやすくなるといわれている．原著[7]がドイツ語で書かれたために，後世でその解釈に違いがあり，書物によって角度の掲載は異なるが，Type Ⅰは30°未満，Ⅱは30〜50°，Ⅲは50°以上とするのが本来は正しい[8, 9]．一方で2018年に改訂された，現在のAO/OTA分類[10]で垂直剪断骨折は31B2.3のshearに該当するが，ここではtype Ⅲが70°以上とされており，この記載によって，さらに角度の解釈に混乱を招いている．なお，Pauwels分類もGarden分類と同様に検者間一致率が低いことが報告されている[11]．

3. AO/OTA分類

AO/OTA分類[10]では大腿骨頚部骨折は31Bに分類され，subcapitalが31B1，transcervicalが31B2，basicervicalが31B3とされており，最も新しい分類である．頚部骨折だけではなく，転子部骨折も含ん

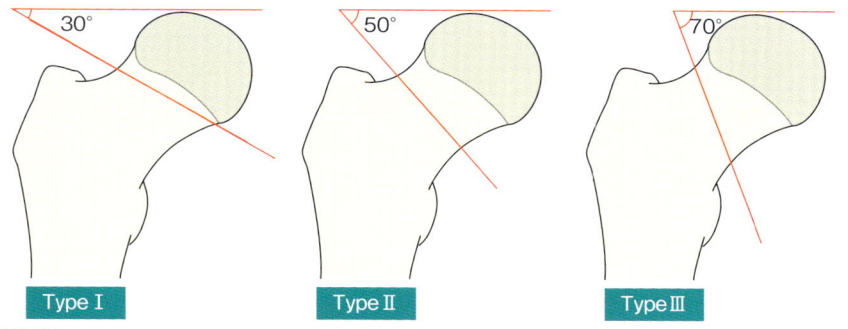

図1 **Pauwels分類**（文献11より改変）
Type Ⅰ：0〜30°.
Type Ⅱ：30〜50°.
Type Ⅲ：50°以上.

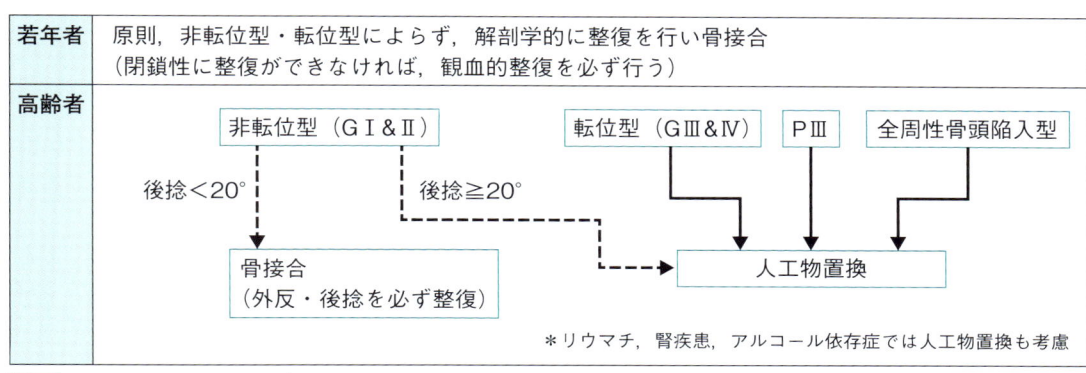

若年者	原則，非転位型・転位型によらず，解剖学的に整復を行い骨接合（閉鎖性に整復ができなければ，観血的整復を必ず行う）

図2 **当院の治療アルゴリズム**
G：Garden分類，PⅢ：Pauwels分類typeⅢ.

だ大腿骨近位部骨折のAO/OTA分類のvalidation研究[12]では，骨折型についてはほぼ完全な一致率であった．しかし，グループについてはmoderate，サブグループに至ってはfairとなり，AO/OTA分類が万能というわけではなく，単純X線写真側面像やCTなども用いた新しい分類の開発の必要性が述べられている[12]．

4. 当院での診断と分類

当院ではまず，Garden分類を用いて非転位型か転位型かに分け，後に述べるが，単純X線写真側面像で後捻の角度が20°を超えるかどうか計測する．なお，単純X線写真のみでは正確な角度計測は困難であり，全例で単純CTも撮像している．また，垂直剪断骨折は力学的に不安定であり，20〜86％で合併症を起こす[13]といわれており，特にPauwels分類のtypeⅢでないかどうか（当院では原著のとおり，50°以上をtypeⅢとしている）を確認し，高齢者では人工物置換を行うようにしている．

阿部らは，全周性の骨頭陥入型骨折では約50％で合併症があるため，転位型と同様に高齢者では人工物置換術を選択すべきであると報告している[14]．また永井らも，骨頭下骨折において骨接合をしても再手術に至る割合が多く，その術前診断にはCTで大腿骨頚部を基準とした斜冠状断を用いることの重要性を述べている[15]．当院でも全周性の陥入型骨折および骨頭下骨折においては高齢者では人工物置換を行っている．また，リウマチ・腎疾患・アルコール依存症の患者では人工物置換も考慮する[16]．当院での治療アルゴリズムを図2に示す．

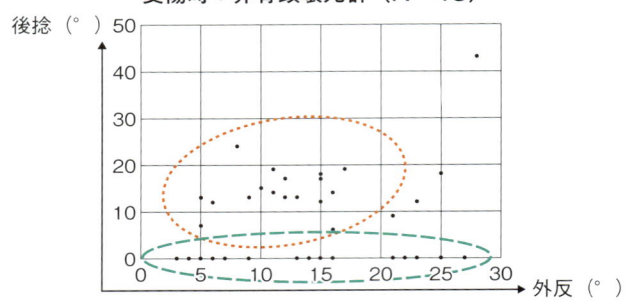
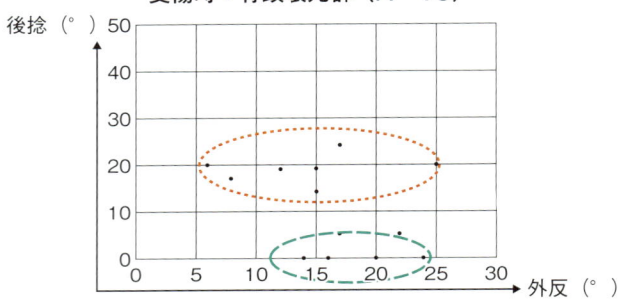

図3 受傷時の非骨頭壊死群と骨頭壊死群における外反変形と後捻変形の関係 (文献30より)
両群ともに①外反変形だけのものと，②外反変形と後捻変形を伴ったものの2つのパターンが認められた.

非転位型頚部骨折における整復の重要性

非転位型骨折の成績は比較的良好であるように思われがちであるが，近年の研究では非転位型骨折の成績は必ずしも良好ではないことが報告されている．例えば，非転位型大腿骨頚部骨折に整復をせずに*in situ*で3本のcannulated cancellous screw（CCS）で固定したところ，Garden分類stage Iの42％，stage IIの63％に10 mm以上のcollapseをきたしたと報告されている[17]．また，頚部の長さが5 mm以上短縮すると股関節機能が低下することも知られている[18]．

1. 高齢者の非転位型頚部骨折の整復

若年者の大腿骨頚部骨折では非転位型・転位型にかかわらず，解剖学的に整復を行ってから骨接合を一般的に行う．高齢者においては転位型では人工物置換する．そして，非転位型では整復をせずにそのまま*in situ*で内固定を行う，後捻変形だけを整復する，外反変形も整復する，など高齢者の非転位型頚部骨折における整復に関する治療方針は施設間で異なるのが現状である．

2. 受傷時の後捻変形と整復

欧米からの報告では受傷時の後捻変形が20°を超えると成績が不良と報告されている[19-21]．また，後捻変形の整復を行っても再手術率を減少させないという報告[19, 20]がある一方で，術後の後捻変形が5°を超える群では50％に再手術を要したが，5°以下に整復した群での再手術率は14.7％と，後捻変形を整復することで治療成績が向上したという報告[22]や，側面Garden alignment index（GAI）が術後，170°以下の後捻が残存したものは整復群に比べて成績不良というもの[23]や，合併症予防には側面GAIが術後，165°以上の整復が必要[24]という報告がある．

3. 受傷時の外反変形と整復

Garden分類stage Iにみられる外反変形については，良好に骨癒合するが，比較的骨頭壊死を起こしやすく[25-27]，受傷時に15°を超えると治療成績が不良である[25, 28]．これは骨頭の外反陥入する部位が内側回旋動脈の分枝である上被膜化動脈の走行と一致していることが要因の一つと考えられている[29]．2018年に改訂されたAO/OTA分類[10]では割愛されているが，以前の旧AO/OTA分類では外反変形が15°を超えることも分類の基準とされていた[26]．その一方で，外反変形の整復に関してエビデンスのある研究は国内外でまだ少ない．当院での研究では，骨頭壊死を起こした群では外反変形が有意に残存していたことが明らかとなっており，外反変形の整復が骨頭壊死を減少させる可能性が示唆された[30]．この研究では受傷時の外反変形と後捻変形の関係は非骨頭壊死群・骨頭壊死群の両群ともに①外反変形だけのものと，②外反変形と後捻変形を伴ったものの，2つのパターンが認められた（**図3**)[30]．Duらは，

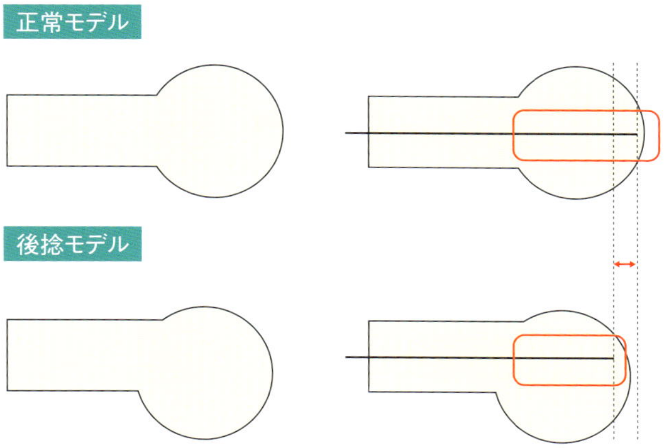

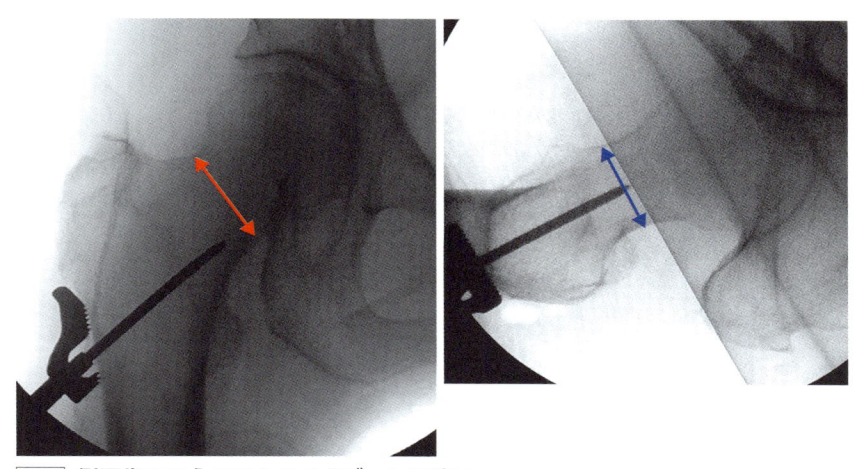

正常モデル

後捻モデル

図4 整復なしでは骨頭内でのインプラント長は矢印の分だけ短くなり，固定性低下につながる

図5 側面像のほうがストライクゾーンは狭い
赤：正面，青：側面.

3D-CTで骨頭は平均で19.3°の回旋を示し，骨頭中心の転位は平均8.8 mm，大腿骨頭窩の転位は平均14.4 mmあり，Garden分類stage I は「非転位」ではなく，「安定型」の骨折と述べている[31]．最近の報告では15°以上の過度の外反嵌入型頚部骨折で外反変形の整復を行うことで術後の頚部短縮を予防し，Harris hip score も良好であったとの報告がある[32]．

当院では現在，後捻変形のみでなく外反変形も整復を行っているが，整復を行うことで，骨頭内でのインプラントの長さをより確保し，固定性の向上も期待される（図4）．なお，後捻変形と外反変形を伴っている場合では，後捻変形から先に整復することで外反変形も整復されるため，まずは後捻変形から整復を行っている．この操作を行っても過度の外反変形が残存する場合は追加で外反変形を整復している．また，頚部は正面よりも側面のほうがインプラントを挿入できる範囲が狭いため，後捻変形の整復がより重要であると考えている（図5）．

インプラントの選択

2017年のLancet誌に掲載されたFAITH trial[33]はsliding hip screw（SHS）と cannulated cancellous screw（CCS）を比較した臨床研究であるが，両者に再手術率や合併症率で有意差はなかった．しかし，

表1 頚部骨折に日本で使用可能なインプラントのその特徴（文献38より）

固定方法	使用可能なインプラント	安定性
マルチプルピンニング	・キャニュレイテッドスクリュー（各社） ・ハンソンピン（ハンソン・イノベーション） ・プリマヒップスクリュー（PHS）（日本エム・ディ・エム）	
マルチプルピンニング＋サイドプレート	・ハンソンピンロック（ハンソン・イノベーション） ・PHS＋サイドプレート（ショート）（日本エム・ディ・エム）	回旋安定性
	＊骨幹部に横止めあり ・PHS＋サイドプレート（ロング）（日本エム・ディ・エム） ・Targon FN（ビー・ブラウンエースクラップ） ・HTS Twins 2（HOYA Technosurgical）	回旋安定性＋角度安定性
スライディング・ヒップ・スクリュー	・DHS（デピューシンセス） ・オメガプラス Ti（日本ストライカー） ・Twin hook（ハンソン・イノベーション）	角度安定性（＋回旋安定性）
その他	・フェモラルネックシステム（デピューシンセス）	回旋安定性＋角度安定性

サブグループ解析では転位型，頚基部，骨折線がより垂直に近いもの（Pauwels分類がより重症なもの）ではSHSで成績が良好であった．

当研究においては，整復に関しては執刀医の判断に委ねられており，どの程度正しく整復が行われたかは明らかではない．バイオメカの研究ではSHSのほうがCCSよりも強いという報告がある[34-37]．FAITH trial[33]では転位型（350例）と非転位型（729例）をあわせた全例の42％に整復がなされず，整復がなされた99％はacceptableな整復であったという記載があるが，整復の評価基準はない．過去のバイオメカの研究結果の各々の内容も注意深く検証する必要があるが，骨折の臨床研究において適切な整復がなされていなければ，使用したインプラントそのものの良し悪しを判定するのは難しい．

国内で使用可能なインプラントは多数あり，各々のインプラントの目指す安定性は異なっている（**表1**）[38]．当院ではハンソンピンロック（ハンソン・イノベーション社）を主に使用しているが，その主たる安定性は回旋安定性である．後捻変形や外反変形の整復を行った際には，マルチプルピンニングではなく，回旋安定性のあるインプラントの使用は必須であると考えている．また，Pauwels分類type III においては角度安定性を有するインプラントの使用

が望ましいため，当院ではツインフック（ハンソン・イノベーション社）を使用している．現在のところ，非転位型頚部骨折においてどのインプラントがより有効なのか，そのエビデンスはまだ明らかではないが，使用するインプラントの特性を理解して適切に使用することが重要である．

手術待機期間

骨接合を行うのであれば，早期手術も重要な因子であり，非転位型頚部骨折で後捻変形が20°以上ある場合に人工物置換を推奨するOkikeらの論文[21]では，実はその症例の約3割に48時間以上の手術遅延が認められた．またYamamotoらも，受傷後48時間以上の手術では骨接合の成績が不良であったことを報告している[22]．当院では2018年からすでに大腿骨近位部骨折の骨接合術時の手術待機期間は約24時間までに短縮できており，2019年には総合内科と連携してヒップフラクチャーセンターを開設した．そして2020年からは総合内科が主科で，整形外科とともに大腿骨近位部骨折の治療にあたるorthogeriatric co-managementを開始し，より良質な周術期管理を提供できる体制を構築した[39]．当院のような体制を作ることは容易ではないが，2022年4月からは受傷後48時間以内の緊急手術加算が創

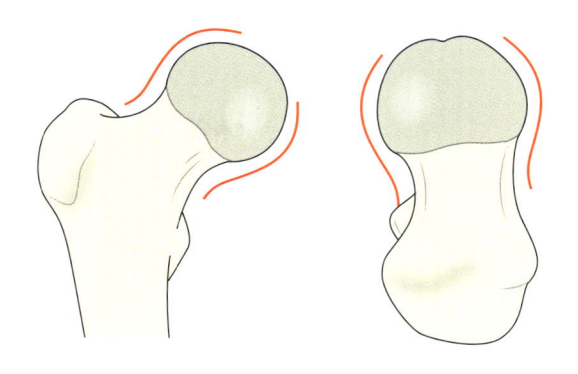

図6 正常では骨頭から頚部にかけて対称なS字カーブを呈す

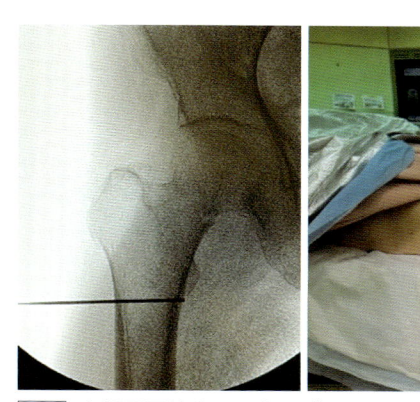
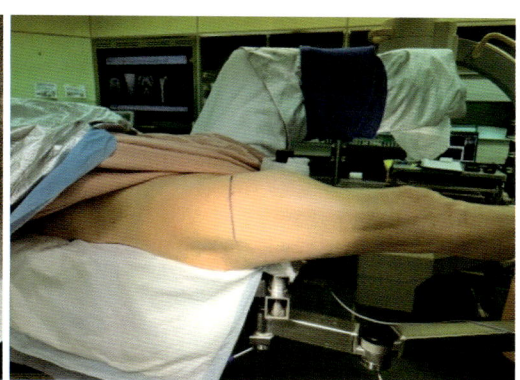

図7 小転子下端をマーキング
これより以遠からはガイドワイヤーを入れないようにする.

設され, 日本中の病院で内科や麻酔科などと多職種で連携した安全な手術体制作りが進んでいる.

手術の実際（ハンソンピンロックの場合）

1. 整復目標

正面, 側面の2方向で整復を確認する. 多くの症例では牽引して内外旋で整復されるが, 骨頭から頚部にかけて対称なS字カーブ（図6）が得られていなければ転位が残存しているため, 追加で整復を行う.

2. 皮切

小転子部下端をイメージ下にマーキングする（図7）. 次に頚部は前捻しているので, 軸写像ではなく, true lateral viewで大腿骨の骨軸にマーキングし（図8）, 約5cmの縦皮切を加える（図9）（したがって, 皮切の位置は大腿骨の真側面よりもやや後方に位置

することとなる）. 当院では大腿筋膜張筋を皮切と同じレベルで切り, 外側広筋は大腿筋膜張筋を切ったレベルよりも後方で切って, 外側広筋をホーマン鉤で前方に持ち上げて大腿骨にアプローチしている（動画）. 外側広筋をスプリットするアプローチも頻用されているが, 外側広筋の中の大腿深動脈貫通枝を損傷して出血し, 血管の結紮や, 電気メスで焼くなどの処置が必要となることがある.

ハンソンピンロック（ハンソン・イノベーション社）（図10）を用いて手術手技を詳述する.

> **Point**
>
> まず, 知っておくべきこととして3本のピンのうち, 遠位ピンは頚部の内反予防, 後方ピンは頚部の後屈予防が目的である. したがって, 遠位ピンは正面像で頚部の内側骨皮質の直上に入れ（図11）, 後方ピンは側面で頚部の後方骨皮質の直上に入れる（図12）のが目標である.

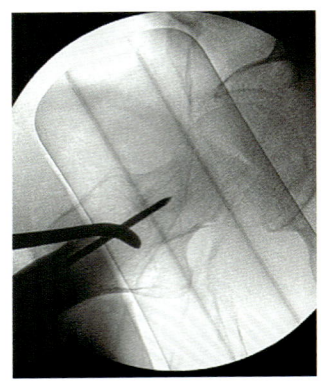
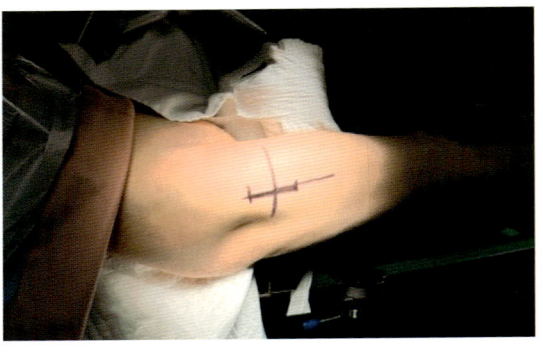

図8 True lateral view で大腿骨の骨軸にマーキング

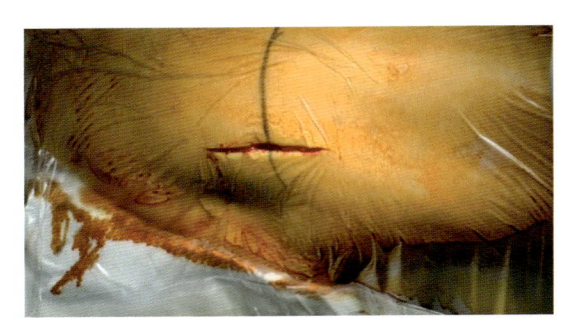

図9 実際の皮切

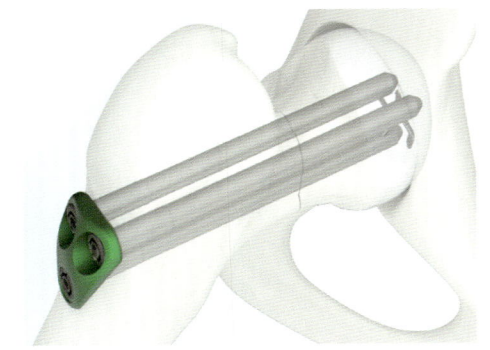

図10 ハンソン・イノベーション社ハンソンピンロック
（資料提供：ハンソン・イノベーション）

3本のフックピンとプレートが一体となっている.

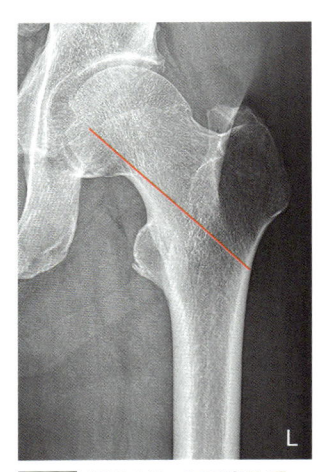
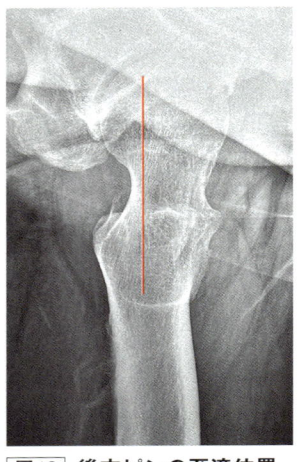

図11 遠位ピンの至適位置
頚部の内側骨皮質の直上.

図12 後方ピンの至適位置
頚部の後方骨皮質の直上.

3. ガイドワイヤー刺入

　1本目のガイドワイヤーの位置が決まれば，残りのピンはスリーブごしに自動的に決まっていくため，1本目のガイドワイヤーの挿入が手術の一番のヤマである．また，1本目のガイドワイヤーの挿入時に気を付けることは，できるだけ打ち直しを繰り返さないことと，大腿骨の外側皮質におけるガイドワイヤーの挿入点が小転子下端よりも下方とならないようにすることである.

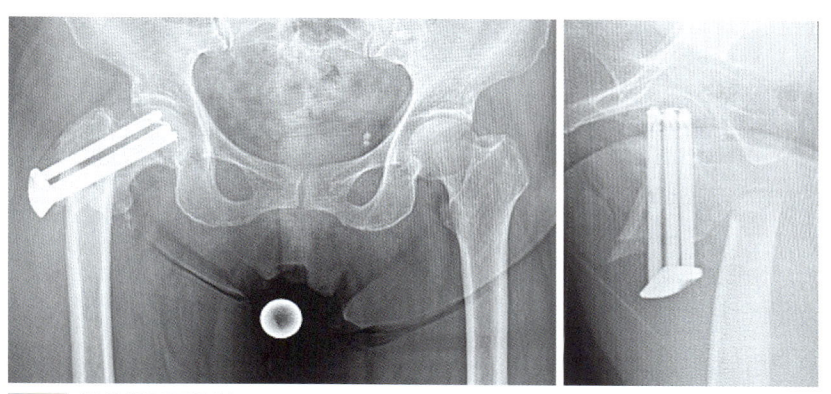

図13 術後転子下骨折

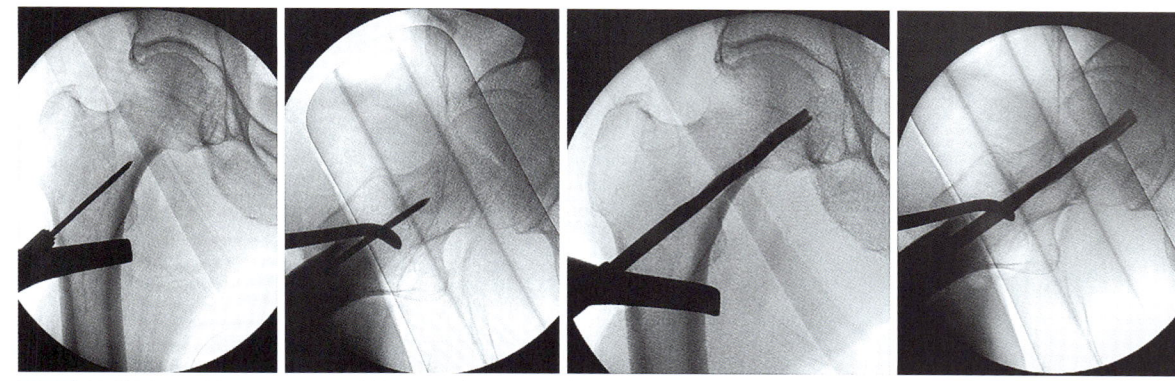

図14 遠位ピンのガイドワイヤー刺入およびドリリング

4. ドリリング

1本目のガイドピンを正面像，およびtrue lateral viewで確認しながら入れた後は遠位ドリルを行う（図14）．

5. プレート選択

大腿骨頚部の後方骨皮質や前方骨皮質を貫通することなく，2本の近位ピン間をできるだけ広くとれるプレートを，側面像を見ながら選択する（図15）．プレートは3種類（6，8，10 mm）あり，男性では8 mm，女性では6 mmを使うことが多い（図16）．

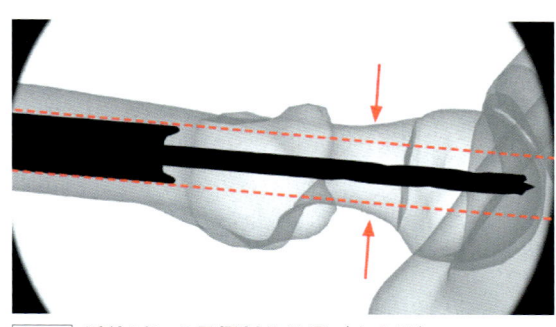

図15 近位ピンの目標刺入位置（赤点線）

6. 計測

続いて，イメージをみながら骨頭軟骨下骨の5〜10 mmまで，ドリルガイドを手回しハンドルでゆっくりと慎重に押し進めてから，その長さを計測する（図18）．

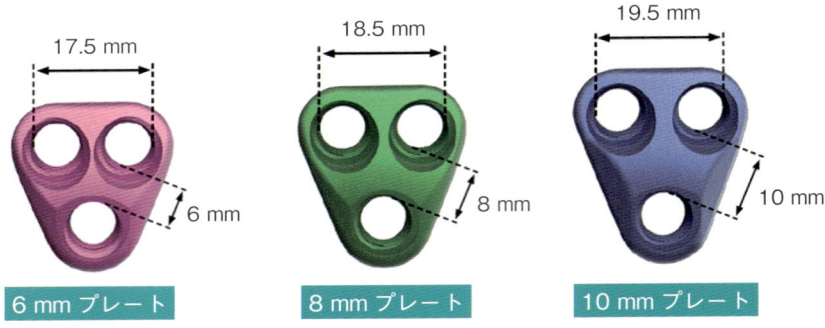

図16 プレートは3種類（6，8，10 mm）
（資料提供：ハンソン・イノベーション）

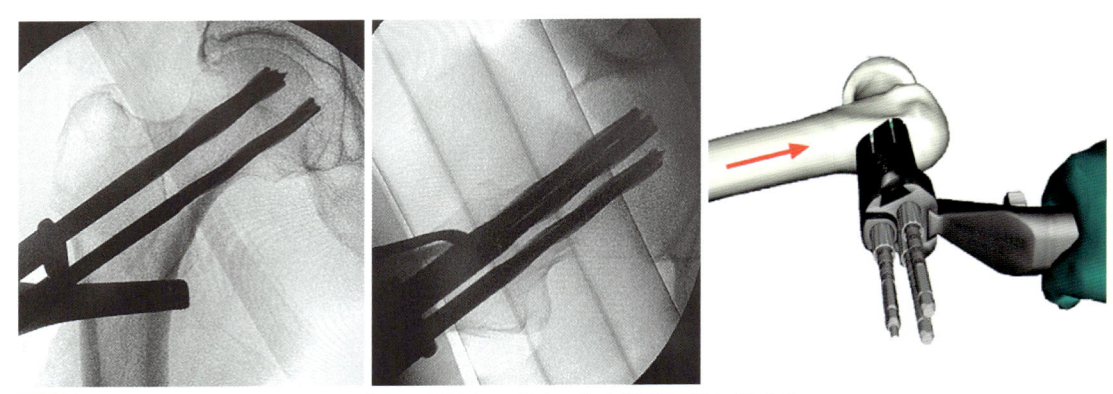

図17 ドリルが3本入ったら，必ず牽引を緩めてガイドを大腿骨に押し当てる
（資料提供：ハンソン・イノベーション）

ピットフォール

　近位ピンのうち，特に前方のピンから出るフックは骨頭外に穿破することがあるため，上腕骨近位部骨折におけるプレート手術時に骨頭内のスクリュー先を確認するときのように正面，側面像の2方向のみでなく，頭側や尾側にもイメージを傾け，多方面からイメージで確認するのが望ましい．また，近位ピンは遠位ピンの10 mm程度短い長さになることが多く，そうでないときは遠位ピンの位置不良や，近位ピンが長すぎる可能性，整復不良などを考えるべきである．

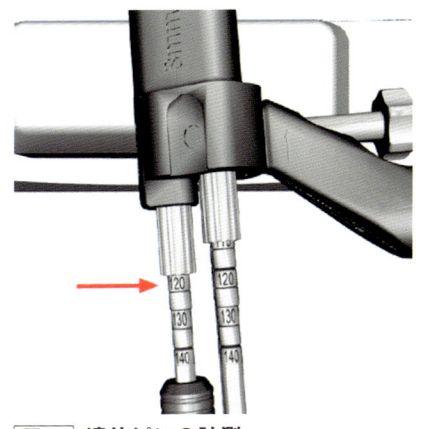

図18 遠位ピンの計測
（資料提供：ハンソン・イノベーション）

7. ピン挿入およびフック展開

　遠位ピンを挿入し，ピンがプレートにロックされてからTハンドルを用いてフックを出し（図19），後方ピン，前方ピンの計測を行い，遠位ピンと同じ手順でピンを入れて，各々のフックを出す．正面，軸写，true lateral view で確認する（図20）．生理食塩水で洗浄し，外側広筋でプレートを覆い（図21），大腿筋膜張筋を縫合し，皮下を縫合して手術が終了する．

症例供覧

1. 症例1（90歳代，女性）転倒受傷

　外反陥入型の非転位型頸部骨折．後捻変形はなく，

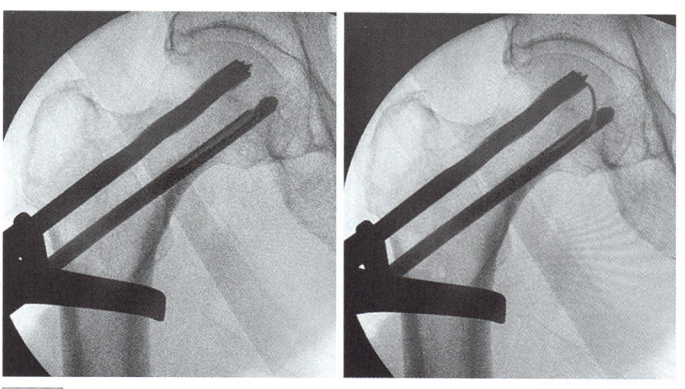

図19 遠位ピンを入れ, フックを出す

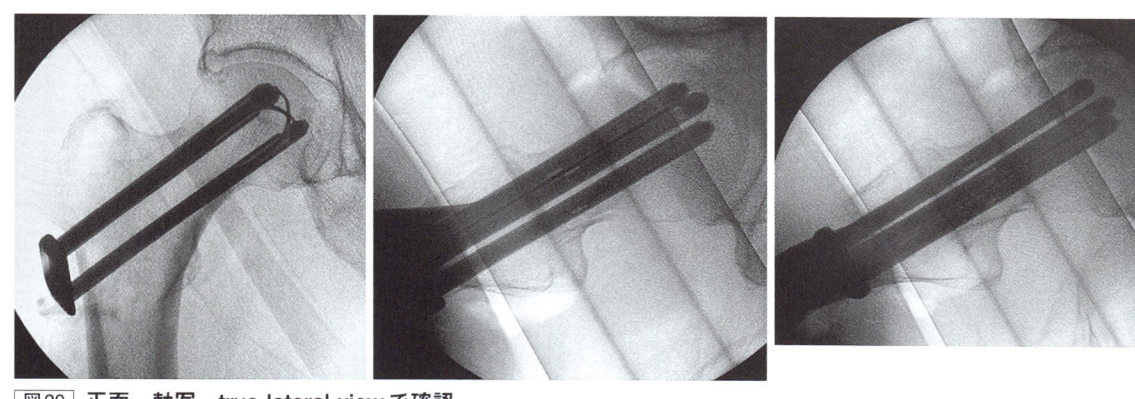

図20 正面, 軸写, true lateral view で確認

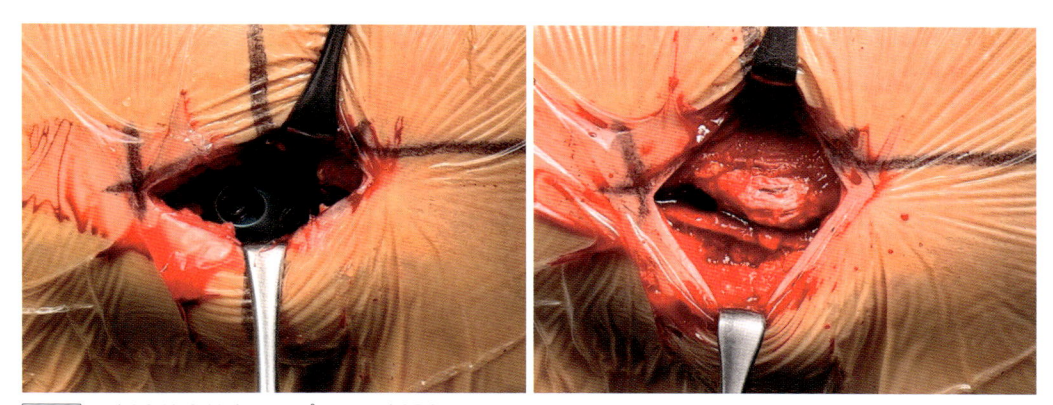

図21 外側広筋を縫合してプレートを覆う

外反変形のみであった（図22）. フラクチャーテーブルの股の支柱にタオルをテープで巻きつけ（図23）, 骨幹部を外方化させることで外反変形を閉鎖的に整復する. 実際の手技としては, 外転させた股関節をイメージで見ながら内転させて（図24）, 外反変形が整復されることを確認する（図25）. この際,

ゆっくりと内転させることが重要である. その後, 骨接合を行った（図26）.

2. 症例2（89歳, 女性）転倒受傷

骨頭は後捻および外反変形を呈している（図27）（健側は頚部骨折術後で以前に抜釘が行われている）. 後捻変形から整復（図28）. 前方から骨幹部を後方

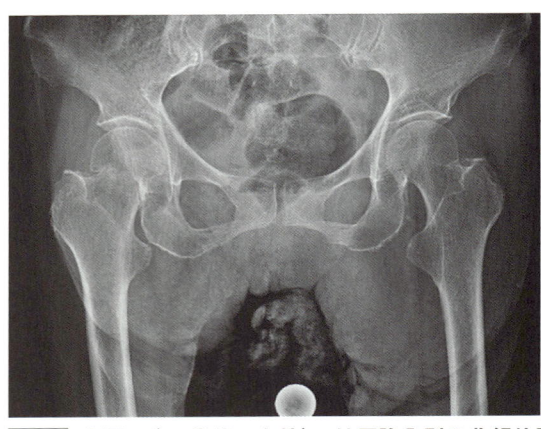
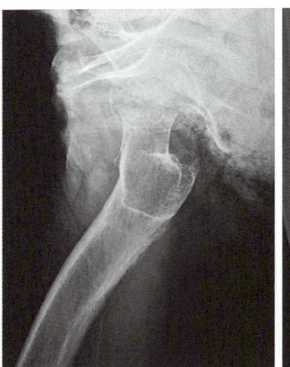
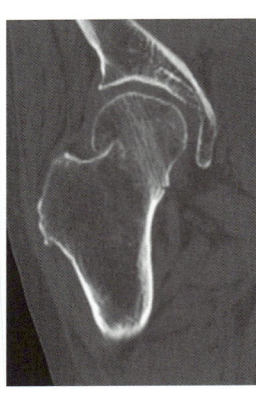

図22 症例1（90歳代，女性）：外反陥入型の非転位型頚部骨折

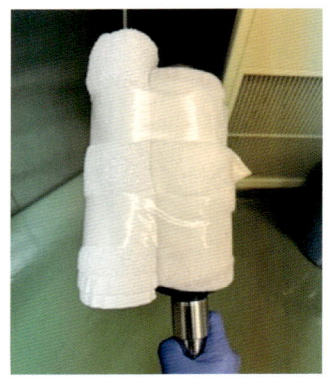

図23 タオルをテープで巻きつけた股の支柱

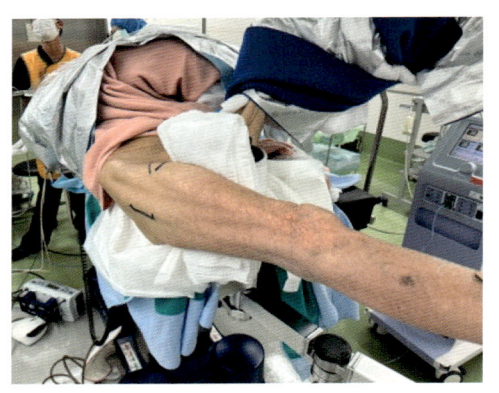

図24 外転させた股関節をイメージでみながら
ゆっくりと内転させる

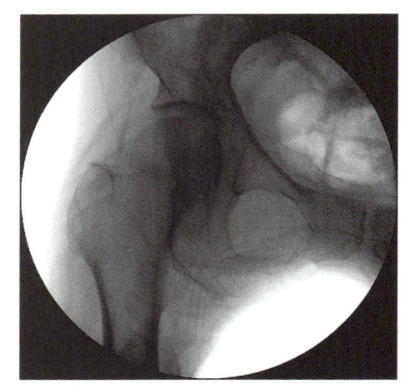
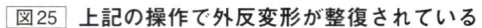

図25 上記の操作で外反変形が整復されている

に徒手的に押して，閉鎖性に整復した．外反変形も症例1と同じ方法で閉鎖的に整復した（図29）．プラスチック製のハンマーで前方から押し付けて後捻変形の整復を継続しながら，ガイドワイヤーを挿入する（図30）．その後，骨接合を行った（図31）．

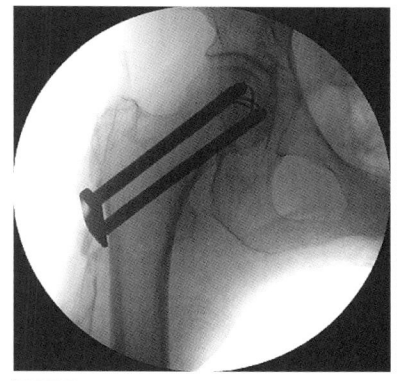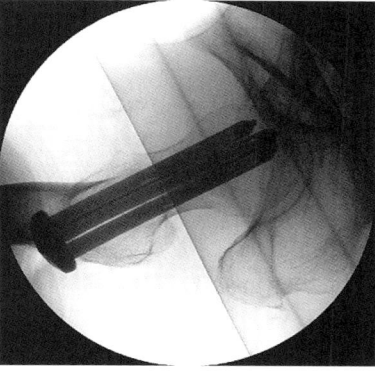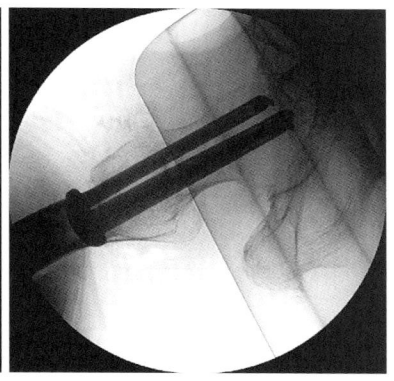

図26 正面，軸写，true lateral view で確認

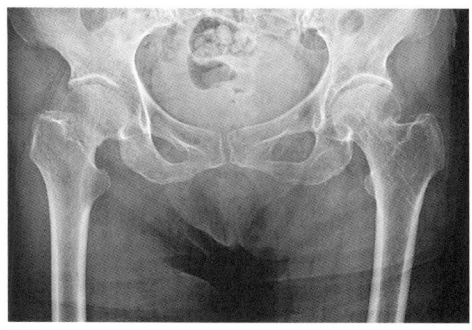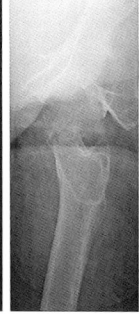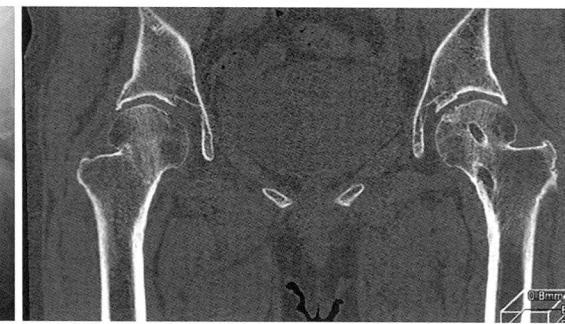

図27 症例2（89歳，女性）：後捻変形＋外反変形を呈した非転位型頚部骨折

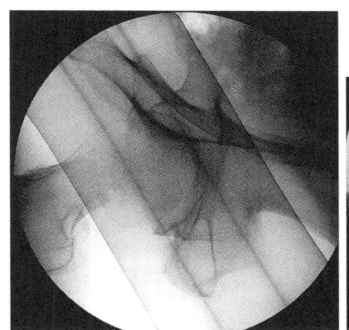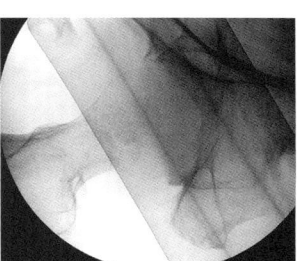

図28 後捻変形の整復

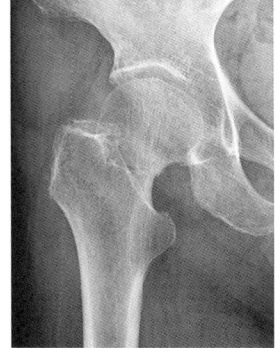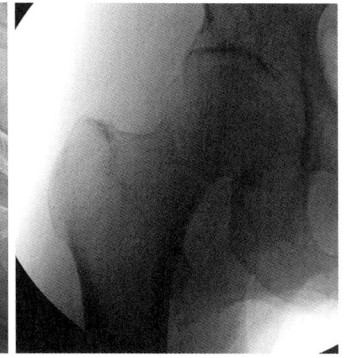

図29 外反変形も症例1と同じ方法で閉鎖的に整復

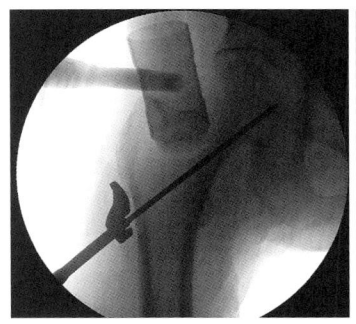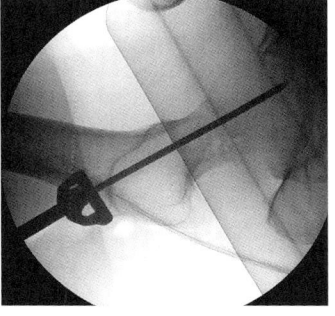

図30 プラスチック製のハンマーで前方から押し付けて後捻変形の
整復を継続しながら，ガイドワイヤーを挿入

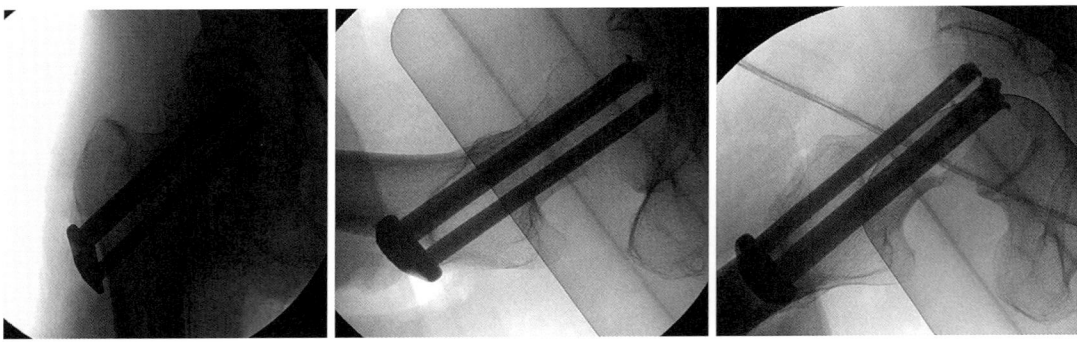

図31 正面, 軸写, true lateral view で確認

引用・参考文献

1) Chris B. et al. National Hip Fracture Database (NHFD) annual report 2017. London. Royal College of Physicians. Available from https://www.rcplondon.ac.uk/projects/outputs/national-hip-fracture-database-annual-report-2017.

2) Norwegian National Advisory Unit on Arthroplasty and Hip Fractures. Report 2023 Helse Bergen HF, Department of Orthopaedic Surgery, Haukeland University Hospital. Available from https://www.helsebergen.no/4ad4ab/contentassets/9f19d57711ee4e60815d6b89e8e8472b/report2023.pdf

3) Jones CB. et al. Diagnosis and Management of Ipsilateral Femoral Neck and Shaft Fractures. J Am Acad Orthop Surg. 26 (21), 2018, e448-54.

4) Garden RS. Low-angle fixation in fractures of the femoral neck. J Bone Joint Surg Br. 43-B (4), 1961, 647-63.

5) Pauwels F. Der schenkelhalsbruch, ein mechanisches problem. Z Orthop Ihre Grenzgeb.1935, 32-6.

6) Meinberg EG. et al. Fracture and Dislocation Classification Compendium-2018. J Orthop Trauma. 32 Suppl 1, 2018, S1-170.

7) Bjørgul K. et al. Low interobserver reliability of radiographic signs predicting healing disturbance in displaced intracapsular fracture of the femoral neck. Acta Orthop Scand. 73 (3), 2002, 307-10.

8) 小林誠ほか. 診断と分類の諸問題. 整・災外. 53 (8), 2010, 903-10.

9) Bartonícek J. Pauwels' classification of femoral neck fractures: correct interpretation of the original. J Orthop Trauma. 15 (5), 2001, 358-60.

10) Meinberg EG. et al. Fracture and Dislocation Classification Compendium-2018. J Orthop Trauma. 32 Suppl 1, 2018, S1-S170.

11) van Embden D. et al. The Pauwels classification for intracapsular hip fractures: is it reliable? Injury. 42 (11), 2011, 1238-40.

12) Crijns TJ. et al. Reliability of the classification of proximal femur fractures: Does clinical experience matter? Injury. 49 (4), 2018, 819-23.

13) Collinge CA. et al. Fracture morphology of high shear angle "vertical" femoral neck fractures in young adult patients. J Orthop Trauma. 28 (5), 2014, 270-5.

14) 阿部靖之ほか. 非転位型大腿骨頚部骨折の骨折型と合併症の関連性. 骨折. 43 (2), 2021, 281-3.

15) 永井洋輔ほか. 骨頭下骨折を骨接合することは術後成績不良であり, CTでの術前診断が有用である. 骨折. 42 (suppl), 2020, S182.

16) Keating JF. "Femoral neck fractures". Tornetta III P. et al. eds. Rockwood and Green's Fractures in Adults. 9th ed. Alphen aan den Rijn, Wolters Kluwer, 2019, 2231-83.

17) Cronin PK. et al. Garden 1 and 2 Femoral Neck Fractures Collapse More Than Expected After Closed Reduction and Percutaneous Pinning. J Orthop Trauma. 33 (3), 2019, 116-9.

18) Felton J. et al. Femoral Neck Shortening After Hip Fracture Fixation Is Associated With Inferior Hip Function: Results From the FAITH Trial. J Orthop Trauma. 33 (10), 2019, 487-96.

19) Palm H. et al. A new measurement for posterior tilt predicts reoperation in undisplaced femoral neck fractures: 113 consecutive patients treated by internal fixation and followed for 1 year. Acta Orthop. 80 (3), 2009, 303-7.

20) Dolatowski FC. et al. Preoperative posterior tilt of at least 20° increased the risk of fixation failure in Garden-I and -II femoral neck fractures. Acta Orthop. 87 (3), 2016, 252-6.

21) Okike K, et al. Not All Garden-I and II Femoral Neck Fractures in the Elderly Should Be Fixed: Effect of Posterior Tilt on Rates of Subsequent Arthroplasty. J Bone Joint Surg Am. 101 (20), 2019, 1852-9.

22) Yamamoto T. et al. Undisplaced femoral neck fractures need a closed reduction before internal fixation. Eur J Orthop Surg Traumatol. 29 (1), 2019, 73-8.

23) 高柳正俊ほか. 非転位型大腿骨頚部骨折におけるハンソンピンの治療成績. 骨折. 38 (3), 2016, 633-7.

24) 岡田順ほか. 高齢者大腿骨頚部内側骨折CCHS骨接合術後の結果不良例の検討—特に後屈変形との関連について—. 骨折. 24 (1), 2002, 199-202.

25) Song HK. et al. Risk factors of avascular necrosis of the femoral head and fixation failure in patients with valgus angulated femoral neck fractures over the age of 50 years. Injury. 47 (12), 2016, 2743-8.

26) Song HK. et al. Clinical implication of subgrouping in valgus femoral neck fractures: comparison of 31-B1.1 with 31-B1.2 fractures using the OTA/AO classification. J

27) 田澤浩ほか. 外反・陥入型大腿骨頚部骨折後に骨頭壊死をきたした症例の検討. Hip Joint. 36, 2010, 442-4.

28) 西田一輝ほか. 非転位型大腿骨頚部骨折の治療成績—外反角は成績に影響するか?—. 骨折. 40 (2), 2018, 422-5.

29) 北純. 大腿骨頚部骨折における骨頭の血行状態と病理組織像. MB Orthop. 6, 1998, 5-11.

30) 脇貴洋ほか. 非転位型大腿骨頚部骨折に対する整復の重要性—Garden分類Stage 1の骨頭壊死と外反変形の関係性—. 骨折. 43 (2), 2021, 277-80.

31) Du CL. et al. Reunderstanding of garden type I femoral neck fractures by 3-dimensional reconstruction. Orthopedics. 36 (6), 2013, 820-5.

32) Park YC. et al. Comparison of femoral neck shortening and outcomes between *in situ* fixation and fixation after reduction for severe valgus-impacted femoral neck fractures. Injury. 52 (3), 2021, 569-74.

33) Fixation using Alternative Implants for the Treatment of Hip fractures (FAITH) Investigators. Fracture fixation in the operative management of hip fractures (FAITH): an international, multicentre, randomised controlled trial. Lancet. 389 (10078), 2017, 1519-27.

34) Aminian A, et al. Vertically oriented femoral neck fractures: mechanical analysis of four fixation techniques. J Orthop Trauma. 21 (8), 2007, 544-8.

35) Baitner AC. et al. Vertical shear fractures of the femoral neck. A biomechanical study. Clin Orthop Relat Res. 367, 1999, 300-5.

36) Blair B. et al. Basicervical fractures of the proximal femur. A biomechanical study of 3 internal fixation techniques. Clin Orthop Relat Res. 306, 1994, 256-63.

37) Deneka DA. et al. Biomechanical comparison of internal fixation techniques for the treatment of unstable basicervical femoral neck fractures. J Orthop Trauma. 11 (5), 1997, 337-43.

38) 依光正則. 骨接合術—整復法とインプラントの選択. 臨床整形外科. 57 (12), 2022, 1403-9.

39) 脇貴洋ほか. 内科と整形外科がともに入院管理するorthogeriatric co-managementが大腿骨近位部骨折患者に与えるインパクト. 骨折. 44 (2), 2022, 337-40.

1-4 若年者転位型大腿骨頚部骨折の手術方法
徒手整復のコツと限界および観血的整復の実際

福岡史朗 Shiro Fukuoka | 香川県立中央病院整形外科医長

依光正則 Masanori Yorimitsu | 岡山大学運動器外傷学講座講師

はじめに

大腿骨頚部骨折の治療において，非転位型骨折に対しては骨接合が選択されるが，転位型骨折は骨癒合が得られにくいだけでなく，骨頭壊死の危険性も高いため人工物置換が選択されることが多い．若年者では高エネルギー外傷により転位型の大腿骨頚部骨折を生じることが多く，活動レベルを考慮した場合に，少なくとも骨頭を温存できる可能性があれば，整復内固定を選択することが可能である．本稿では若年者の転位型大腿骨頚部骨折に対する閉鎖的整復方法と観血的整復の実際について解説する．

転位型大腿骨頚部骨折の経過

骨頭壊死は，骨頭への栄養血管（支帯動脈：内側大腿回旋動脈の枝）の断裂や閉塞，または血腫による関節内圧の上昇により骨頭血流が減少することで発症するとされている[1]．

大腿骨頚部骨折全体の経過中の骨頭壊死の発生率は10〜30％[2]とされているが，転位型の場合は11〜86％[3]と高率に発生することが報告されている．Wangら[2]は，Garden分類による骨折型，整復の質，および術前牽引が骨頭壊死のリスクを上昇させると報告している．

また，大腿骨頚部が10〜15 mm以上短縮すると，外転筋レバーアームの短縮や大腿骨長の短縮により機能障害による患者満足度が低下する[1]ことも報告されており，これら合併症のリスクを軽減するためには，術者は適切な整復位を獲得することに注力する必要がある．

治療方法の選択：内固定の適応は？

大腿骨頚部骨折に対する内固定の適応は，年齢，活動性，合併症，骨質および骨折型などを総合的に判断して決定する[4]．年齢において一定の見解はなく，これまでの報告では65歳未満の転位型骨折に対して整復内固定を選択することが提案されてきた[5]．近年では，人工股関節の長期成績が改善したこともあり，施設によっては人工関節の適応年齢が引き下げられている．われわれの施設においては，60歳以下を内固定の適応と考え，患者の活動性および希望を考慮して最終決定する．

整復と内固定法

大腿骨頚部骨折の癒合過程において，頚部にかかる剪断力によって骨折部の再転位を生じることがあり，解剖学的な整復を獲得しても整復位が保持できない場合がある[6]（図1）．望ましい整復の基準としては，近位側の骨頭骨片を遠位側の骨片より上方（一皮質もしくは4 mm以下）に整復するcortical

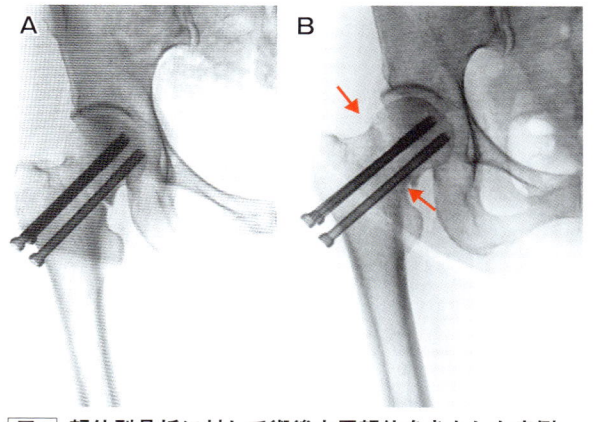
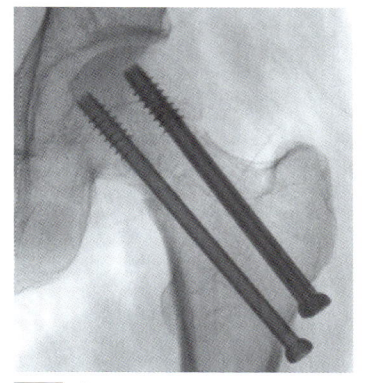

図1 転位型骨折に対して術後内反転位をきたした症例
A：術後anatomicalまでの整復内固定.
B：術後4週で内反転位.

図2 Cortical buttress reduction

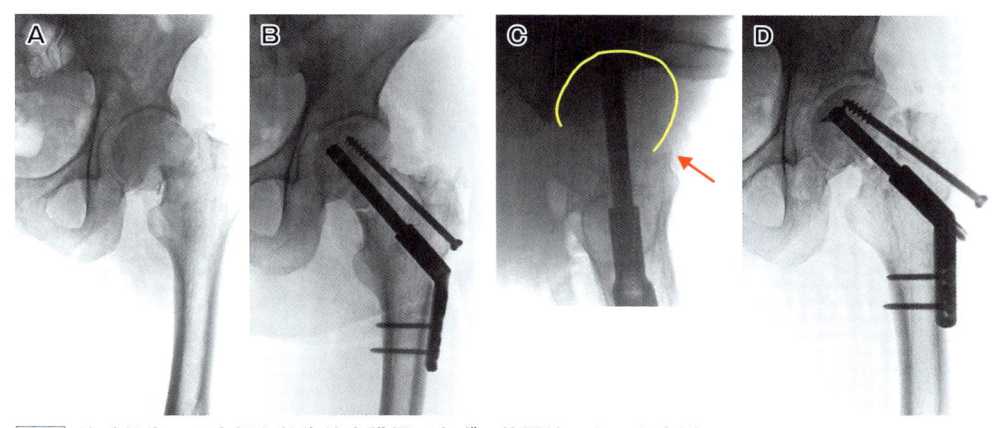

図3 徒手整復では良好な整復位を獲得できず，偽関節になった症例
A：56歳，男性．大腿骨頚部骨折（転位型）.
B，C：非観血的整復を行い，CCS＋DHS（dynamic hip screw）固定．側面像で近位側の頚部骨片が髄内
に入り込み整復不良のまま内固定されている.
D：術後7カ月．偽関節，矯正損失を認めた.

buttress reduction（図2）を目指すことである[7].

内固定にはキャニュレイテッドキャンセラススクリュー（cannulated cancellous screw：CCS），スライディングヒップスクリュー（sliding hip screw：SHS），複数のスクリューとサイドロッキングプレート，Pauwels screw，および内側バットレスプレートの併用などが用いられる．明確な選択基準は現時点では存在しないが，転位型骨折は整復後も極めて不安定であることが多いため骨頭の回旋が制御可能なインプラントの選択が望ましい．また，頚部にかかる剪断力が強いPauwels type Ⅲの骨折に対しては，角度安定性を有するSHSなどのインプラントを用いて内固定する必要がある[8]．Zhuら[9]は，バイオメカニカル研究により角度安定性を有するインプラントを用いても整復不良が残存したまま内固定を行った場合には，骨頭の内反転位や短縮を生じるリスクが上昇することを報告している（図3）．また，閉鎖的整復では十分な整復位を獲得できない場合があるため，観血的に整復を行えるよう準備をしておかなくてはならない.

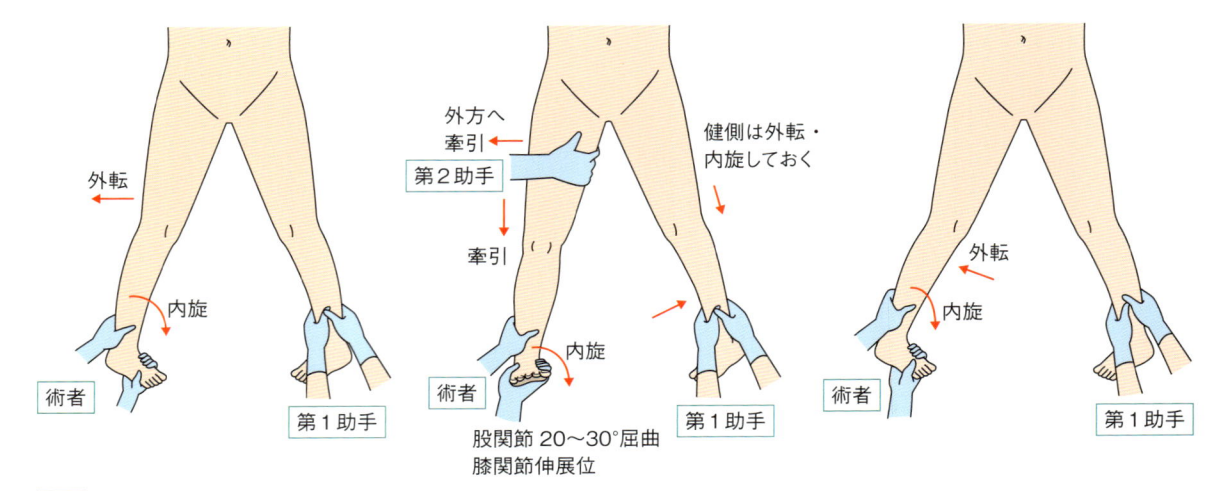

図4 Whitman 整復法

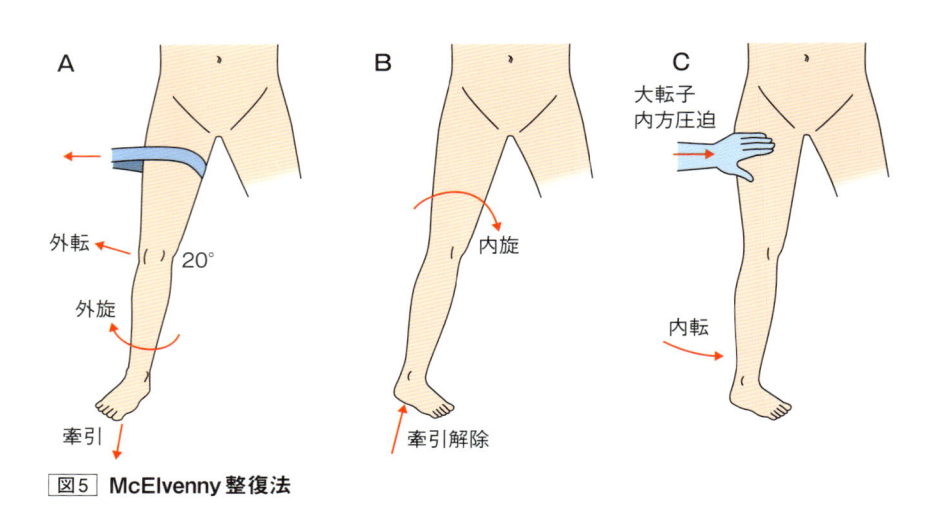

図5 McElvenny 整復法

整復方法の実際

1. 閉鎖的整復法

　ここではさまざまな閉鎖的整復法の一部を紹介するが，術者の慣れた方法を選択するとともに，愛護的に整復操作を行う必要がある.

1）Whitman 整復法（図4）

　骨盤を安定させた状態で，第一助手に健肢を保持させ，内旋・外転させる．第二助手に大腿近位部を外方へ引き出させておき，術者は患肢股関節を20〜30°屈曲位，膝関節伸展位の肢位で内旋しながら牽引する.

　その後，健側の外転と同程度まで外転し，内旋30°とする.

2）McElvenny 整復法（図5）

　20°外旋外転位にて牽引し，骨折部を離開させる．内旋位に戻し，牽引を解除した後，大転子部を押し込みながら下肢を内旋する.

2. 観血的整復法

　完全に転位した骨折では，骨折部での軟部組織の連続性がないため，閉鎖的整復が困難なことが少なくない．また，前述のように骨癒合や機能障害の観点から整復不良は許容するべきでなく，不十分な場合には観血的に整復を行う必要がある．ここではWatson-JonesアプローチとSmith-Petersenアプローチについて説明する.

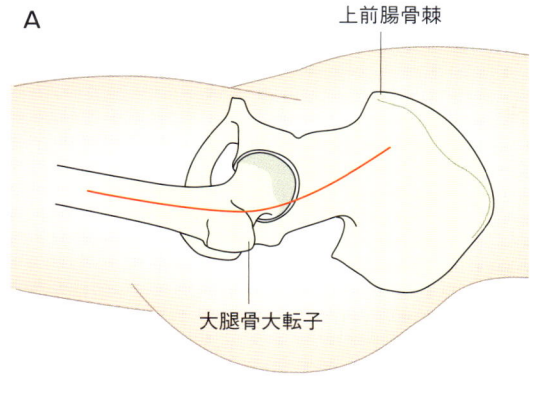
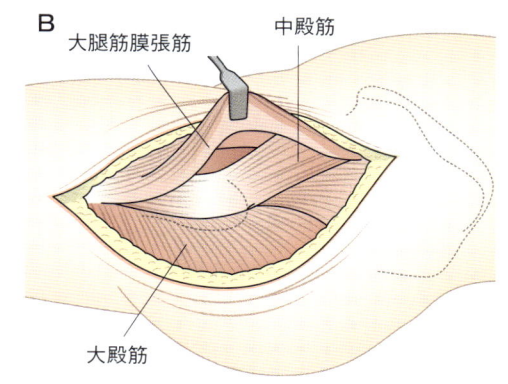
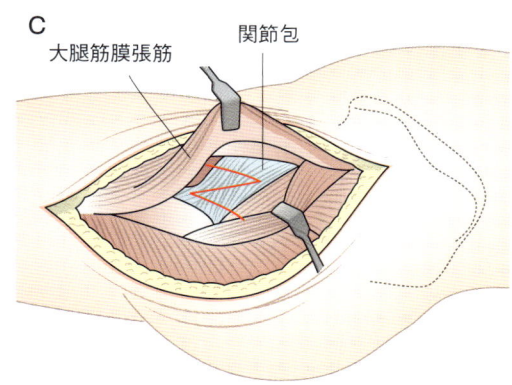

A：上前腸骨棘
大腿骨大転子
B：大腿筋膜張筋　中殿筋
大殿筋
C：大腿筋膜張筋　関節包

図6 Watson-Jones アプローチ

A：皮切部位．上前腸骨棘の2～3 cm後方，腸骨稜の2～3 cm遠位
　から大転子前方を通る緩い弧状切開（8～12 cm）．
B：大腿筋膜張筋の後縁を展開し，大腿筋膜張筋と中殿筋の間を展開．
C：関節包の展開．股関節周囲の脂肪を除去し，関節包を確認してZ
　状に切開する．外側広筋の起始部を少し切離することで，関節包
　の展開を拡大できる．

1）Watson-Jones アプローチ（図6）

　大腿筋膜張筋と中殿筋の間から展開する前外側ア
プローチであり，大腿骨頚部骨折の骨接合術に対す
るアプローチ方法としてWatson-Jonesによって報
告された[10]．

①手術体位

　術中のX線透視に有利な仰臥位で行う．

②皮膚切開

　上前腸骨棘（ASIS）の2～3 cm後方で，腸骨稜
から2～3 cm遠位の部分から大転子を通って大腿
骨骨幹部に沿った緩い弧状に皮膚を切開する．

③関節包の展開

　大腿筋膜張筋と中殿筋との間から進入する．上殿
動脈の枝は必要に応じて結紮する．股関節周囲脂肪
を除去し，関節包の前面を露出，関節包の外側の寛
骨臼前方部分に先の尖ったホーマンレトラクターを
挿入することで，関節包を明瞭に可視化できる．

　関節包は大腿骨頚部に沿って，大転子間隆起から

Z状に切開を行う．

2）Smith-Petersen（modified Smith-Petersen）アプローチ（図7）

　浅層は縫工筋と大腿筋膜張筋の間から，深層は大
腿直筋と中殿筋の筋間から展開する前方アプローチ
であり，Smith-Petersenによって発育性股関節形成
不全の観血的整復の際の進入法として報告され
た[11]．

①手術体位

　牽引手術台を用いても可能であるが，われわれは，
患側の殿部に枕を入れて半側臥位で行っている．

②皮膚切開

　原法では，腸骨前方1/3からASISを通り，縫工
筋と大腿筋膜張筋の間に平行に皮膚を切開すると報
告されているが，われわれは，Blairらによって報
告されたmodified Smith-Petersenアプローチを用
いている[12]．ASISの1～2 cm遠位から膝蓋骨の外
側に向かう10 cmの緩い弧状皮膚切開をデザインす

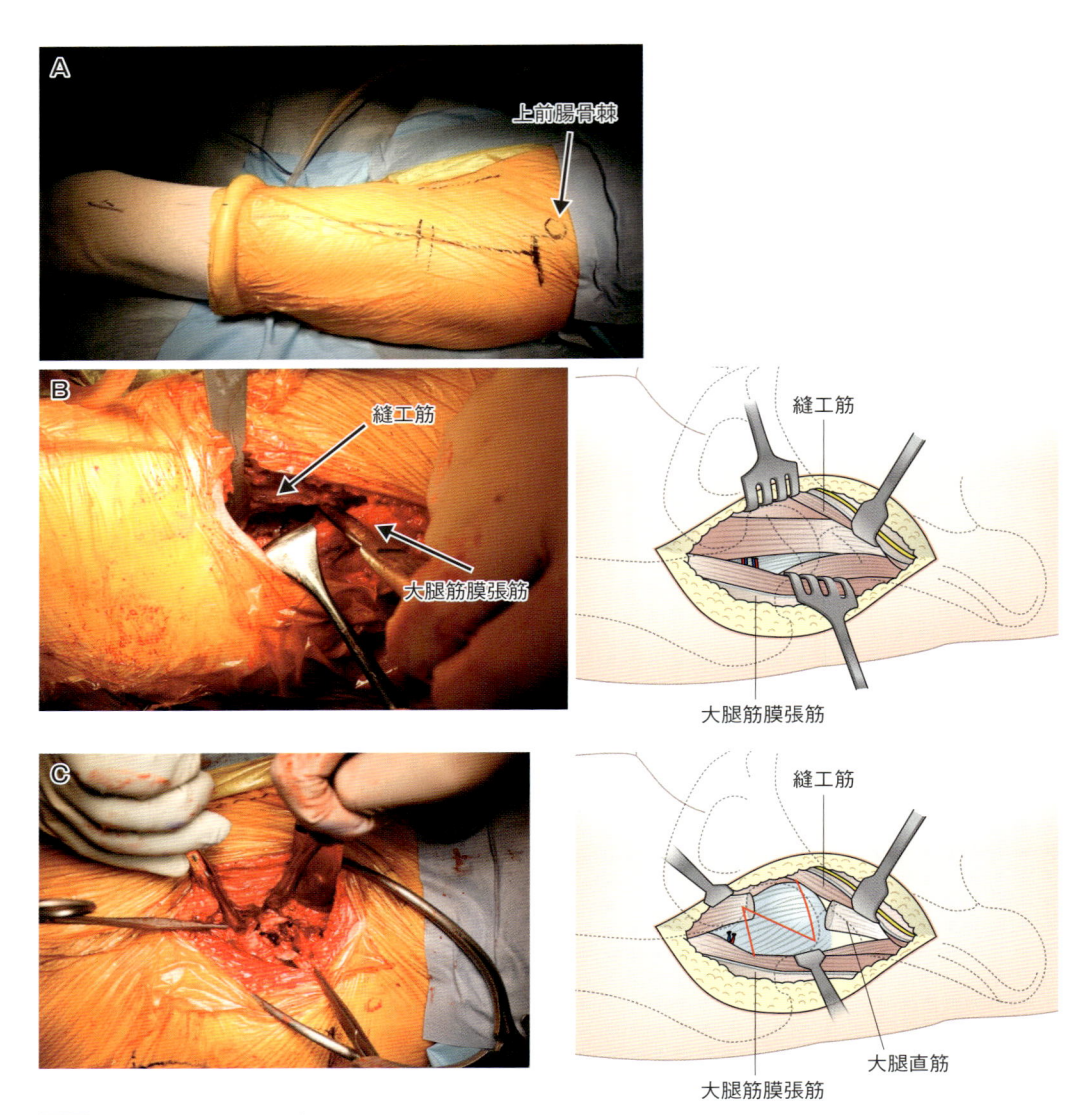

図7 Smith-Petersen アプローチ
A：皮切部位．上前腸骨棘 1〜2 cm 遠位外側から膝蓋骨外側に向かう緩い弧状切開（8〜12 cm）．
B：縫工筋と大腿筋膜張筋の間を展開．
C：関節包の Z 状の切開と骨折部の確認．

る．

③関節包の展開

縫工筋と大腿筋膜張筋の筋間で縫工筋を内側に，大腿筋膜張筋を外側に避けて展開する．

股関節と膝関節を屈曲することで大腿直筋の緊張が緩和し，内側に牽引することで関節包の確認が容易となる．

緊張が強く展開が困難な場合には大腿直筋の腱性部で切離反転させることで，広く展開することがで

きる．

関節包の前面に外側大腿回旋動脈を確認できた場合は結紮処理を行う．

関節包は Z 状に切開を行う．腸骨大腿靱帯に沿って縦方向に切開を行った後に，上縁および下縁で横方向に切開する．

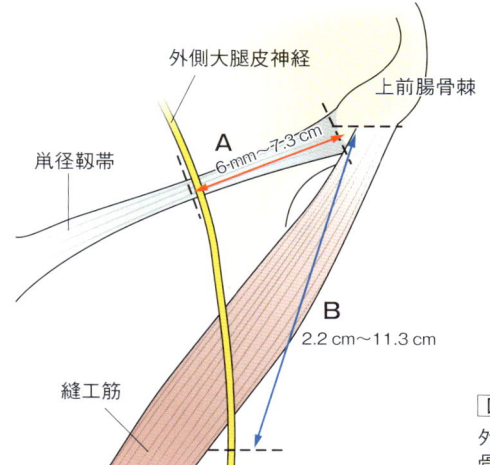

外側大腿皮神経

上前腸骨棘

鼡径靱帯

A

6 mm～7.3 cm

B

2.2 cm～11.3 cm

縫工筋

図8 外側大腿皮神経の解剖

外側大腿皮神経の枝が鼡径靱帯を横切る際の上前腸骨棘からの距離（A），縫工筋を横切る際の距離（B）.

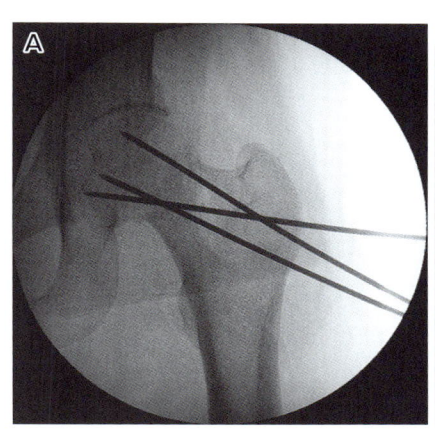
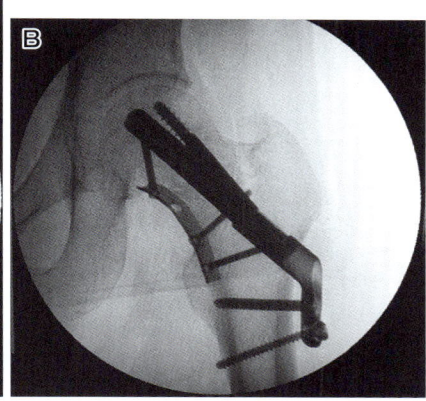

図9 術中イメージ像

A：整復後に φ2.0 mm K-wireにて仮固定.
B：同症例の最終内固定.

展開の際の注意

①外側大腿皮神経（lateral femoral cutaneous nerve：LFCN）の走行（図8）

Smith-Petersenアプローチなどの前方進入法はLFCNを損傷する危険性が高いといわれている[13].

死体を用いた研究では[14]，LFCNは鼡径靱帯に沿ってASISから7.3 cm内側まで，縫工筋の外側境界線に沿ってASISの下2.2 cmから遠位11.3 cmまで下方に伸びている.

②股関節前方の関節包の展開

前方関節包の血流は，わずかであるが大腿骨頭への血流を供給しており[15]，関節包の切開の際に，Watson-Jonesアプローチでは関節包付着部の転子間隆起を大きく切開することから，頚部基部の血管が損傷される可能性がある．一方で，Smith-Petersenアプローチは前方からZ状に関節包を切開することから，頚部基部での関節包に入る血管を温存できる可能性がある.

3）骨折の整復（図9）

骨頭骨片に軟部阻止組織の付着が少ないため，容易にコントロールすることが可能である．前方皮質を直接確認しながら解剖学的に整復し，2.0 mm径のK-wireを用いて仮固定した後に，透視画像2方向で整復位を確認する.

4）Watson-JonesアプローチとSmith-Petersenアプローチの比較

Lichsteinら[16]は，10例の新鮮凍結ヒト標本を用いて，Watson-JonesアプローチとSmith-Petersenアプローチによる大腿骨頚部の直視可能な範囲を比較した．その結果，Smith-Petersenアプローチは大腿直筋腱切離の有無にかかわらず，Watson-Jonesアプローチと比較して，より広い範囲を直視するこ

とが可能であると報告した.

しかし，18〜65歳の80例の転位型大腿骨頚部骨折に対して観血的整復内固定を行い，術後の正面と側面X線像における整復の質を比較した研究[17]においては，2つのアプローチの間で有意差は認めなかったと報告されている.

まとめ

若年者の転位型大腿骨頚部骨折の治療成績改善に

は，適切な整復と内固定を行うことが重要である．閉鎖的に整復が得られない場合には観血的に整復する必要がある．それぞれのアプローチを理解し，最適な方法を選択することが重要である．内固定法の統一的見解はないが，転位型骨折に対しては，骨頭の回旋と剪断力に抗するインプラントの使用が望ましい.

文献

1) Ehlinger M. et al. Early prediction of femoral head avascular necrosis following neck fracture. Orthop Traumatol Surg Res. 97 (1), 2011, 79-88.

2) Wang T. et al. Analysis of risk factors for femoral head necrosis after internal fixation in femoral neck fractures. Orthopedics. 37 (12), 2014, e1117-23.

3) Liporace F. et al. Results of internal fixation of Pauwels type-3 vertical femoral neck fractures. J Bone Joint Surg Am. 90 (8), 2008, 1654-9.

4) Collinge CA. et al. Fracture morphology of high shear angle "vertical" femoral neck fractures in young adult patients. J Orthop Trauma. 28 (5), 2014, 270-5.

5) Florschutz AV. et al. Femoral neck fractures: current management. J Orthop Trauma. 29 (3), 2015, 121-9.

6) Gotfried Y. Nonanatomical reduction of displaced subcapital femoral fractures (Gotfried reduction). J Orthop Trauma. 27 (11), 2013, e254-9.

7) Gotfried Y. The Gotfried (Nonanatomic, Closed) Reduction of Unstable Subcapital Femoral Fractures. Tech Orthop. 27 (4), 2012, 259-61.

8) Frank L. et al. Results of internal fixation of Pauwels type-3 vertical femoral neck fractures. J Bone Joint Surg Am. 90 (8), 2008, 1654-9.

9) Zhu J. et al. Clinical Outcome and Biomechanical Analysis of Dynamic Hip Screw Combined with Derotation Screw in Treating Displaced Femoral Neck Fractures Based on

Different Reduction Qualities in Young Patients (≤65 Years of Age). Biomed Res Int. 2022, 2022 : 9505667.

10) Watson-Jones R. Fractures of the neck of the femur. Br J Surg. 23 (92), 1936, 787-808.

11) Smith-Petersen MN. Approach to and exposure of the hip joint for mold arthroplasty. J Bone Joint Surg Am. 31A (1), 1949, 40-6.

12) Blair JA. et al. Quantification of femoral neck exposure through a minimally invasive Smith-Petersen approach. J Orthop Trauma. 24 (6), 2010, 355-8.

13) Homma Y. et al. Lateral femoral cutaneous nerve injury with the direct anterior approach for total hip arthroplasty. Int Orthop. 40 (8), 2016, 1587-93.

14) Grothaus MC. et al. Lateral femoral cutaneous nerve: an anatomic study. Clin Orthop Relat Res. 437, 2005, 164-8.

15) Sevitt S. et al. The distribution and anastomoses of arteries supplying the head and neck of the femur. J Bone Joint Surg Br. 47, 1965, 560-73.

16) Lichstein PM. et al. Does the Watson-Jones or Modified Smith-Petersen Approach Provide Superior Exposure for Femoral Neck Fracture Fixation? Clin Orthop Relat Res. 476 (7), 2018, 1468-76.

17) Patterson JT. et al. Smith-Peterson Versus Watson-Jones Approach Does Not Affect Quality of Open Reduction of Femoral Neck Fracture. J Orthop Trauma. 35 (10), 2021, 517-22.

1-5 大腿骨頚基部骨折に対する骨接合術

WEB 動画▶

金﨑彰三 Shozo Kanezaki | 大分大学整形外科学講座助教

はじめに

　大腿骨頚基部骨折に対する骨接合術について述べるには，それに先立ち頚基部骨折の診断，特に定義について理解する必要がある．定義を理解したうえで，手術方針を選択し，さらに骨接合を選択した場合にはどのようなことに気を付け，どのようなインプラントを使用すべきかについて本稿で述べる．本書は手術手技，テクニックについて詳細に解説することが特徴であるが，本骨折については治療コンセプトを理解することが患者予後改善の鍵になると考えている．

大腿骨頚基部骨折の定義，分類

　大腿骨頚基部骨折は，その名のとおり頚部の基部，すなわち頚部骨折と転子部骨折との中間の骨折（図1）であるが，その定義については変遷がある．『大腿骨頚部／転子部骨折診療ガイドライン2005第1版』[1] においては，「その定義が明確でなく，頚部骨折・転子部骨折のどちらにも分類できないものを頚基部骨折と呼んでいるのが実状である」としながらも，「頚基部骨折では骨折線が関節包の内外にまたがっていることが多いと推測される．少なくとも骨折線の一部が関節包外にあると思われる症例を頚基部骨折とする．この定義に従えば血行の観点から転子部骨折の亜型として扱うのが妥当であろう．」と記載されている．同ガイドライン改訂第2版[2] において頚基部骨折は，「少なくとも骨折線の一部が滑膜性関節包外にあるが，靫帯性滑液包の内部にある

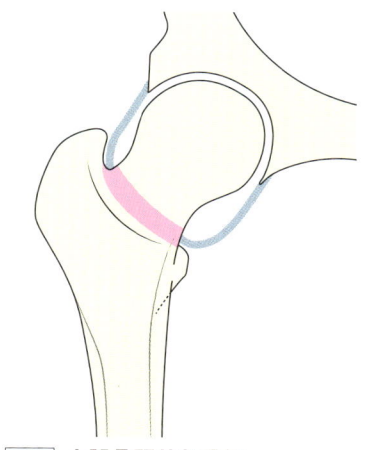

図1 大腿骨頚基部骨折

と思われる症例」とより具体的に記載された．この後，2014年に中野ら[3] は3D-CT所見に基づき，頚基部骨折を「頚前部に走る骨折線は転子間線（腸骨大腿靫帯付着部）より明らかに近位（関節包内）にあり，頚後部に走る骨折線は転子間窩（関節包外）にあるもの」と定義した．端的にいうと「前から見ると頚部骨折で，後ろから見ると転子部骨折」ということである．単純X線像にてこれを判断するのは時として困難であるが，日本では大腿骨近位部骨折に対してルーチンでCTが撮像されることが多いことから，この定義が広く受け入れられた．これらの定義をもとに，2014年に岡田ら[4] は頚基部骨折を骨頭型，骨幹部型に分類し，2016年に久留ら[5] は頚基部骨折を，先述の骨頭型，骨幹部型，さらに前額面剪断型骨折である頚部一体型を加えた3つに分類した（図2）．これらの分類は，前額面剪断型（図3）は予後不良であること，さらに他の骨折型についての治療方針を示した点で大いに意義あるものであっ

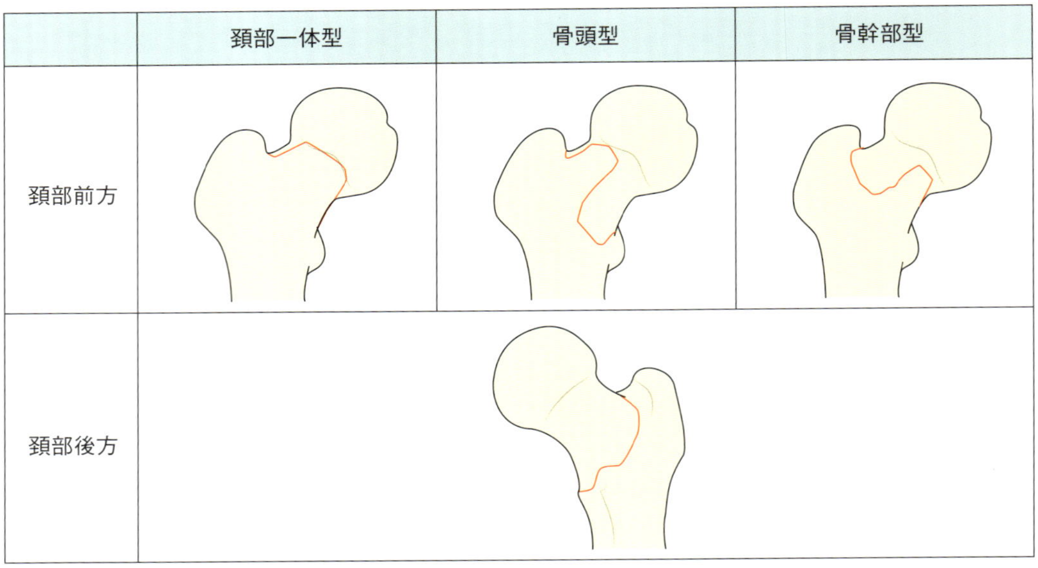

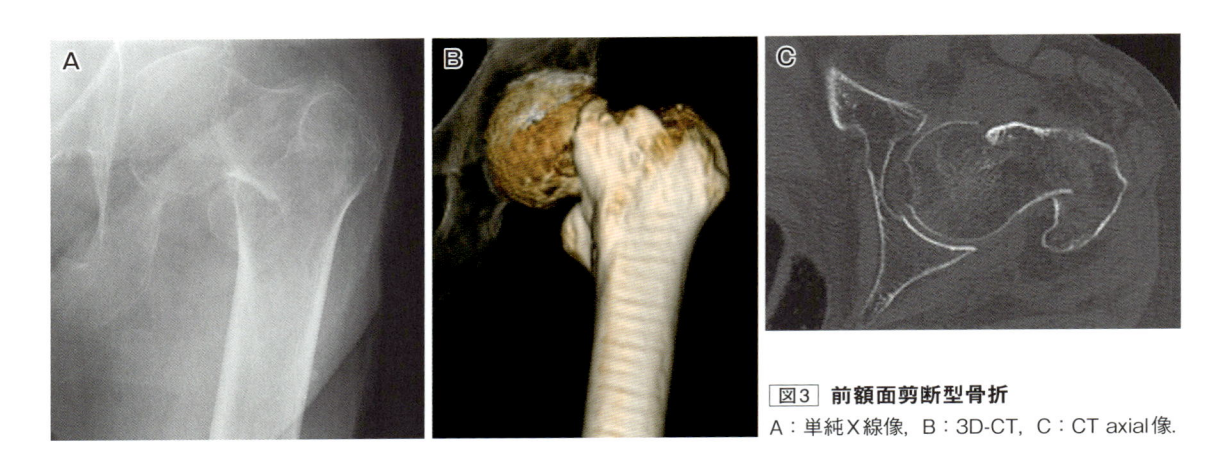

	頚部一体型	骨頭型	骨幹部型
頚部前方			
頚部後方			

図2 久留らの頚基部骨折分類（文献5をもとに作成）

図3 前額面剪断型骨折
A：単純X線像，B：3D-CT，C：CT axial像.

たが，これらの分類のシェーマや代表症例の画像を
みると，必ずしも頚部の基部に骨折線はなく，転子
部を含む3 part骨折，4 part骨折も含まれる．この
ことから本邦においての頚基部骨折というのは本来
の頚基部という言葉からは離れた解釈がなされるよ
うになってきたことがわかる．このような状況を踏
まえてか，最新の『大腿骨頚部／転子部骨折診療ガ
イドライン2021改訂第3版』[6]においては「その定
義が明確でなく，頚部骨折・転子部骨折のどちらに
も分類できないものを頚基部骨折と呼んでいるのが
実状である」との記載に変更され，骨折線が関節包
内外にまたがるという文言がなくなっている．

一方欧米において，頚基部骨折（basicervical
fracture）は2010年代までは頚部基部の2 part骨折
で関節包外（大腿骨転子部骨折）であるといった定
義が多かった[7]．近年の報告をみてみると，gold
standardとなるような明確な定義はないものの，
2016年のWatsonら[8]の報告のなかにある"Two-
part fracture at the base of the femoral neck that
was medial to the intertrochanteric line and exited
above lesser trochanter but was more lateral than
a classic transcervical line"（骨折線は転子間線よ
り内側で小転子にはかからず，通常の頚部骨折より
外側の，頚基部にある2 part骨折）という定義が引

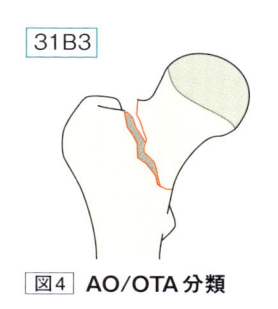
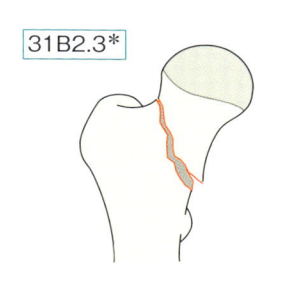

図4 AO/OTA 分類

用されていることが比較的多いようである．この定義ではやはり頚基部骨折は関節包内とも関節包外とも言及されていない．欧米では単純X線像にて分類されるのが基本であるため，関節包内／外と明確に区分するのが事実上困難である．本邦のガイドラインでは頚基部骨折を2 part骨折と定義していないため頚基部に骨折線があり，さらに大転子／小転子にも骨折が及ぶbasicevical equivalent fractureを除外していないとも解釈できる．なお，現在のAO/OTA分類[9]では頚基部骨折（basicervical fracture）は31B3としてfemoral neck fracture（関節包内骨折）の一つに分類されている（図4の31B3）．

現時点で頚基部骨折と診断するには，本邦の最新のガイドラインに基づいて行うのが適切である．一方，過去の文献を参照する際には，上記のような変遷があるため，研究が行われた国や時期，文献によって頚基部骨折の定義が異なっている可能性があり，必ずしも同一の病態について論じられていないことに注意する必要がある．

頚基部骨折の手術方法

頚基部骨折の手術方法に関しては，頚部骨折に準じて取り扱うのか，転子部骨折に準じて取り扱うのかで大きく異なる．『大腿骨頚部／転子部骨折診療ガイドライン改訂第2版』[2]までは「骨片の安定性は頚部骨折と同様に不良であるが，骨頭の血行は転子部骨折と類似する」とされていたことからも，転子部骨折に準じて骨接合が推奨されていた．しかし，最新のガイドライン（2021年改訂第3版）では頚基部骨折に対する治療方針は特に明示されていない．基本的には骨接合と考えて問題はないが，頚基部骨折はそもそも回旋転位しやすい不安定な骨折であることから，転子部骨折に準じて治療した場合カットアウトリスクであるとの報告も散見される[7]．個々の症例のCT所見も加味したうえで頚基部骨片の血流に不安がある場合や，骨接合による固定性に不安が残る場合，高齢もしくは全身状態不良で再手術を避けたい場合は人工関節を選択することも間違いではない．AO/OTA分類において頚基部骨折31B3は，実臨床においては31B2（transcervical fracture）のなかのshear fracture（垂直剪断骨折，Pauwels分類type 3）（図4の31B2.3）と分類に迷うこともある．AO surgery referenceでは，手術方法については骨接合と人工関節ともに選択肢に入っている．

頚基部骨折に対する骨接合，インプラント選択

骨接合を行う場合，頚基部骨片は不安定な骨折であり回旋転位をきたしやすいことが知られている．Blairら[10]は，屍体大腿骨を用いたbiomechanical studyにより3本のcannulated cancellous screw（CCS）固定よりもsliding hip screw（SHS）を用いたほうが破綻するまでの軸圧が低かったと報告した．Massoudら[11]は，SHSに回旋防止スクリューを追加した内固定した頚基部骨折42例でカットアウトはなかったと報告しており，これが標準治療とみなされるようになった．本邦では近年SHSが用いられる機会は減っており，short femoral nail

（SFN）しか経験したことがない若い医師も増えているが，Watsonら[8]の報告によると通常のSFNで固定された14例の頚基部骨折のうち，6例で固定が破綻したと報告されており，頚基部骨折をSFN単独で固定する場合は注意が必要である．近年のsystematic review[12]をみると再手術率はCCS 23％（40例，16〜50％），SHS 7％（584例，0〜18％），SFN 8％（157例，0〜55％）と，CCSと比較するとSHS，SFNが良好で，SHSとSFNとでは遜色ない．ただし，回旋不安定性が強いことを考慮するとSFNを使用する場合は回旋防止スクリューを追加する，もしくは回旋抵抗性の強いラグスクリューを使用したほうがよいと筆者は考えている．

骨接合術のポイント

徳永ら[13]は「頚基部骨折においては整復不良やラグスクリュー刺入位置不良に対する許容範囲が狭い」としており，Xiongら[14]も頚基部骨折においてはSHS vs SFNなどインプラント選択よりも整復位のほうが重要であると述べていることから，インプラント選択よりも整復や正確な手術を行うことのほうが頚基部骨折においては重要である．頚基部骨折における理想的な整復位について一定の見解はない．転子部に近いものであればそれに準じて考えるべきであるし，頚部骨折に近いものであれば解剖学的整復を目指すべきであろう．実際のSFN挿入に際して，阿部ら[15]はラグスクリュー挿入時の頚基部骨片回旋によるカットアウト例を報告している．頚基部骨片の回旋転位の機序については，正田ら[16]はネイルを挿入した時点で頚基部骨片とネイルが接触していることによりslidingが起こらず，頚基部骨片が回旋してしまうと考察している．

骨接合後のカットアウト例

症例は86歳，女性．自宅で転倒し受傷．大腿骨頚基部骨折AO/OTA分類31B3と診断された（図

5A〜D）．大腿骨髄腔の外弯が強いことからSHSおよび回旋防止スクリューでの内固定が行われた（図5E，F）．術後CT coronal像（図5G）では回旋防止スクリューの頚部での骨外突出，およびaxial像（図5H）での骨折部のわずかな整復不良を認める．術後5カ月で回旋防止スクリューのカットアウトを認め（図5I，J），人工骨頭置換術が施行された（図5K）．

手術

症例は90歳，女性．外来受診中に院内で転倒して受傷．大腿骨頚基部骨折に大転子骨片を伴っており，大腿骨頚基部equivalent骨折（AO/OTA分類31B3/31A1.2）と診断した（図6A〜D）．受傷当日に骨接合術を行う方針とし，使用インプラントは回旋抵抗性を期待してStryker社ガンマ3，U-ラグスクリューを選択した．頚基部骨片の前方が多骨片となっており，整復位が不明瞭であった（図6E，F）ため骨折部の直上に小切開を加えてエレバトリウムを挿入した．皮質の組み替えを行い確実に生田分類type Aにしておいた（図6G）．ネイルを至適位置まで挿入し，ラグスクリューガイドピンを挿入した後，デバイスの前方から回旋予防のための2.4 mm K-wireを挿入した（図6H，I）．

Point

回旋防止のためのK-wireを挿入したにもかかわらず，ラグスクリューを骨頭軟骨下骨まで進めると頚基部骨片が一緒に回旋する状態であった（図6J，K）．頚基部骨片が過度に回旋しないように頚部をエレバトリウムで押さえた状態でいったんラグスクリューをさらに回し，頚基部骨片の整復位が良好な位置になるまで戻した．

ピットフォール

透視正面像のみ見ながらラグスクリューを回すと，頚基部骨片の回旋に気付かず最終確認の透視もしくは術後X線像にて整復位がずれていることに気付くことになる．回旋不安定性が危惧される症例では特に，ラグスクリューを進める際に軸位を確認する必要がある．

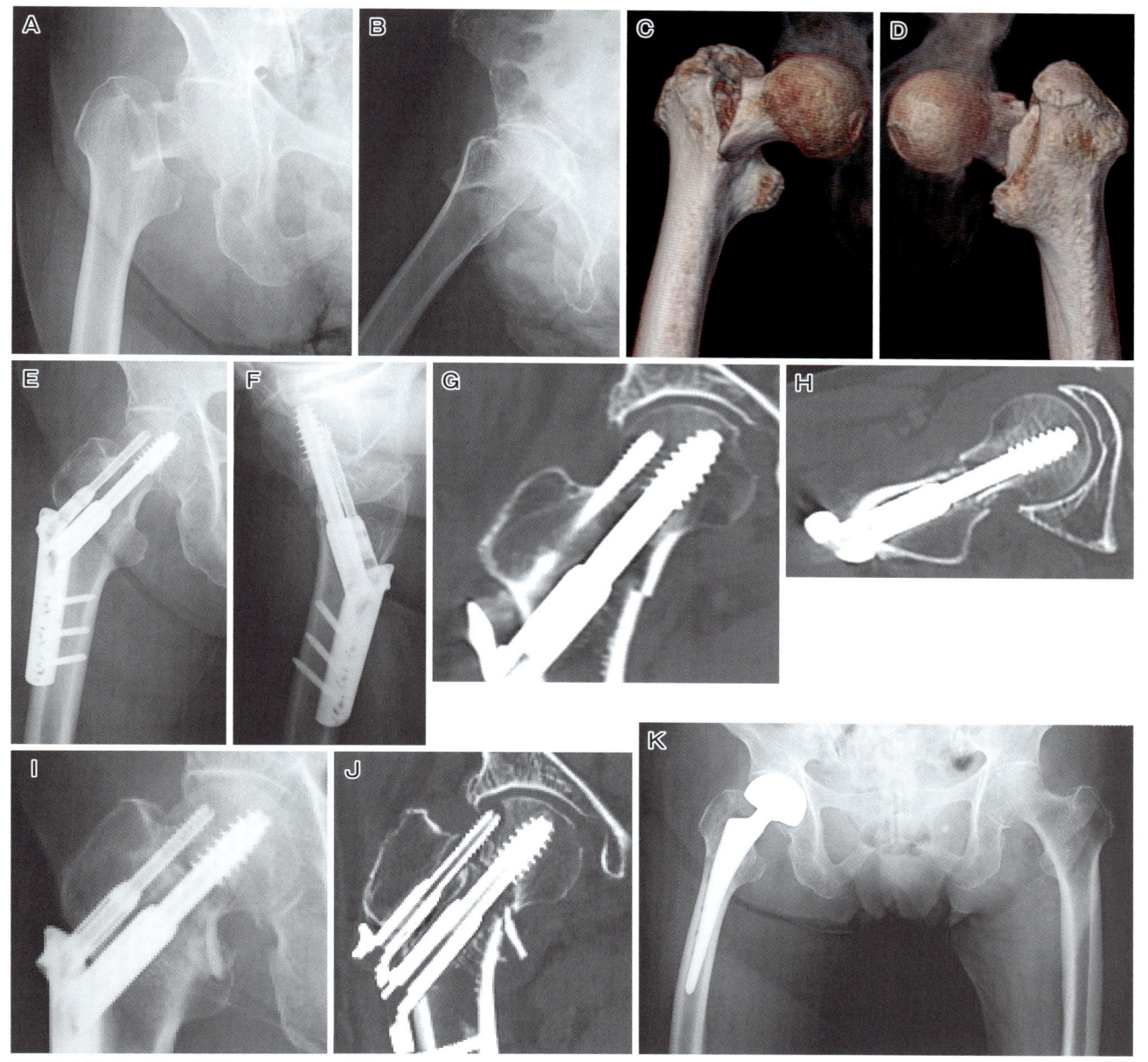

図5 症例（86歳，女性），AO/OTA分類31B3
A，B：単純X線像，C，D：3D-CT，E，F：術直後単純X線像，G，H：術後CT，I：術後5カ月単純X線像，J：CT coronal像，K：人工骨頭置換術後.

整復位が良好となった状態でセットスクリューを固定した．ラグスクリューにU-bladeを挿入した（図6L）．遠位インターロッキングスクリュー，エンドキャップを挿入して手術を終了した（図6M，N）．術後に下肢を外旋して軸位を確認すると（前内側皮質像），整復位が良好であることが確認できた（図6O）．術後単純X線像を図6P，Qに示す．

Pauwels screw

頚基部骨折のなかでも頚部骨折に近いものでは，垂直型大腿骨頚部骨折（AO/OTA分類31B2.3，Pauwels分類type 3）との鑑別が必要になる．近年，垂直型大腿骨頚部骨折に対して骨折部に垂直なスクリュー（いわゆるPauwels screw）（図7）の追加の

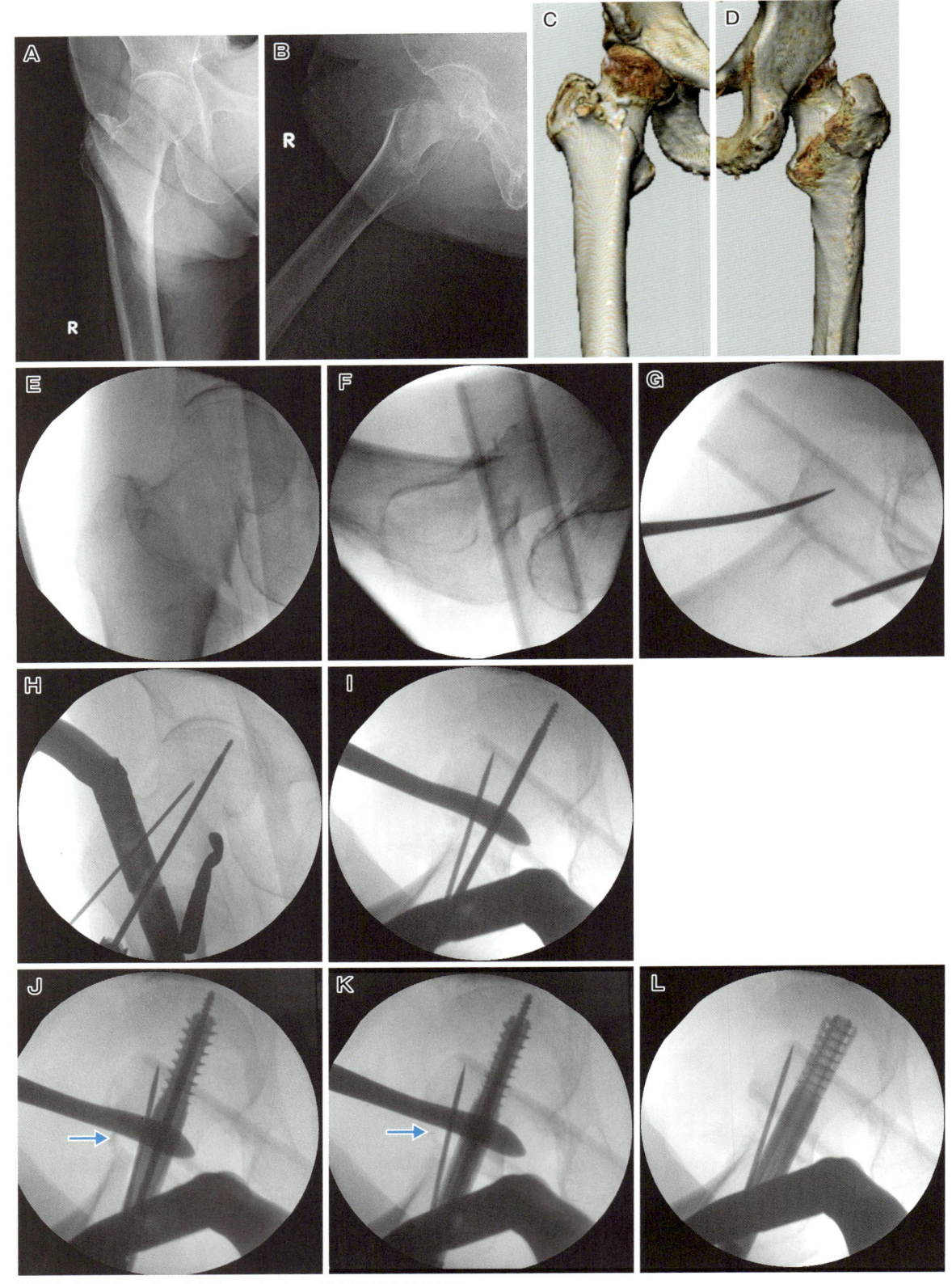

図6 症例（90歳，女性），AO/OTA 分類 31B3/31A1.2

A，B：受傷時単純X線像，C，D：単純CT，E，F：術中透視正面，軸位像，G：整復後，H，I：回旋予防のためK-wire挿入，J，K：ラグスクリュー挿入による骨頭回旋，L：U-blade挿入．

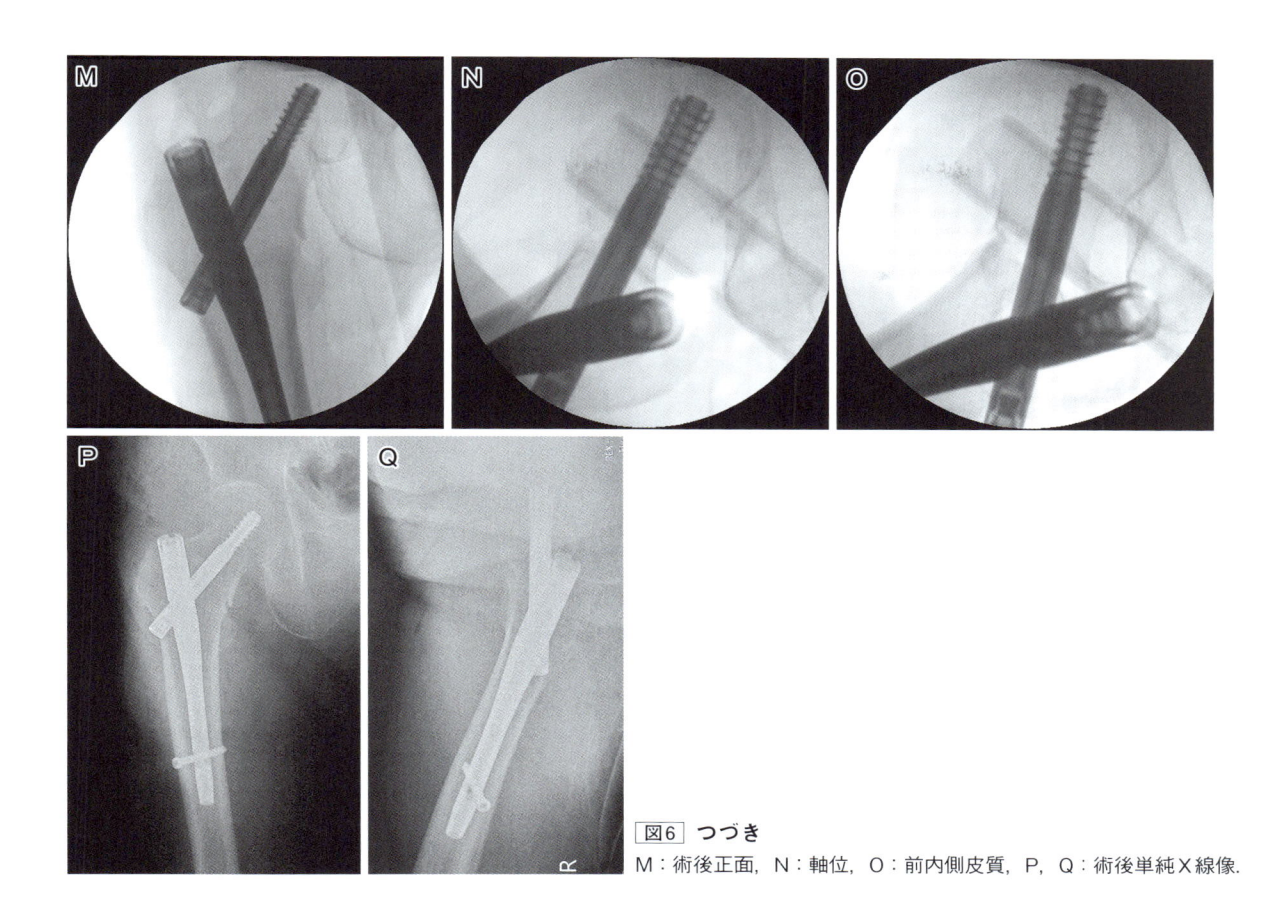

図6 つづき
M：術後正面，N：軸位，O：前内側皮質，P，Q：術後単純X線像．

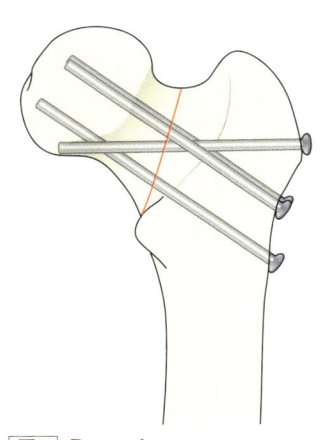

図7 Pauwels screw

報告が散見される．Pauwels screw という用語は英語文献ではみられず，off-axis screw もしくは alpha fixation（骨頭に向かう並行な複数本のCCSと骨折部に垂直なCCSによりαの形にみえる）と表現される．2014年にGümüştaşら[17]が行った人工大腿骨を用いた力学試験では，頚部に並行なCCS 3本にPauwels screw を追加することで最大強度が上昇し，骨折部の移動量が減少すると報告した．Jiangら[18]は後方視的検討において，通常のCCS 3本固定と比較してPauwels screw 追加群においては大腿骨頚部短縮が少なかったと報告している．Pauwels screwを挿入する場合は，骨頭方向にunicorticalに打つよりも頚部で内側皮質を貫いたbicortical固定にするほうが力学的に強いと報告されている[19]．本邦では鳥山ら[20]が，垂直型大腿骨頚部骨折に対してSHSにPauwels screw を併用した2例を報告している．現在，垂直型大腿骨頚部骨折に対してはSHSなどの角度安定性デバイスを用いることが推奨されている[21]が，これにPauwels screwを追加することで臨床成績の向上につながるのかについてはまだデータが少なく，今後の検討が待たれる．

まとめ

頚基部骨折はまずは診断，分類を理解する必要が

ある．骨接合術を行う場合は，正確な整復，手術手技が最も重要であり，使用機種は回旋抵抗性を考慮した角度安定性のあるものを選ぶ．

謝辞

貴重な症例の画像を提供していただいた大分市医師会立アルメイダ病院の田籠泰明先生に感謝いたします．

文献

1) 日本整形外科学会診療ガイドライン委員会ほか編，日本整形外科学会 / 日本骨折治療学会監．大腿骨頚部 / 転子部骨折診療ガイドライン．東京，南江堂，2005.
2) 日本整形外科学会診療ガイドライン委員会ほか編，日本整形外科学会 / 日本骨折治療学会監．大腿骨頚部 / 転子部骨折診療ガイドライン．改訂第2版．東京，南江堂，2011.
3) 中野哲雄．大腿骨近位部骨折．臨整外．65 (8)，2014，842-50.
4) 岡田祥明ほか．大腿骨頚基部骨折の治療成績—ガイドライン改訂第2版による—．骨折．36 (2)，2014，306-10.
5) 久留隆史ほか．大腿骨頚基部骨折の分類と診断．骨折．38 (4)，2016，1043-9.
6) 日本整形外科学会診療ガイドライン委員会ほか編，日本整形外科学会 / 日本骨折治療学会監．大腿骨頚部 / 転子部骨折診療ガイドライン2021．改訂第3版．東京，南江堂，2021.
7) Yoo JI. et al. Review on Basicervical Femoral Neck Fracture: Definition, Treatments, and Failures. Hip Pelvis. 32 (4), 2020, 170-81.
8) Watson ST. et al. Outcomes of Low-Energy Basicervical Proximal Femoral Fractures Treated with Cephalomedullary Fixation. J Bone Joint Surg Am. 98 (13), 2016, 1097-102.
9) Meinberg EG. et al. Fracture and Dislocation Classification Compendium-2018. J Orthop Trauma. 32 Suppl 1, 2018, S1-170.
10) Blair B. et al. Basicervical fractures of the proximal femur. A biomechanical study of 3 internal fixation techniques. Clin Orthop Relat Res. 306, 1994, 256-63.
11) Massoud EIE. Fixation of basicervical and related fractures. Int Orthop. 34 (4), 2010, 577-82.
12) Dekhne MS. et al. Treatment and outcomes of basicervical femoral neck fractures: A systematic review. J Orthop Surg (Hong Kong). 29 (1), 2021, 23094990211003344.
13) 徳永真巳ほか．大腿骨頚基部骨折に対するガンマネイルの応用．骨折．27 (2)，2005，544-7.
14) Xiong WF. et al. Choosing an optimal implant fixation for basicervical femoral neck fractures. Injury. 49 (6), 2018, 1238-9.
15) 阿部真行ほか．大腿骨頚基部骨折の治療経験．骨折．31 (3)，2009，574-7.
16) 正田悦朗ほか．髄内釘型内固定材料を用いた大腿骨頚基部骨折の治療．骨折．30 (1)，2008，109-14.
17) Gümüştaş SA. et al. Influence of number and orientation of screws on stability in the internal fixation of unstable femoral neck fractures. Acta Orthop Traumatol Turc. 48 (6), 2014, 673-8.
18) Jiang D. et al. Long-term differences in clinical prognosis between crossed- and parallel-cannulated screw fixation in vertical femoral neck fractures of non-geriatric patients. Injury. 52 (11), 2021, 3408-14.
19) Kuan FC. et al. Biomechanical properties of off-axis screw in Pauwels III femoral neck fracture fixation: Bicortical screw construct is superior to unicortical screw construct. Injury. 50 (11), 2019, 1889-94.
20) 鳥山貴裕ほか．転位型大腿骨頚基部骨折Pauwels type Ⅲに対してPauwels screwを併用したsliding hip screw固定を行った2例．中部整災誌．66 (4)，2023，647-8.
21) Fixation using Alternative Implants for the Treatment of Hip fractures (FAITH) Investigators. Fracture fixation in the operative management of hip fractures (FAITH): an international, multicentre, randomised controlled trial. Lancet. 389 (10078), 2017, 1519-27.

骨接合術

1-6 大腿骨骨幹部骨折に合併する頚部骨折の手術法

吉田昌弘 Masahiro Yoshida ｜ 愛知医科大学整形外科学講座 骨盤・四肢外傷センター特任教授

はじめに

1. 大腿骨骨幹部骨折に合併する頚部骨折の特徴と注意点

大腿骨骨幹部骨折に対し大腿骨頚部骨折は1〜10％程度発生するといわれており，そのうち転位がなく見逃される症例は30〜57％に達すると報告されている[1].

合併する大腿骨頚部骨折のパターンとしては

・Basicervical fracture（AO/OTA分類31B3）：55％

・Vertical midcervical intracapsular shear pattern（AO/OTA分類31B2.3）：35％

・Intertrochanteric fracture through the GT（AO/OTA分類31A1.2）：10％

であり，受傷時見逃しは転子部骨折以外の頚部骨折症例に多いとされている[1]. 見逃しを防ぐためには全身CTでのaxial CTで必ず精査を行うことが重要であるが，2 mm以下のCTスライスでも不顕性骨折の見逃しは起こり得ることが報告されている[1]〔症例1（図1）〕. したがって手術室において，順行性髄内釘を挿入する前に透視画像で頚部骨折がないか再度確認すること，大腿骨骨幹部骨折内固定後に股関節内旋位の股関節透視画像，もしくはX線像を最終確認することが重要となる. 総じて大腿骨骨幹部骨折において常に頚部骨折合併を疑う習慣をもつことが重要であるといえる.

また合併する頚部骨折には受傷時の損傷によるものとiatrogenicによるものが存在することが知られている. 医原性頚部骨折は術前CTでは指摘されず，ネイル挿入後に非転位性の頚部骨折が確認されることで明らかとなる. 139°以上のneck-shaft angle症例はリスクが高いことが知られており，頚部外反症例においては大転子頂部より下方へのネイルの挿入，設置は望ましくないとされている[2].

2. 大腿骨骨幹部骨折に合併する頚部骨折の治療法

Point
治療コンセプトにおいて最も重要なことは治療の優先順位は常に頚部骨折が上であるということである〔症例2（図2），症例3（図3）〕.

手術のコツ
頚部骨折はmultiple screwで，転子部骨折はsliding hip screwで治療することが基本となる. もし合併する大腿骨近位部骨折が関節内骨折で転位していれば，全身状態が許せばこの部位をはじめに治療することを優先すべきとなる（症例2）.

Basicervical fractureをsliding hip screwで治療する場合はプレートのスクリューはunicorticalとするのが望ましい（症例3）.

Pauwels分類type 3のような骨折線が垂直に近い場合はsliding hip screwを使用したほうが力学的安定性の観点において有利といえる（症例3）.

髄内釘挿入部に頚部骨折の骨折線が及んでいる場合は，転位型骨折において髄内釘を維持したまま解剖学的整復位を獲得するのは困難なため，いったん髄内釘を抜去し頚部骨折部を解剖学的に整復固定し，再度骨幹部の固定を行うべきである.

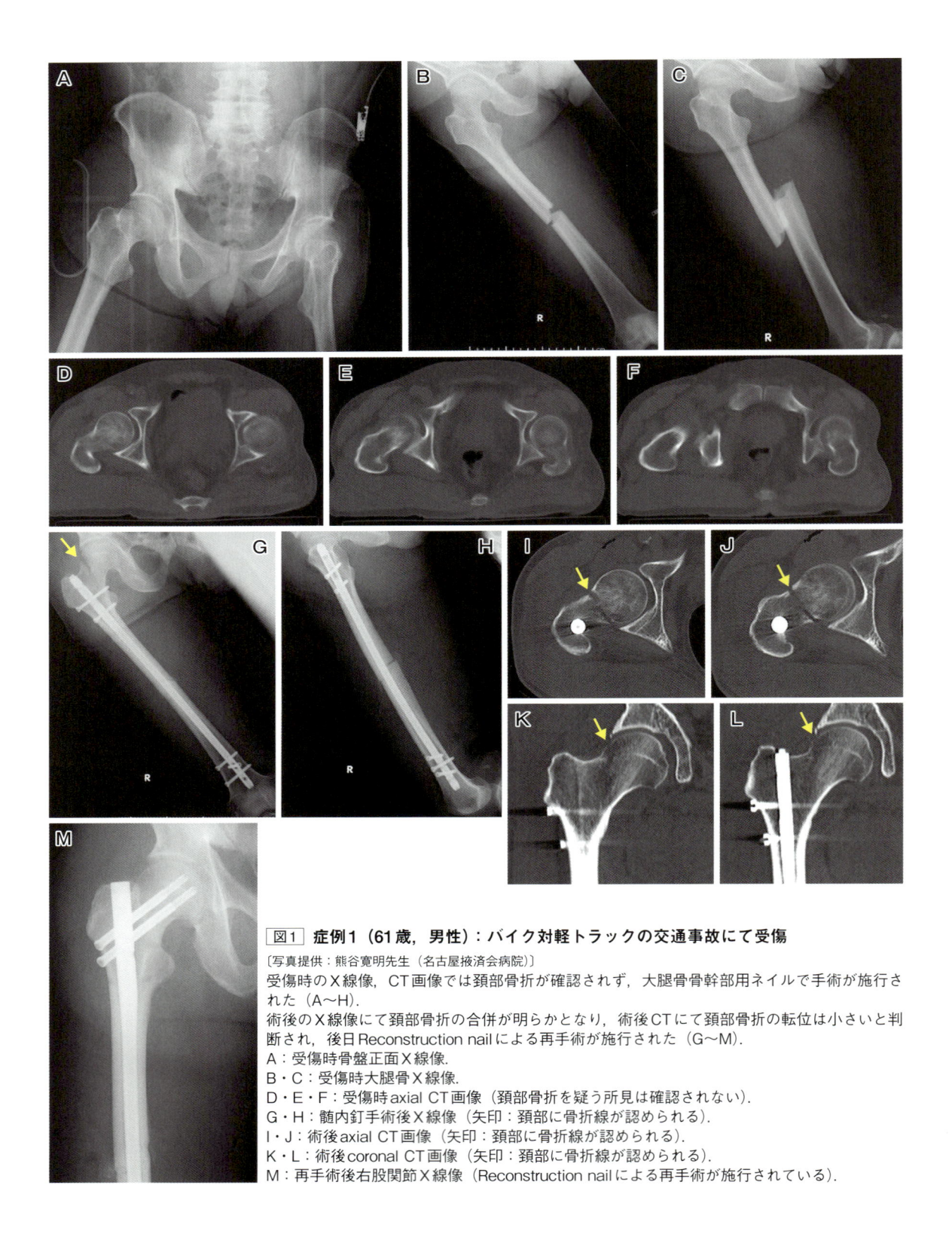

図1 症例1（61歳，男性）：バイク対軽トラックの交通事故にて受傷

〔写真提供：熊谷寛明先生（名古屋掖済会病院）〕

受傷時のX線像，CT画像では頚部骨折が確認されず，大腿骨骨幹部用ネイルで手術が施行された（A〜H）．

術後のX線像にて頚部骨折の合併が明らかとなり，術後CTにて頚部骨折の転位は小さいと判断され，後日 Reconstruction nail による再手術が施行された（G〜M）．

A：受傷時骨盤正面X線像．

B・C：受傷時大腿骨X線像．

D・E・F：受傷時axial CT画像（頚部骨折を疑う所見は確認されない）．

G・H：髄内釘手術後X線像（矢印：頚部に骨折線が認められる）．

I・J：術後axial CT画像（矢印：頚部に骨折線が認められる）．

K・L：術後coronal CT画像（矢印：頚部に骨折線が認められる）．

M：再手術後右股関節X線像（Reconstruction nail による再手術が施行されている）．

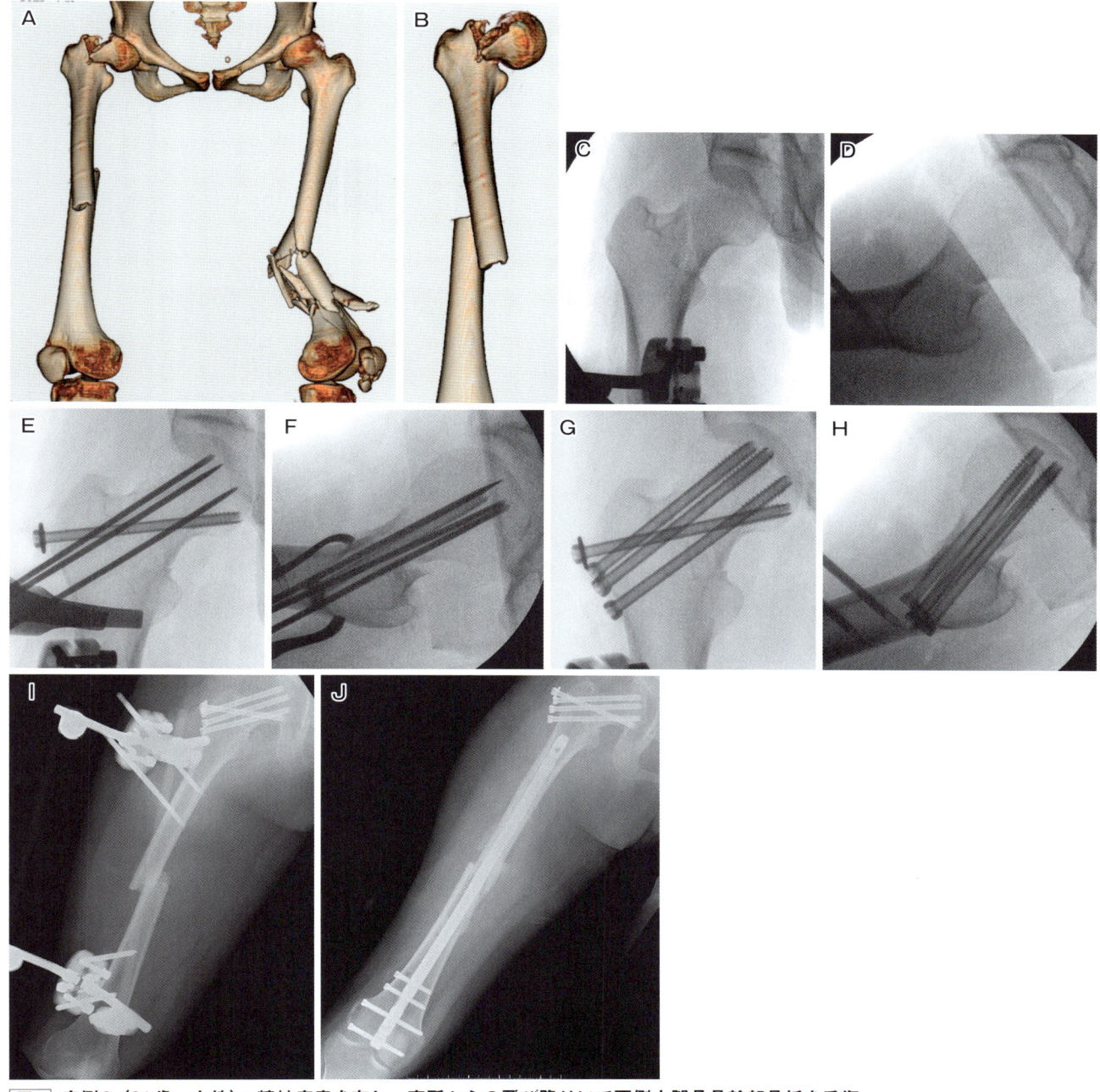

図2 症例2（21歳，女性）：精神疾患を有し，高所からの飛び降りにて両側大腿骨骨幹部骨折を受傷

右大腿骨骨幹部骨折に明らかな転位を伴う大腿骨頚部骨折を合併している（A・B）．
Vertical midcervical intracapsular shear pattern（AO/OTA分類31B2.3）かつPauwels分類type 3（＞70°）の頚部骨折を有しており，同日全身状態の安定化が確認された後，右大腿骨頚部骨折の内固定を計画した．同時に両側大腿骨骨折に対する創外固定手術も施行している．
同日緊急でのsliding hip screwの準備が困難であったため，Pauwels screwを併用したmultiple screw techniqueにて内固定を行っている（C～I）．
後日大腿骨骨幹部骨折に対し逆行性髄内釘による内固定を施行している（J）．
※E・F：まずPauwels screwを挿入し，その後multiple screwを挿入している．
※I・J：まず頚部骨折の治療を優先し，大腿骨骨幹部骨折に対しては創外固定手術を行った後，後日，大腿骨骨幹部骨折に対し逆行性髄内釘による内固定を施行している．

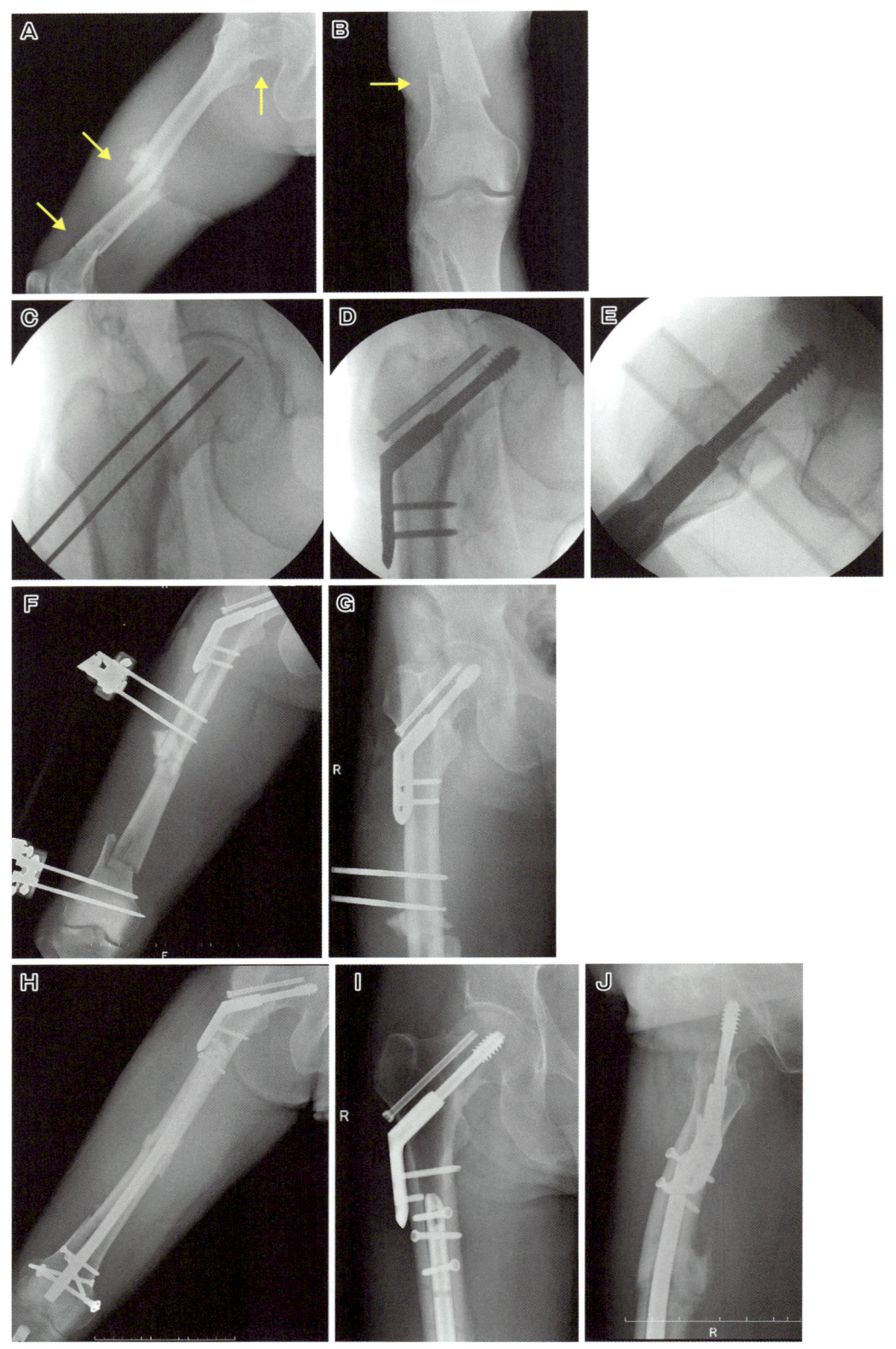

図3 症例3（30歳，男性）：交通事故にて受傷

右大腿骨骨幹部骨折に右大腿骨遠位部骨折，右大腿骨頚部骨折を合併している（A，B，矢印）．

Vertical midcervical intracapsular shear pattern（AO/OTA分類31B2.3）かつPauwels分類type 3（＞70°）の頚部骨折に対し同日緊急でsliding hip screwにて内固定（C〜E）．

大腿骨骨幹部＋遠位部骨折に対しては，まず創外固定を適応し，後日逆行性髄内釘による内固定手術を施行している（F〜J）．

ピットフォール

Reconstruction nailによる single implant での治療は頚部が非転位型骨折の場合のみ有効となる（症例1）．転位型頚部骨折に対しての使用は正しい前捻方向に2本のスクリューが刺入されるようにネイルを設置する必要があり，基本的には推奨されない．見逃しを防ぐため全例にReconstruction nailを適応するという方法も考えられるが，Faucettらはコストの面においても全例Reconstruction nail使用は推奨されないとしている[3]．

引用・参考文献

1) Tornetta P. et al. Rockwood and Green's fractures in adults. 9th ed. Philadelphia, Wolters Kluwer, 2020, 2404-6.

2) Simonian PT. et al. Iatrogenic fractures of the femoral neck during closed nailing of the femoral shaft. J Bone Joint Surg Br. 76 (2), 1994, 293-6.

3) Faucett SC. et al. Is reconstruction nailing of all femoral shaft fractures cost effective? A decision analysis. J Orthop Trauma. 26 (11), 2012, 624-32.

2-1 前側方側臥位
：OCM（Modified Watson Jones）アプローチ， Fully HA coated ステムの Technique

WEB 動画▶

平澤直之 Naoyuki Hirasawa | 北水会記念病院病院長

はじめに

高齢者の大腿骨近位部骨折に対する人工骨頭挿入術においては，患者自身が認知症を患っていることが多く，いわゆる「禁忌肢位」を理解できないことが多い．その点で，Orthopädische Chirurgie München（OCM）アプローチをはじめとする前方系アプローチは脱臼予防の観点から有利とされている[1,2]．また，患者は骨質不良であることが多く，前方系アプローチでも易挿入性がいわれているショートステムなどは周術期骨折のリスクが高いことが指摘されている[3]．その点，仰臥位に比べればさまざまなステムが容易に挿入可能であるOCMアプローチは大腿骨近位部骨折に対する人工骨頭挿入において最もよい適応であると考えられる．

ステム選択においては骨質不良であることが多い大腿骨頚部骨折の患者には，周術期骨折予防の面ではセメントステムが推奨されている[4-6]．本稿ではfully hydroxyapatite（HA）coated ステムを推奨するが，筆者は決してセメントステムの使用を否定するものではない．しかし，セメントステムには手術時間の延長[4,5,7]，周術期の突然死のリスク[7,8]など多くの問題点を抱える．それゆえ本邦のガイドラインにおいても，骨脆弱性のある患者に対する人工骨頭挿入はセメントステムを推奨しているが，それには第三世代セメント充填法の習熟が重要であるとされている[9]．筆者は，セメントステムを使用するにはその特徴について高い知識と技術をもっている術者および助手，看護師の存在が必要であると考える．ただし，大腿骨頚部骨折の患者に対する人工骨頭挿入術は準緊急手術と位置付けられており[9-11]，セメントステムの適切な教育を受ける機会が少ない医師が行わなければならないことや，セメントの扱いに不慣れな手術室スタッフと行わなければならないことは往々にして考えられるものである．

以上のことからも，骨折率の低いセメントレスステムを選択することは非常に有用な選択肢である．Fully HA coated ステムは文献的にも筆者の経験でも，周術期骨折のリスクが非常に少ないステムである[12]．

したがって本稿では，大腿骨頚部骨折の治療におけるOCM（modified Watson Jones）アプローチと，fully HA coated ステムについて詳細を述べることとする．症例は図1のX線画像の患者である．

ステム選択と術前計画

現在，本邦においてはさまざまなfully HA coated ステムが上梓されている．それぞれ，ステム長，ステム形状，表面加工，オフセット，ブローチの表面形状，ネックの選択肢が異なる．本書ではそれぞれのfully HA coated ステムの差異を述べることは差し控えるが，以下の点には注意を払いたい．大腿骨頚部骨折の患者の術前X線画像は，痛みが強いことから正しい肢位で撮影されていないことが往々にして認められる．また，術前に3次元テンプレートを用いることができない施設で行われることもあ

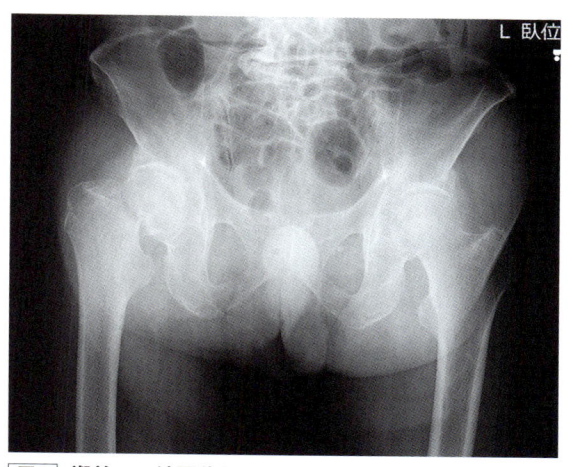

図1　術前：Ｘ線画像両股関節正面像
右のGarden Ⅳ型の大腿骨頚部骨折を認める．右大腿骨は疼痛のため外旋しており，正しいテンプレーティングが困難である．

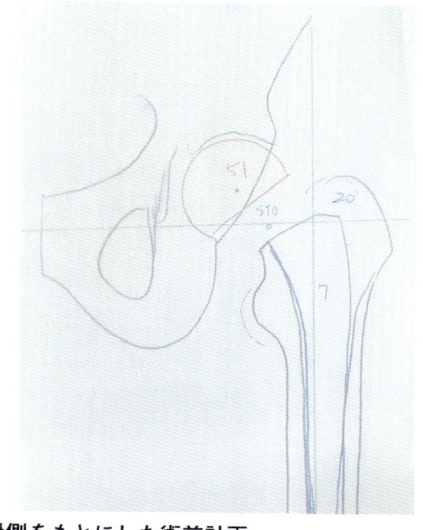

図2　対側をもとにした術前計画
本症例にはSmith & Nephew社のPolarステムを用いた．大転子からステムの肩の部分までの距離を計測しておくことが肝要である．

ることから，厳密な術前計画を行うことができないことがある．以上のことから術前計画と使用サイズが異なることはまれではない．さらに，骨質不良であることから術中に大腿骨周囲骨折を生じる可能性も念頭に置くべきである．また，筆者は原則としてカラードステムを使用することを推奨するが[13]，頚基部骨折の症例などに使用する際には内側カルカーにカラーが接触しない可能性も念頭に置かねばならず，カラーレスも選択できるようにしておきたい．したがって①ネックバリエーションが豊富であること，②カラード，カラーレスの選択肢がいずれもあること，③ステムサイズが変わった際にネック長が大きく変わってしまうことはないかの3点は確認しておきたい．

　筆者は，健側にテンプレートを当てて術前計画をしている．後方系アプローチでは小転子からの距離でステムの挿入深度を決定することもできるが，前方系アプローチでは小転子を触知することはできても，肉眼で直視することが困難なため，大転子からの距離でステム挿入深度を決定することとなる（図2）．

麻酔および体位

　麻酔は，当院では原則として全例，全身麻酔で行っている．脊椎麻酔でも手術は可能であるが，筆者は可能な限り早期離床を行っており，症例によっては手術当日離床を行うケースもあるため，長時間下肢麻酔が遷延する可能性がある脊椎麻酔は好ましくない．また，症例によっては受傷前より抗凝固薬，抗血小板薬を内服していることがあるが，本邦の『大腿骨頚部/転子部骨折診療ガイドライン2021（改訂第3版）』でも受傷後早期の手術が推奨されており[9]，それらの薬を休薬せずに手術に臨むことを考えると全身麻酔が望ましい．

　体位は基本的に側臥位で行う．当院では斜め上方から両上前腸骨棘を固定できる側臥位保持器を使用している（図3）．本保持器は術中に仰臥位と同等の深屈曲の評価ができるため筆者は愛用しているが，人工骨頭は人工股関節に比べて脱臼安定性が高いことから，通常の側臥位保持器でも可能である．

　手術中患側下肢を後内側に下ろす必要があるため，手術台は片脚ずつ外すことができるものを使用する

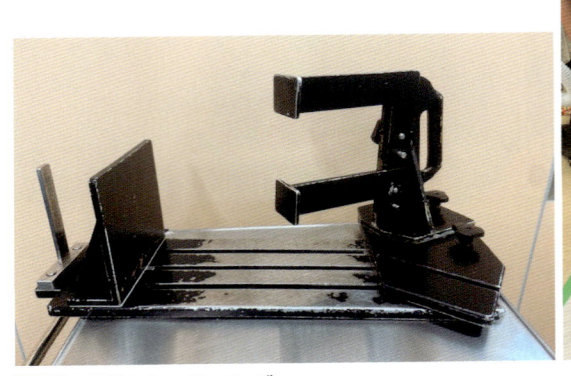
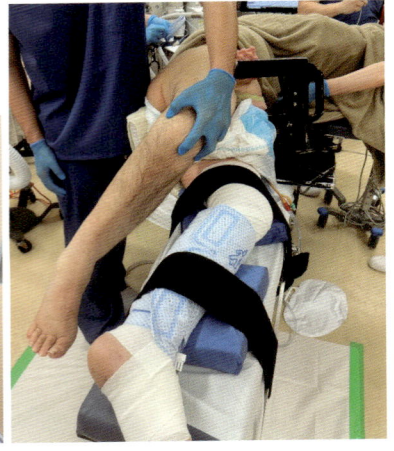

図3 **手術のセッティング**
斜め上から上前腸骨棘を圧迫できる側臥位保持器の使用が望ましい. 手術台の下肢の部分は体位をとった患者の後方部分を下ろすか外すかして, 術中の邪魔にならないようにしておく.

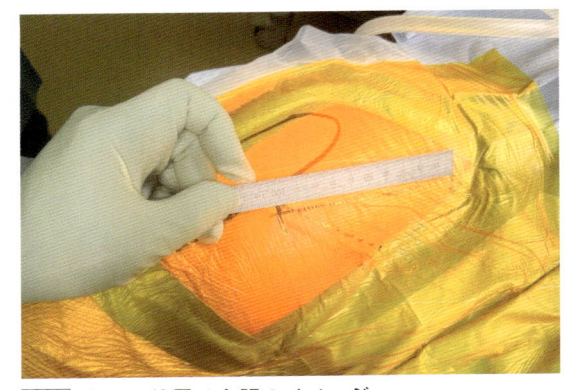

図4 **皮切の位置は上記のイメージ**
るい痩患者ではやや背側に, 肥満患者ではやや腹側に置くように心がけている. なお, 以後すべての写真は右が頭側, 左が尾側, 上方が背側, 下方が腹側である.

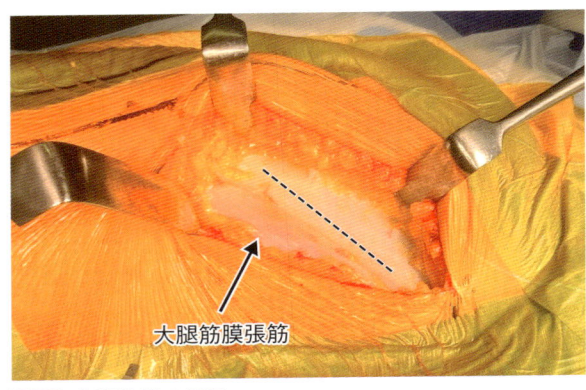

大腿筋膜張筋

図5 **大腿筋膜の露出**
筋膜を露出したら, 点線部において筋膜を切開する. 腹側のピンク色の部分が大腿筋膜張筋である.

必要がある（図3）. 布かけが終わり清潔野となったら, 下垂した下肢を清潔に保つための袋を取り付ける.

手術手技

1. 皮切

患肢は軽度屈曲, 内外旋, 内外転中間位で保持し, 大腿筋膜張筋と中殿筋の境界を皮膚溝と大腿骨前方部分が交わる点を触知する. そこから, 上前腸骨棘より腸骨稜沿いに5 cm後方の点へ向けた8〜10 cmの直線皮切を置く（図4）. 近年, 股関節手術においては皮膚皺に沿った横方向の皮切が用いられるこ

とがあるが, 横皮切は縦皮切に比べて助手からの視野が不良であり, 比較的経験の浅い術者が行うことも考えられる人工骨頭挿入においては現在のところ推奨しない[14].

2. 筋膜の展開

皮下を展開すると, 筋膜が現れる. 大腿筋膜張筋を覆う筋膜は薄いため, 図5のようにピンク色を呈する. 大腿筋膜張筋のやや後方が筋間にあたるため, ピンク色の後方の白色がかった筋膜から進入する. 近位は中殿筋と大腿筋膜張筋がoverlapしているため, 遠位から展開すると筋間を同定しやすい. また, 一般的に大腿骨頚部骨折後の皮下血腫は股関節後方

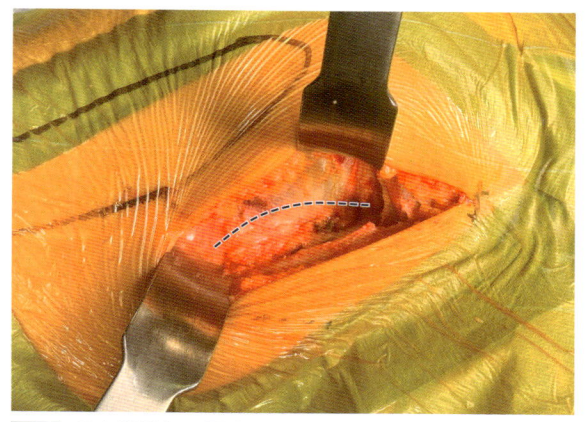

図6 前方関節包の露出
点線のように軽い弧を描くような切開を置いている. この際には必ず遠位から切開することが肝要である.

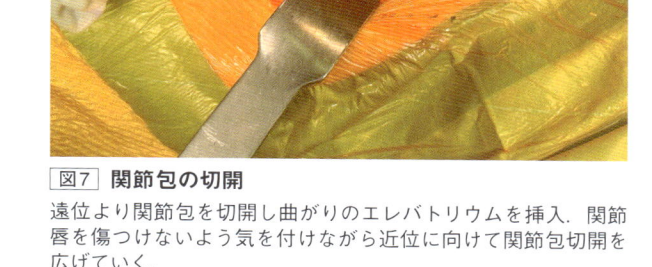

図7 関節包の切開
遠位より関節包を切開し曲がりのエレバトリウムを挿入. 関節唇を傷つけないよう気を付けながら近位に向けて関節包切開を広げていく.

に貯留するが, 患者の受傷後体位によりまれに側方や前方に血腫が溜まり, 大腿筋膜張筋が同定できないことがある. その場合は筋膜を切開した後に筋肉の走行を確認し, 大転子方向（横方向）に向かっていれば中殿筋, 遠位方向（縦方向）に向かっていれば大腿筋膜張筋と判断する.

　筋間を正しく展開すると, 容易に前方関節包にたどり着く.

3. 関節包の展開

　関節包を同定したらレトラクターを大腿骨頚部近位（いわゆる「肩」や「鞍部」）に挿入して中殿筋, 小殿筋を後方にレトラクトする. 同様に大腿骨頚部内側（いわゆる「内側カルカー」）にレトラクターをかけて大腿筋膜張筋を前方によけ, 関節包を露出する. 筆者は, 関節包の切開は前方関節包（腸骨大腿靱帯縦走線維）温存のために縦方向で行っている（図6）. しかし, 不慣れなうちは前方関節包を切除して十分な展開を得てもよい.

　ひとたび関節包が切開されたら関節内から血腫が噴出する. 曲がりのエレバトリウムを関節内に入れ, 関節唇を損傷しないように十分注意しながら大腿骨側より臼蓋上縁に向けて切開を広げていく（図7）. 関節包切開の下縁は大腿骨近位内側に沿わせ, 約

6 cm ほど切開する（骨頭が大きい場合, 関節包切開が小さいと取り出せないため, 切開を内下方に延長する）.

> **手術のコツ**
>
> 　人工骨頭挿入術においては, 人工股関節全置換術よりも脱臼の可能性は低いと考えられる. 特にOCMをはじめとするいわゆる前方系アプローチにおいてはなおさら脱臼の恐れは低い. 不馴れなうちは過度に関節包温存にこだわることなく, 広範囲に関節包切開を行ったほうがよりスムーズな手術が可能である.

4. 大腿骨頚部の骨切りおよび骨頭摘出

　通常は関節包が十分に切開されていれば, いわゆる骨頭抜去器で大腿骨頭は容易に摘出できる. しかし, 骨折部が近位で頚部が長く残った場合は摘出に難渋する. 事前に計測しておいた幅で頚部を骨切りすると術野の展開は広がり, 骨頭摘出が容易となる.

　摘出した後は, 骨頭径を計測してアウターヘッドのサイズ確認を行う.

　アウターヘッドのトライアルは, 下肢を袋から出し, 股関節軽度屈曲軽度外旋内外転中間位で遠位方向に牽引すると, ヘッドの出し入れを比較的容易に行うことができる.

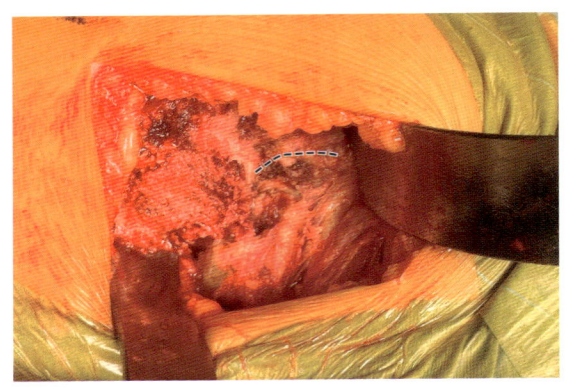

図8　展開した大腿骨近位部
点線部に沿って上方関節包を大転子頂部から剥離すると大腿骨が挙上される.

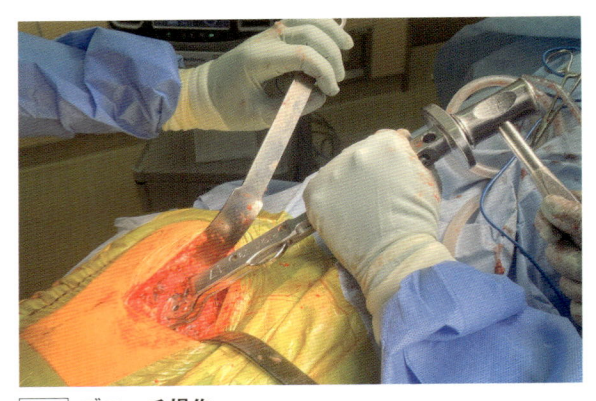

図9　ブローチ操作
仰臥位に比べて展開がよく，長いステムでも比較的容易に挿入可能である.

5. 上方関節包の大転子への展開延長と近位大腿骨挙上

アウターヘッドのトライアルが終わった後，再び股関節を過伸展外旋位として下肢を袋に入れる．大腿骨頚部内側に二本爪のエレベーターをかける．しかし，このままではブローチ挿入部が術野深くにあり，展開不良であることから，上方関節包を大転子から剥離する必要がある．大転子頂上中央レトラクターの先をかけ（このとき浅めにかけると大転子の骨折やカットアウトを生じる恐れがあるため，深めにかけることが重要である），上方関節包を露出する．上方関節包をレトラクターの先に向けて，大転子中央頂上に向けて切開していく．同時に股関節の伸展内転外旋を強めていくと，徐々に骨切り面が挙上されてきてブローチ操作が可能となってくる．剥離をさらに大転子頂上から大転子後方にかけての梨状筋腱や共同腱がある部分まで広げると，近位大腿骨がより挙上され，安全にブローチ操作が可能となる（図8）．THA においては切開を広げることで後方不安定性につながることがあるが，人工骨頭置換では骨頭径が大きいことから，下方の短外旋筋群が温存されていれば大転子部の剥離を多少広げても後方安定性に問題は生じない．むしろ本アプローチに不慣れな術者においては，ステム周囲骨折予防の意味で十分に展開してから行うことが望ましいと考える.

6. ブローチ操作

上方関節包が切開された肢位（股関節伸展20°，内転30°，外旋90°くらいが目安）のままで，ブローチングを行う（図9）．OCM アプローチは仰臥位と異なり，関節包の切開を十分に行えば大腿骨操作の際の視野は良好であり，経験の浅いローテーターにも取り組みやすいアプローチといえる．ブローチングの深度は前述の術前計画で計測した大転子頂上からブローチの肩口までの距離を目安に行う．人工骨頭挿入においては前述のとおり術前のテンプレーティングを正確に行うことが難しいため，予定サイズと実際のサイズが1〜2サイズ異なることは往々にして起こる．そのため，術前計画でのサイジングは参考程度にして，ブローチが止まるところまで段打して，大転子からの距離をその都度計測する（図10）．筆者は，しっかりとブローチを最後まで段打したいため，最後はブローチハンドルを外し，フリーの打ち込み器でさらに段打することによってアンダーサイズを避けるようにしている（図11）．本稿で推奨する fully HA coated ステムは中間位から遠

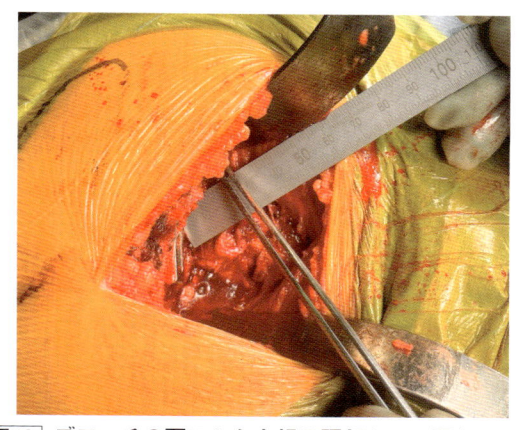

図10 ブローチの肩口から大転子頂部までの距離の計測
これによりブローチの深度を把握することができる.

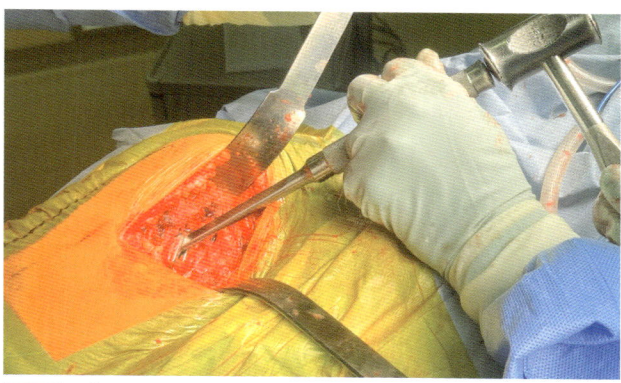

図11 ブローチの最終打ち込み
最終打ち込みをフリーの打ち込み器を用いて行っている. これによりさらに数ミリ沈下することが確認できる.

位にかけて広範囲で接触するため, 応力が集中することが少なく, 術中骨折をさほど気にすることなくブローチを殴打できることが利点である). 前述のとおり大腿骨頚部骨折の手術においては術前計画を正確に行うことができないことが多く, 予定サイズが正しいとは限らない. フリーの打ち込み器を用いての殴打でブローチが止まった位置で, 目標とする高位に達したことを確認できたらブローチを終わらせる. ブローチが終了したらカルカーリーマーを使用して骨切り部高位の調整を行う.

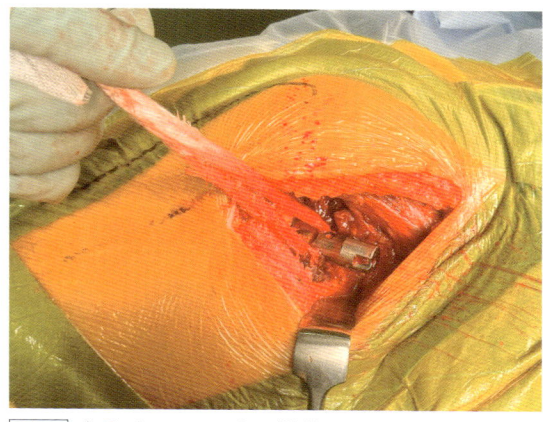

図12 トライアルヘッドの装着
股関節膝関節伸展位, 股関節内転20°, 過外旋位をとり, ネックにガーゼを引っかけて挙上するとヘッド装着操作が容易になる.

ピットフォール

Fully HA coatedステムは, ほかのセメントレスステムに比べて骨折率が低いのが特徴であるが, 大腿骨近位部骨折の患者の骨質は不良であることが多く, 殴打の強度には注意したい. カラーを使用できる場合には, 術後のsubsidenceのリスクが低減されることもあり, 多少であればアンダーサイズも許容される. したがって, 強く殴打しすぎないことが重要である.

7. トライアル整復

ブローチが最終目標まで設置されたら, ネックトライアルを装着してガーゼをかける. ネックにかけたガーゼを上方に引き上げて把持し, 下肢を袋から出して股関節膝関節伸展位, 股関節内転20°, 過外旋位をとることによりネックの良好な視野を得ることができる (図12). これでネックの挙上が十分で

ないときは, 膝関節伸展位, 股関節内転過外旋を保持したまま, 股関節を軽度屈曲してあげるとネックが挙上されることもある. いずれかの肢位で操作が行われるとよい.

インナーヘッドトライアル, アウターヘッドトライアルを装着し, 股関節軽度屈曲位, 内外転中間位, 内外旋中間位で下肢を牽引しながら, ヘッドの打ち込み器を用いてアウターヘッドを股関節臼内に向けて押し込むと整復される (図13). この際に, 残しておいた前方関節包 (腸骨大腿靱帯縦走線維) を巻き込まないように注意する.

整復されたら, 可能な限り屈曲内転内旋を, 次に

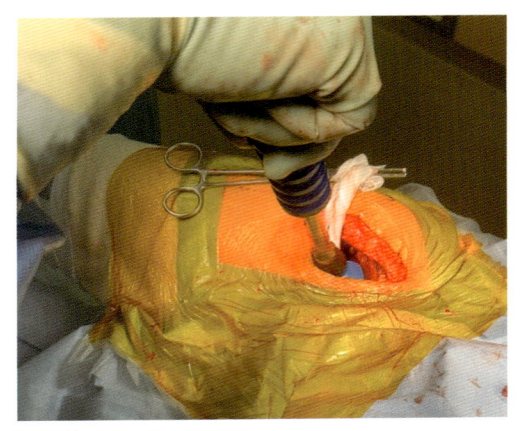

図13 トライアル整復

股関節内外旋中間位で下肢を牽引し，骨頭を股臼内に向けて押すことにより整復できる．あらかじめネックに引っかけたガーゼは，脱臼の際に使用するため留置しておく．

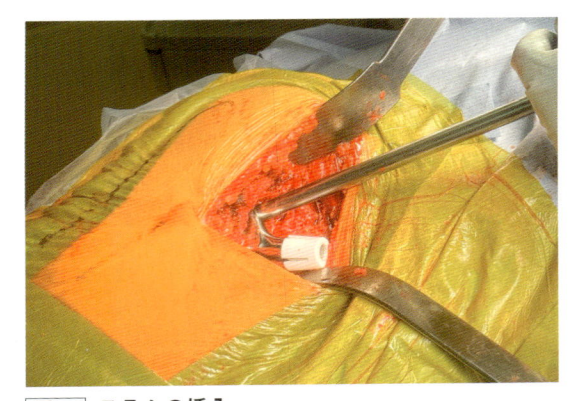

図14 ステムの挿入

ブローチ殴打のサイト同様の肢位で容易に可能である．

過伸展内転外旋を行い脱臼安定性が十分であるかを確認．schack テストを行い緊張が強すぎないかも確認し，問題がないようであれば本物のインプラント設置に取り組む．股関節を内外転中間位，軽度屈曲位，軽度外旋位で下肢を軽度牽引し，ネックにかけた前述のガーゼを術者方向に引っ張ると脱臼される．

8. インプラントの設置

アウターヘッド，インナーヘッド，ネックを外し，下肢を袋に入れて再びブローチ操作と同じ肢位にした後，ブローチを抜去する．髄腔内を洗浄してインプラントを設置する（図14）．通常インプラントはブローチと同じ深度まで挿入されるが，骨質によっては挿入深度が変わることがある．心配であれば，再度トライアルヘッドを用いてトライアルを行い確認するとよい．問題がなければインナーヘッド，アウターヘッドを装着し，整復する．

この時点で前方脱臼の不安があれば前方関節包の縫合にとりかかるが，前方関節包を切除していなければ，関節包展開時の外側関節包と腸骨大腿靱帯は容易に同定できる．ただし筆者は，人工骨頭挿入において前方関節包の縫合はほとんど行っておらず，脱臼も経験していない．

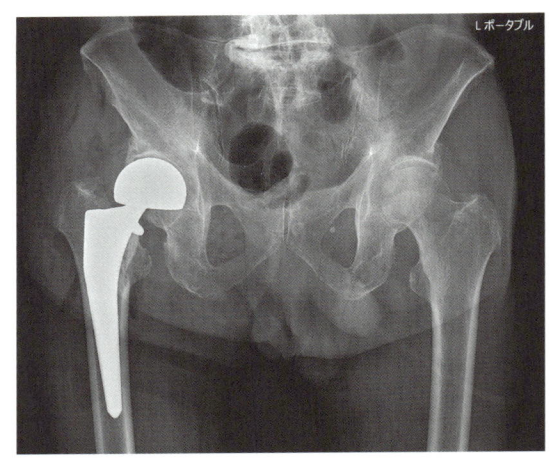

図15 術後の単純X線正面像

術後制限なくリハビリテーションを開始している．

後療法

術後のX線像を図15に示す．術翌日より全荷重を許可し，禁忌肢位のない歩行訓練を行っている．OCMをはじめとした前方系アプローチは脱臼リスクが少ないのが特徴であることから，外転枕なども使用せず自由な動作を許可しているが，筆者は前述のとおり脱臼の経験はしていない．施設入居者など退院先でのリハビリテーションが可能で介護力が十分に期待できる患者においては，クリティカルパスを使用して1週間で退院させている．

文献

1）Mjaaland KE. et al. Implant Survival After Minimally Invasive Anterior or Anterolateral Vs. Conventional Posterior or Direct Lateral Approach: An Analysis of 21,860 Total Hip Arthroplasties from the Norwegian Arthroplasty Register (2008 to 2013). J Bone Joint Surg Am, 99 (10), 2017, 840-7.

2）Sheth D. et al. Anterior and Anterolateral Approaches for THA Are Associated With Lower Dislocation Risk Without Higher Revision Risk. Clin Orthop Relat Res. 473 (11), 2015, 3401-8.

3）Greco NJ. et.al. Direct Anterior Approach and Perioperative Fracture With a Single-Taper Wedge Femoral Component. J Arthroplasty. 34 (1), 2019, 145-50.

4）Parker MJ. et al. Cemented or uncemented hemiarthroplasty for displaced intracapsular fractures of the hip: a randomized trial of 400 patients. Bone Joint J. 102-B (1), 2020, 11-6.

5）Moerman S. et al. More complications in uncemented compared to cemented hemiarthroplasty for displaced femoral neck fractures: a randomized controlled trial of 201 patients, with one year follow-up. BMC Musculoskelet Disord. 18 (1), 2017, 169.

6）Langslet E. et al. Cemented versus uncemented hemiarthroplasty for displaced femoral neck fractures: 5-year followup of a randomized trial. Clin Orthop Relat Res. 472 (4), 2014, 1291-9.

7）Barenius B. et al. A randomized controlled trial of cemented versus cementless arthroplasty in patients with a displaced femoral neck fracture: a four-year follow-up. Bone Joint J. 100-B (8), 2018, 1087-93.

8）Deangelis JP. et al. Cemented versus uncemented hemiarthroplasty for displaced femoral neck fractures: a prospective randomized trial with early follow-up. J Orthop Trauma. 26 (3), 2012, 135-40.

9）日本整形外科学会診療ガイドライン委員会ほか編，日本整形外科学会/日本骨折治療学会監．大腿骨頚部/転子部骨折診療ガイドライン2021．改訂第3版．東京，南江堂，2021，64-70，49-50．

10）Steinberg EL. et al. Early operative intervention is associated with better patient survival in patients with intracapsular femur fractures but not extracapsular fractures. J Arthroplasty. 29 (5), 2014, 1072-5.

11）Novack V. et al. Does delay in surgery after hip fracture lead to worse outcomes? A multicenter survey. Int J Qual Health Care. 19 (3), 2007, 170-6.

12）Bell KR. et al. A comparison of the use of uncemented hydroxyapatite-coated bipolar and cemented femoral stems in the treatment of femoral neck fractures: a case-control study. Bone Joint J. 96-B (3), 2014, 299-305.

13）Syed F. et al. Risk of subsidence and peri-prosthetic fractures using collared hydroxyapatite-coated stem for hip arthroplasty in the elderly. Hip Int. 28 (6), 2018, 663-7.

14）Butler J. et al. Bikini Incision vs Longitudinal Incision for Anterior Total Hip Arthroplasty: A Systematic Review. Arthroplast Today. 17, 2022, 1-8.

2-2 短外旋筋共同腱温存後方アプローチ（CPPアプローチ）によるセメントステムのTechnique

WEB動画▶

坂越大悟 Daigo Sakagoshi | 厚生連高岡病院人工関節センターセンター長

はじめに

1. 関節包靱帯を温存する新しい後方アプローチ（CPPアプローチ）

股関節の人工物置換における後方アプローチは1950年代にMooreらがいわゆる"Southern Approach"として手技を確立して以来，現在でもGolden standardの1つである[1]．手術視野が良好で大腿骨操作も容易である一方，股関節後方の筋腱切離に伴う術後不安定性に対する危惧などから，2000年代からは各種筋腱温存系前方アプローチの台頭が目立ってきている．その一方で，後方の筋腱の切離を部分的にとどめることにより，脱臼抵抗性や術後の早期回復を獲得しようとする試みもなされており，最近さまざまな筋腱温存系後方アプローチも報告されてきている．代表的なものとして，梨状筋の上縁から関節内に進入するSuper Path[2]，梨状筋の下縁から進入するdirect superior approach（DSA）[3]，内閉鎖筋の下縁から進入するexternal rotator preservation procedure（ERP）[4]，そして共同腱の下縁から進入するconjoined tendon preserving posterior（CPP）[5]などがある．

CPPアプローチは，股関節後下方の靱帯成分のない菲薄な関節包に覆われたwindowを利用して関節内に進入する（**図1**）ことにより，前方から上方を被覆する恥骨大腿靱帯と腸骨大腿靱帯および，後方の坐骨大腿靱帯までの股関節主要3靱帯（**図2**）

の温存に主眼を置いたアプローチであり，他の筋腱温存を意図したアプローチとは特性が異なる[6]．通常の後方アプローチと遜色ない大腿骨操作性と，優れた脱臼抵抗性を両立可能なアプローチとして，高齢者大腿骨頚部骨折における有効性を示唆する報告が増えている．

> **P**oint
> CPPアプローチは他の筋腱温存系後方アプローチとは異なり，関節包靱帯による筋収縮に依存しない"静的な安定性"の獲得を意図している点が特徴的である．

2. 高齢者人工骨頭置換術におけるセメントステムの利点

高齢者大腿骨頚部骨折に対する人工物置換術においては，セメントステムのほうが術中骨折，術後骨折，術後の弛みが少なく，その他の合併症や術後死亡率で差がないとされており，セメントステムの使用を推奨するガイドラインが多い[7-9]．また，ステムの前後捻や挿入深度などの微調整によって，症例ごとの脚長やオフセットなどアライメントの再建が容易であることなど，脱臼対策につながるメリットも多い．ただ，不適切なセメント手技に伴う早期の弛みや，セメントプラグの移動による多量のセメント注入，術中の急激な循環動態の変化や突然死などの報告もあり，十分な指導と経験のもとで使用する必要がある[10]．

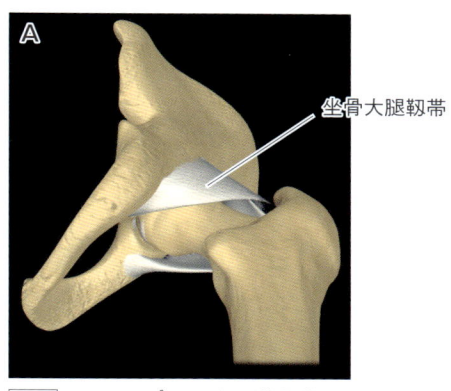

図1 CPPアプローチの進入路
股関節後下方の坐骨大腿靱帯遠位より進入する.

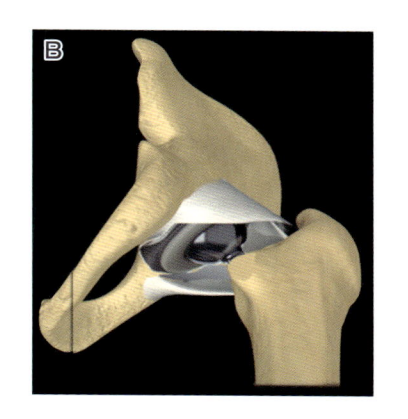

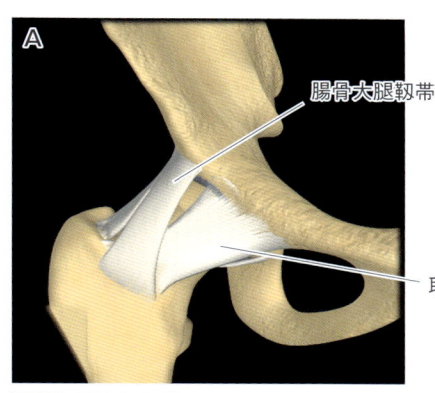
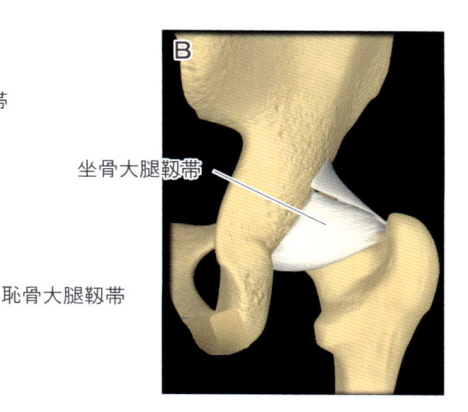

図2 関節包靱帯の解剖図

手術手技

1. 手術体位とスタッフ，機材の配置

　CPPアプローチは通常の後方進入同様に一般的な両側の上前腸骨棘および仙骨を支持する骨盤固定器を用いた側臥位で行う．基本的に執刀医と第一助手の2人で手術を行う．CPPアプローチでは執刀医は患肢の後方に立ち，第一助手は下肢の操作がしやすいように斜め向かいに立つ（図3）．臼蓋観察時は下肢外転位で専用レトラクターを使用するため，患肢を保持するメイヨー台と，手術台に固定するレトラクターホルダーが有用である．

2. 皮切と浅層の展開

　大転子の後方1/3を中心に，無名結節を経由する約6横指の緩やかなカーブを描いた皮切で行う（図

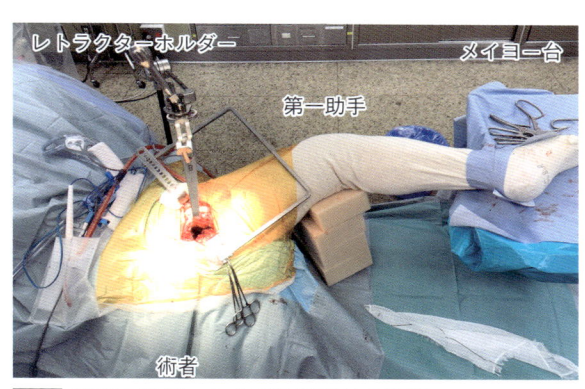

図3 術者と助手，および各種機材の配置

4）．皮膚および皮下の脂肪組織をなるべく筋膜表面まで一気にメスで切開する．軟部組織の壊死や死腔を作らないように，電気凝固や皮下の剥離は極力行わず，脂肪層や皮下からの出血は鉗子などでクランプして止血する（図4）．股関節屈曲内転位で，無名結節直上で筋膜を大腿骨軸と同一線上にメスを

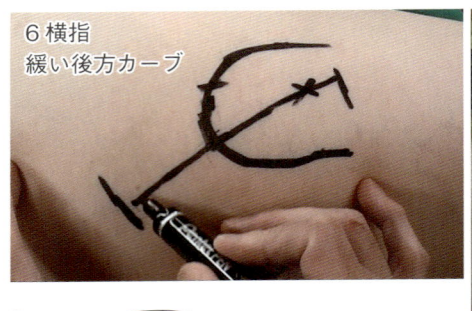
6横指
緩い後方カーブ

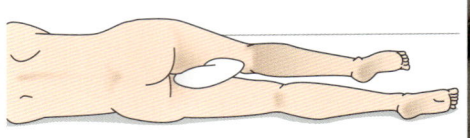

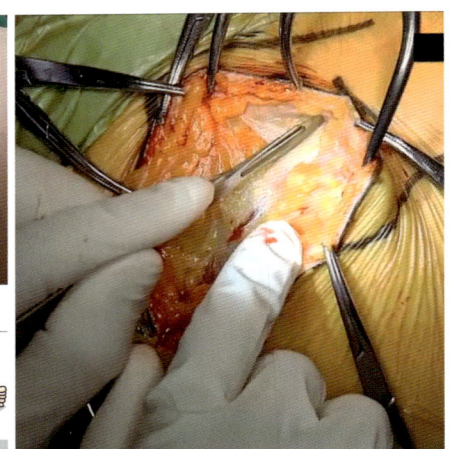

図4 皮膚切開と浅層の展開

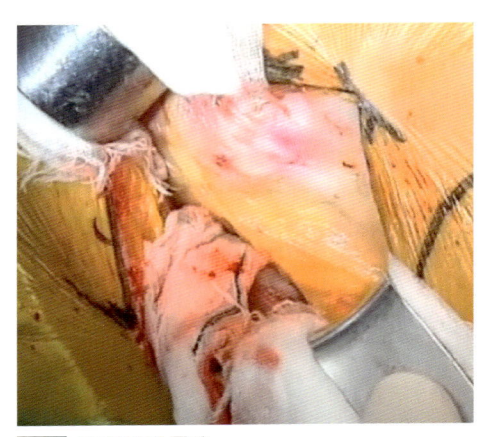

図5 開創器設置後

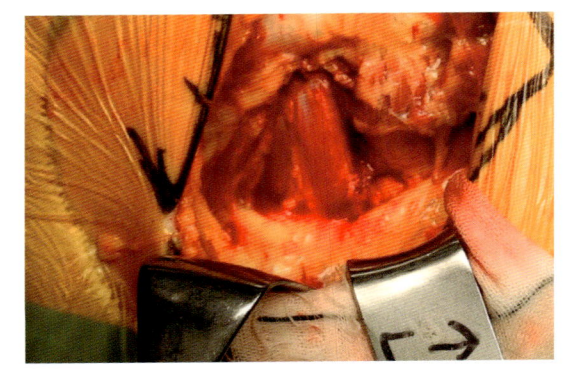

図6 共同腱の同定
内閉鎖筋がランドマークになる.

用いて切開する. 次に大殿筋の筋線維を用手的に split し, 筋膜が厚い部分を目安に生食ガーゼを介してチャンレー開創器をかける（図5）.

3. 深層の展開

開創器設置後に各外旋筋群を同定する.

共同腱を同定した後, コッヘルを用いて方形筋と共同腱の筋間を鈍的に剥離し, 深部の関節包表面を確認する. 次に外旋筋専用のレトラクターを共同腱の遠位側から筋と関節包の間に挿入すると関節包表面を目視できる（図7）.

レトラクターで共同腱をよけつつ, 関節包を確認できたら, 次に方形筋深部の小転子の位置を触診し, 小転子が直視できるように方形筋の近位側1/2〜2/3程度を切離する. エレバトリウムを切離予定の方形筋遠位部から挿入し, 先端を関節包と筋の間に押し進める（図8A）. 後の修復に備え, stay suture を1針かけた後, 方形筋近位部を切離する. 大転子の付着部から軟部組織を残さないように電気メスを用いて切離を進める. 方形筋切離の途中, 外閉鎖筋

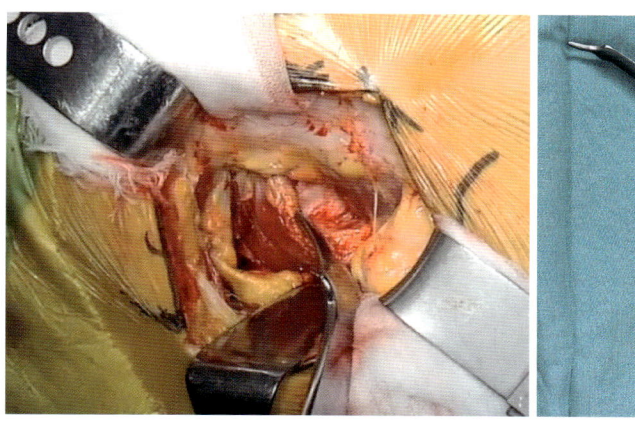

図7 外旋筋レトラクターで共同腱を近位によせ，関節包を展開する

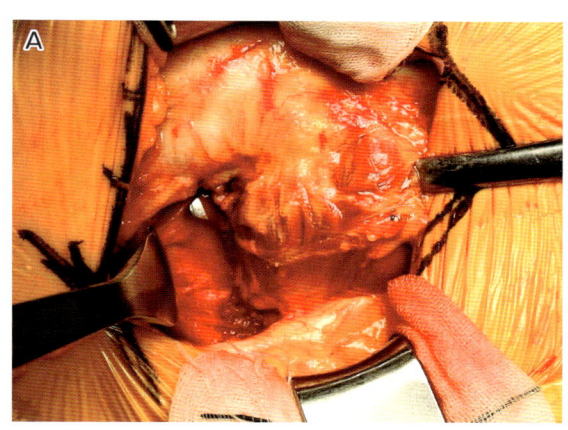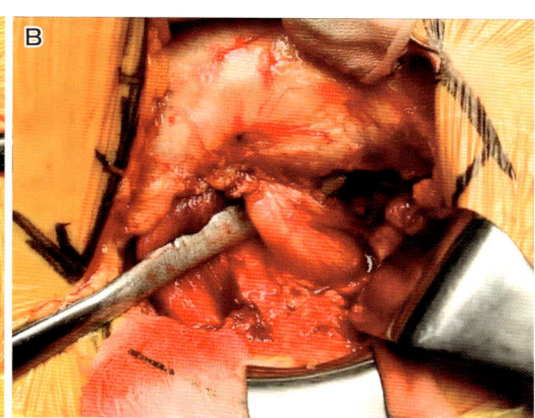

図8 方形筋と外閉鎖筋の切離

A：方形筋の切離．
B：外閉鎖筋の切離．

付近で，骨頭の栄養動脈に遭遇するためゆっくりと電気凝固しながら切り進める．栄養動脈の止血操作に前後して，外閉鎖筋の腱成分が現れるため，これも後の修復に備えてstay sutureを掛けたうえで切離する（図8B）．

を用いて股関節外転20〜30°，屈曲40〜50°，可及的内旋位をとった状態で関節包を切開する．坐骨神経が切開部分のすぐ近傍を走行するため，十分注意する．指で坐骨神経を保護した状態で臼蓋辺縁から1cm程度離れた部位から切開を開始する．下双子筋の筋腹に沿って切り進めていくと頚基部付近で輪帯に到達する．強度のある索状物（輪帯）を切る手ごたえが触知できたら，次は頚部と輪帯を連結する滑膜性関節包を頚部から切離していく．関節包切開後は輪帯に後の再建に備えてstay sutureを掛けておく．最後に関節唇を直視しながら，これを損傷しないように臼蓋辺縁まで関節包切開を近位に拡大する（図10）．

4. 大腿骨の展開

1）ネックカットおよび大転子窩の確認

　関節包切開後は，まずステムエントリーポイントとなる大転子窩を同定する．このときの肢位は屈曲

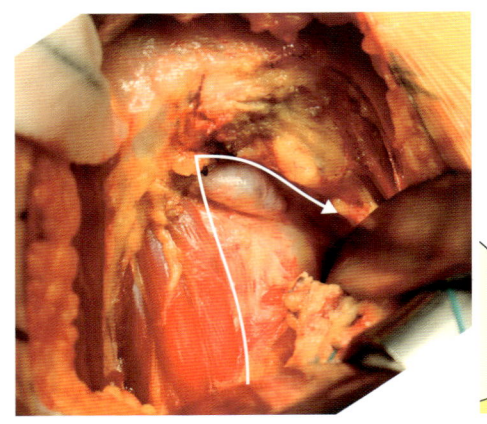
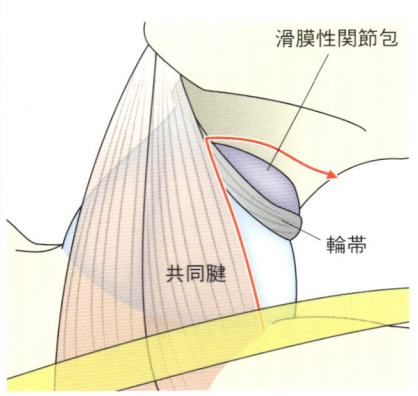

図9 **関節包の切開線**

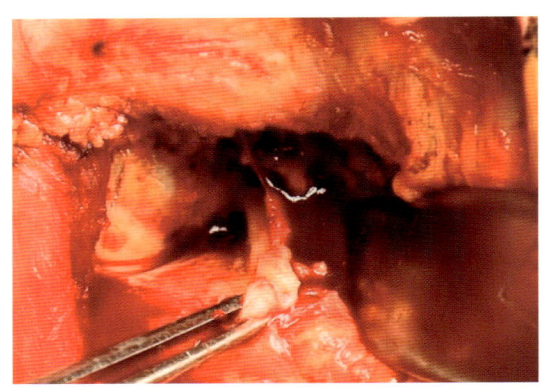

図10 **関節包切開後**
関節唇や輪帯が確認できる.

内旋位とする. 大転子後外側部に外閉鎖筋の断端部が遺残しているので，これを切除するとステムエントリーポイントの指標となる大転子窩を直視できる（**図11**）. その際頚部軸より前方には温存した坐骨大腿靱帯や共同腱の停止部が存在するため，切り込まないように注意する. 次に，ひざ下にクッションを敷き，股関節を伸展・90°内旋位とする. 方形筋の遺残部分を遠位に筋鉤でレトラクトすると小転子が露出する. 小転子基部を指標に骨切り高度をマーキングする. この際，小転子に付着する腸腰筋の腱成分と骨との境界部がよい指標になる（**図11**）. 頚部内側に鈍のホーマン鉤，サドル部分に鋭のホーマン鉤をかけてボーンソーで骨切りする.

手術のコツ

骨頭摘出

　CPPアプローチでは関節包靱帯のほとんどが温存されるため，臼蓋操作時のワーキングスペースは非常にタイトで，骨頭摘出には独自のノウハウが必要である. 不良な視野で無理に骨頭抜去器やスレッドピンを使用すると周囲の骨や軟部組織を損傷する恐れもある. 筆者らが推奨する手技として，まず股関節を屈曲外転位で関節包を弛緩させた状態で，軽度牽引をかけつつ，三爪鉤を用いて大転子を挙上すると臼蓋後下方に骨頭摘出に十分な視野とスペースが確保できる（**図12**）. 好みに応じて骨頭抜去器や，スレッドピン，あるいはパンチなどで骨頭を把持して摘出する. 適切な肢位で行えば，CPPの骨頭摘出は容易である（**図13**）.

臼蓋内の観察

　骨頭抜去後は臼蓋内に遺残する骨片や，円靱帯の断端などがないか，直視下に確認する（**図14**）. 不要な遺残物があれば適宜，摘出ないし切除する. この時の肢位は股関節屈曲外転位とし，下記のレトラクター2本を用いて展開する. まず強弯のレトラクターを臼蓋前上方にセットし，レトラクターホルダーに固定する. 次に閉鎖孔に鋭のホーマン鉤をセットした状態で，臼蓋後下方から覗き込むように内部を観察する（**図14**）.

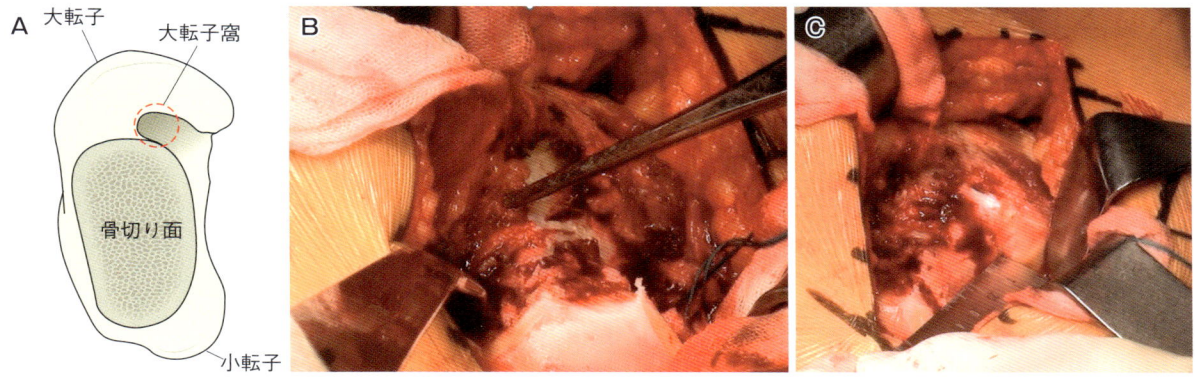

A：大転子　大転子窩

骨切り面

大転子

小転子

図11 **ステムエントリーポイントの指標となる大転子窩と，ネックカットの指標となる小転子を展開する**
A：エントリーポイント.
B：外閉鎖筋の断端を確認.
C：方形筋をよけて小転子を確認.

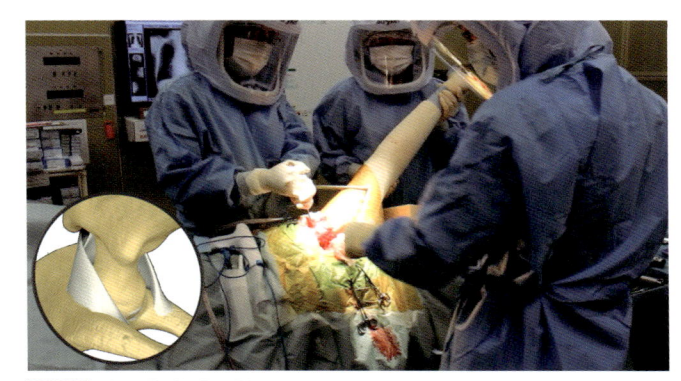

図12 **骨頭抜去時の肢位**

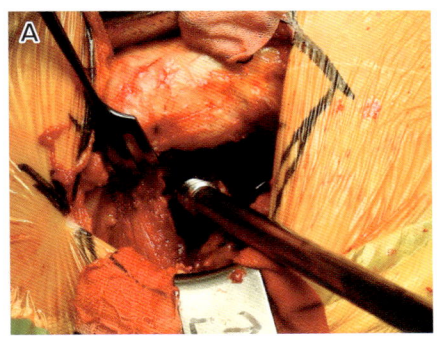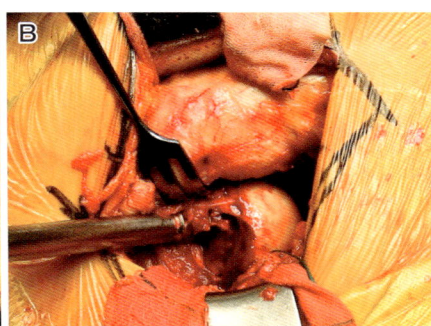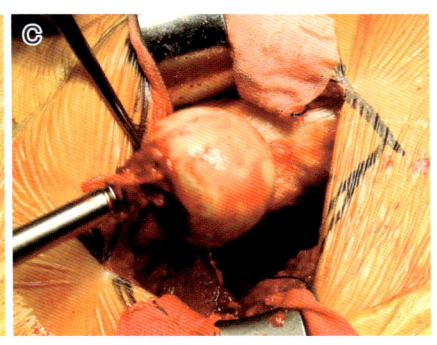

図13 **十分なスペースを確保し，後下方から骨頭を摘出する**

5. 大腿骨操作

　股関節屈曲内旋位をとった状態で頚部に挙上用の
レトラクターをセットする．まず丸のみを用いて大
転子窩を開窓し，エントリーポイントを作成する．
ステム前捻を考慮しつつボックスノミを用いて海綿
骨を切除する．回旋の指標は頚部後方皮質を参照に

するが，version controlが必要な例では適宜調整す
る（**図15A**）.

　ラスプハンドルを軽く把持し，軽度外側に添わせ
ながら，軽くハンマリングを行う．セメントレスス
テムと異なり，皮質骨に到達するまで海綿骨を除去
する必要はない．予定サイズの2〜3番手アンダー

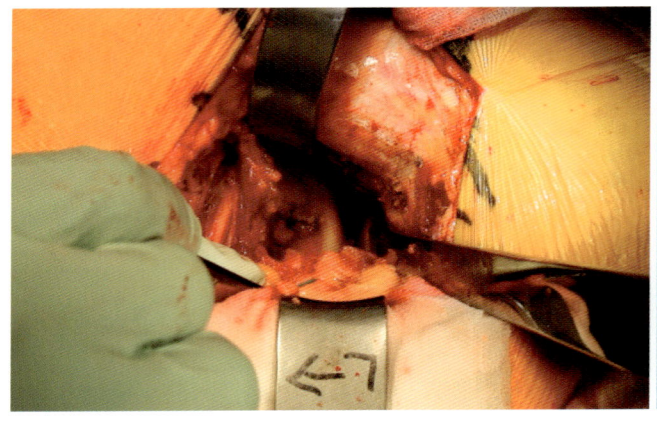
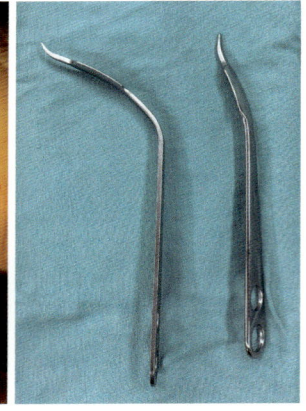

図14 CPPアプローチの臼蓋視野と使用するレトラクター

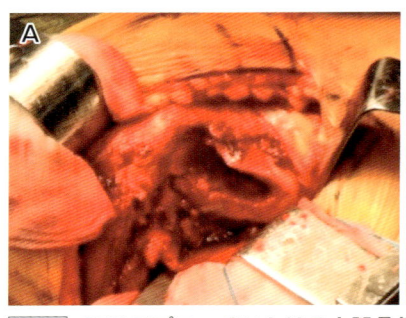
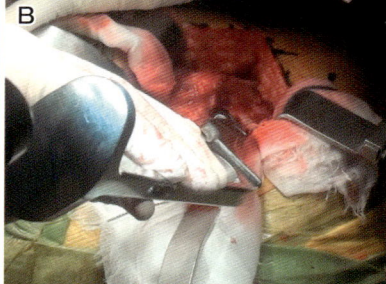
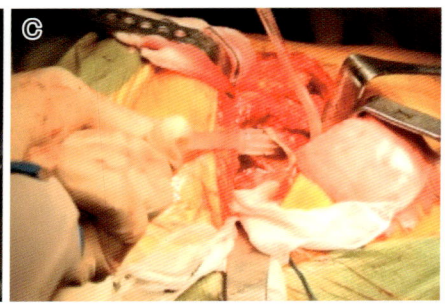

図15 CPPアプローチにおける大腿骨視野
A：後方アプローチと遜色ない良好な視野で手術操作が可能.
B：ラスピング.
C：髄腔ブラッシング.

サイズからラスピングを行い，順次サイズアップしていく．ラスプハンドルの回旋ストレスに対して安定性が得られるサイズまでラスピングを行う（**図15B**）．

ラスピング終了後は，髄腔内に残った脆弱な残りの海綿骨および，骨髄脂肪を除去するため髄腔のブラッシングを行う．まず髄腔遠位から開始し，頚部内側，外側大転子部の順に入念にブラッシングする（**図15C**）．

手術のコツ

大腿骨操作時の肢位

CPPアプローチのメリットの1つに，通常の後方アプローチと遜色ない良好な大腿骨視野が挙げられる．注意点として，温存した共同腱の損傷を回避すべく，通常の後方アプローチより内旋をやや強めにして下肢を屈曲内旋位で保持する．これにより温存した共同腱のうち，下双子筋丸とラスプやステムとの干渉を回避できる（図16）．

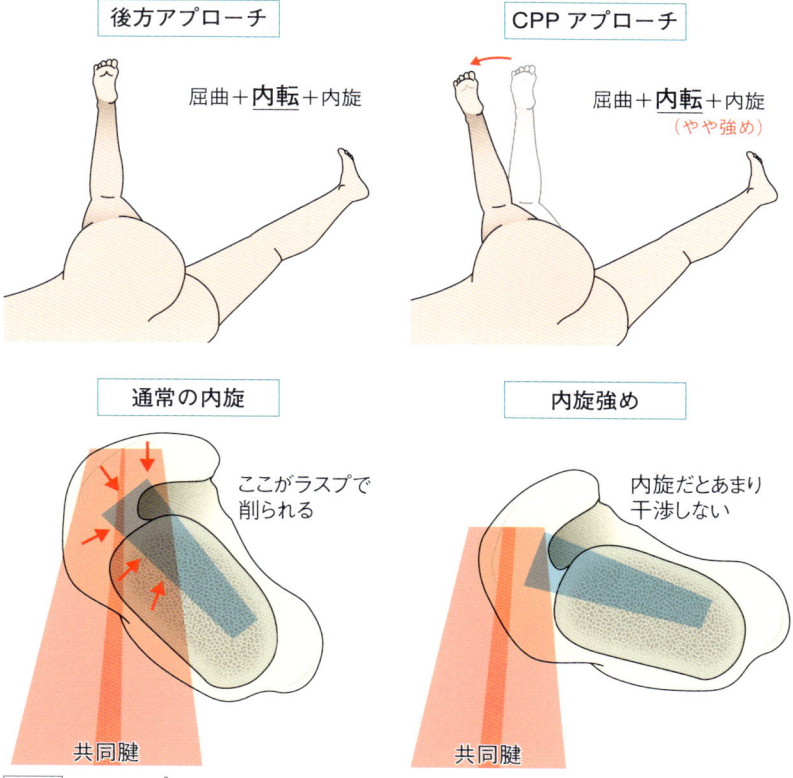

後方アプローチ

屈曲＋**内転**＋内旋

CPP アプローチ

屈曲＋**内転**＋内旋
（やや強め）

通常の内旋

ここがラスプで
削られる

共同腱

内旋強め

内旋だとあまり
干渉しない

共同腱

図16 **CPP アプローチにおける大腿骨操作時のポイント**

股関節の内旋を強めることで，温存した共同腱との干渉を低減できる．

ピットフォール

プラグ挿入

　セメントリストリクター（プラグ）の挿入はセメントステムを使用するうえで，最も重要な手技の1つである．プラグが緩い（アンダーサイズ）場合に，後のセメント充填時に，セメントがプラグより遠位に漏出したり，あるいはプラグが遠位に移動してしまい，髄腔内に大量のセメントが注入されるリスクがある（図17）．ステム先端部に相当する髄腔径をサイザーにて確認し，同サイズないし1mmアンダーサイズのコア径のプラグを選択する．プラグを予定深度までハンマリングにて慎重に進めていくが，その際にほとんど抵抗なくプラグが予定深度に到達するようであれば，十分な固定性が得られていないと判断し，新たに大きめのプラグ挿入を検討する場合もある．

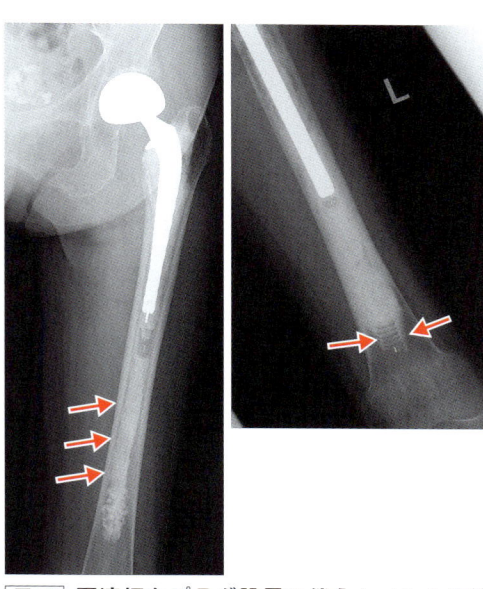

図17 **不適切なプラグ設置に伴うセメントの流出や，プラグの移動**

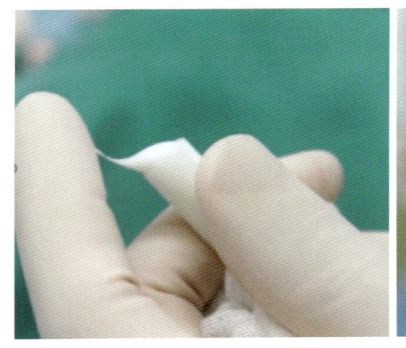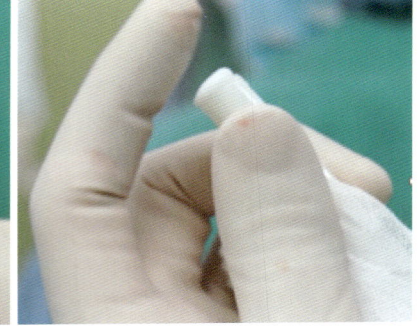

図18 セメントの触診
グローブに付着しなくなるまで待機する.

セメント注入

　陰圧下にセメントを十分撹拌した後，セメントガンのノズル先端から1cm程度のセメントを取り出し，触診する．サージカルグローブに付着せず，ある程度の硬度になっていることを確認してからセメント充填を行う．柔らかすぎればグローブにセメントが付着して作業効率が悪く，十分な圧入ができない（**図18**）．一方で硬すぎればステムを予定深度まで挿入できないリスクがある．セメントの注入を開始するタイミングの判断は重要なステップであり，
・使用するセメントの種類
・撹拌する時間
・セメントの保管温度
・手術室の温度
などに大きく影響を受ける．これらの条件が毎回同じになるような環境を整備することも安全にセメントを使用するために重要な条件である．

　セメントが適切な硬度に達したと判断したら，まずノズル先端をプラグに接触する位置にセットする．母指を用いて頚部骨切り面とノズルの隙間をシーリングし，ゆっくりセメントを注入する．セメントが適切な硬度であれば，セメント注入に伴いゆっくりセメントガンが押し戻される．母指でノズル先端部を触知できたら，プレッシャーライザーに先端を付け替えて，セメントの圧入を行う．骨表面から脂肪滴を含む血液が滲むのが確認できる（**図19**）．

し進める．この段階でセメントの抵抗が少ない場合は，まだ十分な時間的余裕があると判断する．逆にこの時点でセメントの抵抗が大きい場合は時間的な余裕はほぼないと判断し，予定深度まで一気に挿入を行う．用手的に挿入が困難な場合はハンマーを用いてもよいが，著者らはステム挿入ハンドルを片手で把持し，もう一方の手を患肢の膝に当て，カウンターを掛けながら大胸筋トレーニングの要領でステムを押し込むようにしている．

整復および脱臼

　骨頭の整復はCPPアプローチの手技のなかでも注意を要するステップである．無理な整復操作に伴って起こり得る合併症として，術中骨折と坐骨神経麻痺がある．これらを回避するためにはCPP独特の整復操作が必要である．まず股関節を屈曲位とし，その状態で牽引をかけながら，外転・外旋させていくと温存した共同腱や関節包を避けるように臼蓋後下方から整復される．整復時は坐骨神経のすぐそばを骨頭が通過するため，巻き込まないように十分注意する．脱臼は屈曲・外転位で牽引を掛けながら内旋して行う．関節包靱帯の弛緩が得られる屈曲・外転位を基準に外旋ないし内旋で整復および脱臼を行うことがポイントである（**図21**）．

6. ステム挿入

　内反設置を回避するために，母指を骨切り面に当てて，セメントをシーリングしながらステムを外側に押し当てるように挿入する（**図20**）．ステム長の2/3までは挿入に伴う抵抗を確認しながら一気に押

7. 修復，閉創

　修復はまず関節包から行う．股関節を軽度屈曲外転位とし，細長筋鉤で温存した共同腱を近位にレトラクトすると深部の坐骨大腿靱帯が目視できる．次

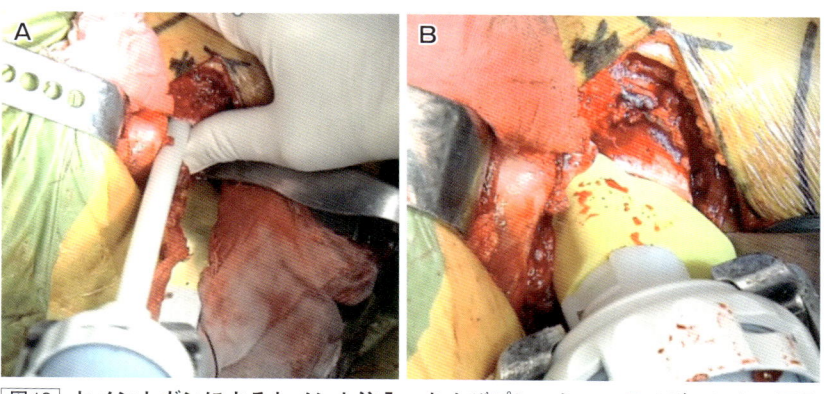

図19 セメントガンによるセメント注入，およびプレッシャーライザーによる圧入

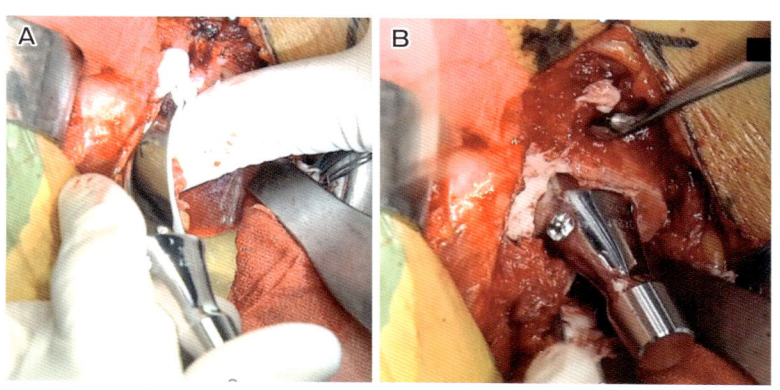

図20 **ステム挿入時のポイント**
A：ステムが内反しないようにcalcar内側を母指でシーリングする．
B：ステム挿入後．

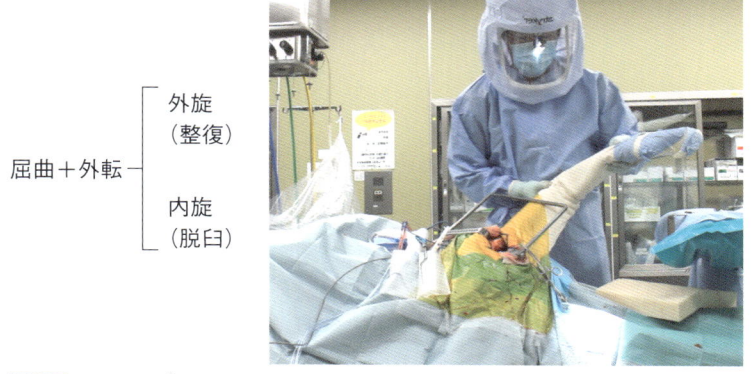

屈曲＋外転 ┬ 外旋
　　　　　　（整復）
　　　　　　└ 内旋
　　　　　　（脱臼）

図21 **CPPアプローチにおける脱臼，整復の基本肢位**
股関節屈曲外転位を基準に外旋で整復，内旋で脱臼を行う．

にL字型に切開した関節包を内部から観察すると強度のある索状物（輪帯）が確認できるため，まず輪帯同士を断端で縫合する．その後，関節包切開部分をside to sideで連続縫合する（**図22**）．最後に外閉鎖筋と方形筋を各々の付着部にpull out固定する．

これらの修復により，軟部組織による内旋制動はさらに強固なものとなる．最後に筋膜および，皮下脂肪層，皮下の順に死腔を作らないように縫合する．

8. 術後リハビリ

関節包修復を併施したCPPアプローチの脱臼抵

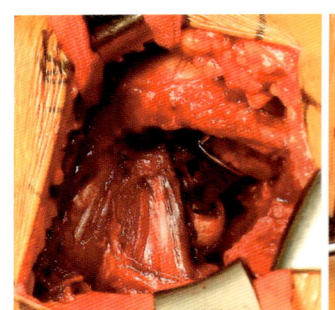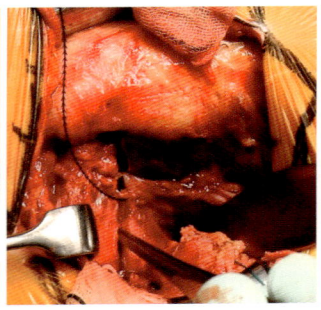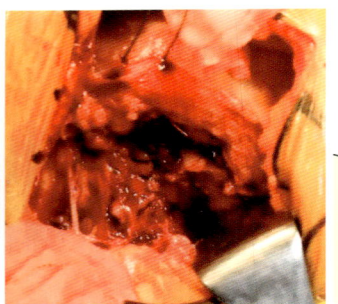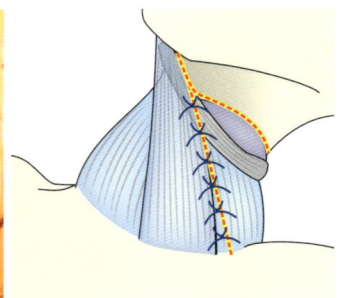

図22 関節包の修復
切開部を side to side で修復する．

抗性は極めて良好であり（**図23**），患者のコンプライアンスにかかわらず，術後は禁忌肢位や安静度の制限は設けず直ちに離床を開始する．

　CPPアプローチは良好な脱臼抵抗性以外に，筋腱温存に伴う早期のADL回復や，関節包靱帯温存に伴う過度の脚延長やオフセットの増加が起こりにくいことなどさまざまなメリットが報告されてきており，今後の広がりが期待できる後方系アプローチの1つである．

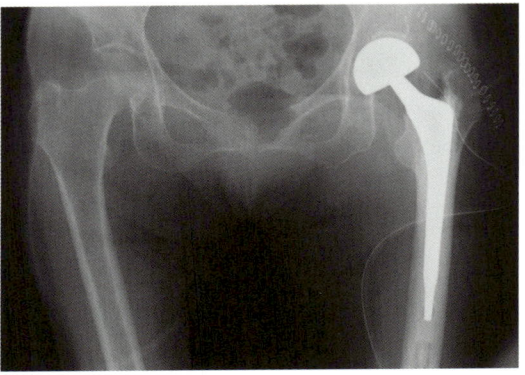

図23 CPPアプローチによるセメント人工骨頭置換術後X線像

文献

1) Moore AT. The self-locking metal hip prosthesis. J Bone Joint Surg Am. 39-A（4），1957，811-27.

2) Della Torre PK. et al. Supercapsular percutaneously-assisted total hip arthroplasty: radiographic outcomes and surgical technique. Ann Transl Med. 3（13），2015，180.

3) Barrett AA. et al. Direct Superior Approach to the Hip for Total Hip Arthroplasty. JBJS Essent Surg Tech. 9（2），2019，e17.

4) Kim YS. et al. Modified posterior approach to total hip arthroplasty to enhance joint stability. Clin Orthop Relat Res. 466（2），2008，294-9.

5) 上島謙一ほか．後方侵入大腿骨人工骨頭挿入術における短外旋筋共同腱温存法．関節外科．36（5），2017，555-9.

6) 坂越大悟ほか．CPPアプローチによる人工股関節置換術の経験．中部整災誌．62（4），2019，705-6.

7) 日本整形外科学会診療ガイドライン委員会ほか編，日本整形外科学会/日本骨折治療学会監．大腿骨頚部/転子部骨折診療ガイドライン2021．改訂第3版，東京，南江堂，2021.

8) National Institute for Health and Care Excellence（NICE）. Hip fracture: management. Clinical guideline（CG124）. 2017.

9) American Academy of Orthopaedic Surgeons. Management of Hip Fractures in Older Adults. Evidence-Based Clinical Practice Guideline. 2021. https://www.aaos.org/

10) 厚生労働省医薬食品局．骨セメント使用時における重篤な健康被害について．医薬品・医療機器等安全性情報．No.216，平成17（2005）年8月.

2-3 側方アプローチ
WEB 動画▶

：Direct lateral アプローチ, Unified instrumentation system の Technique

神田章男 Akio Kanda | 順天堂大学医学部附属静岡病院整形外科准教授

はじめに

　側方アプローチは1954年にKocher's methodの改良方法としてMcFarlandらより報告されている[1]. その後, 1982年にHardingeが「direct lateral approach」という言葉を用いて報告[2]してから, 汎用されるアプローチとなっている. このアプローチは中殿筋, 小殿筋を筋線維方向に縦割することのみで展開を行う点が最大の特徴であり, 広い視野を確保しつつ, 筋線維を切断することがないため, 早期の回復が期待される. また, 人工物置換術後の重大な合併症の一つである脱臼に対しても, 後方の筋軟部組織に侵襲がないため, 発生率が低く有用な方法となる. しかし, 原法どおり中殿筋, 小殿筋を筋線維方向に割くことができれば術後回復は早いが, 稚拙な手技で筋損傷を起こしてしまうと, 中殿筋不全により跛行の出現, 求心性低下による脱臼の危険性さえも生じてしまう. したがって, 正確で丁寧な手術手技が必要なアプローチであることをはじめに述べておく.

　海外のメタ解析におけるセメント非使用例では, 術中・術後大腿骨骨折の発生率が高く, ステムのルースニングが多いことから, 骨脆弱例やステム適合不良例に対してはセメント使用を提案すると『大腿骨頚部/転子部骨折診療ガイドライン2021（改訂第3版）』で述べられている. さらに, 第三世代セメント充填法の習得が重要ともあり, 第一選択でセメントステムを使用していない術者にとっては, セメ

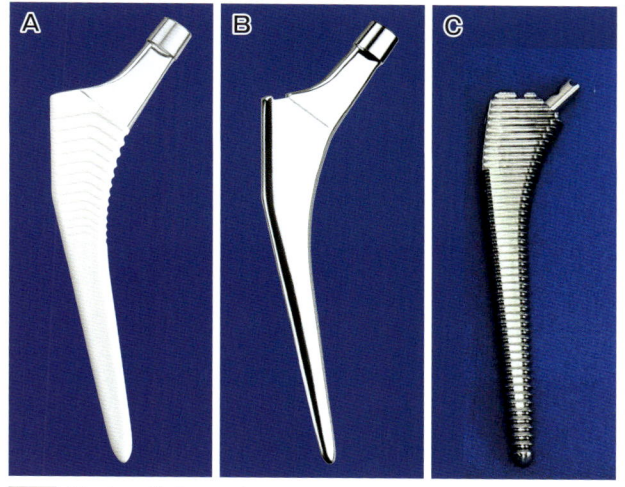

図1 Mathys 社の twinSys system
A：セメントレスステム.
B：セメントステム.
C：ラスプ.

ントテクニックの問題からセメントステム使用をできるだけ避けたい気持ちが働く. ここで有用なのがunified instrumentation systemである. このシステムは, 同一の手術器械でセメントステム, セメントレスステムが術中に選択できるインプラントシステムである. ラスピング時に骨脆弱性を認めるか, 大腿骨cortical ringの破綻・骨折を認めたとき, そのサイズ以上のラスピングを行わず, 同サイズのセメントステムを使用することで, さらなる術中骨折を予防することができる. このシステムの器械は数社から提供されているが, 筆者らはMathys社のtwinSys systemを使用している（**図1**）. 以下, 本稿ではtwinSys systemを用いたdirect lateralアプローチについて, 画像と動画を用いて詳説する.

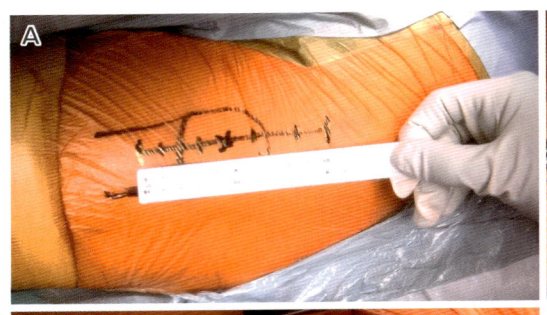
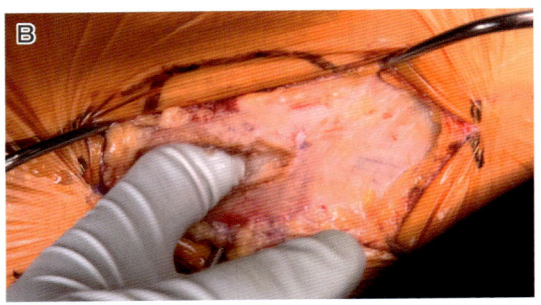
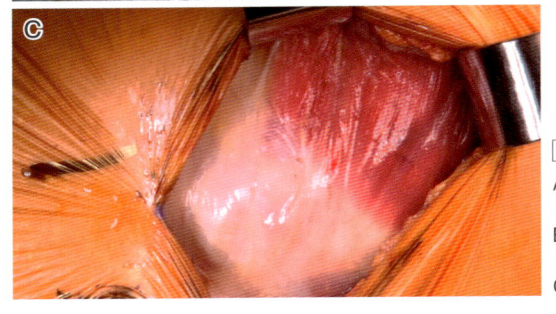

図2 皮膚切開線から中殿筋露出まで
A：大転子直上を中心とする約10 cmの皮膚切開線．大腿筋膜から腸脛靱帯の切開．
B：術者の指を挿入して中殿筋と大殿筋の間を十分剥離する．
C：損傷が少ない中殿筋が露出される．

Direct lateral アプローチ

1. 体位

原法は仰臥位であるが，側臥位で行う．

手術のコツ

ステム操作時は患側を股関節屈曲，内転，外旋位とするため，健側の下肢が干渉しないように，なるべく股関節伸展位にする．

2. 皮膚切開線

大転子直上を中心とする約10 cmの皮膚切開線（図2A）．

Point

皮膚切開線を決めるときは患肢を牽引して骨折転位による短縮をなくして，頭尾側方向の正しい皮膚切開線の位置として，さらに内外旋0°として前後方向の正しい皮膚切開線の位置とする．これらの工夫で無駄な皮膚切開線をなくすことで低侵襲の第一歩となる．

3. 大腿筋膜から腸脛靱帯縦割切開

皮膚切開線と同様に縦割切開を加える．大転子直上に切開を加えたのち遠位にエレバトリウムを挿入，外側広筋を保護した後に切開，近位方向に指を挿入して中殿筋と大殿筋の間を丁寧に剥離後（図2B），エレバトリウム挿入，電気メスで縦割切開を行う．この方法で行うと中殿筋の損傷なく露出可能となる（図2C）．

4. 外側広筋から中殿筋・小殿筋縦割切開

外側広筋は前後方向中間位で電気メスを用いて縦割切開とする．大転子上はインプラント設置後に縫合しやすいように後方凸としておく．中殿筋を前後縁中間よりやや後方で線維方向にエレバトリウムを用いて縦割すると，脂肪層の下に筋線維走行が中殿筋と異なる小殿筋が露出される（図3A）．次に中殿筋縦割切開線を大転子上の切開線とつなげ，連続性を保った外側広筋，中殿筋の前方成分を大転子付着部から剥離，翻転して，露出された小殿筋を大転子付着部後縁でエレバトリウムを用いて筋線維方向に縦割する（図3B）．

手術のコツ

中殿筋の前縁，後縁がみえないときは大転子付着部で前後縁を判断する．大転子は直視下に触診も可能なため，中殿筋前後縁を見誤ることはない．

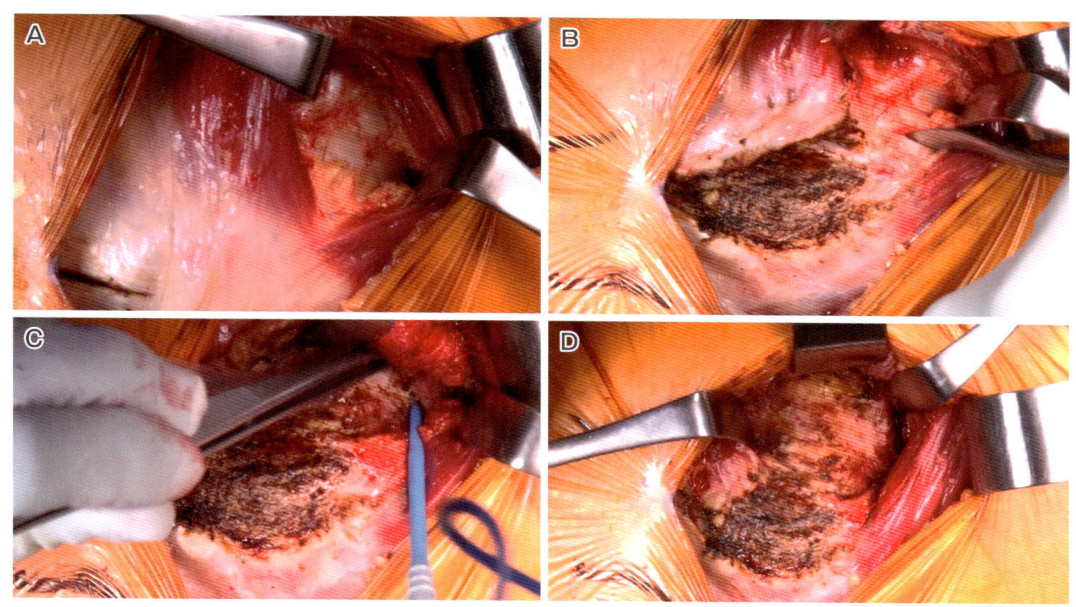

図3 中殿筋縦割切開から関節包靱帯露出

A：中殿筋の下には脂肪層があり，その下に小殿筋が露出される．中殿筋と小殿筋の筋線維走行方向は90°近く異なる．
B：小殿筋も大転子付着部後縁で，エレバトリウムを用いて筋線維方向に縦割する．
C：小殿筋前方成分を大転子から剥離して関節包靱帯との境界を前方に向けて，中殿筋と一塊にして剥離，翻転していく．
D：翻転が終わると前方関節包靱帯が露出される．

> **ピットフォール**
>
> 小殿筋との間の脂肪層には上殿動脈の分枝もあるため，不用意な操作で出血をきたすことがあるので注意が必要である．

> **P**oint
>
> 中殿筋と小殿筋の筋線維走行方向は90°近く異なるため，一度に切開してしまうと小殿筋を切離することになり，本法の筋線維方向に連続性を保つ原則に反することになる．

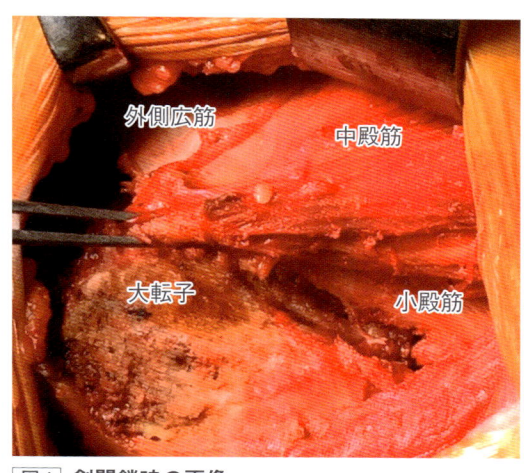

外側広筋　中殿筋
大転子　小殿筋

図4 創閉鎖時の画像
創閉鎖時まで連続性を保っていることがわかる．

小殿筋前方成分を大転子から剥離して関節包靱帯との境界を前方に向けて，中殿筋と一塊にして剥離，翻転していく（図3C）．翻転が終わると前方関節包靱帯が露出される（図3D）．これらの手技で行うと，外側広筋から中殿筋・小殿筋まで筋線維方向に連続して縦割され，広い視野が得られる（図4）．

5. 関節包靱帯切開

T字切開とする．大転子付着部は縫い代を5mm程度残し（図5A），寛骨臼付着部はエレバトリウム

を挿入して関節唇損傷を予防する（図5B）．

> **P**oint
>
> 創閉鎖時に縫い代があると強固に前方関節包靱帯を縫縮することができ，脱臼予防になる．

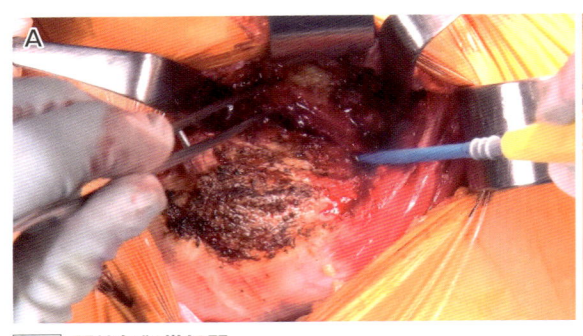
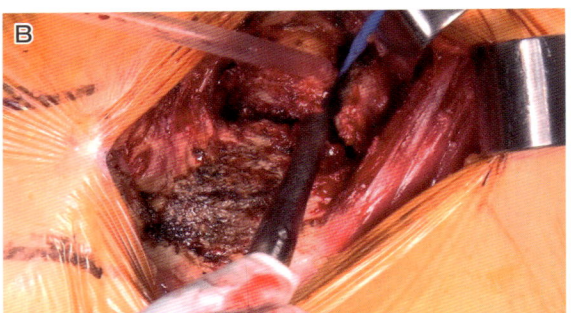

図5 関節包靱帯切開
A：大転子付着部は縫い代を5mm程度残し，切開する．
B：寛骨臼付着部はエレバトリウムを挿入して関節唇損傷を予防する．

6. 大腿骨頚部骨切り

　患肢を股関節45°屈曲，内転，外旋として膝関節正面とする（図6）．頚部骨折の高位により必要な場合は骨切りを追加する．後方アプローチのように小転子を触れることは困難なため，梨状窩をメルクマールとして高位を同定して骨切りを行う．

> **ピットフォール**
>
> 　骨折線が頚部縦方向にある場合，骨切り位置をやや低位にして大腿骨cortical ringの破綻や骨折がないようにする．破綻や骨折を残すとラスピング時にさらなる骨折を生じてしまうので，骨折が残ってしまう場合にはワイヤリングも検討する．

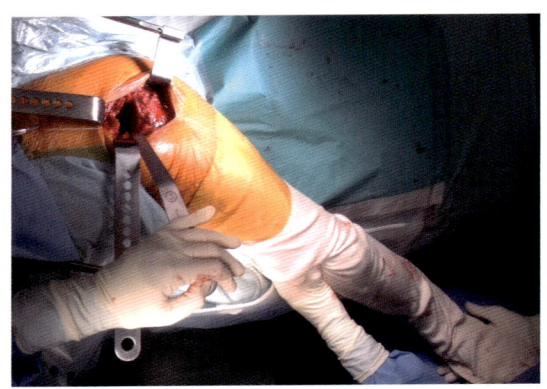

図6 大腿骨頚部骨切り
患肢を股関節45°屈曲，内転，外旋として膝関節正面とする．

> **手術のコツ**
>
> 　中殿筋の縦割ラインを中間よりやや後方で行うことによって，ラスプ操作，インプラント挿入時の中殿筋損傷を予防することができる．

7. 大腿骨ステム操作

　大腿骨頚部骨切り時と同様に，患肢を股関節45°屈曲，内転，外旋として膝関節正面とする（図6）．エレベーターを用いて大腿骨を挙上させ，大腿骨cortical ringを直視下に観察できるようにする（図7A）．外側のリングが確認しにくいときは，箱ノミが入る位置で関節包靱帯のみ切開を追加する（図7B）．

> **P**oint
>
> 　後述するが，ラスピング，インプラント設置時にcortical ringの破綻がないことを常に確認しながら行うことが，術中骨折を予防する観点から重要である．

　大腿骨頚部骨折の場合，ステムの前捻は大腿骨cortical ring形状に沿って挿入すれば問題ないが，さらに，膝関節正面で肢位での打ち込みになるため，前捻角度の確認が容易であり，マルアライメントによる脱臼予防にもなる（図7C）．

> **P**oint
>
> 　前捻角にあわせることにより，前後面のcortical ringとの接触を避けることができ，術中骨折を予防でき，より大きなステムを挿入することができる（図8）．

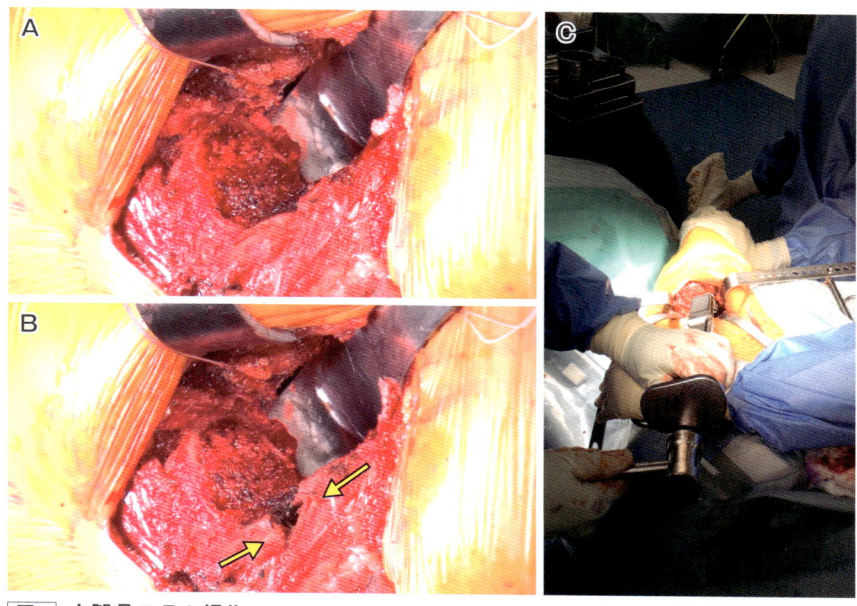

図7 大腿骨ステム操作

A：エレベーターを用いて大腿骨を挙上させ，大腿骨cortical ringを直視下に観察できるようにする．

B：外側のリングが確認しにくいときは，箱ノミが入るあたり（黄矢印）で関節包靱帯のみ切開を追加する．

C：膝関節正面での打ち込みになるため，角度の確認が容易であり，マルアライメントによる脱臼予防も容易である．

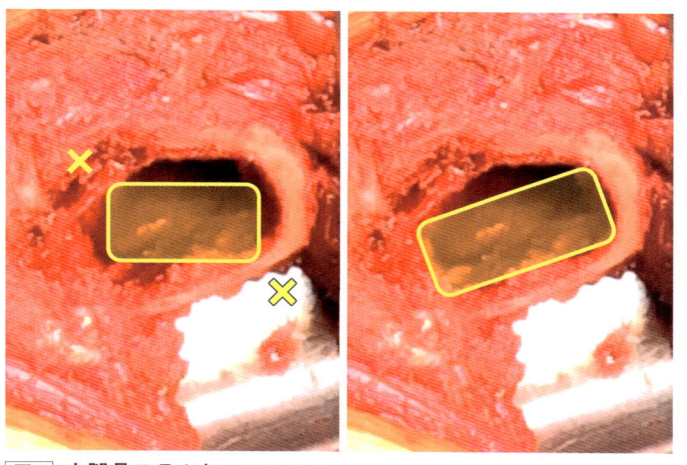

図8 大腿骨ステムとcortical ring

前捻角にあわせることにより，前後面のcortical ringとの接触を避けることができ，術中骨折を予防でき，より大きなステムを挿入することができる．

8. 創閉鎖

1）関節包靱帯

関節包靱帯切開部をすべて縫合する（**図9A**）．

2）外側広筋・中殿筋・小殿筋縫合

最初に，外側広筋の大転子付着部を強固に縫合する（**図9B**）．続いて外側広筋遠位を縫合するが，遠位筋腹は筋膜を合わせる程度で十分である．次は小殿筋の大転子付着部を縫合する（**図9C**）．小殿筋近位の筋腹は外側広筋と同様に筋膜のみ縫合する．この後，中殿筋を縫合するが，大転子付着部の筋腱移

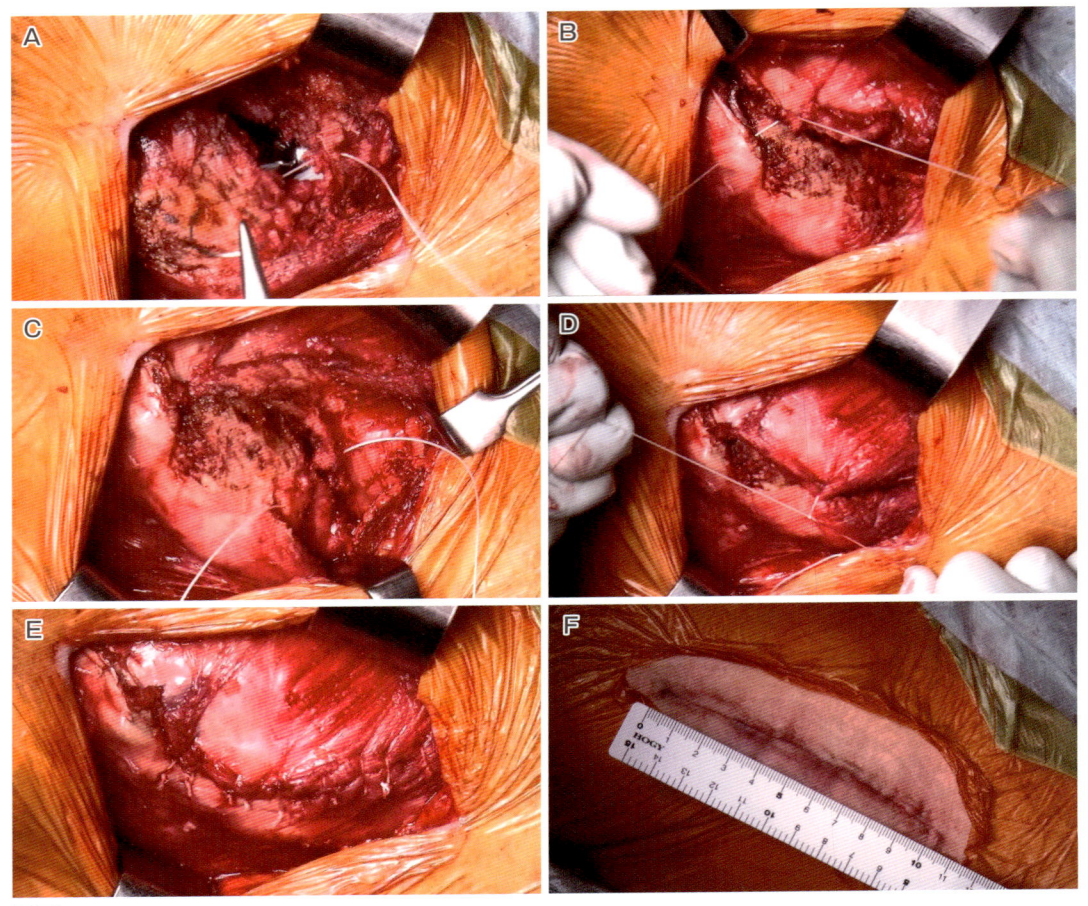

図9 閉創

A：関節包靱帯切開部をすべて縫合する．
B：外側広筋の大転子付着部を強固に縫合する．
C：小殿筋の大転子付着部を縫合する．
D：大転子付着部の筋腱移行部をまず強固に縫合する．
E：外側広筋から中殿筋・小殿筋までの連続性を保った縦割切開を損傷なく再建可能である．
F：術後創部状態良好である．

行部をまず強固に縫合する（図9D）．中殿筋の筋腹も表面のみの縫合で十分である．最後に大転子から剥離した部分を縫着する．組織が薄く縫着困難な場合は骨に通してもよい．

これらの手技を行うことにより，展開時の連続性を保った縦割切開を損傷なく再建可能である（図9E）．

3）大腿筋膜・皮下縫合

大腿筋膜を縫合後，皮下縫合を行い，手術終了となる（図9F）．

Unified instrumentation system

筆者らは，大腿骨頚部骨折に対してunified instrumentation systemであるMathys社のtwinSysを第一選択として用いている（**図1A，B，C**）．通常のセメントステム，セメントレスステムと使用方法は変わらず，同一規格のラスプで両方のステムに対応できるため，手術室側の観点からもスタンバイ器械が少なくなり経済的である．さらにセメントレスステムもFull HA coatingタイプで，術後ステム周囲骨折は少ないといわれている．筆者らはセメン

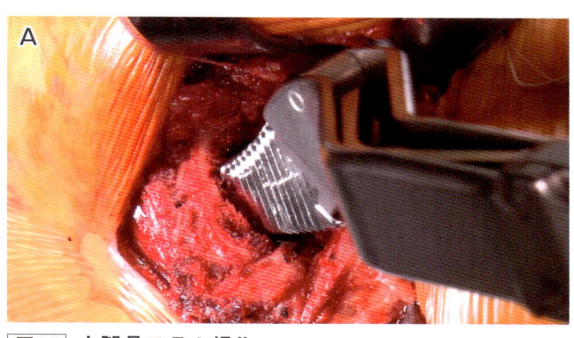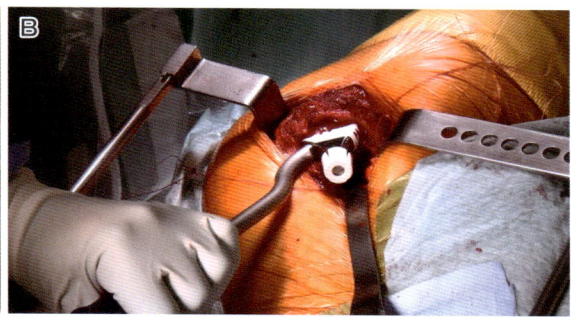

図10 大腿骨ステム操作
A：大腿骨cortical ringの前捻角にあわせて箱ノミ使用後，同じ前捻角でラスピングする．
B：ラスピング同様の角度で挿入することで，術中骨折を予防する．

トレスステムを多用していたため，セメントレスステムを第一選択として手術を行っている．ただし，ガイドラインでも述べられているように，脆弱性の強い症例では，セメントを使用したほうがよいと考えているため，手術中に変更も可能なunified instrumentation systemであるtwinSysを使用開始とした．当院では2020年より本ステムを使用しているが，全63例中5例で術中にセメントステムに変更している．変更理由はすべてラスピング操作時のcortical ringの破綻，すなわち術中骨折である．術中骨折を起こす前にセメントステムへの変更を判断できればさらにいいのだが，術中骨折後の対応策としても十分有用なシステムである．

1. 手術手技

1）大腿骨頚部骨切り

各アプローチで展開して，場合により大腿骨頚部骨切りを行い，大腿骨cortical ringを露出する（図7B）．前述のようにcortical ringの破綻がないことを確認するが，骨切り位置を低位にしても破綻が修正できないときは，ラスピング前に頚部ワイヤリングを行う．

2）ラスピング操作

大腿骨骨切り直後にcortical ringの破綻を認めないときは，セメントレス，セメントステムのどちらを使用するか，同時点で判断する必要はない．セットに入っているラスプを用いてラスピングを開始する．大腿骨頚部骨折の場合は大腿骨頚部前捻角を変化させる必要がないので，大腿骨cortical ringの前捻角にあわせて箱ノミ使用後，同じ前捻角でラスピングする（図10A）．小さいサイズから開始して，サイズを上げる前には必ず大腿骨cortical ringをチェックする．大腿骨cortical ringの骨脆弱性や骨折を認めた場合はそれ以上のサイズのラスピング操作は行わず，場合によりワイヤリングを追加してから最終ラスプサイズのセメントステムを使用する．骨脆弱性や骨折を認めなければ，大腿骨cortical ring高位でのラスプ占拠率をみながら，術前作図で得たステムサイズまでラスプサイズを上げていく．最終ラスプはX線透視画像でステムサイズ，脚長，内反などの設置角度をチェックする．

3）インプラント挿入

セメントレスステムをcortical ringに沿って挿入する．ラスピング時と同様の挿入角度にすることで，術中骨折を予防する（図10B）．

2. 術後X線画像

ステムサイズ，ステム設置角度，脚長ともに問題なかった（図11）．

おわりに

股関節direct lateralアプローチは正確な手技で行う必要があり，粗暴な手術手技では術後に疼痛や跛行が残存する．常に筋損傷に注意して手術を行うこ

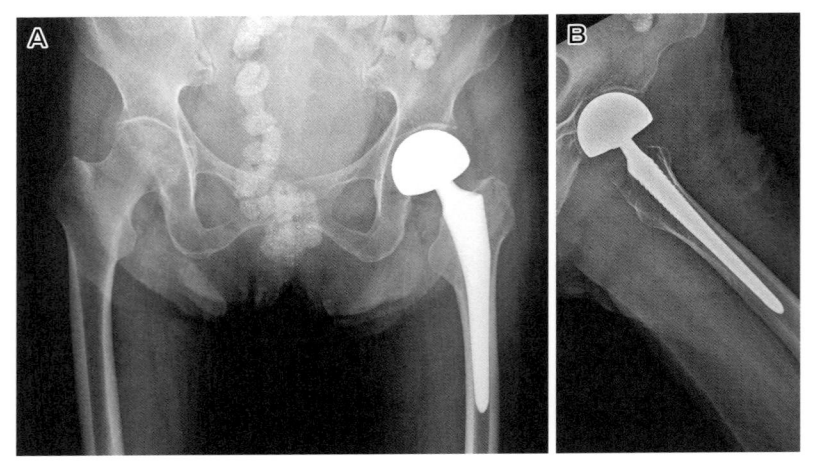

図11 術後 X 線画像
A：X線正面像：ステムサイズ，ステム設置角度，脚長ともに問題なかった．
B：Lauenstein像．

とが肝要である．Unified instrumentation system は常にセメントステムに変更できる利点があるが，可能であれば，cortical ring の骨折を認める前にセメント使用の決断ができればさらに有用なシステムになり得ると考える．

引用・参考文献

1）McFarland B. et al. Approach to the hip：A suggested improvement on Kocher's method. J Bone Joint Surg Br. 36（3），1954, 364-7.

2）Hardinge K. The direct lateral approach to the hip. J Bone Joint Surg Br. 64（1），1982, 17-9.

2-4 仰臥位前側方アプローチ
：AL supineアプローチ，軟部組織温存のTechnique

WEB動画▶

赤石孝一 Koichi Akaishi | 弘前記念病院整形外科診療部長

はじめに

大腿骨頚部骨折に対する人工物置換術において anterolateral supine（ALS）アプローチを選択する最大の利点は，脱臼抵抗性に寄与する重要軟部組織の温存に優れていることである[1,2]．人工物置換術には，人工骨頭置換術と人工股関節全置換術（THA）がある．特にTHAを選択する場合，より脱臼抵抗性の維持が求められる．特に高齢者では認知症や筋力低下を有していることも多く，術後の脱臼リスク軽減および早期回復のため適切なインプラント設置とともに軟部組織温存が非常に重要である．

しかしながら，大腿骨頚部骨折は高齢者に多く骨脆弱性を伴うことが多いため，軟部組織温存にこだわるあまり，無理な術中操作による術中骨折および術後骨折のリスクを軽減するための対策も必要である．ALSアプローチによる人工物置換術の手術手技のポイントを紹介する．

重要軟部組織

1. 関節包靱帯

意識すべき関節包靱帯は，腸骨大腿靱帯（縦走束），腸骨大腿靱帯（横走束），坐骨大腿靱帯である．腸骨大腿靱帯の縦走束と横走束は，前方脱臼抵抗性および過剰脚延長抑制に寄与する[3]．坐骨大腿靱帯は，後方脱臼抵抗性に寄与する（図1）．

2. 短外旋筋群

ALSアプローチでは，短外旋筋群の視認性は良好であり，完全温存も十分に可能である[4]．短外旋筋群は，後方脱臼抵抗性に寄与する[5]（図2）．

THAと人工骨頭置換術

人工物置換術を行う際に，人工骨頭置換術またはTHAのどちらかを選択するが，次の場合にはTHAを選択する．

臼蓋形成不全症例，関節裂隙の狭小化を認めた場合には，THAを選択する．

術中所見で，重度の関節唇損傷および軟骨欠損を認めた場合もTHAを選択する[6]．

術中の寛骨臼側の損傷は主にsuperior dome付近に存在するため，肉眼による術野からの確認は困難である．デンタルミラーを寛骨臼内に挿入し，関節鏡プローブで損傷の確認を行う（図3）．

ステム選択

軟部組織温存のため，ステム選択は非常に重要であり，reduced shoulder designのステムを選択する必要がある．大転子部の骨温存に有利であるため，術中の大腿骨操作時のレトラクターの負荷による大転子骨折リスクの軽減にも有利である．大転子骨折を生じた場合，ALSアプローチでは骨接合術が困難である．大転子部には坐骨大腿靱帯，共同腱，梨状筋などが停止しているため，大転子部骨折を生じた場合には内旋制動性低下による後方脱臼抵抗性が減弱するリスクが生じ得る．

したがって，あらかじめ大転子骨折リスクが少な

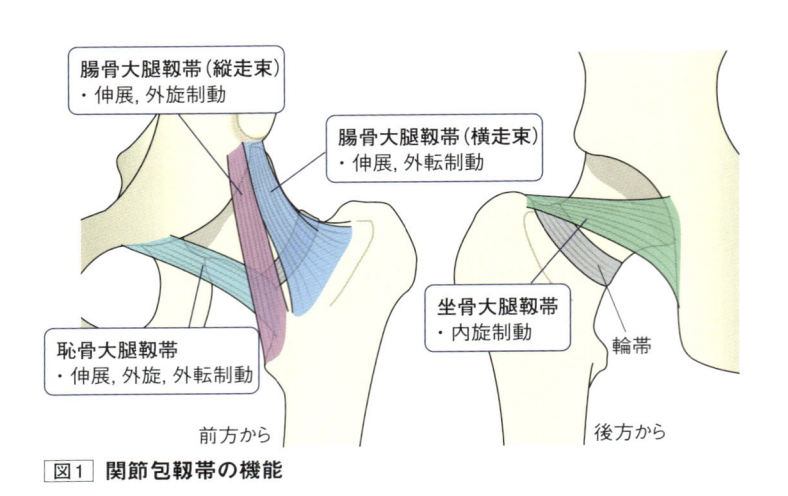

図1 関節包靱帯の機能

- 腸骨大腿靱帯（縦走束）
  - ・伸展，外旋制動
- 腸骨大腿靱帯（横走束）
  - ・伸展，外転制動
- 恥骨大腿靱帯
  - ・伸展，外旋，外転制動
- 坐骨大腿靱帯
  - ・内旋制動
- 輪帯

前方から　　　後方から

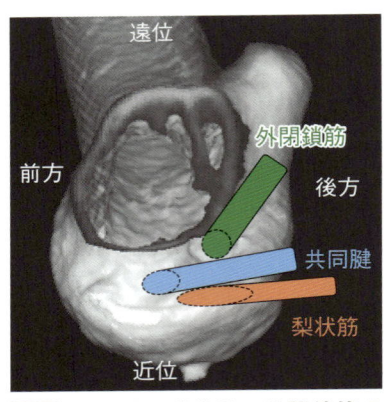

図2 共同腱・梨状筋・外閉鎖筋の停止部および走行のイメージ

遠位　前方　後方　近位　外閉鎖筋　共同腱　梨状筋

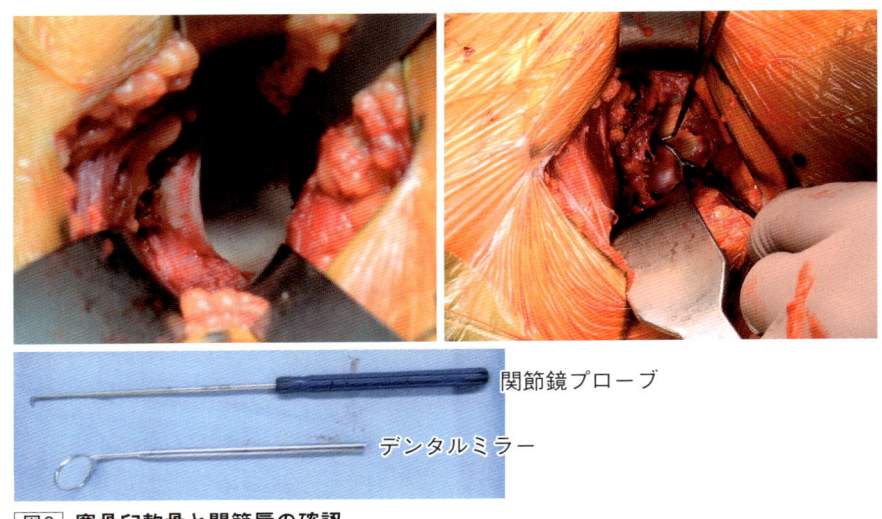

関節鏡プローブ
デンタルミラー

図3 寛骨臼軟骨と関節唇の確認

いステム選択が重要である．また，ステム長が短いステムほど易挿入性に優れており，大腿骨に対する負荷を軽減させることに有利である．

Reduced shoulder designでは，頚部骨切り面（cortical ring）の外側部分の骨削範囲が少ないため，坐骨大腿靱帯および共同腱へのブローチング（ラスピング）などの干渉による損傷リスクを軽減させる（図4）．

手術手技（左股関節）

1. 術前セッティング

股関節部位で伸展可能な手術台とＣアーム型Ｘ線透視装置を用いる（図5A，B）．

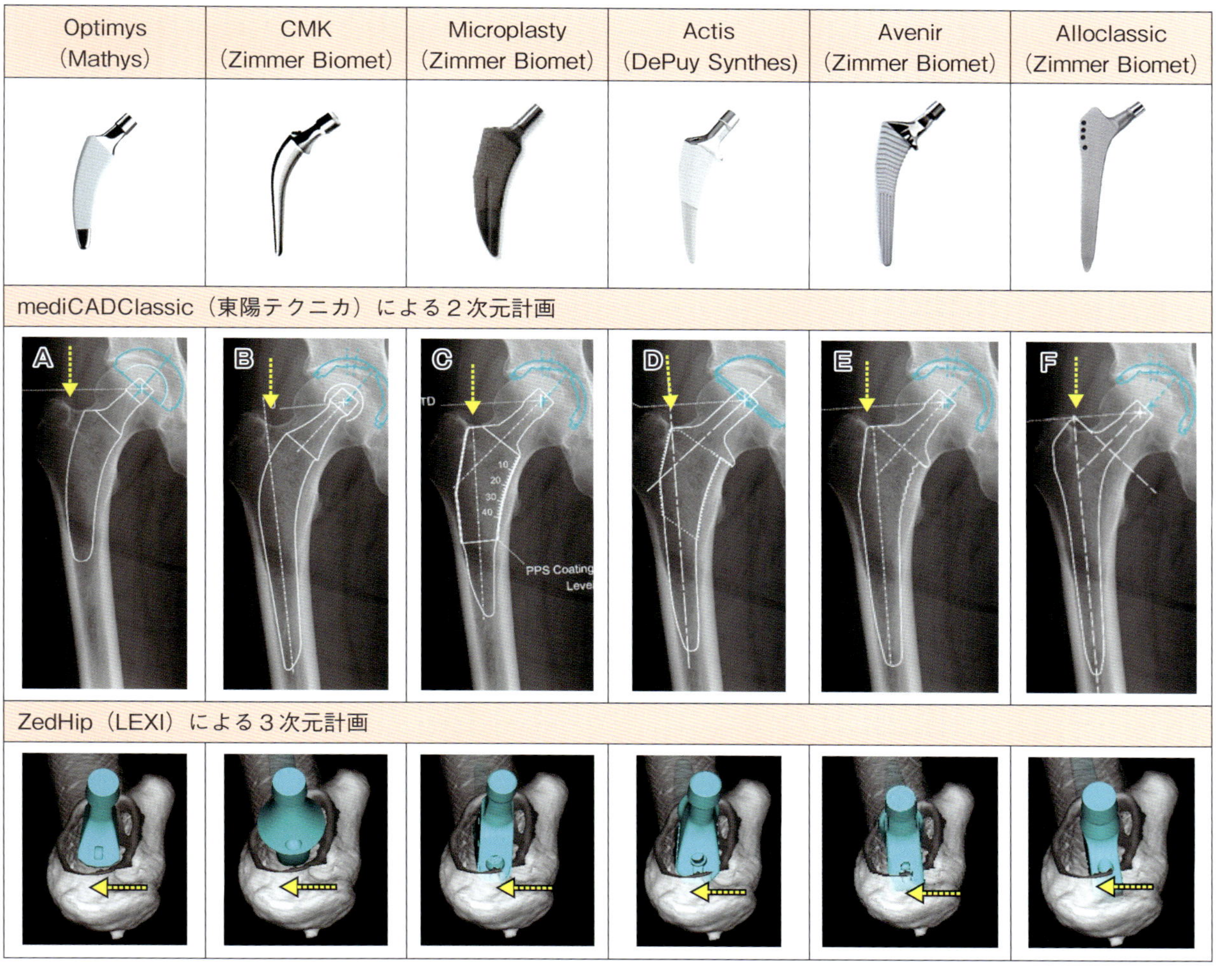
Optimys (Mathys)
CMK (Zimmer Biomet)
Microplasty (Zimmer Biomet)
Actis (DePuy Synthes)
Avenir (Zimmer Biomet)
Alloclassic (Zimmer Biomet)
mediCADClassic（東陽テクニカ）による２次元計画
A
B
C
D
E
F
TD
10
20
30
40
PPS Coating
ZedHip（LEXI）による３次元計画

図4 各種ステムによる術前計画一覧

2. 体位

患者を伸展可能な手術台の中央に仰臥位で設置する．患側に寄せすぎて，金属性のサイドレールと患側股関節の術中使用のX線透視の妨げにならないように設置する．手術台ジョイント部分（変曲点）と患側股関節中心とを一致させる．圧布をかけた後，レトラクターホルダー（オクトパス：ユフ精器）を健側の手術台サイドレールに設置する（図5C）．

3. 皮切

一般的な縦皮切は，大腿筋膜張筋と中殿筋との筋間のソフトスポットを指で触知し筋間を確認する．大転子の上外側縁を基準にして，近位側へ4 cm，遠位側へ4～5 cm程度で筋間平行に皮切を行う（図6）．肥満症例などで視認性および操作性が不良の症例では，遠位側の皮切を延長することも可能である．術者の熟練度にもよるが，肥厚性瘢痕になりにくい横皮切[7]で行うことも可能である．

4. 筋膜切開

一般的な通常縦切開は，不透明な白色筋膜（腸脛靱帯）を大腿筋膜張筋後縁に平行に，後方10 mmの部位に筋間に平行に切開を行う．前方頂点角状切開は，前方頂点を不透明な白色筋膜と半透明なピンク色筋膜との境界部分とする．この切開方法の利点は，手術操作時のレトラクターに対する白色筋膜の緊張による影響を受けにくいため，レトラクターの開大が良好で視認性および操作性が向上することで

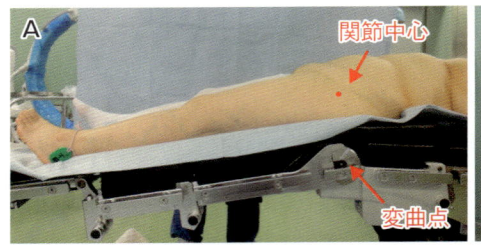
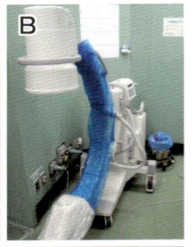
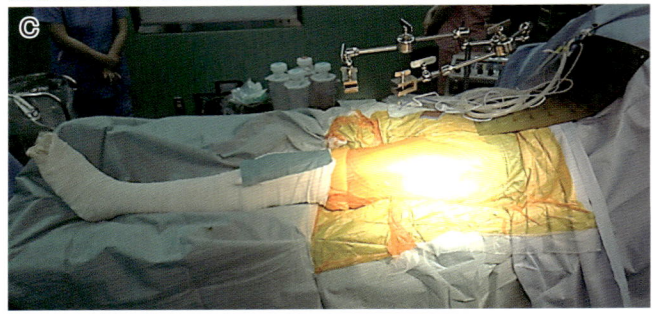
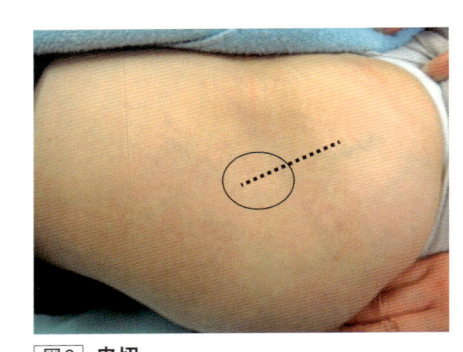

図6　**皮切**
黒実線：大転子輪郭.
黒点線：皮切.

図5　**術前セッティングと体位**
A：伸展可能ベッド.
B：Cアーム型X線透視装置.
C：片側消毒による圧布かけ終了後.

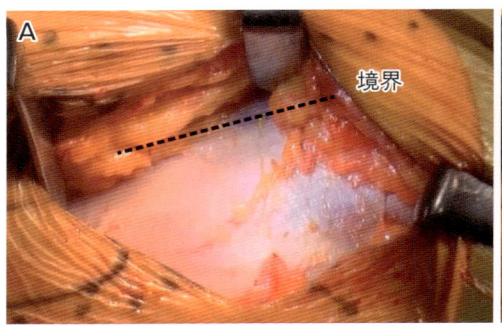
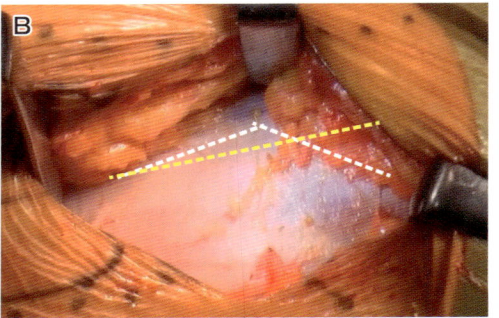

図7　**筋膜切開**
A：ピンク色筋膜と白色筋膜との境界（黒点線）.
B：通常縦筋膜切開（黄色点線）と前方頂点角状筋膜切開（白点線）.

ある（図7A，B）.

5. 関節包靱帯切開

逆T字状に関節包靱帯を切開する．あとの縫合修復のため①，③部分の縫い代を残すように切開を行う．③部分の切開は，坐骨大腿靱帯停止部を損傷しないように注意する．手術操作性困難時は，垂直束の半分程度の切開を加える（図8，**黄点線**）.

6. 大腿骨操作

大腿骨操作が最も重要な部分である．3本のレトラクターを設置し大腿骨の操作性を獲得する（図9）.

股関節の十分な内転を得ることで操作性が向上する．白色筋膜（腸脛靱帯）が内転制限の原因となるため，中殿筋より白色筋膜の癒着を剥離し（**図10**），白色筋膜を後方に移動させることでより良好な内転が得られる（**図11**）.

患側下肢の保持および姿位が重要である．患側下肢を健側下肢の下に潜り込ませ，助手に膝部分を保持させ，近位方向に押し込むように内転させる（**図12**）．この操作により，股関節周囲軟部組織の緊張が緩みレトラクターの開大がより向上する.

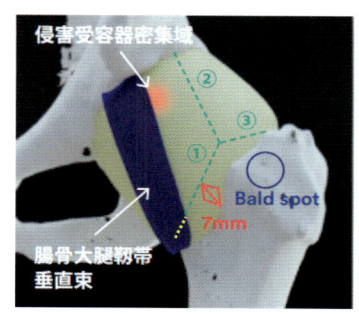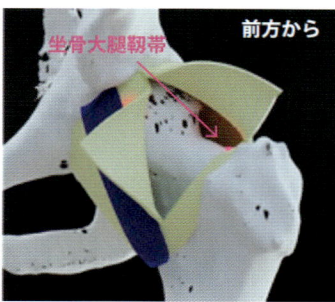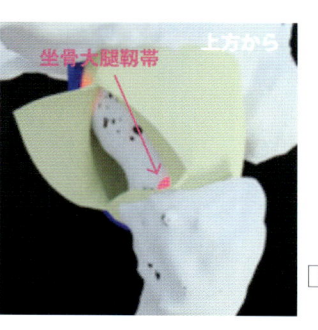

図8 逆T字状関節包靱帯切開方法

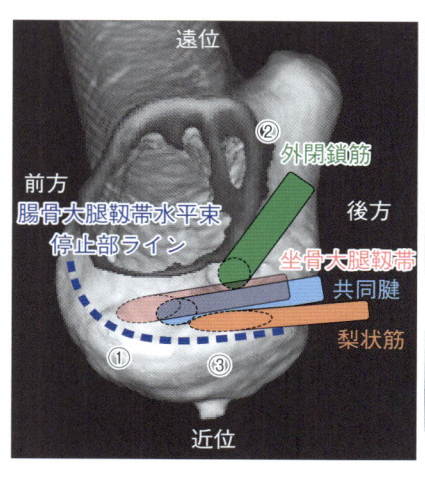
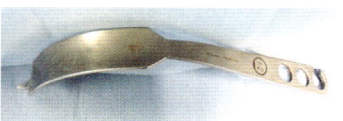
①強弯幅広単爪レトラクター
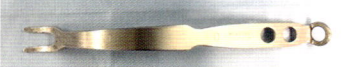
②2爪レトラクター
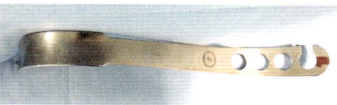
③強弯幅狭単爪レトラクター

図9 レトラクター設置位置と順序

最初に①レトラクターをbald spotに設置する．次に②レトラクターを頚部内側下方に設置する．最後に③レトラクターを大転子後方に設置する．

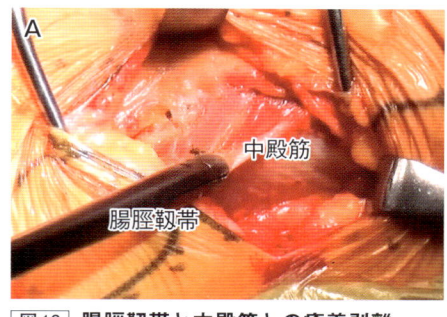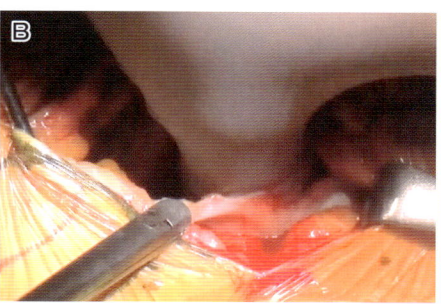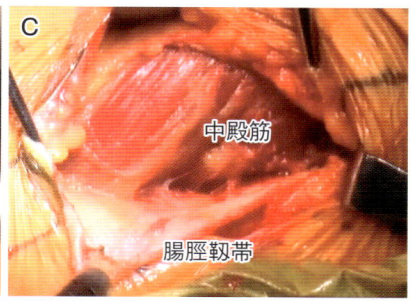

図10 腸脛靱帯と中殿筋との癒着剥離

A：白色筋膜（腸脛靱帯）と中殿筋との癒着．B：指を挿入し癒着を剥離．C：白色筋膜の可動性が向上．

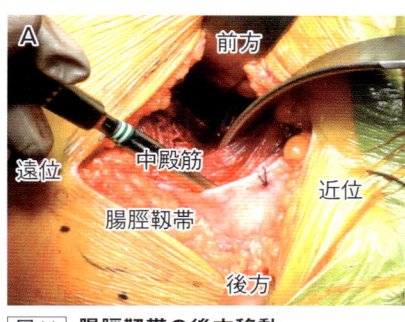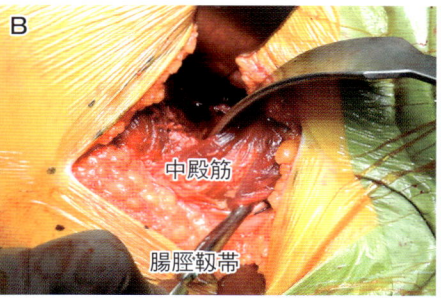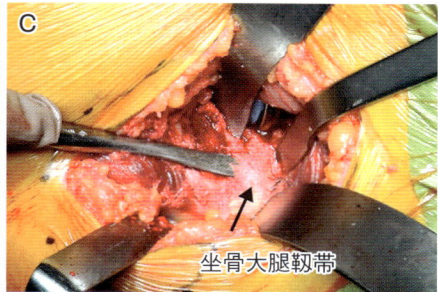

図11 腸脛靱帯の後方移動

A：白色筋膜（腸脛靱帯）と中殿筋との間にエレバトリウムを挿入．
B：白色筋膜を後方に押し下げ中殿筋を露出．
C：股関節内転がより得られ，レトラクターの開大が良好となり大腿骨操作性が向上．

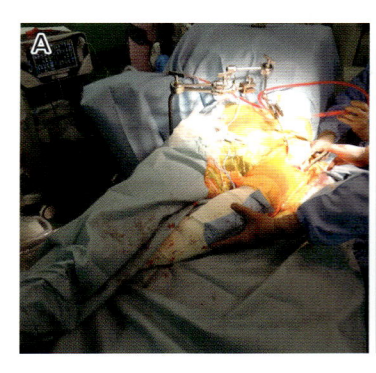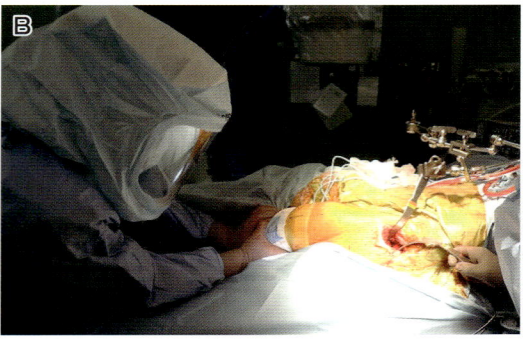

図12 患側下肢の保持と姿位
A：患側下肢を健側下肢の下に潜り込ませる.
B：助手に膝部分を保持させ近位方向に押し込むように内転および外旋を加える.

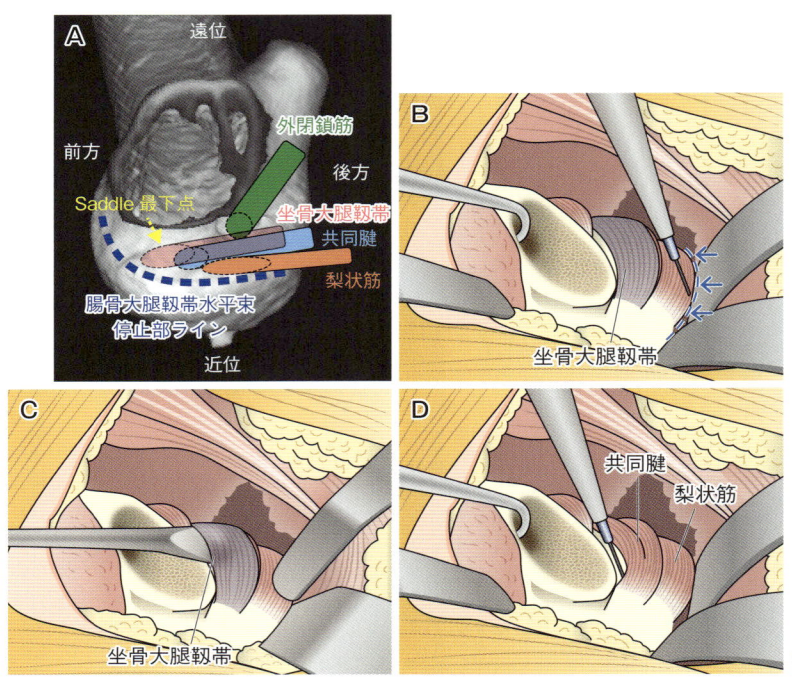

図13 大腿骨操作困難時の対応方法

手術のコツ

　大腿骨側の操作困難時の対応方法として，次のように段階的に行うことで操作性が向上する.
　重要な軟部組織の停止部および走行をイメージする（図13A）.
　①大転子頂部に停止する腸骨大腿靱帯水平束を後方まで切開する（図13B）.
　②坐骨大腿靱帯と共同腱との間にエレバトリウムを挿入し，坐骨大腿靱帯のみを切開する（図13C）.
　③共同腱停止部に電気メスを当て切開する（図13D）.
　ただし坐骨大腿靱帯切離および共同腱の切離により，屈曲時の内旋可動域増加による後方脱臼抵抗性が減弱する.

症例供覧

1. 症例1：80歳，女性

　転倒受傷による左大腿骨転位型頚部骨折である（図14A）.

　術前テンプレーティングで使用するセメントレスステムでは，saddle最下点をステム近位外側部が外側に超えないと判断した．坐骨大腿靱帯および共同腱の温存は十分に可能と判断し，骨脆弱性による初期固定に有利なCollar付セメントレスFull HAステムを選択した（図15）.

　また，活動性の低い症例であったため人工骨頭置

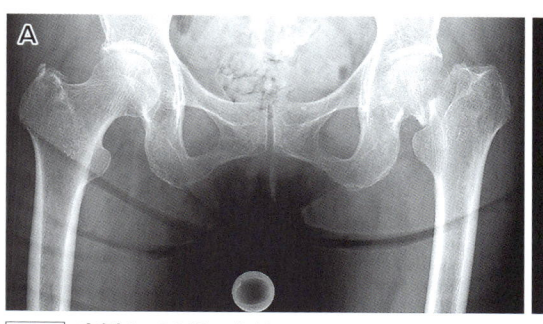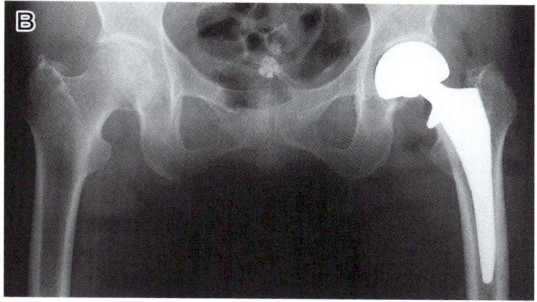

図14 症例1：80歳，女性
A：左大腿骨転位型頚部骨折.
B：人工骨頭置換術後．DePuy Synthes, Bipolar cup 44 mm, Actis ステム 4.

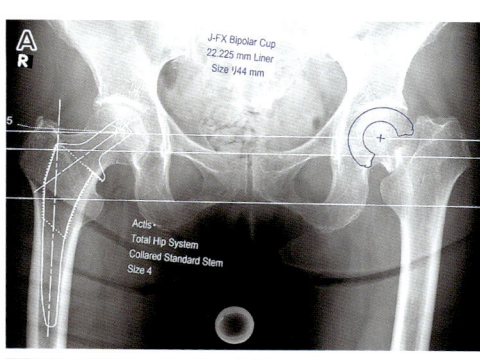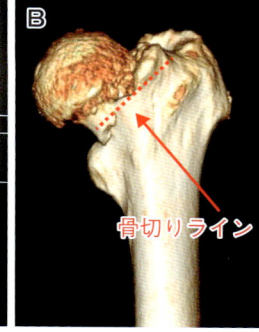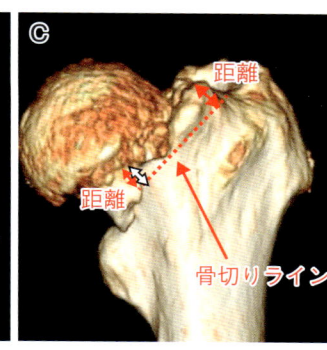

図15 症例1：80歳，女性
A：2次元術前計画．健側でステムサイズおよび設置位置を計画.
B：3D-CTに2次元計画を参考に骨切りラインを決定.
C：骨折部から骨切りラインまでの距離を計測．内側と外側の2点からの距離を計測することで，骨切り角度も設定することが可能.

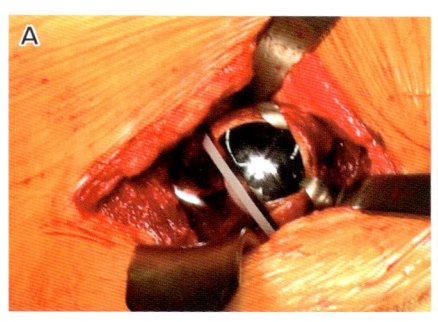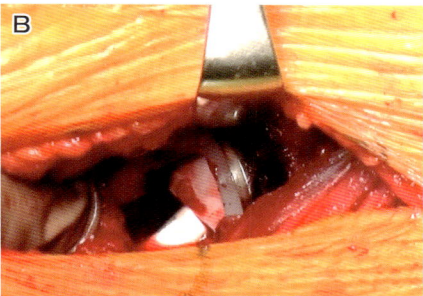

図16 症例1：80歳，女性
A：アウターヘッドの整復困難.
B：垂直束を一部切開後，アウターヘッドの整復が可能.

換術の方針とした．術中の寛骨臼所見において，関節唇および寛骨臼軟骨に損傷を認めなかったため，予定通りの人工骨頭置換術を選択した.

手術は，関節包靱帯は逆T字状切開で行い，インプラント設置後に完全修復を行った．また，術中は坐骨大腿靱帯および短外旋筋群の完全温存を行っている（図14B）.

> **手術のコツ**
>
> 人工骨頭置換術では，アウターヘッドが大きいため腸骨大腿靱帯垂直束の完全温存条件下でのインプラントの整復および脱臼操作が困難な場合がある（図16）.
>
> 無理な操作により，大腿骨骨折などを生じる危険があるため，腸骨大腿靱帯垂直束の完全温存にこだわらず，停止部付近で縫い代を残しつつ，段階的に操作性が十分得られるまで切開することが重要である.

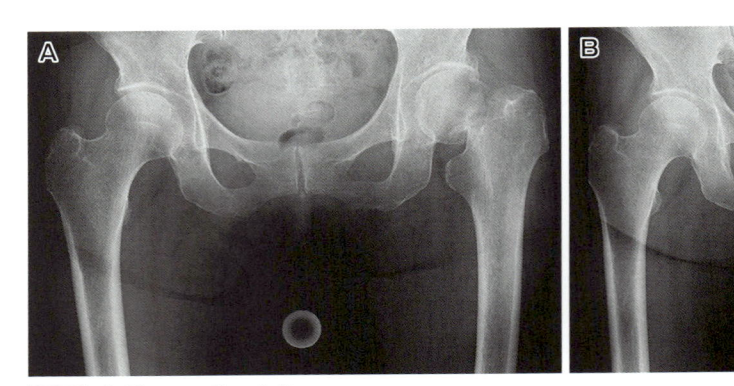

図17 症例2：70歳，女性
A：左大腿骨転位型頚部骨折.
B：THA術後. Zimmer Biomet, continuum cup. 32 mm ceramic head, CMKセメントステム302.

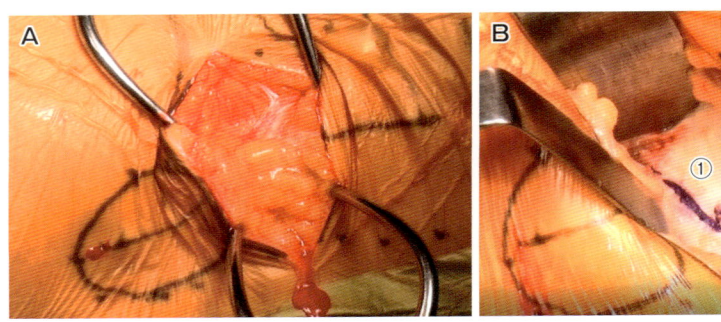

図18 症例2：70歳，女性
A：皮切は横皮切（Transverse incision）.
B：関節包靱帯の切開ライン. ①→②→③の順に切開.

2. 症例2：70歳，女性

　転倒受傷による左大腿骨転位型頚部骨折である. 術前テンプレーティングで，セメントレスステムでは，ステムサイズが大きくなりステム近位外側部での坐骨大腿靱帯および共同腱の温存に不利と判断し，CMKセメントステムを選択した. また，活動性の高い症例であったためTHAを選択した（**図17**）.

　手術は，関節包靱帯は逆T字状切開で行い（**図18**），インプラント設置（**図19**）後に完全修復を行った（**図20**）. また，術中は坐骨大腿靱帯および短外旋筋群の完全温存を行っている.

3. 症例3：84歳，女性

　転倒受傷による左大腿骨転位型頚部骨折である. 大腿骨の高度外弯変形を伴っている.

　術前テンプレーティングで，ステム長の長いステ

ムでは，形状が適合せずアライメント不良の危険性があり，大転子部の骨温存が困難と判断した. ステム長の短いmedio-lateral fitコンセプトのステム選択を行い，curved short stemの一つであるMiniHip™ステム（コリン・ジャパン）を選択した. 術前テンプレーティングで，saddle最下点をステム近位外側部が外側に超えないと判断した. また，medio-lateral fitによりlataral offsetを十分に獲得することにより，過剰な脚延長を抑制するうえでも有用と判断した（**図21**）.

　術前画像で関節裂隙の狭小を認めたためTHAを選択した. ステムのzone 7への荷重ストレスによる術中および術後骨折リスクを軽減する目的で，予防的ワイヤリングも併用した.

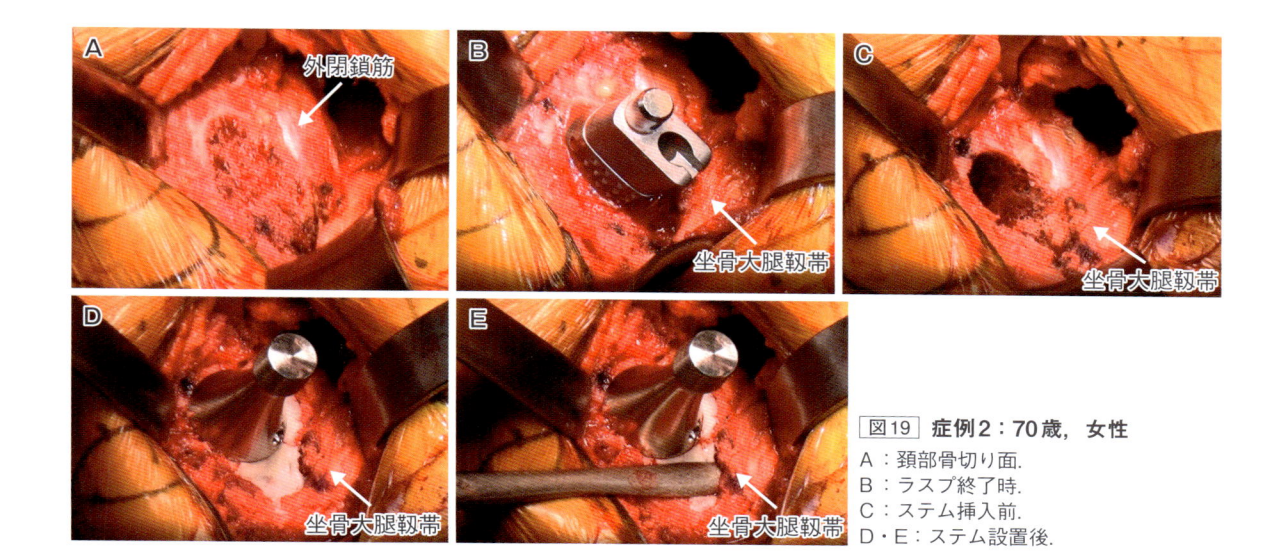

図19 症例2：70歳，女性
A：頚部骨切り面.
B：ラスプ終了時.
C：ステム挿入前.
D・E：ステム設置後.

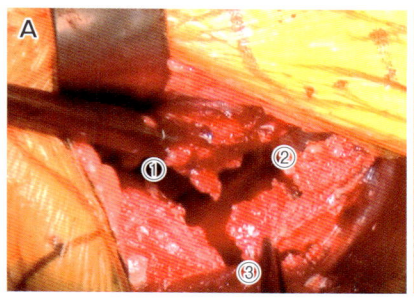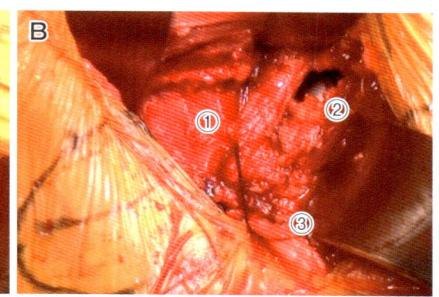

図20 症例2：70歳，女性
A：関節包靱帯の修復前．①→②→③の順に縫合.
B：関節包靱帯の修復中.

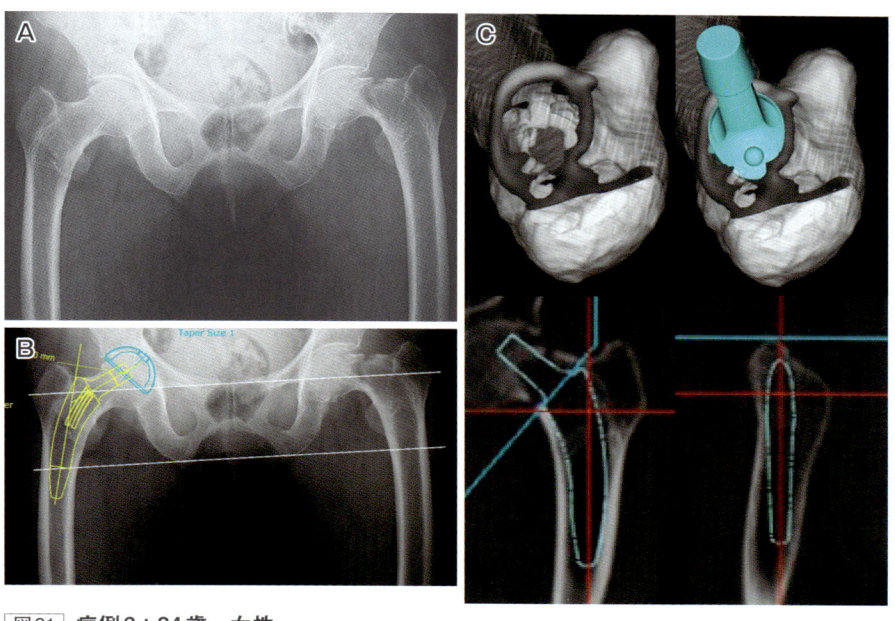

図21 症例3：84歳，女性
A：左大腿骨転位型頚部骨折．左股関節関節裂隙の狭小化.
B：2次元術前計画．健側でステムサイズおよび設置位置を計画.
C：3次元術前計画.

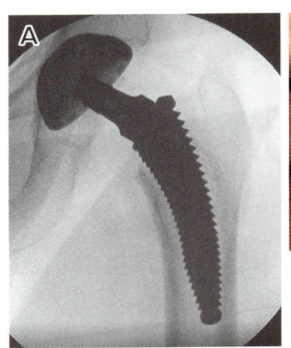
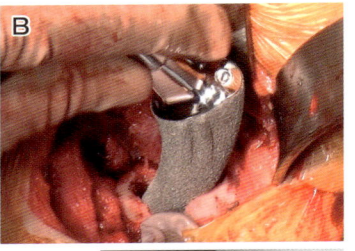
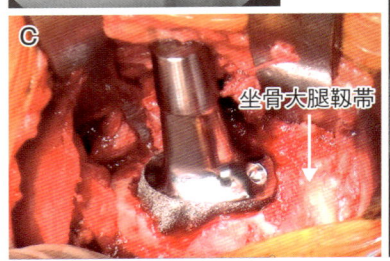
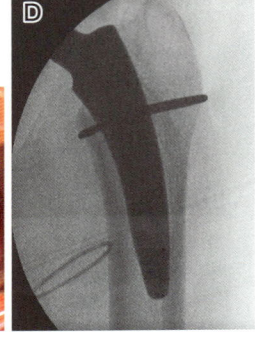

坐骨大腿靱帯

図22 症例3：84歳，女性
A：ブローチ終了後のイメージ画像.
B：ステム挿入.
C：ステム挿入後.
D：ステム挿入後のイメージ画像.

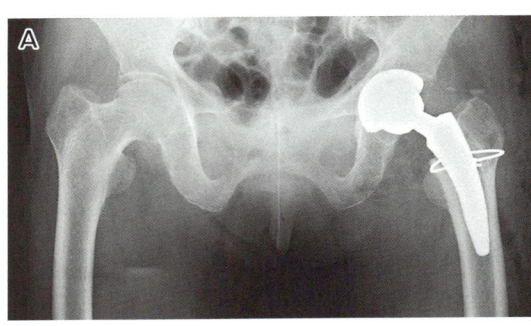
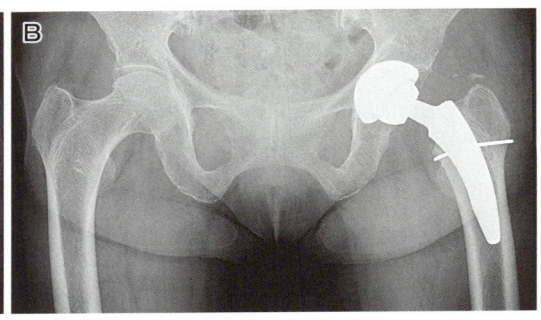

図23 症例3：84歳，女性
A：術直後.
B：術後6カ月.

Point

　ALSアプローチは仰臥位であるため，術中のイメージ使用が容易である．ステムアライメントおよび骨折の有無の確認が容易である（図22A，D）.

　手術は，関節包靱帯は逆T字状切開で行い，インプラント設置後に完全修復を行った．また，術中は坐骨大腿靱帯および短外旋筋群の完全温存を行っている（図23）.

文献

1）赤石孝一. 筋腱温存型のアプローチ─Anterolateral supine（ALS）approach. 整・災外. 63（8），2020，1019-28.

2）赤石孝一. 筋腱完全温存および関節包靱帯完全修復ALS THA. 整・災外. 65（1），2022，2-5.

3）赤石孝一ほか. AL-supineアプローチにおける腸骨大腿靱帯vertical band温存の意義. Hip Joint. 44，2018，432-5.

4）赤石孝一ほか. MIS AL-supine approachによる人工股関節置換術の短外旋筋群温存率. Hip Joint. 40，2014，942-4.

5）赤石孝一ほか. Anterolateral-supine approachを用いたTHAによる短外旋筋群温存の検討. Hip Joint. 40，2014，939-41.

6）赤石孝一ほか. 転位型大腿骨頚部骨折が臼蓋軟骨および股関節唇に与える影響. Hip Joint. 39，2013，414-8.

7）Lemperle G. Prevention of hyper- and hypotrophic scars through surgical incisions in the direction of the "main folding lines" of the skin. Plast Aesthet Res. 7, 2020, 40.

2-5

WEB
動画▶

SAAF（Safe Anterior Approach with Fracture Table）
一般骨折牽引台を応用した前方アプローチ（DAA）

馬場智規 Tomonori Baba｜順天堂大学医学部整形外科学講座先任准教授

はじめに

Direct anterior approach（DAA）は筋腱を切離することなく，神経支配領域間から股関節に進入する唯一のアプローチで，関節機能の早期回復や低い脱臼率が期待できる[1]．そのため，筋力が弱く，認知機能の低下が危惧される高齢者の大腿骨頸部骨折に対する人工物置換術には最も有効なアプローチの一つである[2]．われわれは，DAAでdual mobility cupを使用した人工股関節置換術（total hip arthroplasty：THA）を行うことで，人工関節を忘れて元のADLに戻ること（forgotten joint）を究極のゴールに設定している[3]．一方，DAAには手技習得までのラーニングカーブが存在する．日本におけるDAAは通常の手術台が主に用いられるが，欧米では専用の特殊牽引台が多く使用されている．牽引台のメリットは，①肢位の保持および再現性が高い，②透視を入れやすい，③術野のワーキングスペースを牽引することで確保できる，④脱臼整復が操作しやすいなどが挙げられ，これらがラーニングカーブ短縮に寄与している[4]．ただし，特殊牽引台の導入はコスト面を含めたさまざまな障壁がある．そこでわれわれは一般的な骨折牽引台（fracture table）と透視を併用してDAAを行っている．Fracture tableは，整形外科手術を行う施設であれば常備しているであろうし，主に大腿骨近位部骨折の手術に

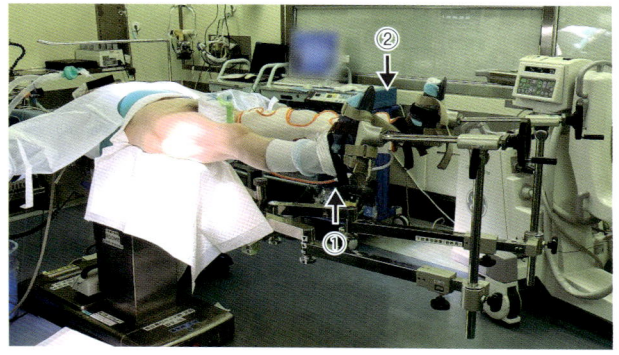

図1 **体位（仰臥位で骨折牽引台に両下肢を接続）**
①患側は股関節中間位にするため足関節は軽度内旋位.
②健側は軽度外転位.

使われるので整形外科医にとって慣れた環境といえる．また，透視を使用することで安全にインプラント設置が可能となる．われわれはこの手術手技をSAAF（Safe Anterior Approach with Fracture table）と呼称している．本稿では，SAAFについて解説する．

手術手技

1. 体位（図1）

仰臥位とし，両側にブーツを装着して骨折牽引台に接続する．患側は股関節中間位にするため足関節はやや内旋させる（図1-①）．健側は軽度外転位とする（図1-②）．通常のhip nail手術で使用するイソジンドレープ付きの透明ドレープをかける．透明であることで，患肢の膝および足関節の角度が目視可能になる．

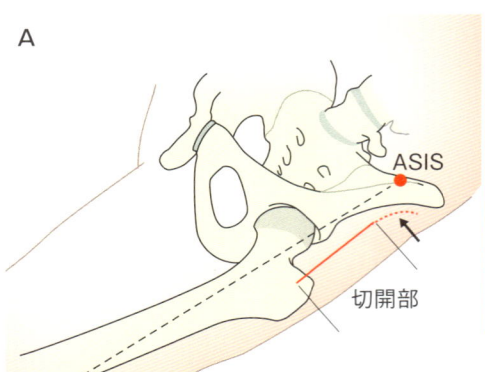
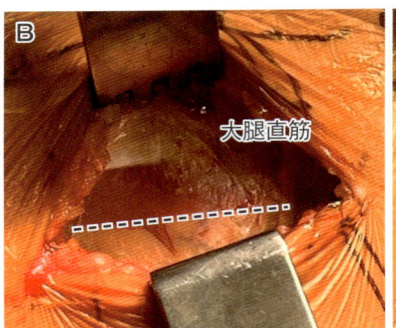
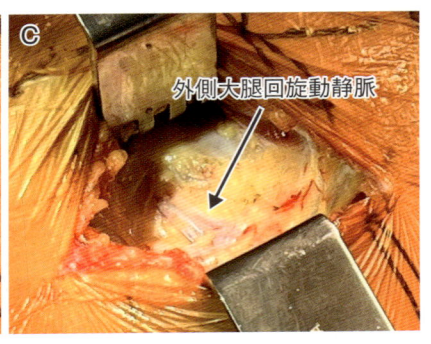

図2 股関節までの展開
A：皮膚切開（矢印；近位に皮膚切開を延長する場合，ASIS；上前腸骨棘）．
B：関節前面までの展開．
　　①大腿筋膜張筋と縫工筋の筋間をよけると内側深層に大腿直筋が確認できる．筋腹外側（点線）を切開し，大腿直筋を内側による．
C：関節前面までの展開．
　　②外側大腿回旋動脈を同定し結紮止血する．

> **Point**
> 牽引台操作による術中合併症（骨折や神経障害）を防ぐために，あらゆる下肢の操作（内外旋，内外転，屈曲・伸展）を行う前に必ず，牽引が完全に解除していることを確認する（動画1）．

2. 皮膚切開（図2A）

上前腸骨棘（ASIS）の2横指遠位・外側を始点とし，ASISから腓骨頭を結んだ線と平行（もしくは遠位をやや外側）に約8〜10 cmの皮膚切開を行う．遠位部分を外側にするのは外側大腿皮神経（lateral femoral cutaneous nerve：LFCN）障害を避けるためである．

> **手術のコツ**
> 切開長は体格によって適宜延長する．近位へ延長する場合，腸骨翼に沿ってやや外側にカーブさせると，皮膚の損傷を防ぐと同時に大腿骨操作時の展開がよくなる（図2A矢印）．

3. 関節包靱帯前面までの展開（図2B，C）

皮膚切開部分からほぼ直線的，または外側寄りに皮下組織を展開する．あまり内側で筋膜を切開するとLFCNを損傷するリスクがあるため注意する．筋膜は目視可能な部分で切開し，皮膚切開よりも拡大して鋭的に切開しない．内側の大腿筋膜張筋の筋膜を攝子で把持し，指で鈍的に縫工筋と大腿筋膜張筋の筋間を剥離する．鈎の深いチャンレーレトラクターを縫工筋と大腿筋膜張筋にかけると，内側深層に大腿直筋が確認できる．内側のチャンレーレトラクターで大腿直筋の筋腹を内側による．さらに下層の無名筋膜を切開し，外側大腿回旋動静脈を同定して結紮止血する．

4. 関節包靱帯切開（図3A）

前方関節包に到達すると内側に腸腰筋の一部であるIlio-capsularisが確認できるので，チャンレーレトラクターで内側による．関節包靱帯は術後の関節安定性を得るため修復するので切除はせず，Y字に切開する．下前腸骨棘を起点に遠位は大腿骨付着部まで切開し（図3A-①），後に再縫合するための縫い代を残して頚部内側から大転子頂部に向かって切開する（図3A-②）．切開した関節包靱帯の頂部に糸をかけておく．

5. 大腿骨骨切りと骨頭抜去

関節包靱帯にかけた糸を引っ張りつつ，チャンレーレトラクターを反転した腸骨大腿靱帯横走線維

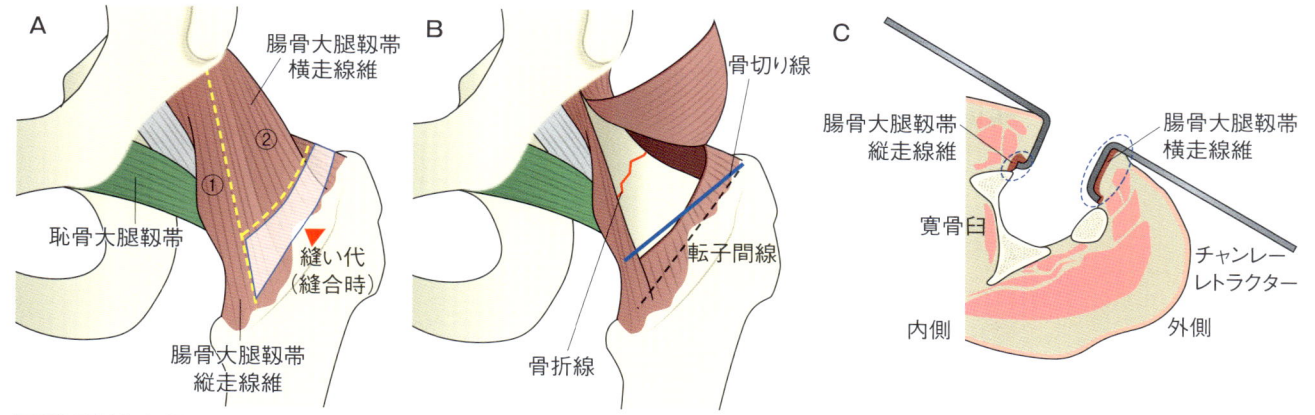

図3 関節包靱帯の処理
A：Y字切開.
　①腸骨大腿靱帯縦走線維に沿って切開. ②腸骨大腿靱帯横走線維を縫い代を残して切開.
B：関節包靱帯を反転.
C：チャンレーレトラクターのかける位置.

と，内側に温存された腸骨大腿靱帯縦走線維にそれぞれかける（**図3B，C**）．チャンレーレトラクターを関節包靱帯にかけることで，レトラクターによる筋肉の挫滅を防止する．

　大腿骨頚部の骨切り線は，術前画像（単純X線やCT）を参考に決定する．下肢を牽引した状態で骨切りを行う．骨切り部に平ノミを挿入して牽引を解除した後，外旋45°とし，再度牽引をかける．骨頭前上方にコークスクリューを入れて骨頭を抜去する．

ピットフォール

　牽引することで頚部骨切り時の寛骨臼後壁の損傷を防ぐ．また，大転子は頚部に対して後外側に位置しているので，股関節が外旋した状態で骨切りを行うと大転子頂部に切れ込む可能性がある．足関節を内旋させ，股関節中間位とすることが重要である．

6. 大腿骨操作

1）大腿骨の展開（図4）（動画2）

　外旋45°にてボーンフックを頚部にかけ，骨切り部前面のラインを延長して大転子頂部との交点を起点に関節包靱帯を約1cm横切開する（**図4A，矢印**）．Bald spot（**図4B**）にレトラクターを入れ，大転子を保持する（**図4C**）．牽引を完全に解除し，ボーンフックを頚部にかけたまま，術者は膝関節を把持し，

牽引台操作者と連動させて股関節を約90°外旋させる（足関節120°くらいが目安）．頚部後方にレトラクターを設置した後，股関節を約30°伸展，約20°内転させる（**図5A**）．大腿骨肢位の保持には，①抑制帯などで牽引台のバーを縛る（**図5B**），②膝が屈曲しないように第一助手が腰で抑えることで対応する（**図5C**）．

Point

　Bald spotに正確にレトラクターが設置できていない状態で，無理な力が加わると大転子頂部の骨折のリスクがある．関節包靱帯の適した位置に切開を行うため，下肢を十分牽引して関節包靱帯にテンションをかけることが重要である．

2）ブローチング（図6）（動画3，動画4）

　箱ノミを用いて大腿骨髄腔を開口，キャナルファインダーを用いて髄腔の方向を確認する．ブローチングを行い，術前計画で決めたサイズより，1サイズ小さいブローチを髄腔に留置し，透視で確認する．正面，側面でそれぞれアライメントを確認し，至適サイズと適切な方向で最終ブローチングを行う．

　人工骨頭挿入術の際は，この時点でトライアルのネックとアウターヘッドを装着させて試験整復を行う．

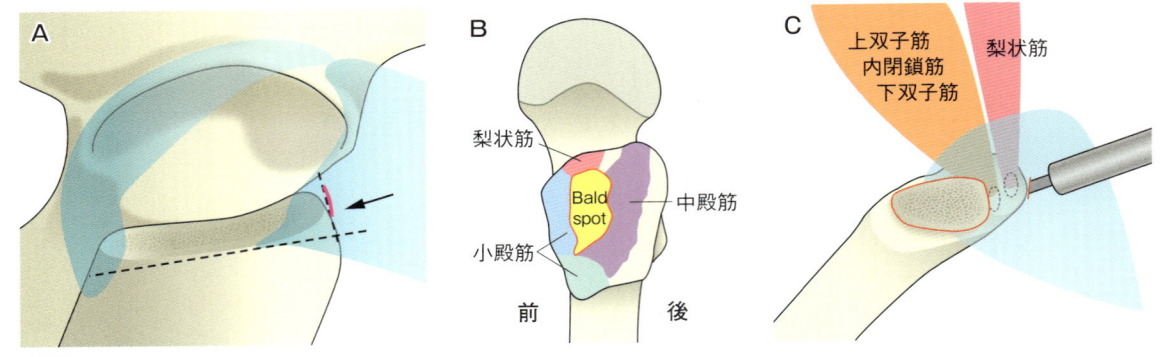

図4 大腿骨の展開

A：Bald spotにレトラクターを入れるための切開位置（矢印）.
B：大転子外側からみたbald spot.
C：短外旋筋と関節包靱帯切開部位の位置関係.

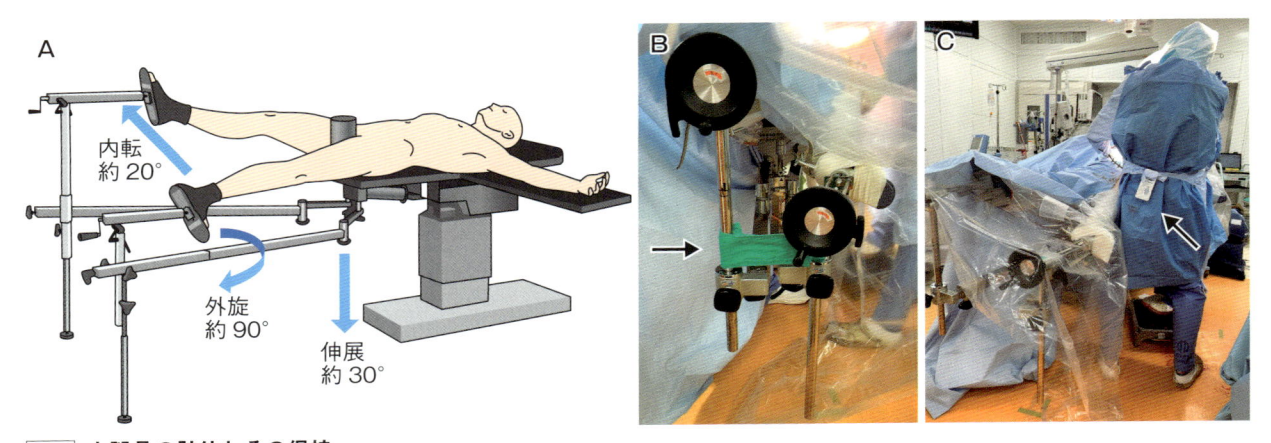

図5 大腿骨の肢位とその保持

A：股関節を外旋（約90°）・伸展（約30°）・内転（約20°）させる.
B：抑制帯で内転を保持.
C：助手の腰で膝が屈曲しないように保持.

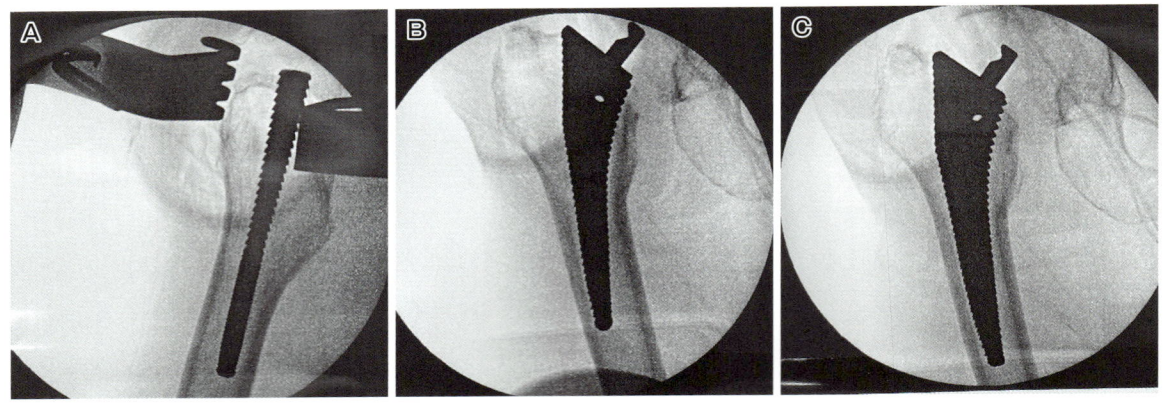

図6 ブローチを透視で確認

A：側面. ニュートラルに挿入されている.
B：正面. 内反位挿入.
C：正面. サイズアップして至適サイズと至適位置へ.

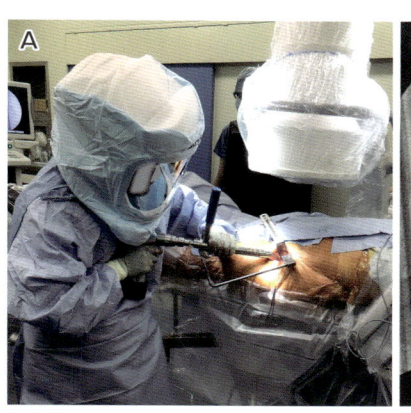
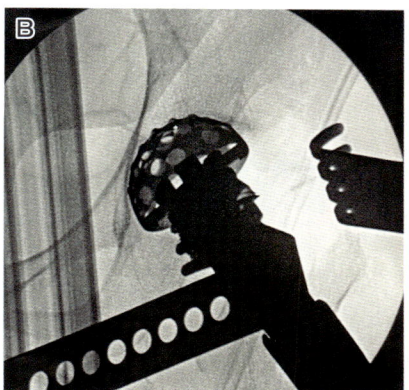
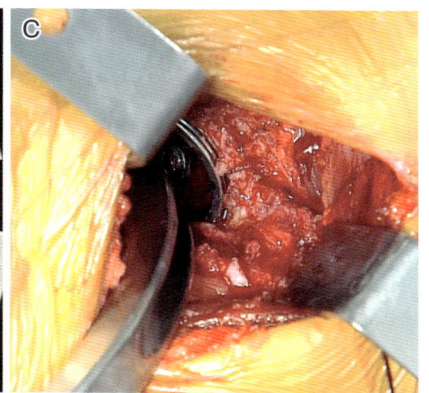

図7 寛骨臼操作
A：透視を見ながらリーミング.
B：至適位置とサイズをリアルタイムで確認.
C：カップトライアルを挿入.

3）人工股関節全置換術を行う場合

a）寛骨臼操作（図7）（動画5，動画6）

寛骨臼の展開を明瞭にするため，関節唇や横靱帯は可及的に切除する．下肢を45°外旋させて軽度牽引することでワーキングスペースが確保でき，リーマーの出し入れによる軟部組織や大腿骨頚部への干渉のリスクを低減できる．リーミングはオフセットリーマーを使用し，適宜透視で適切な位置を確認しながら至適サイズまでリーミングを行う（図7A，B）．トライアルを用いて固定性の確認を行う（図7C）．

オフセットインパクターを用い，選択した至適サイズのカップを関節内に挿入した後，牽引を解除する．手振れを防止するため，術者が適切な角度でカップインパクターを保持し，助手がハンマーを用いてインパクションする．DAAでは前方開角が付きすぎることがあるので注意が必要である[5]．透視を用いてイニシャルギャップの有無を確認し，術前に計画した角度を目標にカップを設置する（図8A）．必要に応じて，スクリュー固定を追加する．Dual mobility cupのためのメタルライナーを挿入してインパクションを行い，ライナーが確実に固定されたことを確認する（図8B）．

手術のコツ

骨盤が傾いていることがあるので，牽引を完全解除した後，適宜，術前X線像の恥骨結合・閉鎖孔を参考に，透視上（Cアーム）で骨盤の傾きを補正する（図9）．

b）試験整復と関節安定性の確認（動画7，動画8）

大腿骨にトライアルステムを再挿入した後，術前計画で選択したトライアルネックを装着する．ヘッドトライアルは再脱臼が困難になるリスクを低減するため，最も短いものを装着する．内転と伸展を解除した後に，外旋を解除しながら牽引をかける．術者はヘッドインパクターを用い整復する．牽引を完全解除した後，透視で脚長・オフセットを確認する．股関節を60°まで外旋させ（足関節約90°が目安），インピンジや脱臼の有無を確認する．さらに約15°伸展させ，亜脱臼の有無を確認する．

c）インプラント設置と閉創

トライアルインプラントを抜去した後，至適サイズのステムとインナーヘッド，モバイルライナーを挿入して整復する．十分に洗浄後，Y字切開した関節包靱帯を縫合し，切開した筋膜，皮下をそれぞれ縫合する．皮膚の縫合は通常行っていない．

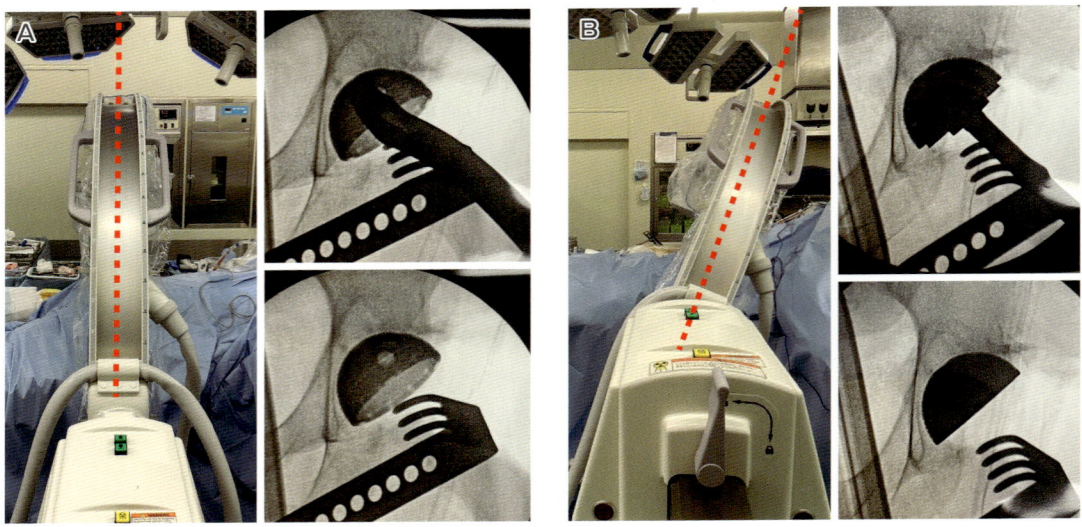

図8 Dual mobility cup のメタルライナー挿入時の工夫

A：Cアームで確認しながらカップの角度を設定する．
B：Cアームを倒すことでカップがフラットに見えるように設定してメタルライナーを挿入する．

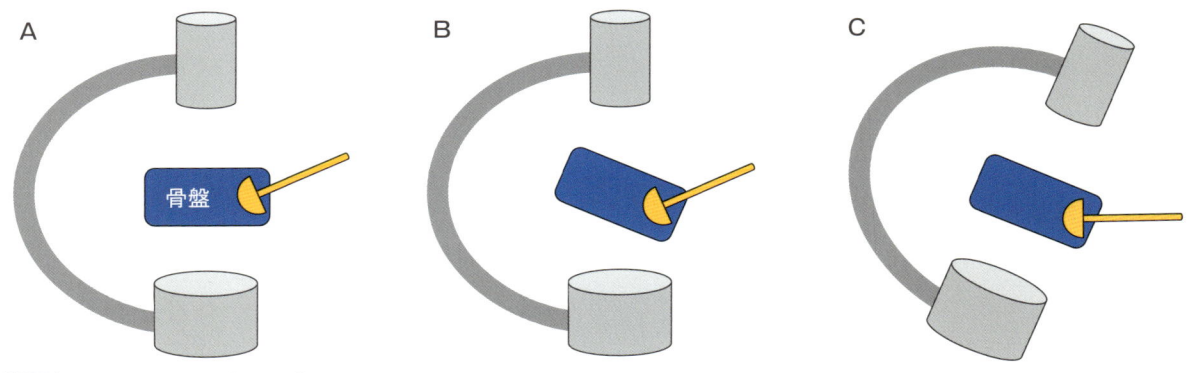

図9 骨盤が傾いたときの工夫

A：Cアームで確認しながらカップの角度を設定する．
B：骨盤が傾いているとカップの正確な角度の把握が困難（この図ではAと同じ角度で設置したつもりだが，結果的に前方開角が付きすぎている）．
C：Cアームを傾けることで補正．

> **Point**
>
> 脚長が揃っているにもかかわらずテンションが緩い場合，脱臼抵抗性を上げるため脚延長を考慮しがちだが，関節包靱帯を縫縮することで，脚延長せずに関節安定性の向上を図っている（図10）．具体的には股関節を過内旋させて内側の股関節包靱帯を，屈曲約45°にして下方の関節包靱帯をそれぞれ重ねて縫合している．完全に縫縮した後，慎重に屈曲と内旋を解除する．

4）機種選択（セメントステムとセメントレスステムの使い分け）

『大腿骨頚部／転子部骨折診療ガイドライン2021改訂第3版』に則って，セメントステムを第一選択としている[6]．セメントステムはセメントレスステムと比較して術中および術後の大腿骨骨折の発生率が低く，ステムのルースニングが少ないとされ，諸外国（アメリカ，イギリス，オーストラリアなど）でもおおむねセメントステムが推奨されている．一

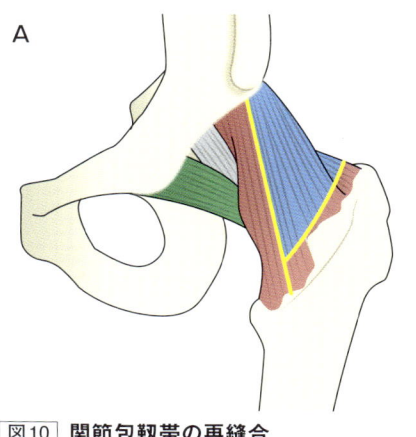
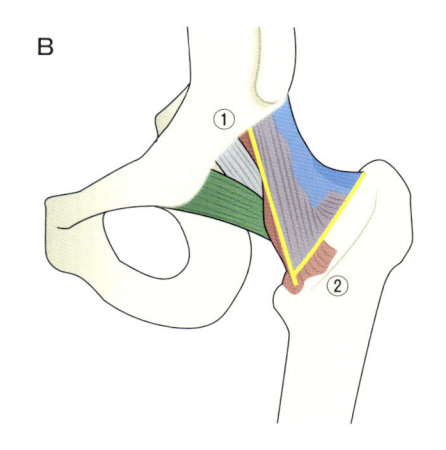

図10 関節包靭帯の再縫合
A：関節安定性が得られている場合は端々縫合．
B：関節不安定性がある場合は縫縮．
　①内旋位で靭帯を重ねて縫合．②屈曲位で靭帯を重ねて縫合．

方，セメントステムの問題点としてbone cement implantation syndrome（BCIS）が挙げられる[7]．BCISは，術中のセメント固定およびステム挿入手技の際に，血圧低下や低酸素血症を引き起こし，ときに致命的になることが知られている．BCISのリスク因子としては，75歳以上，ASA（アメリカ麻酔科学会における全身状態分類）でclass 3以上，Cr＞150 μ mol/L，慢性閉塞性肺疾患，ワルファリン，利尿薬などが挙げられる．BCISの複数のリスク因子を有し，全身状態を考慮して手術時間の短縮が必須の症例に対して，われわれはセメントレスステムを使用している．大腿骨頚部骨折に対して推奨されるセメントレスステムについて，ステムの固定様式や形状について比較検討した質の高い研究は，現時点で渉猟し得た範囲では存在しない．一方，単一機種の検討は多数散見され，ハイドロキシアパタ

イト（HA）コーティングステムの良好な臨床成績の報告がある[8]．このタイプのステムは，大腿骨近位から遠位までの海綿骨をコンパクションすることで，ステムの大腿骨への応力集中を避けることが可能である．われわれはステムの沈下やそれに伴う骨折を予防する目的で，カラー付きHAコーティングステムを選択している．

おわりに

SAAFは，「だれでも」「どこでも」「安全に」をコンセプトにした人工股関節の手術手技である．すべての整形外科医が慣れた環境である骨折牽引台と透視を併用することで導入しやすい手技であると考えている．また，人工骨頭挿入術から人工股関節全置換術まで，術野の展開に難易度が上がることがない手技なのでスムースな移行が可能である．

引用・参考文献

1) Baba T. et al. Bipolar hemiarthroplasty for femoral neck fracture using the direct anterior approach. World J Orthop. 4 (2), 2013, 85-9.

2) Ochi H. et al. Total hip arthroplasty via the direct anterior approach with a dual mobility cup for displaced femoral neck fracture in patients with a high risk of dislocation. SICOT J. 3, 2017, 56.

3) Matsumoto M. et al. Validation study of the Forgotten Joint Score-12 as a universal patient-reported outcome measure. Eur J Orthop Surg Traumatol. 25 (7), 2015, 1141-5.

4) Banno S. et al. Use of traction table did not increase complications in total hip arthroplasty through direct anterior approach performed by novice surgeon. J Orthop Surg (Hong Kong). 28 (2), 2020, 2309499020923093.

5) Kobayashi H. et al. Surgeons changing the approach for total hip arthroplasty from posterior to direct anterior with fluoroscopy should consider potential excessive cup anteversion and flexion implantation of the stem in their early experience. Int Orthop. 40 (9), 2016, 1813-9.

6) 日本整形外科学会診療ガイドライン委員会ほか編，日本整形外科学会／日本骨折治療学会監. 大腿骨頚部／転子部骨折診療ガイドライン2021. 改訂第3版，東京，南江堂，2021, 64-70.

7) George NE. *CORR* Insights®: What Are the Frequency, Related Mortality, and Factors Associated with Bone Cement Implantation Syndrome in Arthroplasty Surgery? Clin Orthop Relat Res. 479 (4), 2021, 764-6.

8) Rivera F. et al. Uncemented fully hydroxyapatite-coated hip stem for intracapsular femoral neck fractures in osteoporotic elderly patients: a multicenter study. Arthroplast Today. 1 (3), 2015, 81-4.

2-6 股関節上方アプローチ（SuperPATH）：セメントレスステムのTechnique

WEB動画▶

鈴鹿智章 Tomoaki Suzuka ｜ 淀川キリスト教病院整形外科副部長，関節外科・人工関節センター副センター長

はじめに

　2000年代初頭に股関節人工物置換における最小侵襲手術（minimally invasive surgery：MIS）の開発，症例報告は最盛を迎えた．

　股関節上方アプローチも2003年に初回報告がなされたものの[1]，本邦には2015年にようやく本格導入された比較的馴染みの浅い手技ではあるが，筋腱，関節包の完全温存が可能であることなどの理由で，当時米国では側方系，後方系ユーザーからの移行が多かったようである[2]．本術式の特徴としては，①筋間進入手技，②術後早期回復，③術後の制限動作，肢位はなし，④術者，助手の計2名で手術が可能，⑤関節包完全温存，⑥脱臼肢位を取らない手技，であることなどが挙げられる．①〜③はいわゆるMIS手技全般での共通認識となっており，アームデバイスやツールの工夫次第では少人数による④も十分達成可能である．⑤，⑥においては，I字関節包切開から終始脱臼肢位を取らずに人工物置換が行えるという，本術式ならではの特徴を紹介する[3]．

手術手技

1. 体位セッティング

　患者を側臥位とし，術者は患者後方（背側）に，助手は前方に配置する．Mayo台に下腿を乗せ，おおむね股関節を屈曲45°，内旋・内転は膝が自然下垂する位置とする（**図1**）．それぞれが15〜20°程度になることが多く，これを"home position"とし，筋弛緩がかかった麻酔下でもこの肢位が確保不能な場合は，導入初期には推奨されない．

2. 皮切〜大殿筋展開

　"Home position"で大腿骨軸に沿って大転子頂部から近位方向に6〜8cmの切開を加え，大腿筋膜レベルまで展開する．皮切長は使用予定の臼蓋カップサイズや人工骨頭径に依存するため，症例に応じて増減可能である．続いて大腿筋膜を大殿筋の線維性方向と平行に切開し，鈍的に大殿筋を展開する．Bursa（滑液包）に被覆された中殿筋が露出できれば，開創器あるいはレトラクターを前後に設置する（**図2**）．

3. 中殿筋の展開

　電気メスで止血を施しながら，Bursaを中殿筋後縁に沿って切開し，短外旋筋群との境界を明らかにする．中殿筋後縁から小殿筋との筋間に前方に向かって弯曲ホーマン鉤をかけ，中殿筋が前方にレトラクトされると，小殿筋，梨状筋，その他外旋筋群が露出される（**図3A**）．続いて小殿筋と梨状筋の筋間から後方に弯曲ホーマン鉤を挿入すると後方関節包が露出される（**図3B**）．原法ではここからさらに前方関節包と小殿筋間にもレトラクターを挿入し，中・小殿筋を一塊にして前方にレトラクトし，前方〜後方関節包を完全に露出させているが，筆者の場合は，小殿筋後縁が腸骨大腿靱帯と坐骨大腿靱帯の境界におおむね該当するため，小殿筋後縁に沿って

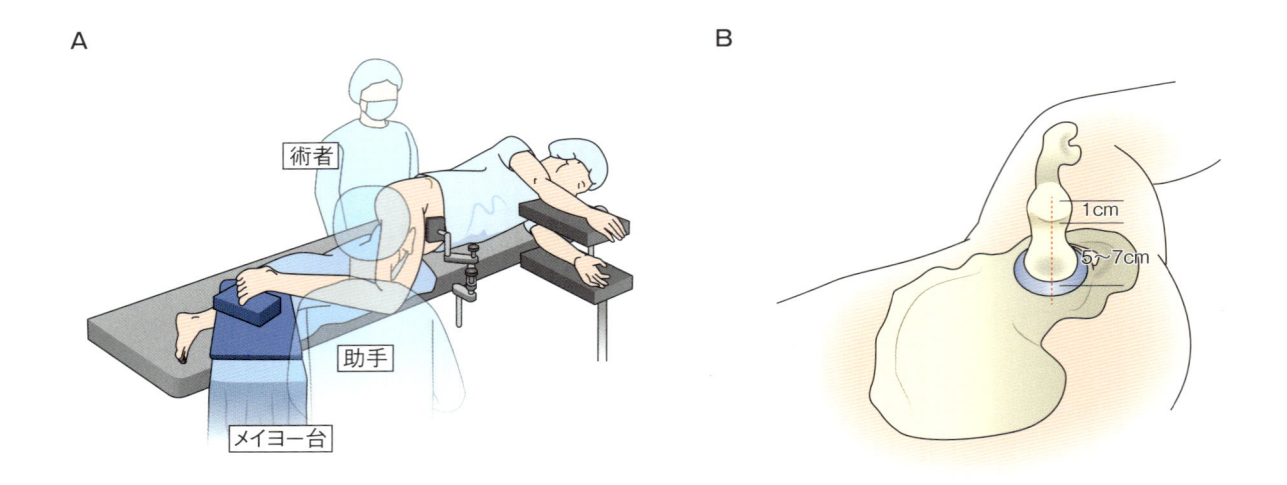

図1 術中体位と皮切イメージ

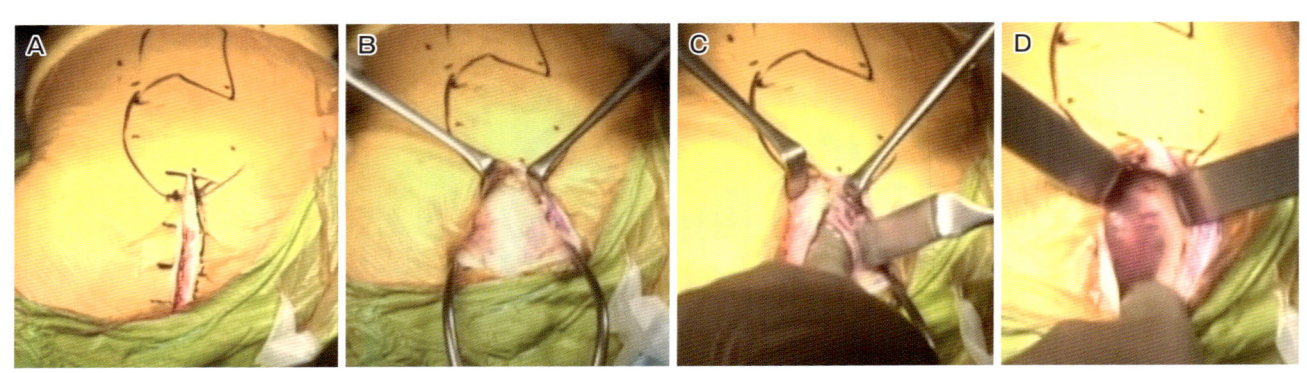

図2 皮切〜大殿筋展開
A：皮下展開.
B：大腿筋膜露出.
C：大殿筋を線維性方向に展開.
D：Bursa露出.

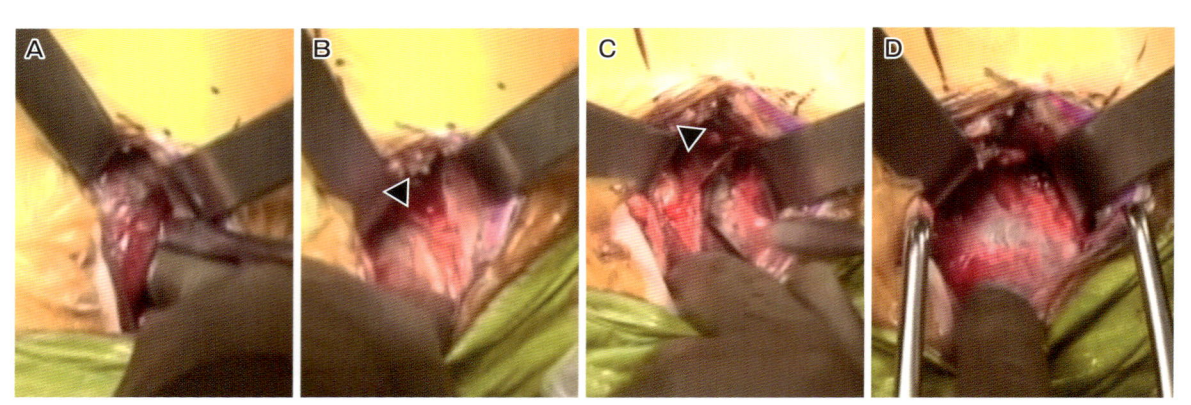

図3 中殿筋の展開〜関節包の露出
A：中殿筋後縁からホーマン鉤を挿入し前方へレトラクト.
B：梨状筋を含めた短外旋筋群を後方へレトラクト（矢頭が梨状筋）.
C：小殿筋と関節包のアタッチメントを剥離し前方へレトラクト（矢頭が小殿筋）.
D：関節包が露出.

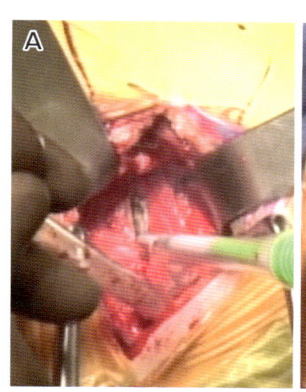
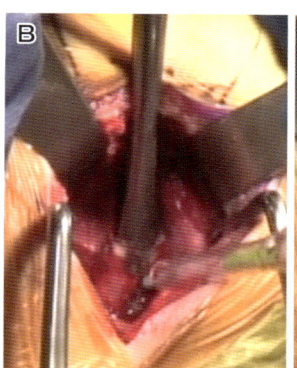
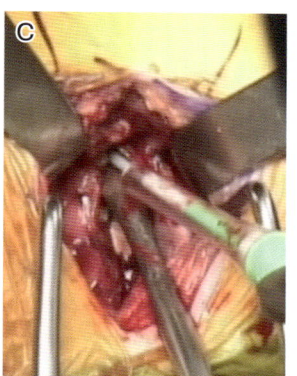
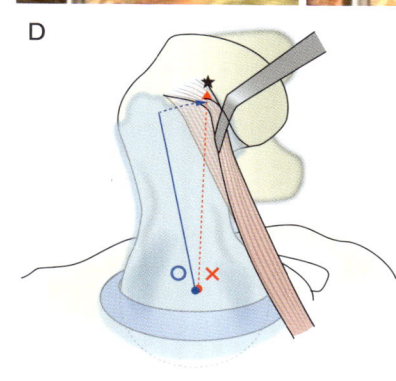
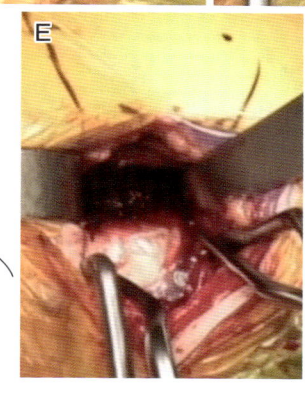

図4 関節包の切開

A：サドル部から骨頭中心を通り，臼蓋縁までI字切開．
B：人工骨頭置換術の際には関節唇を傷めないように保護しながら切開を行う．
C：大転子側へも関節包切開を進める．
D：筋腱付着部損傷を回避する切開方法．
E：頚部前後にレトラクターをかけて上方アプローチは完了．

関節包を切開している．これは小殿筋と関節包とアタッチメントを無理に剥離しないために行っているが，軟部粗組織の拘縮や可動域制限が強固な場合などには原法に沿った手技で進める（**図3C**）．前後に弯曲ホーマン鉤をかけ直し，関節包を露出させる（**図3D**）．

4. 関節包の切開

この関節包展開のフェーズが非常に重要で，この後の各ステップの操作性を大きく左右する．

露出した関節包を大転子頂部から臼蓋縁にかけて切開するが，その際には触知した骨頭の膨らみの中心を通るI字切開で行う（**図4A**）．人工骨頭置換術の場合は，関節唇を損傷せぬようにエレバトリウムなどで臼蓋縁を保護しながら関節包のみを切開する操作が必要になるため，関節包の推奨開始部位を大転子サドル部から行うとよい．前述のようにこのI字切開のラインは小殿筋の後縁を参照して行ってもよい．

続いてサドル部から大転子側へ関節包切開を進める（**図4C**）．原法では大転子頂部（**図4D★**）に向けてI字切開をするが（**図4D赤線**），頂部付近には短外旋筋群の付着部が多数存在するために，レトラクトしてはいるものの不意に筋腱，付着部を損傷するリスクが高い．そのため筆者の場合，骨頭中心と頚部中心を結んだラインを外側へ転子間稜にあたるまで延長し（**図4D青線**），必要に応じて大転子頂部方向に関節包切開の拡大をしており（**図4D青点線**），筋腱を損傷せず関節包のみを切開可能となる．

大腿骨頚部の前後に弯曲レトラクターをかければ，関節包上方アプローチは完了となる（**図4E**）．筋肉，関節包にレトラクターをかける際には，それぞれの緊張を和らげるため，助手に肢位を調整してもらうとよい．つまり外旋筋群場合は股関節を外転，外旋すると外旋筋群が緩むため鉤の挿入が容易となる．関節包切開後も同様の操作で，股関節伸展で頚部後方が緩み，屈曲で頚部前方に鉤を挿入しやすくなる．

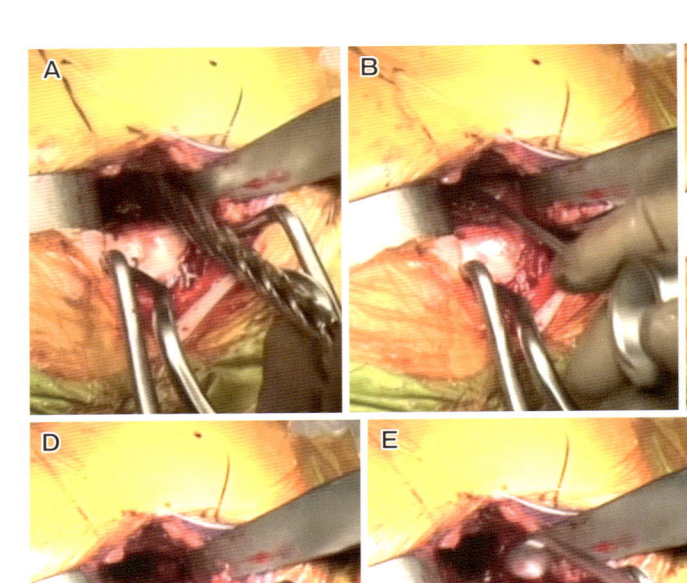

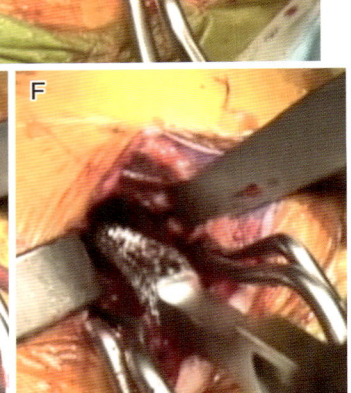

図5 大腿骨の開孔
A：スターターリーマー.
B：カナルフィーラーでアライメント，穿破の有無などを確認.
C：拡大リーマー.
D・E：丸型ノミと弯曲鋭匙で箱ノミ様の操作を行う.
F：スターターブローチで開孔部を整える.

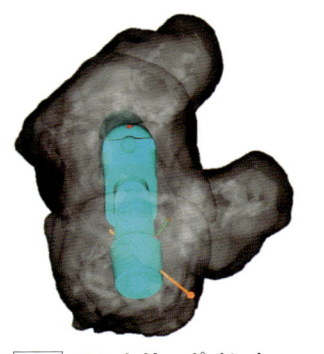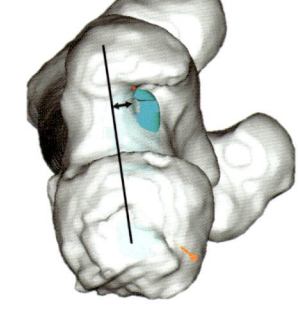

図6 エントリーポイント
エントリーポイントはサドル部より半横指後方となる.

先にエレバトリウムなどを挿入し，ホーマン鉤にかけ変えると，展開がスムーズである.

5. 大腿骨の開孔

一般的な手技では頚部の骨切り，骨頭抜去を行ってからラスピングに移るが，上方アプローチの場合はブローチ設置まで完了してから頚部の骨切り，骨頭抜去の順に手技は流れる.

前述の関節包展開が完了し，骨頭～大転子部を上方から確認できる視野が確保できれば，スターターリーマーを用いてラスピングのエントリーポイントを作成する．開孔ができればカナルフィーラー（カナルファインダー）を髄内に挿入してアライメントの確認を行い，至適方向であれば開孔部の拡大リーミングを行う．丸型ノミ（ラウンドカルカーパンチ）と弯曲鋭匙（カルカーキュレット）を用いて髄腔開孔部を骨頭中心方向に拡張する（図5）．これが通常手技の箱ノミ操作に該当するが，これらのデバイスで骨頭中心とカルカーカーブ（Axial面での内側

U字カーブ）を参照しながら掘削すれば，大腿骨頚部前捻を違えることはない.

エントリーポイントは3D術前計画を用いるのが推奨されるが，多くの場合サドル頂部より半横指程度後方となる（図6）.

6. ラスピング

予定サイズまで順次ラスピングを行い，ラスプ前捻角度・ラスプ挿入深度を都度確認する．ラスプハンドルと下腿の角度より前捻の確認を，大転子や小

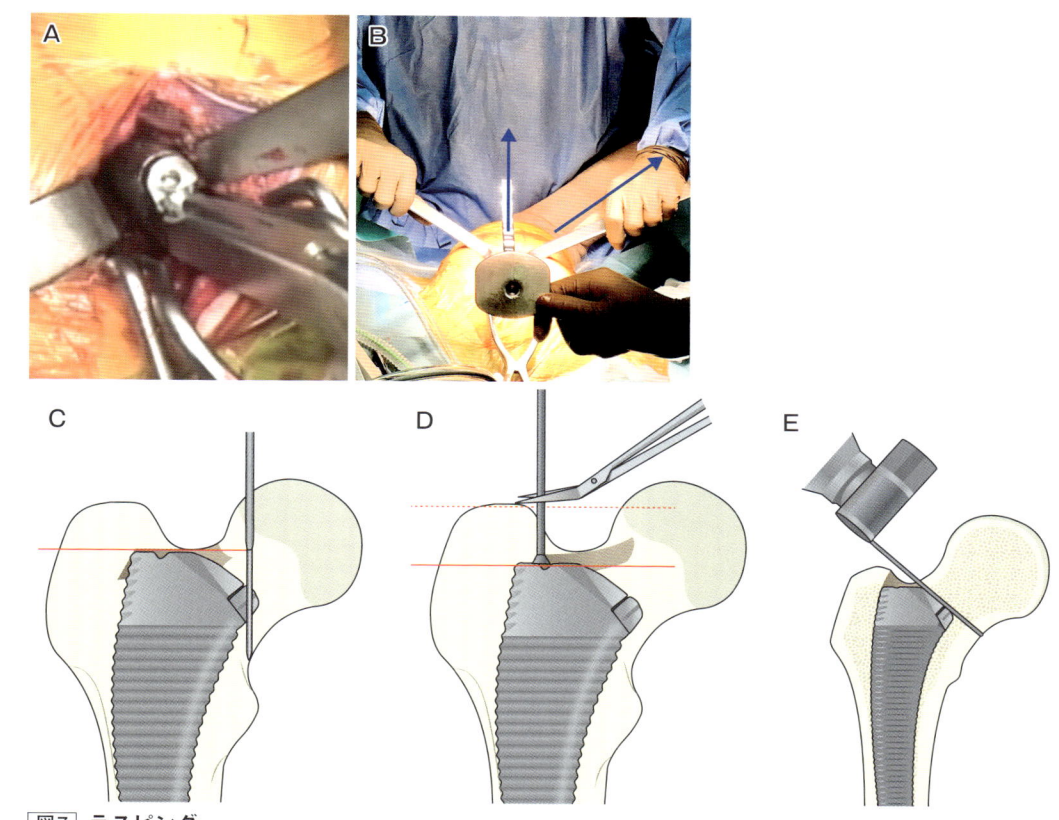

図7 ラスピング
A：順次ラスピング.
B：前捻確認.
C：小転子からの深度確認.
D：大転子からの深度確認.
E：ステム端をガイドに骨切り.

転子からの距離で深度の確認が可能である．ラスプの内外反アライメントは，このタイミングで再度カナルフィーラーを挿入し確認可能である．仮に皮質の接触や余剰骨が存在する場合は，カルカーキュレットを用いて内側カルカー部，サドル部周囲の皮質骨を追加掘削する．至適サイズのラスプが挿入されれば，バンドルを外し頚部骨切りに進む（図7）．リーマー挿入時には，大転子を触知して梨状筋，共同腱や，転子窩の外閉鎖筋付着部損傷にも注意する．

大腿骨の開孔〜ラスピングにおいて，図8に示すような3D術前計画をあらかじめ行っておくと術中の参考になる．

現状，本邦において上方アプローチ用の正規専用デバイスを有しているのはMicroPort Orthopedics

社のみであるため，当院では本術式を採用する場合，同社のステムシリーズのみから選定している．詳細は割愛するが，セメントレスステムは臨床成績の観点から，セメントステムに比べ，より髄腔形状にマッチしたデザインのものを，また固定コンセプトを十分理解したうえで選択する必要がある．

7. 頚部骨切り〜大腿骨頭の摘出

挿入されたラスプの近位端をガイドにボーンソーを用いて骨切りするが，両刃のレシプロソーを用いると操作性よく，筋腱や関節包の損傷や骨折リスクも少ない（図9A）．頚部の前後からカルカー側まで刃が通れば，ドリルピンを大腿骨頭の荷重部，あるいは骨硬化部分に挿入し，挿入したドリルピンを外方に回転させ，緊張した円靭帯や輪帯を切離する．

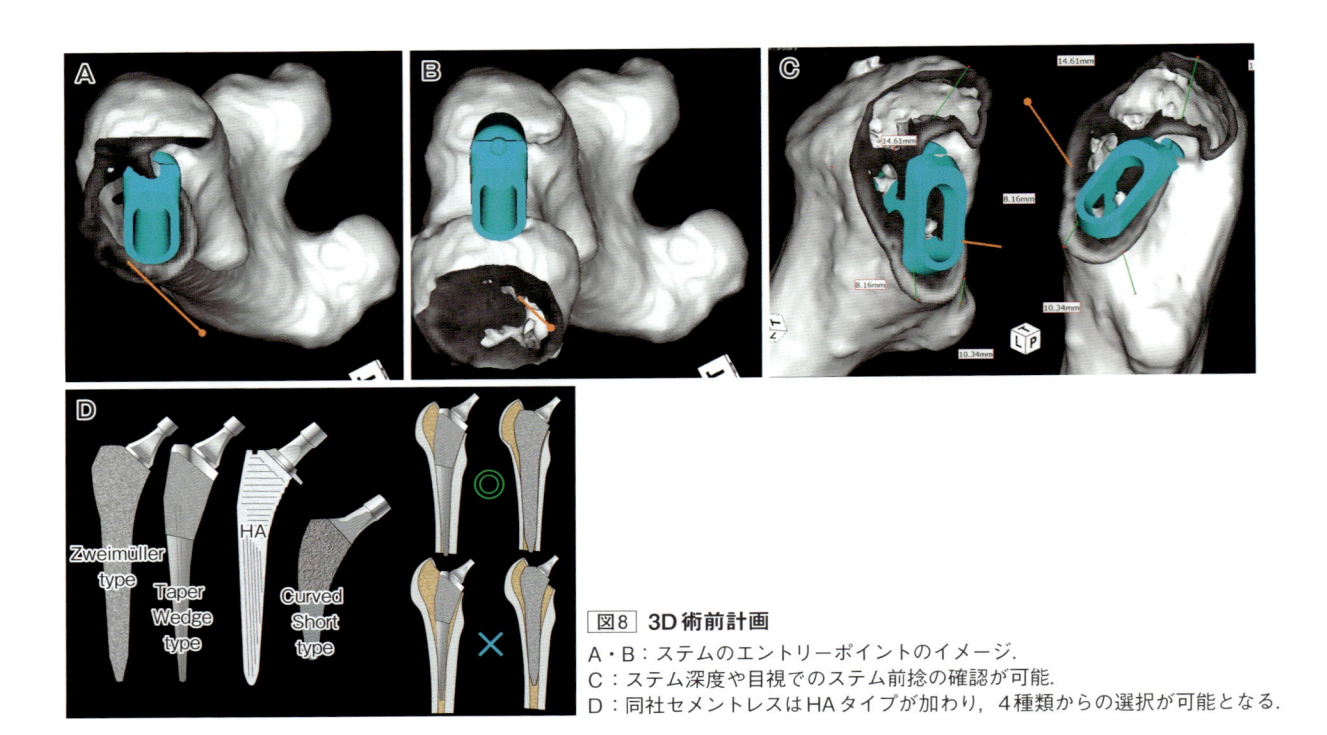

図8 **3D術前計画**
A・B：ステムのエントリーポイントのイメージ．
C：ステム深度や目視でのステム前捻の確認が可能．
D：同社セメントレスはHAタイプが加わり，4種類からの選択が可能となる．

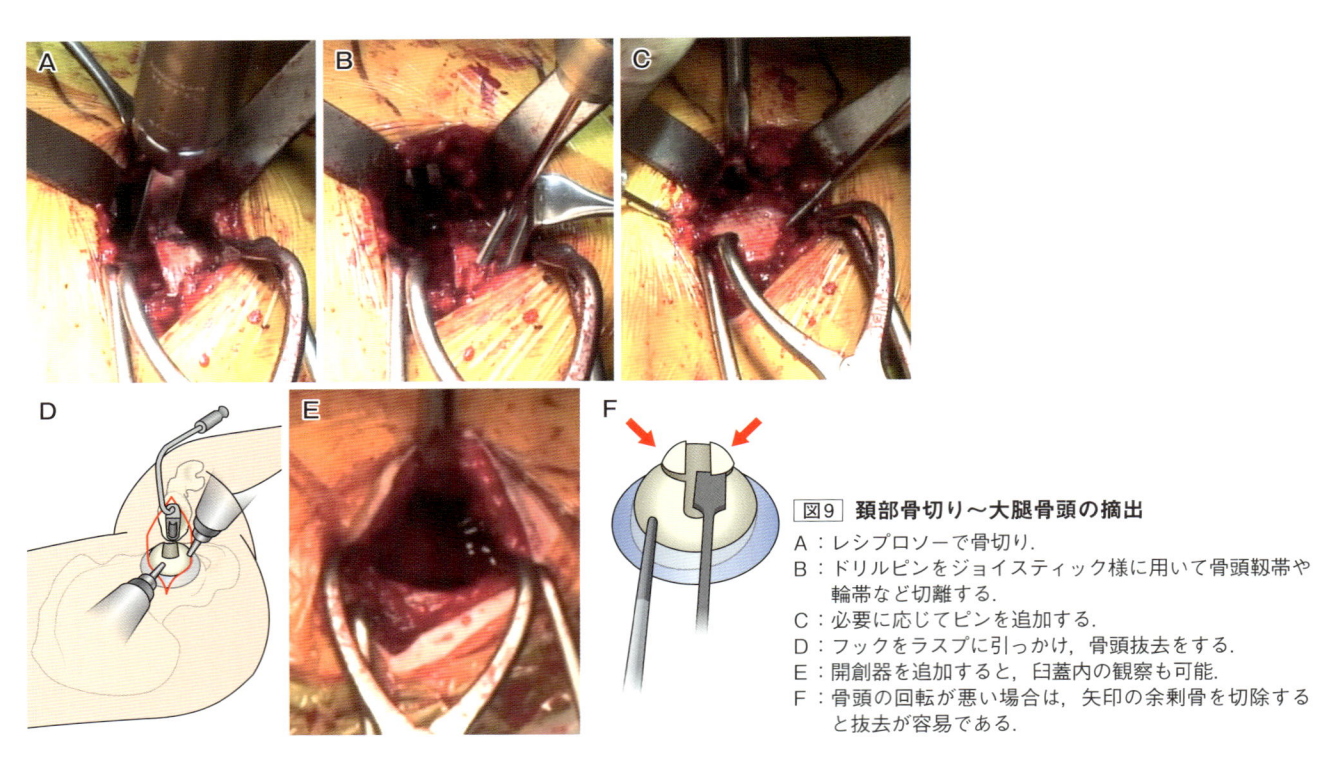

図9 **頚部骨切り～大腿骨頭の摘出**
A：レシプロソーで骨切り．
B：ドリルピンをジョイスティック様に用いて骨頭靱帯や輪帯など切離する．
C：必要に応じてピンを追加する．
D：フックをラスプに引っかけ，骨頭抜去をする．
E：開創器を追加すると，臼蓋内の観察も可能．
F：骨頭の回転が悪い場合は，矢印の余剰骨を切除すると抜去が容易である．

必要があればドリルピン2本目を挿入し，ヤコブスチャックを付けたままの2本のドリルピンをハンドリングし，骨頭を摘出する（**図9B**）．あらかじめステム用フックをラスプ肩部のインパクトホールに引っ掛け，大腿骨を外方へ牽引しておくと，より骨頭回転が容易となり，摘出後に関節包を開創器で展開すれば，臼蓋内の状況もよく観察できる（**図9D，E**）．

骨頭抜去後には必ず，①ネックカットレベル，②

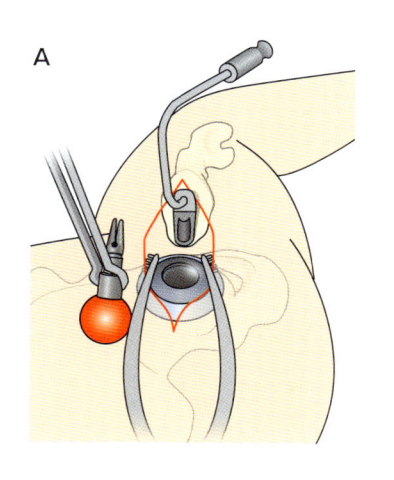
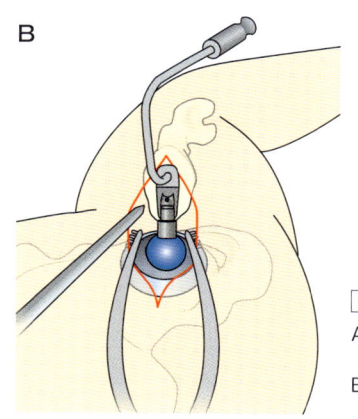

図10 バイポーラトライアルカップの設置〜試験整復
A：あらかじめアウターヘッドを臼蓋内に留置し，スナップイン方式でトライアルを行う．
B：脱臼はステムネックジャンクションをてこの原理で解体して行う．

ステム沈下の有無，③臼蓋内の観察〔変形性関節症（OA），関節唇損傷など〕などを確認し，必要に応じて④頚部の追加切除，⑤ステムサイズ up/down，⑥THAへの変換などを検討する．頚部が長い，あるいは骨頭サイズが大きいなどで骨頭摘出に難渋する場合は，矢印部をノミで切除しておくと，骨頭をより外方へ回転させやすくなり，抜去操作が容易になる（図9F）．念のため，骨頭抜去後にラスプ肩部を叩いてステム沈下の有無を確認し，ラスプ深度を再評価しておく．

この時点で必要に応じて頚部の追加骨切りや沈み込みがあればステムのサイズ変更なども検討する．大腿骨に挿入されているラスプのインパクトホールにボーンフックをかけて大腿骨を外方化すると，臼蓋が観察しやすい．

人工骨頭置換術の場合はこの時点でトライアルならびに試験整復となる．

8. バイポーラトライアルカップの設置〜試験整復

摘出した骨頭サイズを計測し，それに応じたバイポーラトライアルヘッドを挿入し，吸着状況を確認する（図10）．マッチしたヘッドを臼蓋内に残し，ラスプにトライアルネック，インナーボールを装着し，試験整復を行う．通常手技では整復の際に骨頭用のプッシャーなどを用いるが，本法ではステム用フックを用いると整復操作がしやすい．股関節の安定性や軟部組織の緊張，可動域，インピンジメントの有無，脚長などが確認できれば，インプラント挿入へと進める．

人工股関節置換術の場合は臼蓋操作の準備へ進む．

9. 臼蓋操作の準備（関節唇切除，ポータル作製，キャニューラ挿入へ）

下肢を"home position"にした状態で，関節包と関節唇の間に弯曲レトラクターあるいは6〜8cmの筋鉤を挿入し，臼蓋前後方向に関節包のみを引くと，関節唇を全周性に切除しやすくなる．この時点で癒着関節包の剥離や滑膜組織の除去などを済ませておくと，ワーキングスペースの確保につながる．関節包肥厚の強い症例では，臼蓋前方処置の際は股関節を軽度屈曲位に，後方処置の際は軽度伸展位にすると操作性が向上する．

10. ポータル孔作製，キャニューラ挿入

ステムフックを引っかけたラスプごと大腿骨を前外方に挙上し，ポータルプレイスメントガイドを設置する．ポータルをガイドホール越しに皮膚に触れるまで挿入し，予定位置が決まれば1cm横切開を設けてポータル孔を作製する．横切開は縦切開に比べ，リーミング時のアングルコントロールがフレキシブルであり，術後切開創も審美性に優れる．ポータルはトロッカーとともに臼蓋内に挿入するが，そ

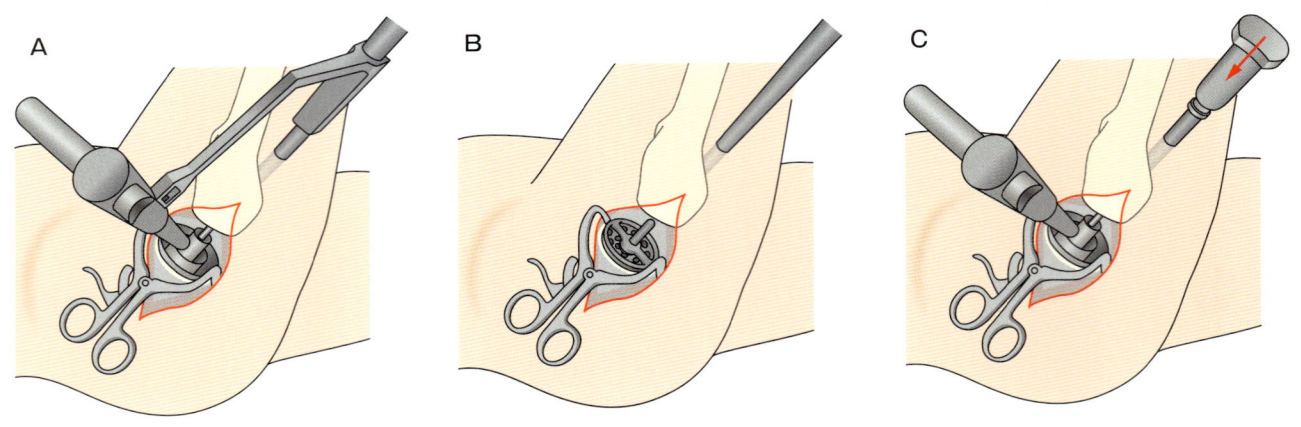

図11 臼蓋リーミング〜カップ設置
A：ステムフックで牽引をかけながら，ガイド越しにキャニューラを挿入する．
B：設置したこのキャニューラを用いて，リーミングやスクリュー用ドリリングなどの操作を行う．
C：カップ，ライナーの最終打ち込みも同様の操作で行う．

の際には股関節を少し伸展した状態でガイドを外しフリーハンドでゆっくり回転させながら，もう一方の手でトロッカーの先端を誘導すると安全で確実である．キャニューラ先端が臼蓋センターに到達するように，肢位と挿入ルートの微調整をしておく．坐骨神経や内側大腿回旋動脈などの損傷リスクが高いため，股関節屈曲位でガイド越しに勢いよくトロッカーを挿入するような粗暴な操作はくれぐれも避けるべきである．

11. 臼蓋リーミング〜カップ設置

臼蓋リーマー先端をメイン切開より臼蓋内に設置し，キャニューラ越しに挿入されたリーマーシャフトと関節内で接続し，リーミング操作を行う．リーミングの際には，さきほどのキャニューラ先端が臼蓋センターにくる肢位を助手にキープしてもらうことが重要である．至適サイズまでリーミングできればカップも同様に臼蓋内に設置し，キャニューラ越しにカップインパクターで打ち込みを行う．スクリュー挿入をする場合も同様にキャニューラ越しにドリリングを行い，ドリルの終端にある深度計測用目盛りを用いてスクリュー長を決定する．ライナー設置も同様の操作となる（図11）．ドリルやスクリューが誤ったホールに挿入されていないかは，メイン

皮切より確認が可能である．

12. 試験整復

トライアルヘッドを臼蓋カップ側に，トライアルネックをラスプに装着し，ステムフックを牽引してラスプごと大腿骨をコントロールしながらヘッドネックを接合させ，整復操作を行う．軟部組織のテンション，可動域，インピンジメントの有無，脚長を確認し，問題なければインプランテーションに進む．

Jumping distanceを減ずる目的で筆者はこの方法で行っているが，症例によってはヘッドネックごと整復する方法でも構わない．

13. トライアルの取り外し方法

本法特有であるが，いわゆる脱臼操作は行わず"home position"で，ラスプ肩口にかけたステムフックを牽引し，"てこ"の原理でトライアルネックとラスプの接続を解除する（図10B）．

14. インプラントの挿入

仮にライナートライアルを行った場合は，キャニューラ越しのライナーインパクターで臼蓋カップにライナーの打ち込みを行う．前述のステム深度の確認方法に準じて大腿骨ステムの打ち込みをし，ヘッド，ネックをステムに結合させて整復し（図12），最後に脱臼テストをして閉創へ進む．チェンジャブ

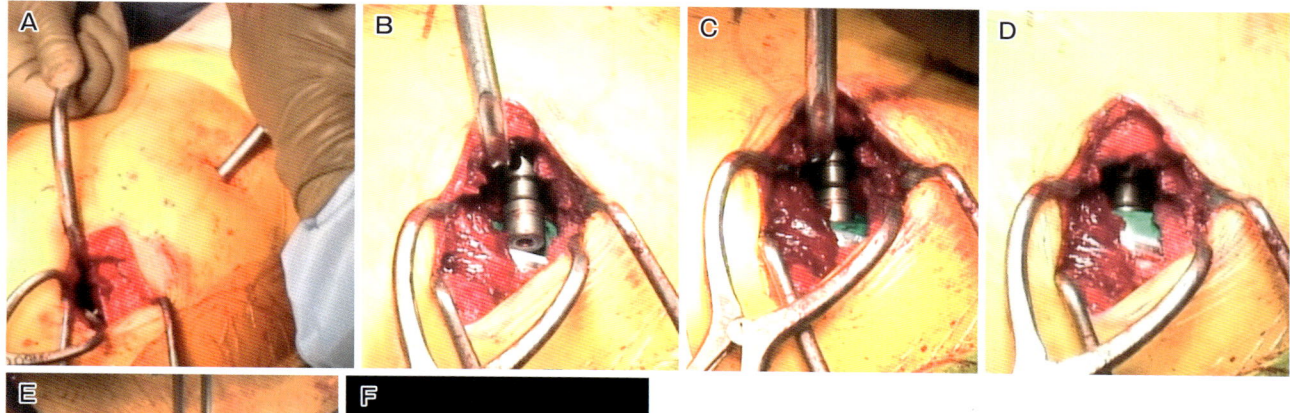
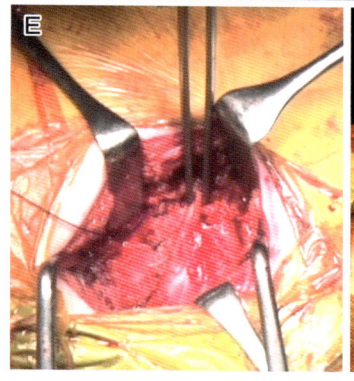
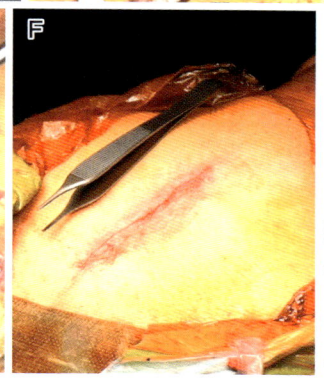

図12　インプラントの挿入〜閉創

A：実際のカップ打ち込み操作.
B〜D：ステムフックで牽引して関節内でヘッド・ネックを整復する.
E：I字切開した関節包を修復し，その他外旋筋群の損傷がないことも
　　確認.
F：本症例は6cmの切開であった.

ルネックを用いる場合は，corrosion などのリスク
を低減するために血餅洗浄とドライアップ操作を徹
底する．十分な関節内洗浄を終え閉創へ.

15. 閉創

　連続縫合糸を用いてI字切開した関節包の断端を
縫合し，筋腱膜を各層ごとに修復して終了する.

引用・参考文献

1) Murphy SB. Tissue-Preserving, minimally invasive total hip arthroplasty using a superior capsulotomy. Minimally invasive total hip and knee arthroplaty. Springer-Verlag, 2004, 101-7.
2) Penenberg BL. et al. Percutaneously assisted total hip arthroplasty（PATH）: a preliminary report. J Bone Joint Surg Am. 90 Suppl 4, 2008, 209-20.
3) Chow J. et al. Modified micro-superior percutaneously-assisted total hip: early experiences & case reports. Curr Rev Musculoskelet Med. 4（3）, 2011, 146-50.

3-1 人工骨頭置換術での脱臼に対するDual Mobility Cupへのコンバージョン

本間康弘 Yasuhiro Homma | 順天堂大学医学部整形外科学講座准教授
田代 憲 Ken Tashiro | 順天堂大学医学部整形外科学講座
佐野 圭 Kei Sano | 順天堂大学医学部整形外科学講座

はじめに

Dual mobility cup（DMC）が2013年に本邦で使用可能になってから約10年が経過した[1]．当然ではあるが，当初は使用数も少なく，学会などでその名前を耳にすることは極めて少なかった．一方，この10年の間，経時的にDMCの使用数・使用割合は右肩上がりに増加しているといわれ，学会や研究会では非常に多くの演題が発表されるに至っている．さらには，日本の医療機器製造販売会社が開発した国産DMCも使用可能となっている．このような状況は，本邦においてもDMCは一定の現場のニーズを得たものと解釈することもできるかもしれないが，DMCにまつわる未解決の科学的課題も多く存在し，特にその適応に関しては，引き続き議論を続けていく必要がある[2-5]．しかしながら，転位型大腿骨頚部骨折に人工股関節全置換術（total hip arthroplasty：THA）が適応になるのであれば，DMCを選択することが妥当である，という意見に対しては多くの外科医のコンセンサスが得られるエビデンスが蓄積しているといえるのではないであろうか．また，転位型大腿骨頚部骨折に対する標準的な手術方法である人工骨頭置換術において，術後脱臼といった合併症は，その頻度は少ないものの未だ一定の割合で存在する．そのような合併症に対して

DMCへのコンバージョンは，有効な選択肢の1つとなり得る．

本稿では，「人工骨頭置換術からのDMCへのコンバージョン」といったテーマに基づき，解説を行う．

症例供覧

症例は90歳，女性．既往症にパーキンソン病，正常圧水頭症，認知症があり，受傷前ADLは車椅子・つかまり立ち．転倒を契機とした右股関節痛を認め，右転位型大腿骨頚部骨折の診断であった（図1）．単純X線で大腿骨はDorr type Cで，股関節骨形態はsharp角45°，center edge angle（CEA）25°であった．受傷前に撮像されたCT（臥位・機能的骨盤基準面）では，anterior acetabular sector angle（AASA）47°（正常は50°以上），posterior acetabular sector angle（PASA）97°（正常は90°以上），superior acetabular sector angle（SASA）113°（CEA20°をカットオフ値とすると正常は110°以上，25°とすると115°以上が正常）であった（図2）．また，股関節周囲筋の著明な萎縮を伴っていた．高齢でかつADLが車椅子であったことから，手術侵襲をできるだけ抑える目的で人工骨頭置換術の方針となった．手術はdirect anterior approach（DAA）により，セメントステムを使用した

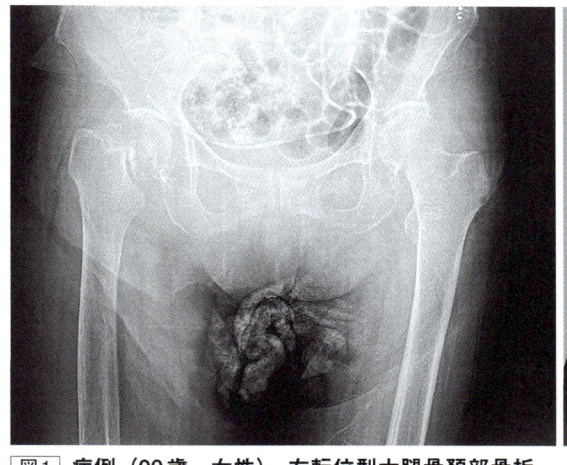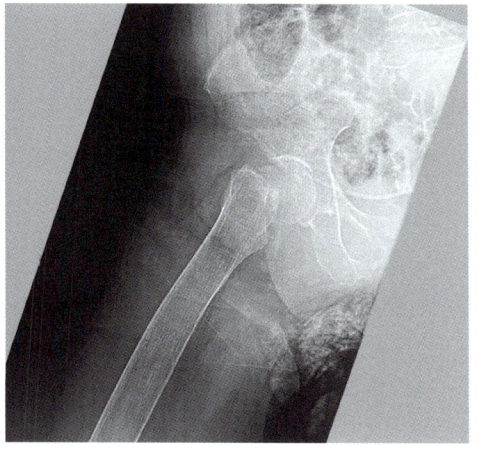

図1 症例（90歳，女性）．右転位型大腿骨頚部骨折

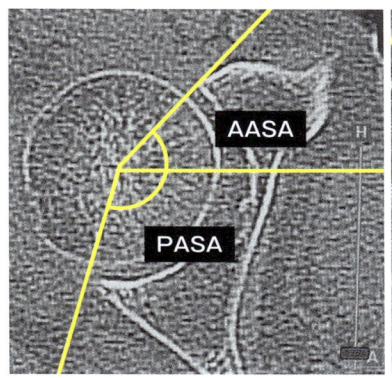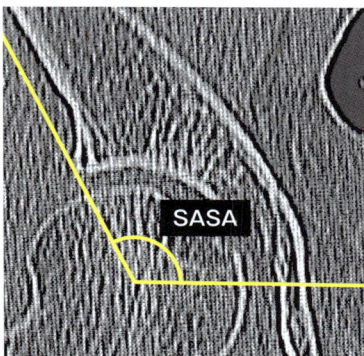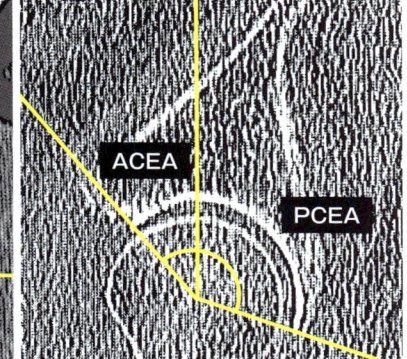

図2 各種の股関節骨形態パラメーター

AASA；anterior acetabular sector angle，PASA；posterior acetabular sector angle，SASA；superior acetabular sector angle，ACEA；anterior center edge angle，PCEA；posterior center edge angle.
AASAとPASA：大腿骨頭中心レベルの水平面にて両側大腿骨頭中心を結ぶ線と寛骨臼前縁／後縁との間の角度をAASA，PASAという．
SASA：大腿骨頭中心レベルの冠状面にて両側大腿骨頭の中心を結ぶ線と寛骨臼の外側縁との間の角度をSASAといい，CEAと90°の合計と等しい．
ACEAとPCEA：大腿骨頭中心レベルの矢状面にて大腿骨頭中心を通る垂線と寛骨臼前縁／後縁との間の角度をACEA，PCEAという．

（CoreHip®ステムSTDセメントタイプsize 1, outer head 43 mm, inner head 26 mm）．インプラント挿入時の整復テンションはやや緩めであったが，伸展・外旋操作で不安定性は認めなかった．関節包は可及的に修復したが，腸骨大腿靱帯の縦走線維のみの修復となった．術後X線像（臥位）を図3に示す．術後経過問題なく，つかまり立ちは可能となり，術後17日目に自宅退院となった．術後2カ月，明確な受傷起点・受傷日は不明だが右股関節痛の訴えがあり，その1週間後に近医を受診したところ股関節前方脱臼の診断で当院に救急搬送となった（図4）．プロポフォール鎮静下でも整復は困難であり，牽引台・術中透視を使用下でDMC-THAへのコンバージョンの方針とした．DAAで展開し，臼蓋には脱臼後時間経過を認めていたことから血腫と瘢痕組織を認めたためそれを除去した．ステムが弛まないように注意しながら人工骨頭を外したのちに寛骨臼のリーミングを行い，カップの前方開角度をできるだけ抑える意図をもってG7 cup 44 mm（dual mobility system：acetabular liner 32 mm, bearing 22 mm）

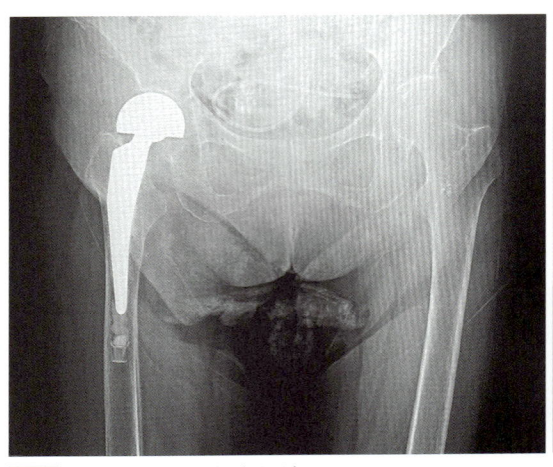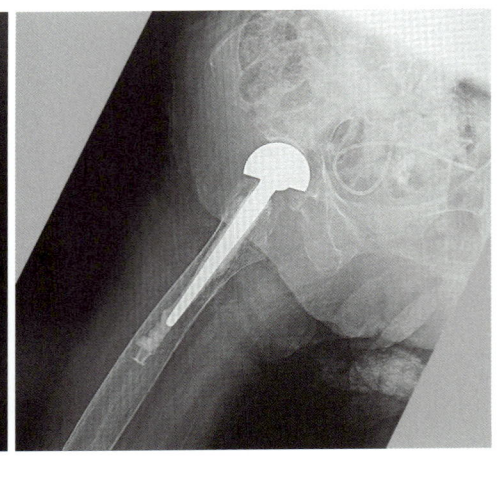

図3 術直後単純Ｘ線（臥位）

ステム外反1°，Barrack 分類 Grade C，脚長差－5.7 mm.

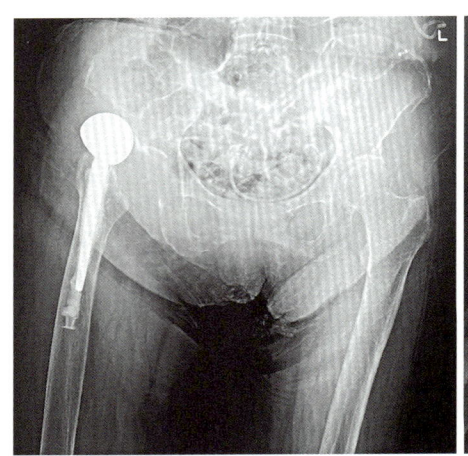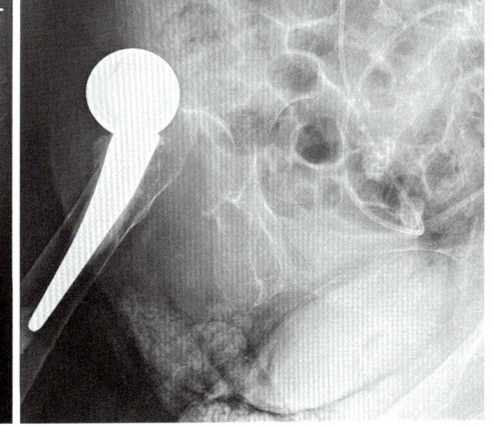

図4 術後2カ月の単純Ｘ線

人工骨頭の前方脱臼を認める.

を挿入した. 牽引台を使用し，患肢を牽引しながら寛骨臼操作を行ったため，ステムはそのままの状態で寛骨臼操作を問題なく行えた. 術後Ｘ線像（臥位）を**図5**に示す. 後療法は術直後から全荷重を開始した. 術後6カ月現在，インプラントの弛みや脱臼なく経過しており，在宅リハビリテーションで平行棒の歩行練習までADLは回復している.

人工骨頭置換術における基本的な脱臼予防対策

人工骨頭置換術においても，THAにおける脱臼予防のコンセプトである「脱臼対策の3S」（Soft tissue, Spino-pelvic assessment, Selection of implant）が適応できる[6-8]. 兎にも角にも軟部組織（Soft tissue）が最重要であるが，後述する'隠れ'寛骨臼形成不全はSpinopelvic assessmentに含有され，Selection of implantは人工骨頭置換術の適応がない場合のDMCを用いたTHAということにつながる. 以下に，人工骨頭置換術の際に特徴的な重要点を説明する.

1. 軟部組織緊張（Soft tissue）の維持とステム回旋アライメント

軟部組織緊張の維持に関して，技術としての要素が最重要となる. 軟部組織としては，筋肉，関節唇，

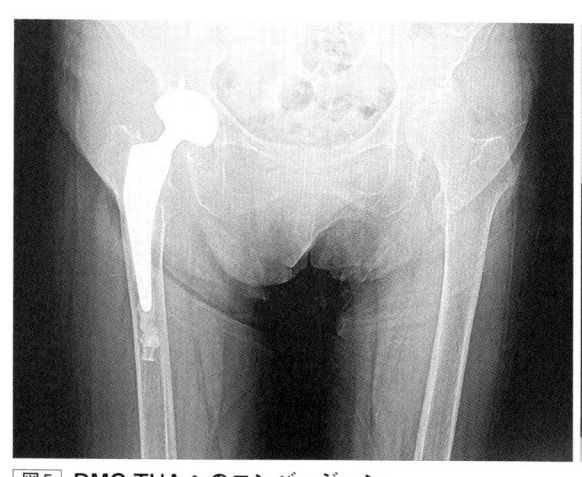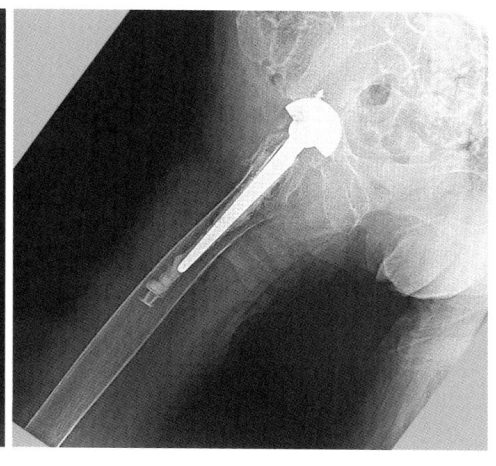

図5 DMC-THAへのコンバージョン
術直後単純X線（臥位）．外方開角37°，前方開角16°，脚長差−4.4 mm.

関節包靱帯が重要となる．どんなアプローチにせよ，筋肉は股関節安定性に影響し，また術後機能にも大きく影響するので，十分な技術の習得が必要となる．関節唇はさまざまな理由によりその関節安定機能が落ちるので，注意深い観察と判断が必要になる．受傷以前より変性のため菲薄化・剥離・損傷している可能性に加え，受傷時に剥離・損傷が加わることを知っておく必要がある．さらには，手術時においても医原性に関節唇を傷める可能性もあり，その手技には十分な注意が必要である[9]．しかしながら，傷んだ関節唇を術中に修復することの効果は現時点で明らかでなく，少なくとも現時点では推奨される手技はなく，今後の研究に期待したい．そして，関節包靱帯も関節安定性に寄与する．興味深いことに，関節包靱帯の厚みは必要性に応じた形態変化があることが知られており，体格の大きい男性ラグビー選手の関節包靱帯よりも，クラシックバレエ女性選手の関節包靱帯が分厚いことが報告されている[10]．この事実は，より広い股関節可動域を必要とするクラシックバレエ選手の股関節を安定させるための関節包靱帯の代償機能と考えられるが，関節包靱帯が安定性に寄与している証拠の1つと考えられる．一方，大腿骨頚部骨折患者における関節包靱帯の術後臨床的意義は未だわかっておらず，個体差が多いと経験的には感じているが，前述の報告を含む複数のバイオメカニクス的考察の論文にあるとおり，関節包靱帯は股関節安定性に寄与するため，その温存・修復・短縮（capsular plication）の手技は取得しておくべきだと考える[11]．しかしながら，関節包靱帯への処置はインプラントを挿入し，最終的な閉創の段階で行われるため，仮に不安定性を残したまま関節包靱帯の処理に対する脱臼予防効果に期待をもって閉創に進むのは現実的ではなく，また，その効果もどこまであるかの厳密なエビデンスは乏しいのが現状であるため，あくまで補助的な意味合いとして捉える．

一方，軟部組織緊張に関しては，展開や術中操作による手技でのコントロールに加え，インプラントでの調整も可能であるため考慮が必要となる．ステムの挿入深度やネック長の調整による脚延長が1つの選択肢になるが，脚長差をつけるマイナス面と安定性を上げるプラス面とのバランスをとりながら最終判断する必要がある．

ステムの回旋角度に関しては，どのアプローチにおいても術野のみを局所的にみていては，正しい回旋角度の評価が難しいことを知っておく必要がある．特に日本人は，大腿骨頚部の過度な前捻と大腿骨の回旋異常を伴う患者がいることがわかっており，機

能的な角度として遠位まで含めた大腿と下肢全体を
みる必要がある．術中はCT画像が撮れないので正
確な診断は困難であるが，目視や触診などにより可
能な限り観察し，判断する必要がある．もし，ステ
ムの回旋アライメントの異常がある場合は修正が必
要となるが，頚部の解剖学的形態と相反する角度で
ステムを挿入することになるため，セメントレスス
テムを使う場合は術中骨折などの合併症に十分に注
意する必要がある．

2. 整復阻害因子の確認および解除

人工骨頭と寛骨臼の間に何かしらの物体が存在す
ると，易脱臼性が生じる．バイオメカニクスの観点
からの理由としては，人工骨頭に対する寛骨臼の被
覆程度が減少し，全般的なJumping distanceが減
少することと，人工骨頭の回転中心が偏位するため
特定の角度においてインピンジが生じやすく，かつ
Jumping distanceの減少がより顕著になるためであ
る．介在する物体としては，硬組織と軟組織に大別
される．硬組織は骨片や遺残セメントが考えられる．
軟組織は肥厚した円靱帯，剥離した関節唇が介在
し得る．あらかじめそれらがないことを確認してか
ら整復操作をすることが基本事項であるが，整復後
に不安定性を感じた場合は，再度，介在物の有無を
確認し，それらを認めた場合，可及的に介在物の解
除が必要となる．

見逃されている'隠れ'寛骨臼形成不全

一方，手技もインプラント設置も正確に行ったが，
なぜか脱臼する症例を経験した外科医も多いであろ
う．近年の研究から明らかになっていることは，寛
骨臼の前壁欠損や後壁欠損といった局所的な低形成
で通常のX線像では診断困難な患者が一定の割合で
存在し[12]，そのような患者は脱臼リスクが高いこと
がわかってきた[13,14]．要は，人工骨頭置換術の'隠れ'
禁忌が存在している可能性があり，術前に確実に除
外しておく必要がある．

大腿骨頚部骨折症例では術前CT画像検査をルー
チンで行わずに単純X線像のみで診断されることが
多く，単純X線像にてCEAが20°以上ある場合は
寛骨臼形成不全がないと判断されることが多い．し
かし，寛骨臼は3次元構造であるためCTにて3次
元的評価を行うと，前額面における寛骨臼形態や大
腿骨頭被覆評価では正常範囲内であっても，水平面
にて寛骨臼前壁や後壁被覆が不十分である前壁／後
壁低形成を認める患者が一定数存在する（解剖学的
低形成）．このような骨形態を'隠れ'寛骨臼形成不
全とわれわれは呼んでいる．'隠れ'寛骨臼形成不全
は近年欧米を中心に報告されている概念である股関
節不安定症（hip micro-instability）の原因と考えら
れているように前後方向への不安定性を増強させる
要因となるため，THAよりも脱臼リスクの少ない
人工骨頭置換術を，軟部組織を温存できる前方系ア
プローチで行ったとしても脱臼リスクが高くなって
しまう．したがって，術式（人工骨頭置換術 or
THA）を選択する前に3次元的視点での寛骨臼形
態の正確な診断を行うことが重要である．

CTの水平面にて両側大腿骨頭中心を結ぶ線と寛
骨臼前縁／後縁との間の角度をAASA/PASAといい，
AASA＜50°，PASA＜90°がそれぞれ前壁低形成，
後壁低形成と定義されている．筆者らは大腿骨頚部
骨折患者における寛骨臼形態調査（100股関節）を
行ったところ，CE≧20°であるにもかかわらず
AASA＜50°とPASA＜90°のいずれかを満たす'隠
れ'寛骨臼形成不全が13股関節（13％）存在してい
ることが明らかになった[12]．このような症例に関し
ては人工骨頭置換術ではなくDMCを用いたTHA
がよい適応となる可能性がある．

人工骨頭置換術術後脱臼への
サルベージ戦略

人工骨頭置換術においても，一定の割合で術後脱
臼が生じる．脱臼が頻回になる場合は再手術による

サルベージが必要となってくる．その場合において の最重要点は脱臼の原因診断で，前述の基本的な術 中脱臼予防対策をおさらいする必要がある．さらに， '隠れ'寛骨臼形成不全の有無を明確にすることが極 めて重要になる．しかしながら，'隠れ'寛骨臼形成 不全の正確な術前診断には，CTと機能的アライメ ントが重要で，解剖学的座標に基づく計測と立位の 骨盤アライメントに調整した機能的座標に基づく3 平面での評価が必要となる．現状，それが可能なソ フトはどこの病院でも利用可能なソフトウェアでは ないため，術前の通常のCTで臥位基準での評価で ある程度の見込みを立てて，術中に目視などで確認 することが必要となってくる．このような'隠れ'寛 骨臼形成不全つまり骨性被覆が乏しい場合に， DMCを用いたTHAへのコンバージョンで安定性 を獲得できる可能性がある．人工骨頭への被覆度を カップでコントロールできる点が作用機序となる． 逆説的には，人工骨頭の被覆度が十分で寛骨臼のア ライメントが機能的肢位で正常である場合には DMC-THAのコンバージョンの効果は乏しい可能 性があるので，そのような場合は，おそらくは軟部 組織緊張に起因する脱臼である可能性が高く，単に DMCを使えば脱臼を防げるかは疑問であり，軟部 組織による股関節安定機構を再建する手法も考慮す る必要が生じる．

　THAにコンバージョンする場合の注意点につい て述べる．まず，大前提としてコンバージョンは， DMCを用いたTHAが最適であると考えている． 28 mmや32 mmの相対的に小さい骨頭は，過度な トルクが発生しないことから安定した力学的環境を 保ち，インプラントの長期生存には有利だが，目の 前の課題である安定性の確保に関してはインプラン ト自体がもつ脱臼抵抗性メカニズムの観点から不利 になる．カップ角度をコントロールできる点で人工 骨頭よりも優位性をもつかもしれないが，それ以上 にインプラントの構造上の差による劣性が上回り，

総合的には相対的に小さい骨頭径では脱臼率が高い ことが示されている．したがって，カップ角度をコ ントロールできるTHAを選択する場合は，何かし らの脱臼抵抗性をもつインプラントの選択が重要と なる．そうすると選択肢は，拘束型，大径骨頭 （36 mm以上），DMCに限定される．大径骨頭 （36 mm以上）かDMCかについては今後も継続し た研究と議論が必要であるが，筆者はDMCを選択 している．主な理由は，その安全性がDMCでより 高いと考えているためである．これは，大径骨頭で は，過度なトルク値が発生することと極めて薄いポ リエチレンになることへの懸念であり，一方， DMCは，過度なトルクを抑えることが意図されて いるインプラントであり，また薄いポリエチレンラ イナーになることはない．この2点に関してインプ ラントに起因する予期せぬ臨床的破綻（カップ脱転 やライナー破損など）のリスクがDMCではより少 ないと考えている．実際，大径骨頭の脱臼予防効果 はあるものの，臨床的破綻による再手術率の上昇は 報告されており，過度のトルク値がその原因と考察 できる．したがって，股関節サイズが大きい欧米人 でもそのような結果であるため，サイズが小さい日 本人においては，相対的により過度のトルク値が発 生し，より多くの臨床的破綻をきたす可能性が危惧 される．また，いくつかの報告においても，DMC が大径骨頭よりもよい成績であることが報告されて いる[15, 16]．

DMC-THAへのコンバージョンでの テクニック・注意点

1. ワーキングスペースの確保

　実際の手技に関して，カップ挿入のワーキングス ペースの確保が最初の必要事項となる．

　まず，人工骨頭が入っているのでポリエチレンヘ ッドとメタルヘッドを抜去する必要がある．頻回脱 臼例では，脱臼させた状態でこれらを抜去すること

が容易であることが予想される．一方，脱臼させること自体や抜去するための軟部組織の剥離は不安定性増加につながるので最小限にする必要があり，われわれは脱臼させないで軽度の牽引を加えた状態から外すことを試みている．

次に，ステムが挿入されているので，ネックが寛骨臼リーミングなどの処置に邪魔になり，手技が不正確になる可能性のほか，ネック先端（Trunnion）の変形や損傷につながる可能性がある．ネック先端は，ヘッドと嵌合して力学的負荷の集中する箇所であり，小さな変形が大きな合併症につながり得るため，繊細な取り扱いが必要になる．Well-fixed stemでのcup isolated revisionのように，挿入したまま手術は遂行可能なものの，通常よりもより多くの軟部組織のリリースを必要とすることが一般的であるが，軟部組織リリースの過度の追加は不安定性を助長させるので，ステム抜去および再挿入には多少の手間がかかるが総合的には利益が大きいこともあり，検討を十分に考慮すべきである．

2. 寛骨臼リーミングとプレスフィット

次に，カップのリーミングであるが，カップの上方設置や過度の内方化は，軟部組織緊張の低下と中殿筋の機能不全による安定性の低下につながるため，十分に注意する必要がある．大腿骨頚部骨折の場合，'隠れ'寛骨臼形成不全は一定の割合でいるものの，明らかな寛骨臼形成不全は極めて稀である．これは，寛骨臼形成不全が自然経過では大腿骨頚部骨折を起こす年齢までには必ず変形性股関節症へと発展し，なんらかの外科的治療介入がなされているためであると考える．リーミングは，関節軟骨を同心円状に均一に剥がし落とすイメージになる．カップ予定サイズから−2mmのリーマーを用いてカップ挿入角度と同じ角度でリーミングを行う．ただし，予定サイズの適切性を確認する目的で−4mmのリーマーを挿入してサイズ確認をすることはあり得る．この際，ブレずに正確なリーミングのためには，パワー

モーターの握り手よりもハンドルを持つ手が大事であり，筆者は右利きであるため，左股関節への手術の場合は右手でハンドルを持つようにしている．われわれは，リーミングの位置や深度を客観的に評価するために術中透視を積極的に活用している．なお，リーマーを寛骨臼から抜く際に，寛骨臼外縁や大腿骨頚部が引っかかって骨折が生じることがあるので注意を要する．

次に，筆者はトライアルカップの挿入をスキップし，本物のカップの挿入を行う．トライアルカップを行わない理由として，大腿骨頚部骨折においては，骨脆弱性を有するため，トライアルカップの叩打によりリーミングを行った寛骨臼の偏性変形によるカップ固定強度低下を懸念するためである．そして，カップ挿入に伴うハンマリングは，一般的整形外科手術で汎用されるステンレスハンマー（ミズホ社，500g，通称：軽ハン）から開始し，カップが最終設置位置まで数mmのところまで達した際に，各インプラント会社が推奨するハンマー（通称：重ハン）を用いて最終的なプレスフィットを行う．カップのプレスフィットが初回で得られなかった場合のプロトコールは，①軟部組織が骨・インプラント間に巻き込まれていないかを再度確認し，疑わしい軟部組織は電気メスで切除する，②最終サイズで1mm弱のリーミングを再度行う，になる．プレスフィットの確認は，徒手的に回旋トルクのみを負荷し，カップが回旋しないことを確認する．負荷する回旋トルクは，骨頭径や体重によって異なるが，8〜10Nmあれば十分であることを過去のバイオメカ研究や臨床でのトルク値の計測で確認してきた．なお現在は，回旋トルク計測は常時行っていないが，計測経験に基づく十分と思われる回旋トルクを負荷している．例えば，筆者（186cm/90kg）が全力でハンドルを握り回旋力を加えてようやく達する値が約12〜14Nmであり，7〜8割くらいの握力で回旋力を加えると7〜8Nmの回旋力になる．ちなみに，レバ

ーアウト試験（上下左右へのストレス負荷）やハンドアウト試験（手をハンドルから離して固定が保たれているか）は，それぞれ必要以上の過度の負荷がかかるため実施していない．回旋トルク負荷を行い固定がなされていることを確認してから，再び重ハンで5回叩打を行い，プレスフィットを確実にする．そして最後に，最も短いスクリュー2本を上外側に挿入することを原則とする．なお，表面加工がHighly rough surfaceであるカップを使用した場合で，初期固定に懸念がない場合にはスクリュー挿入を行わない場合もある．われわれが以前行った臨床研究で，小林らは大腿骨頚部骨折患者に対しHighly rough surfaceカップを使用し，客観的な回旋トルク計測（8〜12 Nm）を行い，スクリュー非挿入であっても骨折などの合併症なく約96％でプレスフィットが可能であったことを報告した[17]．また，最近報告した研究成果で，セメントレスカップのプレスフィットが得られた場合は，得られなかった場合と比較し1 kHz周囲の音圧が強く，4 kHz周囲の音圧が弱いことがわかった[18]．音の波としての物理量と人間が聞き取って感じる感覚量は異なるものの，基本，固定がされてくると低い音が聞き取れると考えられる．

3. カップ設置角度

そして，カップの設置角度であるが，人工骨頭からのコンバージョンにおいて最も安定性確保に重要であり，外科医の適切な判断が求められる要素である．人工骨頭の脱臼方向に対してカップで被覆を増やすというコンセプトを原則として検討し始めることでよいと考える．人工骨頭が前方の骨性低被覆が原因で脱臼するのであればカップは前方開角を少なめにして設置すべきであるし，後方であれば逆である．しかしながら，インプラントインピンジの問題もあるため，どこまで顕著にカップの角度を変えて設置するかの基準はなく，またアプローチ別の軟部組織緊張の違いもあるので，それぞれの手術におけ

る状況に応じて総合的な判断に依存する要素が強い．一般的に，高齢者では過度の骨盤後傾による前方脱臼が問題になることが多く，そのような機能的な要素に寛骨臼の前壁欠損といった解剖学的要素が加わっていると，人工骨頭の前方脱臼リスクは極めて高くなる．そのような場合（大腿骨頚部骨折に限定せず，あらゆる患者において），われわれはカップ前方開角0°（臥位X線的）を目指しカップを設置するが，これはDAAで後方の軟部組織への侵襲を最小限にしており，多少の前方インピンジが起きても後方の軟部組織緊張が十分に保てるので後方脱臼は起きないと考えていて，実際そのような結果を得ている．大腿骨頚部骨折患者の場合，術前に立位でのX線撮影が困難か取れても不正確な場合があるが，腰椎の変性が強ければ骨盤の矢状面アライメントも同様に悪くなるので，腰椎の前弯の消失や変性側弯が強い場合は，骨盤の後傾が強く前方脱臼リスクが高いと推測することは可能である．

4. DMCに関連する術中の注意事項

1）メタルライナー挿入

本邦では，スクリュー挿入可能で金属製のメタルを挿入するmodular typeのDMCが主流である．機種間の構造が違うことにより操作性が異なるものの，mal-seatingと呼ばれるいわゆる‘斜め入り’に十分に注意を要する．Mal-seatingが生じる理由は複数あるが，カップ辺縁の骨性因子が残存し阻害していることが多い．筆者は，カップ辺縁を指でなぞるようにして余計な骨性阻害因子の確認をしつつ，鋭匙で円周上にカップ辺縁の骨を‘削ぎ回る’ことを実施する．また，全体を隈なく見渡せない状況で適切挿入の確認をする必要があるが，目視範囲でライナーがはみ出していれば容易であるが，入りすぎている場合に見落としがちなので，その凹凸を可能な範囲で全周性に確認する．われわれは術中透視を用いているので，ライナーの適切挿入は必ず透視で確認している．

2）ヘッドとモバイルライナーの組み立て

ポリエチレンの入り口部位は，3^{rd}関節面であり，同部位の状態はIntra-prosthetic dislocationや長期的なポリエチレンライナーの可動に影響するといわれており，重要である．未だ明確なエビデンスは乏しいものの，製造所で機械によりpre-packingしてから出荷するような製品もある事実を考慮すると，手術室においてヘッドを組み立てる際は，偏心位で無理矢理押し込んだりしないように心がける必要があると考える．

3）脱臼・整復操作

DMCの場合，モバイルポリエチレンが大きいため，その脱臼・整復操作が困難になることもしばしば経験する．特に軟部組織緊張を維持しやすいDAAではその傾向が強い．大腿骨頚部骨折患者，しかも人工骨頭で頻回脱臼するような症例ではその懸念は少ないが，十分に念頭において操作を行う必要がある．われわれは，緊張がきつそうと感じた場合は，32 mmや36 mmでのトライアル骨頭を用いて整復操作を行い，インピンジメントテストや脚長差を確認している．最終サイズのDMCが入った場合の整復操作においても，助手による下肢の回旋はできるだけ行わないようにしている．モバイルポリエチレンが引っかかることが多く，そのような状態で回旋が下肢の遠位から加わると大腿骨骨折を起こすリスクが上昇する．助手には下肢牽引を行ってもらい，術野において執刀医が自らモバイルライナーの回旋をコントロールして押し込むイメージである．

まとめ

人工骨頭置換術の術後脱臼に対するDMC-THAでのコンバージョンに関して述べた．おそらく，最も脱臼軽減につながる有用な情報としては'隠れ'寛骨臼形成不全の存在を知ることではないかと考える．要は，このハイリスク患者を診断し，しかるべき脱臼対策をあらかじめ行うことで，術後脱臼は効果的に減るはずである．一方，術後脱臼が生じている患者に対しては，脱臼原因の十分な考察をしたうえで，DMCを用いたTHAにコンバージョンすることは，有効な選択肢の1つであり，いくつかの注意点を考慮しながら，安定した股関節再建が行われることを期待する．

文献

1) 古賀有希久ほか. 前方進入法を用いて行ったdual mobility人工股関節全置換術の1例. 整形外科. 65 (1), 2014, 42-5.
2) Ochi H. et al. Total hip arthroplasty via the direct anterior approach with a dual mobility cup for displaced femoral neck fracture in patients with a high risk of dislocation. SICOT J. 3, 2017, 56.
3) Jinnai Y. et al. Use of Dual Mobility Acetabular Component and Anterior Approach in Patients With Displaced Femoral Neck Fracture. J Arthroplasty. 36 (7), 2021, 2530-5.
4) Homma Y. et al. Safety in early experience with a direct anterior approach using fluoroscopic guidance with manual leg control for primary total hip arthroplasty: a consecutive one hundred and twenty case series. Int Orthop. 40 (12), 2016, 2487-94.
5) Homma Y. et al. Benefit and risk in short term after total hip arthroplasty by direct anterior approach combined with dual mobility cup. Eur J Orthop Surg Traumatol. 26 (6), 2016, 619-24.
6) 本間康弘ほか. THAに対する脱臼予防—アプローチ・インプラントの工夫—. 整外最小侵襲術誌. 105, 2022, 52-60.
7) 本間康弘. 活動性の高い症例に対するTHAの選択と注意点 Dual Mobility Cupの適応と実際. 整外Surg Tech. 11 (3), 2021, 340-6.
8) Homma Y. et al. Recent advances in the direct anterior approach to total hip arthroplasty: a surgeon's perspective. Expert Rev Med Devices. 20 (12), 2023, 1079-86.
9) Ochi H. et al. Acetabular cartilage abnormalities in elderly patients with femoral neck fractures. SICOT J. 8, 2022, 24.
10) Blankenstein T. et al. MRI hip findings in asymptomatic professional rugby players, ballet dancers, and age-matched controls. Clin Radiol. 75 (2), 2020, 116-22.
11) Homma Y. et al. The importance of the soft tissue stabilizers of the hip: Three cases of rapid onset osteoarthritis following hip arthroscopy. J Orthop Sci. 22 (4), 2017, 795-801.
12) Sano K. et al. Acetabular morphological variation in Asian patients with femoral neck fracture: A three-dimensional CT-based study. Injury. 53 (8), 2022, 2823-31.
13) Zhang Y. et al. Morphological risk factors associated with dislocation after bipolar hemiarthroplasty of the hip in patients with femoral neck fractures-a nested case-control study. J Orthop Surg Res. 14 (1), 2019, 395.
14) Kizkapan TB. et al. Factors affecting dislocation after bipolar hemiarthroplasty in patients with femoral neck fracture. Injury. 51 (3), 2020, 663-9.
15) Chalmers BP. et al. Conversion of Hip Hemiarthroplasty to Total Hip Arthroplasty Utilizing a Dual-Mobility Construct Compared With Large Femoral Heads. J Arthroplasty. 32 (10), 2017, 3071-5.
16) Hartzler MA. et al. Otto Aufranc Award: Dual-mobility Constructs in Revision THA Reduced Dislocation, Rerevision, and Reoperation Compared With Large Femoral Heads. Clin Orthop Relat Res. 476 (2), 2018, 293-301.
17) Kobayashi H. et al. Objective evaluation for initial stability of highly porous cup without screws in total hip arthroplasty for femoral neck fracture. J Orthop. 17, 2019, 97-100.
18) Homma Y. et al. Differences in acoustic parameters of hammering sounds between successful and unsuccessful initial cementless cup press-fit fixation in total hip arthroplasty. Bone Jt Open. 5 (3), 2024, 154-61.

3-2 感染 ：抗菌薬含有骨セメントのTechnique

WEB 動画▶

内山勝文 Katsufumi Uchiyama｜北里大学医学部医学教育研究開発センター医療安全・管理学研究部門教授
高平尚伸 Naonobu Takahira｜北里大学医療衛生学部リハビリテーション学科教授，大学院医療系研究科整形外科学教授
福島健介 Kensuke Fukushima｜北里大学医学部整形外科学講師
大橋慶久 Yoshihisa Ohashi｜北里大学医学部整形外科学助教

はじめに

大腿骨頚部骨折は，普段の診療で多く経験する外傷疾患であり，整形外科医にとって最初に執刀する本格的な手術の一つである．特に整形外科医にとって人工骨頭置換術は，人工物挿入術として多くの施設で施行されている手術であるが，一方でさまざまな環境でこの手術を施行しなければならない．慣れれば短時間で実施できる手術ではあるが，患者が骨粗鬆症をきたしていたり，男性の場合は筋肉が発達していたりして，経験の少ない医師にとっては手技に難渋することもある．術中に大腿骨骨折などをきたしたり，煩雑な手術操作などで手術時間が長くなったりすると，高齢患者では免疫力が低下していたりすることで，一定の割合で術後に感染をきたす症例が発生する．『大腿骨頚部／転子部骨折診療ガイドライン2021改訂第3版』[1] においても，大腿骨頚部転位型骨折に対する人工骨頭置換術後のメタ解析では手術部位感染（surgical site infection：SSI）は1.7～7.3％であったことから，人工骨頭置換術後の感染は，誰しもが経験する可能性がある疾患であり，治療法の習得は必須である．本稿では，人工骨頭置換術，人工股関節置換術後に感染（periprosthetic joint infection：PJI）が生じた場合に，抗菌薬含有骨セメントを用いて感染を鎮静化させるための手術手技について解説する．

PJIの診断

早期感染は手術中に手術創から菌が侵入したことが原因で生じるSSIで，炎症反応〔C反応性蛋白（CRP），白血球数，赤沈など〕の上昇や創部の感染徴候（発赤，疼痛，腫脹など）を認めることが多いため，比較的診断は容易である．一方で，遅発性感染の場合は自覚症状に乏しく，炎症反応の所見を認めにくいため，感染を診断するのが難しいことがある．遅発性感染の場合でも，急性に発症した場合には，はっきりした感染徴候を認めるが，定期的に撮影したX線像での人工関節の弛みや，血液検査を行った際のCRPの上昇などから，感染が疑われる症例も遭遇する．遅発性PJIは，インプラントの表面に細菌が少しずつ増殖するため自覚症状が出現しづらく，一般の血液検査では感染徴候を検出できない場合もある．感染の診断では，細菌培養検査がゴールドスタンダードであるが，弱毒菌感染の場合や抗菌薬が投与されている場合は，細菌培養検査は陰性を示し，原因菌が同定されないことがある．このような場合，適正な抗菌薬を選択することが困難になり，広域な抗菌薬が投与されてしまう．細菌培養検査が陰性であると，PJIと診断されずに治療が施されないため，さらに慢性骨髄炎に発展し，その後の治療が困難になる．このような細菌培養検査が陰性となるPJIを確実に診断するためには，既存の診断方法では不十分であり，補足的にポリメラーゼ連鎖

表1 PJIの診断基準（2018 ICM）スコアリングシステム（文献7をもとに作成）

大基準
1つでもPJIと診断する ・2検体以上からの同一菌種の細菌培養陽性 ・人工関節まで到達する瘻孔の形成

小基準	Cut-off値		スコア
	術後6週未満	術後6週以降	
血清CRPの上昇 or D-ダイマの上昇	10（mg/dL） 不明	1（mg/dL） 860（μg/L）	2
ESRの上昇	―	30（mm/hr）	1
関節液WBCの上昇 or LE試験陽性 or α-defensin陽性	10,000/μL 2+ 1.0（S/CO） S/CO：signal/cut off	3,000（/μL） 2+ 1.0（S/CO）	3
関節液PMN%の上昇	90（%）	70（%）	2
1検体のみの細菌培養陽性			2
人工関節周囲組織の病理組織学的評価陽性			3
術中の感染を疑う所見			3

※PMN：多形核白血球（polymorphonuclear leukocytes）

術前・術後スコアの合計
≧6：感染 3～5：未確定 <3：感染でない

反応（polymerase chain reaction：PCR）検査など を用いた分子生物学的診断法が有用である[2-6].

> **Point**
>
> 2018年の第2回International Consensus Meeting on musculoskeletal infection（2018 ICM）では，新たな PJIの診断基準としてスコアリングシステムが導入された （表1）[7]. 臨床的にPJIを強く疑う症例を，未確定 （inconclusive）とする範囲が設定され，そのような症例 には補助的診断としてnext-generation sequencingなど 分子生物学的診断法を考慮することが推奨されている.

手術手技

1. PJI治療のアルゴリズム（図1）[8]

1）急性感染の場合（症状の期間3～4週間未満，もしくは人工関節術後30日未満）

IDSA（Infectious Diseases Society of America） のガイドラインでは，急性感染の場合，人工関節を 温存したままのデブリドマン（debridement, antibiotics, and implant retention：DAIR）を検討 する．X線像で人工骨頭や人工股関節の弛みを確認 するが，術後早期（約1カ月以内）であればセメン トレスシステムはまだ固着していないことが多く，抜 去も容易である．またセメントステムでもステム表 面がポリッシュ処理されている機種であれば抜去が 可能である．造影CTやMRIで膿の局在や骨髄炎の 有無を確認する．関節液や膿の貯留が確認されたら 抗菌薬を投与する前に，エコーを用いて穿刺を行う． 血液培養検査，および関節液あるいは膿を採取し， 細菌培養検査（塗抹は至急指示）や穿刺液検査（細 胞数，糖，P/M比など）に提出する．関節液や膿 の貯留が多い場合は，局所麻酔下に人工関節周囲や 膿瘍に近い部分から切開排膿し，適応外使用ではあ るが太めのチューブ（20 Fr前後）を留置し，局所

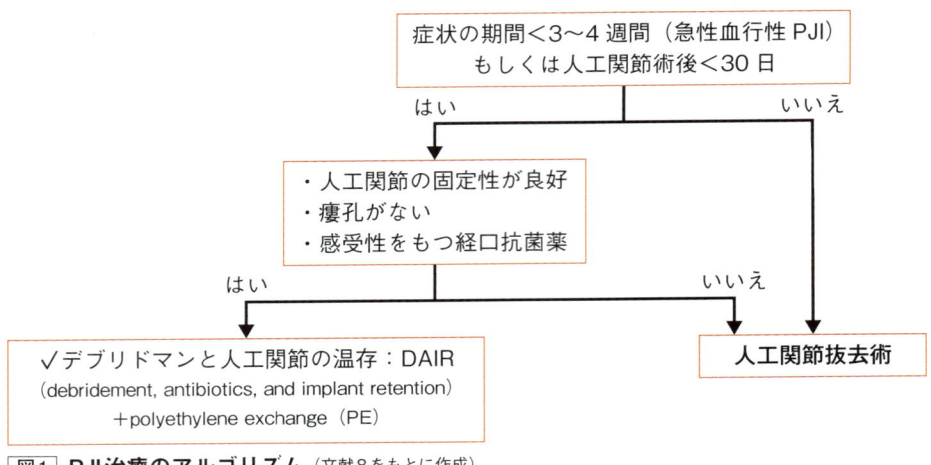

図1 PJI治療のアルゴリズム（文献8をもとに作成）
IDSAガイドラインのPJI治療アルゴリズムを改変したフローチャート.

を0.35％イソジン入り生理食塩水（生理食塩水500 mLに10％イソジン液17.5 mL）で連日洗浄する. ある程度全身の炎症所見の改善と，局所における菌数を減少させることを行ってから，人工骨頭，人工股関節を部分的に交換するか，全抜去するかを判断する.

2）遅発性慢性感染

急性感染と同様の検査を行うが，細菌培養検査提出時に，原因菌として真菌や非定型抗酸菌も考慮する. 真菌を疑う場合はβ-D-グルカンの測定も行う. 瘻孔から排膿が持続している場合，炎症反応も正常範囲のことがある. 画像診断は同様の検査を行うが膿の貯留を認めないこともある. CTで骨溶解像，インプラントの弛みの有無，気泡（ガス産生菌や，瘻孔の関節内への連続性）の確認，MRIでインプラント周囲の液体貯留に伴う変化や骨髄炎の変化などを確認する. インプラントの弛みの有無により手術方法が異なるため慎重に検討する.

インプラントの弛みを認める場合，無菌性の弛みとの鑑別が必要になるが，事前に関節液が採取できれば細菌培養検査，穿刺液検査，可能であればPCR検査に提出する. 細菌培養検査が陰性でも，弱毒菌感染が危惧されるときは，感染の治療に準じた一期的再置換術を行う. その場合でも，術中の病理検体を採取し，感染の存在は確認しておく.

IDSAのガイドラインでは，人工股関節置換術（total hip arthroplasty：THA）後のPJI患者で，術前に原因菌が同定されていて，その原因菌がバイオアベイラビリティの良好な経口抗菌薬に対して感受性があり，被覆に適した軟部組織がある場合，一期的再置換術を考慮することがある. 一期的再置換術の対象にならず，全身状態的に複数回の手術ができる患者や，残存する軟部組織や骨欠損の量から判断して，外科医が人工関節の再置換術が可能と判断する患者は二期的再置換術を行うと述べられている[8].

2. 人工股関節抜去（二期的再置換術）

体位は側臥位とし，前回の手術瘢痕を利用して進入するか，あるいは新たにGibsonの皮膚切開を加える. 初回の手術アプローチが後方からであれば，後方からの進入経路で進入することが多いが，前方なら股関節を外旋内転屈曲して前方から進入する. 瘻孔がある場合は，ピオクタニンを瘻孔から逆行性に注入して色を付け，これを目印にして瘻孔を切除

すると視覚的にわかりやすいが，近年，ピオクタニンの使用による発がん性の報告があり，術前に患者からの同意が必要である[9]．術中に関節液を採取し細菌培養検査に提出する．汚染された関節周囲組織は細菌培養検査と病理検査に提出する．

ステムが弛んでいない場合や遠位の骨セメントの除去が困難な場合には，大腿骨に外側広筋をつけたまま extended trochanteric osteotomy を行うこともある．最近は，固着しているステムや，骨セメント境界に隙間がない場合は，感染はそこまでは及んでいないと判断してステムは抜去していない．ステムを抜去する場合，通常は挿入されているインプラントの抜去器を準備する．

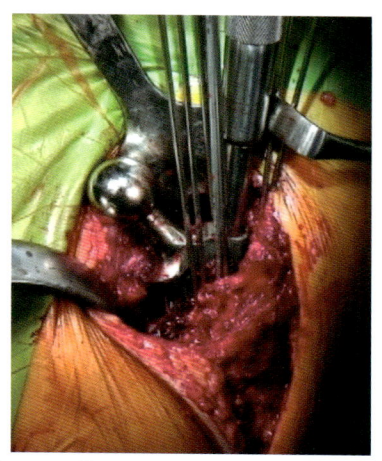

図2 ステム抜去器と multiple K-wire technique

手術のコツ

> ステムの抜去にはミズホ社のステム抜去器を用いると，さまざまな機種に使用でき有用である．特に専用の抜去器がない古いステムの場合は，このような抜去器の準備が必要である（図2）．

原因菌が耐性菌で，弛みがないステムの場合は，飯田，奠らが報告した multiple K-wire technique を用いて固着したステムを抜去している（図2）[10,11]．寛骨臼側の固着したセメントレスカップを抜去するには Explant（Zimmer Biomet 社）が有用である[12]．

大腿骨側のインプラントを先に抜去すると，寛骨臼側のインプラントの抜去が行いやすい．ポリエチレンインサートの抜去のためにロック機構の確認をしておく．専用の抜去器を使用したり，カップの縁にドリルで孔をあけてスクリューを刺入したりして，ポリエチレンインサートを浮かせて抜去する．ポリエチレンインサートを抜去すると，メタルシェルの表面に汚染組織が存在するので，スワブなどで細菌培養検査に提出すると菌が検出されることが多い．

寛骨臼，大腿骨髄腔はリーミングし，大腿骨頚部周囲の汚染組織を徹底的に掻爬し，細菌培養検査および病理検査に提出する．

手術のコツ

> 肉眼的に感染に伴う肉芽組織と疑われる組織は残らず掻爬するが，遊離した腐骨以外の骨は可能な限り温存する．下向きに角度のついた鋭匙は，汚染組織を掻爬するのに有用である．

汚染組織の掻爬後，ジェット式手術創洗浄器を用いて，大量の生理食塩水（10 L 以上）で洗浄する．最初の 2 L 生理食塩水に 10 ％イソジン液 70 mL を混注し，0.35 ％イソジン入り生理食塩水を作成し，洗浄する．

病巣の郭清は終了するが，手袋，術衣，手術機器を新たに滅菌されたものと交換し，手指をアルコールで消毒した後，術野には新たなドレーピングを施す．抜去した人工股関節の形状や術前 X 線前後像を参考に，抗菌薬含有セメントスペーサーの作製を行う．

3. 抗菌薬含有セメントスペーサー作製方法

抗菌薬含有セメントスペーサーに使用する抗菌薬は，原因菌の感受性に合わせて選択するが，培養が陰性の場合，PJI を引き起こす可能性の最も高い原因菌をカバーするために，広域抗菌薬の追加を考慮する必要がある．

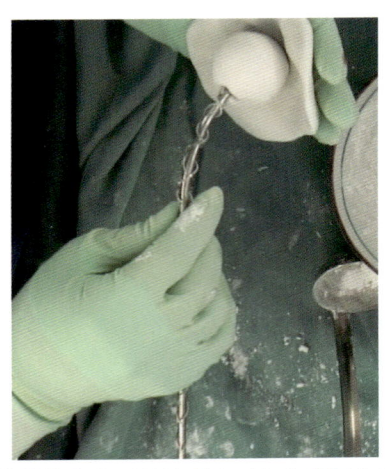

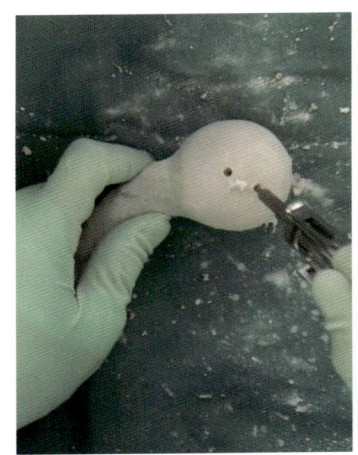

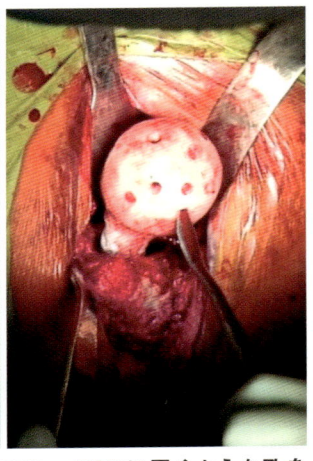

図3 抗菌薬含有PMMA骨セメントを平らに広げ，α-TCPを包み込むように骨頭部分を作製する

図4 骨頭部分はエアトームでコアのα-TCPに届くような孔をあけ，抗菌薬の徐放が効率よく生じるように工夫する

当院では，セメント重合熱でも力価が減少しにくく，抗菌スペクトルが広いゲンタマイシン（GM）を以前は使用していたが，2014年5月からアミノグリコシド系抗菌薬含有骨セメントが販売されているので今はそれを使用している．またメチシリン耐性黄色ブドウ球菌（MRSA）やバンコマイシン（VCM）感受性の原因菌の場合は粉末のVCMと重合熱の低いセメント（Cemex® RX：TECRES社）を使用してスペーサーを作製する．スペーサーは折損するおそれがあるので，金属の心棒（エンダー釘）に軟鋼線を巻き付けて作製する．当院のスペーサーはハンドメイドであるが，スペーサーを作製するための型としてセメントスペーサーモールドが販売されている．

4. 二重構造抗菌薬含有セメントスペーサー

Polymethyl methacrylate（PMMA）骨セメントに比べて α-tricalcium phosphate（α-TCP）（バイオペクス®-R，HOYA Technosurgical社）は硬化時に発熱せず，混入した抗菌薬の徐放が良好であると報告されている[13, 14]．そこでDAIR時にデブリドマンを施行した後，金属シェルを固定していたスクリューを抜去した穴や，ステムの肩の部分に抗菌薬含有 α-TCPを充填する．しかし人工骨頭型スペーサ

ーを作成するには α-TCPのみでは強度がなく破損してしまうため，2008年2月よりPMMAセメントと α-TCPを併用した二重構造のスペーサーを作製して使用しているので，作製方法につき説明する[15]．

エンダー釘に軟鋼線を巻き付けて作製した心棒の先に，抗菌薬含有 α-TCPで成型したスペーサーの骨頭のコア（中心）の部分を設置する．抗菌薬の量は α-TCP粉剤12gに対してVCM 0.5gとGM 60 mg（1.5 mL）である．コア部分には3〜4パック（36〜48g）の α-TCPを使用する．抗菌薬含有PMMA骨セメントを平らに広げ，α-TCPを包み込むように直径40〜50 mm程度の骨頭部分を作製する（図3）．抗菌薬の量はPMMAセメント40gに対しVCM 2〜4gを使用し，菌種によっては，市販のGM入り骨セメントを使用する．ステム部分は，さらにもう1パックの抗菌薬含有PMMAセメントで作製するが，太くなりすぎないように注意が必要である．また頸部はやや太くして折損しないように工夫する．スペーサーが完成したら，骨頭部分はエアトームでコアの α-TCPに届くような孔をあけ，抗菌薬の徐放が効率よく生じるように工夫する（図4）．Ikedaらは，二重構造スペーサーを模擬したモデルを作成し，PMMAのみで作製したモデルと比較して，

抗菌薬の徐放量も徐放期間も優れていることを証明している[16]．

手術のコツ

　スペーサーを設置するときには，あらかじめ骨頭が臼蓋に収まるかどうか，試しに整復をしてから設置したほうがよい．スペーサーの骨頭が大きすぎると整復が困難になるどころか，術後股関節可動時の障害にもなる．

　スペーサーを設置して整復後，頚部に抗菌薬含有 α-TCP を設置することで死腔を埋める効果と，さらに抗菌薬の徐放効果を高めるように工夫している．

5. 骨頭型抗菌薬含有セメントスペーサー

　インプラントが弛んでいない場合はインプラントと骨の間隙に感染が波及している可能性が低いと考えられる．近年，固着したインプラントを温存した感染の鎮静化の試みが施行されている．Anagnostakos ら[17] は，7つの論文から80例の部分的な二期的再置換術の成績を検討した結果，術後成績が良好であったことから，股PJIにおいて選択可能な治療法の一つであると報告した．しかし，原因菌がMRSAの場合は成績が悪いことも報告しており，注意が必要である．当院でも股PJIに対して固着したステムを温存して二期的再置換術を施行した．工夫として，温存したステムのテーパー部分の損傷を防ぐためにもともと使用していた骨頭を用いた例（**図5**）[18]，寛骨臼側の骨欠損に対して，スペーサーの脱臼防止と脚長補正，関節安定性を目的にセメントによる寛骨臼形成術を行った例（**図5**）[19, 20] などがある．

6. スペーサー留置から再置換術まで

　抗菌薬の全身投与は，周術期にセフェム系抗菌薬を通常の手術と同様，手術日を含めて1〜2日程度とする．原因菌や菌の抗菌薬感受性が同定されている場合は，原因菌に感受性のある抗菌薬を選択する．われわれは以前，スペーサーから局所に高濃度の抗

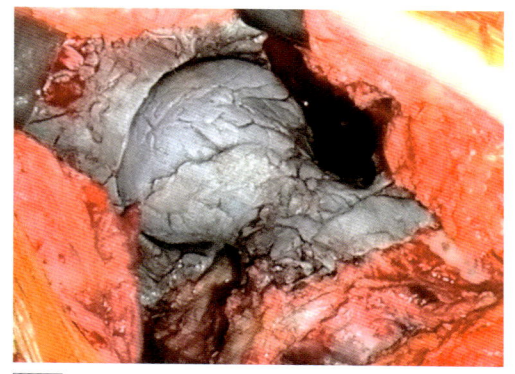

菌薬が徐放されていても，血中に移行する抗菌薬の濃度は低く安全であることを報告している[21]．

　二期的に行う手術は，あらかじめ手術日を決めて治療に当たる．経過が良好であれば抗菌薬含有セメントスペーサー留置後，約3週間程度でCRPは陰性化する．CRPの再上昇がなければ，待機期間6〜8週間ほどで次の手術を予定するが，それまで一度退院して自宅で過ごすことも可能である．しかしCRP値の高値が続く場合や局所所見が安定しない場合，関節穿刺を施行し，検体を各種検査に提出する．感染が鎮静化されていない場合，抗菌薬を投与していても，培養検査が陽性となる場合もある．

　2018 ICM では二期的再置換の初回インプラント抜去を行った後，静脈内抗菌薬投与から経口投与に切り替える最適なタイミングについて，少なくとも最初の5〜7日間に静脈内抗菌薬投与を行い，その後感受性のあるバイオアベイラビリティの高い経口抗菌薬を投与することが適切であると記載されている[2]．当院では待機期間中の6〜8週間は，途中で休薬することなく，抗菌薬の投与を次の手術まで継続している．

文献

1) 日本整形外科学会診療ガイドライン委員会ほか編, 日本整形外科学会 / 日本骨折治療学会監. 大腿骨頚部 / 転子部骨折診療ガイドライン2021. 改訂第3版, 東京, 南江堂, 2021, 78.

2) Kobayashi N. et al. The comparison of pyrosequencing molecular Gram stain, culture, and conventional Gram stain for diagnosing orthopaedic infections. J Orthop Res. 24 (8), 2006, 1641-9.

3) Kobayashi N. et al. Rapid and sensitive detection of methicillin-resistant *Staphylococcus* periprosthetic infections using real-time polymerase chain reaction. Diagn Microbiol Infect Dis. 64 (2), 2009, 172-6.

4) Minegishi Y. et al. Clinical usefulness of multiplex PCR-lateral flow for the diagnosis of orthopedic-related infections. Mod Rheumatol. 29 (5), 2019, 867-73.

5) Niimi H. et al. Melting Temperature Mapping Method: A Novel Method for Rapid Identification of Unknown Pathogenic Microorganisms within Three Hours of Sample Collection. Sci Rep. 5, 2015, 12543.

6) 内山勝文ほか. 分子生物学的検査：Melting temperature mapping法による人工股関節周囲感染症の原因菌種迅速同定法. 別冊整形外科. 41 (81), 2022, 85-9.

7) 田中康仁ほか編. 整形外科感染対策における国際コンセンサス 人工関節周囲感染を含む筋骨格系感染全般. 東京, メジカルビュー社, 2019, 147, 188.

8) Osmon DR. et al. Diagnosis and management of prosthetic joint infection: clinical practice guidelines by the Infectious Diseases Society of America. Clin Infect Dis. 56 (1), 2013, e1-e25.

9) メチルロザニリン塩化物を含有する医療用医薬品, 要指導・一般用医薬品, 医薬部外品及び化粧品の取扱いについて. https://www.pmda.go.jp/files/000244221.pdf

10) 飯田寛和. 再置換術の工夫―弛んでないステムの抜去方法―.

11) 虁賢一ほか. "人工股関節感染に対する一期的再置換術". 中村茂編, OS NEXUS 12股関節の再建法 成功への準備とコツ. 東京, メジカルビュー社, 2017, 120-35.

12) 藤井英紀. ゆるみのないインプラントはどのように抜去するか？ MB Orthop. 31 (13), 2018, 47-52.

13) 鈴木昌彦ほか. 抗生剤含有リン酸カルシウム骨ペーストの強度と徐放効果. 臨整外. 39 (3), 2004, 309-314.

14) Sasaki T. et al. *In vitro* elution of vancomycin from calcium phosphate cement. J Arthroplasty. 20 (8), 2005, 1055-9.

15) Uchiyama K. et al. Two-stage revision total hip arthroplasty for periprosthetic infections using antibiotic-impregnated cement spacers of various types and materials. Scientific World Journal. 2013, 2013, 147248.

16) Ikeda S. et al. Double-layered antibiotic-loaded cement spacer as a novel alternative for managing periprosthetic joint infection: an *in vitro* study. J Orthop Surg Res. 13 (1), 2018, 322.

17) Anagnostakos K. et al. Partial two-stage exchange at the site of periprosthetic hip joint infections. Arch Orthop Trauma Surg. 139 (6), 2019, 869-76.

18) Lee YK. et al. Retaining well-fixed cementless stem in the treatment of infected hip arthroplasty. Acta Orthop. 84 (3), 2013, 260-4.

19) Rogers BA. et al. Cement augmentation of the acetabulum for revision total hip arthroplasty for infection. J Arthroplasty. 30 (2), 2015, 270-1.

20) 内山勝文ほか. 遅発性人工骨頭・人工関節周囲感染の対処法. 関節外科. 40 (13), 2021, 88-94.

21) 高橋里奈ほか. 抗生剤含有骨セメントスペーサーの全身的安全性に関する検討―抗生剤の血中濃度測定―. 東日整災外会誌. 15 (4), 2003, 583-9.

関節外科. 23 (10) 増刊, 2004, 125-130.

3-3 骨折
：ケーブル・プレート固定のTechnique —ステム周囲骨折に対する治療戦略： ケーブル・プレートの適応限界—

中嶋隆行 Takayuki Nakajima | おゆみの中央病院整形外科部長，人工関節・関節機能再建センターセンター長

はじめに

　近年の高齢者人口増加と大腿骨頚部骨折，変形性股関節症に対する人工骨頭置換術（bipolar hip prostheses：BHP），人工股関節置換術（total hip arthroplasty：THA）の増加に伴い，インプラント周囲骨折も増加の傾向にある．特に大腿骨頚部骨折後のステム周囲骨折においては，患者の多くが基礎疾患をもち，骨粗鬆症，非定型大腿骨骨折（atypical femoral fracture：AFF）が背景にあることを念頭に，骨接合術を行わなければならない．本稿では，大腿骨頚部骨折に対して人工物置換術を行う際の術中・術後早期骨折に関して解説を行う．想定される状況は，術中のラスピングやステム挿入操作時の骨折の見逃しや過小評価，術後早期の痛みを伴うステムの沈み込み，リハビリテーション開始時の転倒，高エネルギー外傷であり，想定される骨折型はVancouver AL，B1，B1 + AFF，B2となる．骨接合に用いる武器はケーブル・ワイヤーとプレートとなるが，本稿ではケーブルとプレートの適応限界と効果に関して有限要素解析（finite element method：FEM）を踏まえ，実際の手術方法の検討とテクニックの解説を行う．

ステム周囲骨折の分類

　ステム周囲骨折の代表的な分類はVancouver分類であり，1995年Duncanらによって提唱された[1]．Vancouver分類では，大小転子部の骨折がType Aで，大転子骨折はAG，小転子骨折はALに細分化される．ステム固定部からステム遠位端付近の骨折がType Bで，ステムの弛みと骨欠損の程度により細分化される．ステムに弛みがなければB1，弛みがあればB2，さらに髄内の骨欠損がある場合はB3となる．術中骨折はクラック程度のものから骨折線がステム下まで及ぶものまであるが，術中には診断が難しいためpseudo ALつまりB2同様に対応することが提唱されている．骨折線がステムから遠位に離れた骨幹から骨幹端の骨折はType Cとなる．それに対してBaba分類でセメントを含むインプラントに骨折線がかかった場合には明確に不安定型と判断される[2]．

有限要素法に関して

　ケーブル・プレートによる観血的整復固定術（open reduction and internal fixation：ORIF）を行った場合のFEMを用いた治療方法の検討を行った[3,4]．医用画像処理ソフトウェア（Materialise Mimics ver14.0, Materialise社）を用いた骨輪郭抽出〔Stereolithography（STL）データ出力〕，STLデータ加工ソフトウェア（Materialise Magics 24.0, Materialise社）を用いたmodel作成を行った．ケーブルとプレートは抽出したデータを参考に三次元

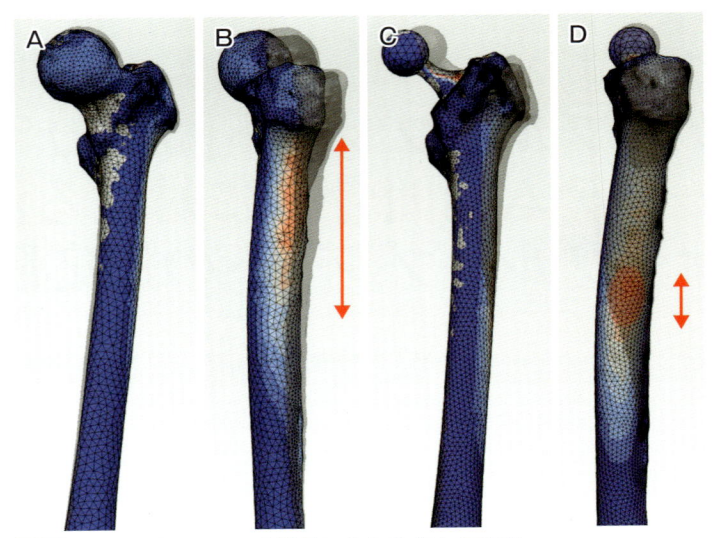

図1 ステム挿入による大腿骨にかかる応力の変化

A：ステム挿入前（THA・BHP術前）model前後像.
B：ステム挿入前（THA・BHP術前）model側面像.
C：ステム挿入後model前後像.
D：ステム挿入後model側面像.

CAD設計ソフトウェア（SOLIDWORKS®, Dassault Systemes社）で作成した．FEM解析ソフトウェアはPrePoMax ver 0.9.0（solver：CalculiX）を用いた．実際のステム周囲骨折の症例データを用い，FEMにて荷重条件での各状態modelの大腿骨の挙動を検討した．状態modelステム挿入前（THA・BHP術前），ステム挿入後，骨折，ケーブル固定，プレート固定の5 modelで検討した．各modelの荷重条件での動態は骨頭変位とcolor mapでの応力の変化で評価した．FEMを踏まえ，骨折形態[5]による分類と患者背景を考慮した固定術式の選択を行った．

> **Point**
> **ステム挿入による大腿骨にかかる応力の変化（図1）**
>
> FEM；特に臼蓋形成不全に伴う変形性関節症の場合，ステム挿入前は大腿骨頚部の生理的・解剖学的な前捻を反映し，前方への骨頭変位が目立ち，応力は大腿骨内外側の広い範囲に認められる．ステム挿入後は頚部の減捻により前方への骨頭変位が減り，応力はステム下端部に集中する．

ステム本体にかからない骨折

　軽微な転倒によるステム遠位端での骨折は，Vancouver B1+AFFに相当する．応力が集中したステム先端に軽微な外力が加わることによる骨折で，AFF同様の病態と考える必要がある．

1）ステムに弛みがなく，ステム先端付近で骨折した場合の骨折角度によるポリエチレン（Polyethylene：PE）ケーブル，メタル（Cobalt-Chrome合金：CoCr）ケーブルの効果（図2）

　FEM；骨折角度は大腿骨軸に対して定義し，transverse（横骨折）は15°，short oblique（短斜骨折）は45°，long oblique（長斜骨折）は60°とした．角度が小さいほど骨頭変位は大きく，応力は角度が大きくなるにつれ，骨折部近位に拡大した．CoCrケーブルは骨頭変位を抑制したが，斜骨折で応力を偏在させた．

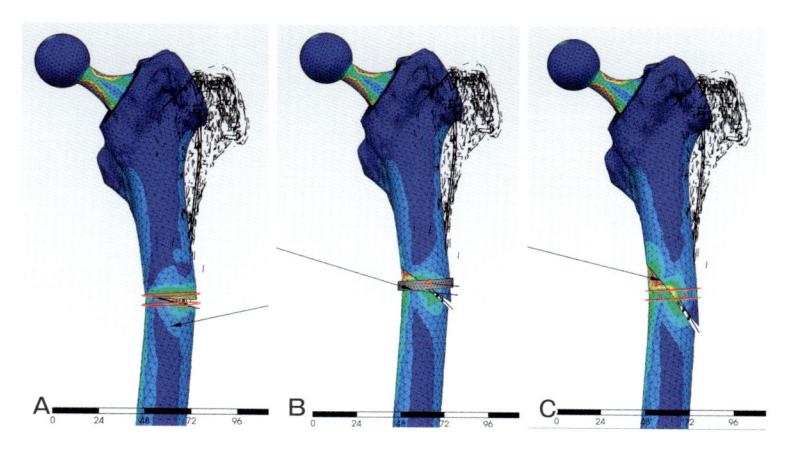

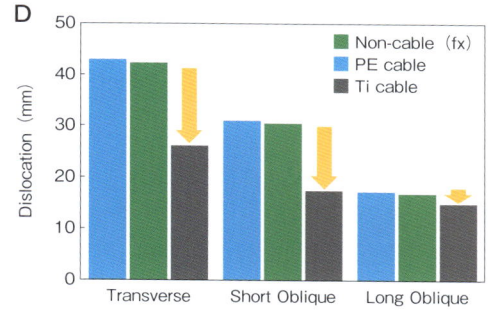

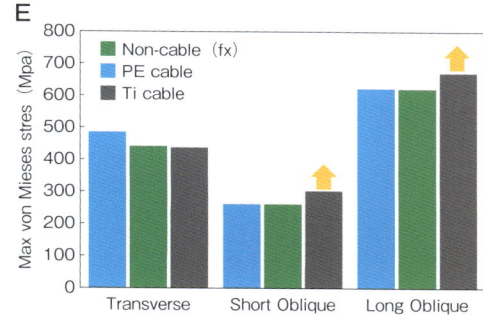

図2 弛みがないステムの先端付近で骨折した場合の骨折角度によるPEケーブル，CoCrケーブルの効果

A：Transverse（横骨折；15°）.
B：Short oblique（短斜骨折；45°）.
C：Long oblique（長斜骨折；60°）.
D：骨折角度とケーブルの材質による骨頭変位の変化（mm）.
E：骨折角度とケーブルの材質による最大応力値の変化（MPa）.

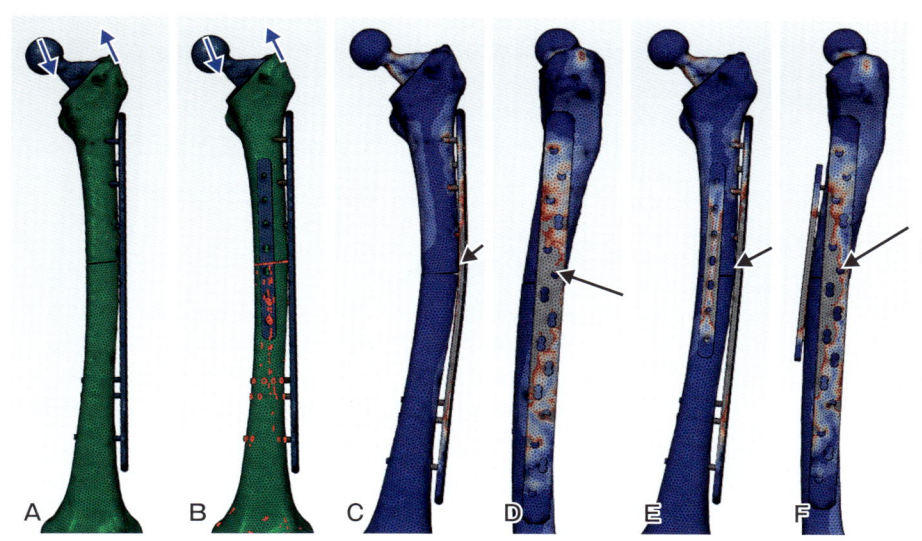

図3 弛みがないステムの先端付近で骨折した場合のプレートの効果；横骨折（Vancouver B1＋AFF）

A：外側のシングルプレートmodel（LP）.
B：前方・外側のダブルプレートmodel（DP）.
C：荷重条件LP前後像.
D：荷重条件LP側面像.
E：荷重条件DP正面像.
F：荷重条件DP側面像.

Ⓟoint

荷重条件でのケーブルの適応

PEケーブルの固定効果は乏しく，CoCrケーブルには固定効果はあるが，チーズカットや骨折部の粉砕の原因となる可能性が示唆された．PEケーブル，CoCrケーブルともに単独使用による固定の適応はない．

2）ステムに弛みがなく，ステム先端付近で骨折した場合のプレートの効果；横骨折（Vancouver B1＋AFF）（図3）

FEM：ステム先端部に1mmのギャップがある完全横骨折modelに対して，外側のシングルプレー

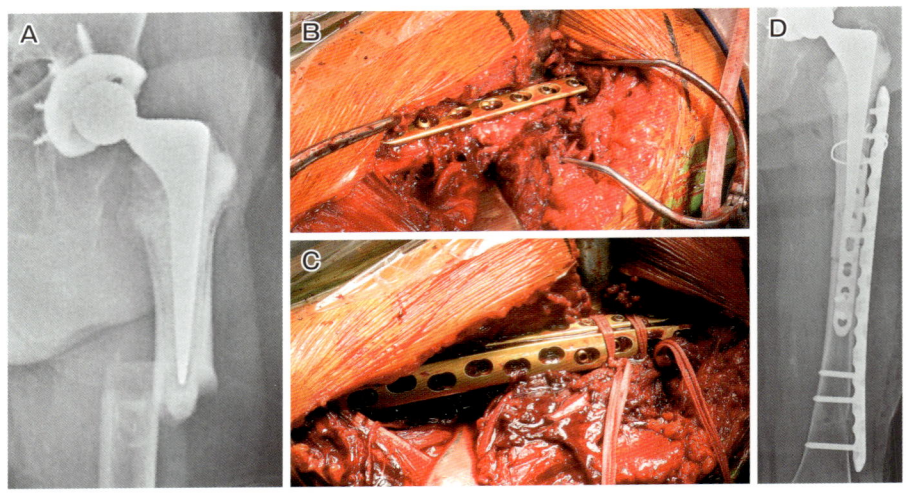

図4 症例①（81歳，女性）：Vancouver B1+AFF，Baba 2B

A：骨折時単純X線正面像.
B：先行する前方プレートによる横骨折部の骨片間圧迫と固定.
C：外側保護プレートと大腿骨近位に対するPEケーブルによる補強.
D：術後単純X線正面像.

ト model（lateral single plate：LP）と，前方・外側のダブルプレート model（double plate：DP）を作成した．荷重によりLP，DPともにプレートの骨折部高位には非常に高い応力がかかった．DPにより応力集中範囲は狭く前外側方向に移動し，骨折部高位の応力は低下した．LP，DPともにプレート近位のスクリューには強い応力がかかっていた．

3）症例①：AFFが顕在化した陳旧例（図4）

症例は81歳，女性．特発性血小板減少性紫斑病，ステロイド性骨粗鬆症，Vancouver B1+AFF，Baba 2B.

直視下に前方外側にプレート固定を施行した．プレートの疲労強度を高めるため，両プレートともにラージ規格を使用した．近位骨片とプレートの固定性を高め，応力の集中するスクリューのバックアウトを予防するためにPEケーブル2本，CoCrケーブル1本で補強を行った．

ステム本体にかかる骨折

Vancouver AL，B1，B2に該当し，術中ではその診断があいまいとなる．実臨床において小転子周囲のcrackとALと過小評価したためにステムの沈み込みが進み，revisionを要する例が散見される．このpseudo ALを新しいB2とする分類が報告され，術中の不完全骨折であればケーブルとステムの再挿入を，術後で骨片が大きければrevisionが推奨されている[6]．本稿ではVancouver B2であっても"revisionは患者の耐術能から困難"な状況であると仮定し，FEMの結果を応用した骨接合術を行う．

1）ステム本体にかかる完全骨折にケーブル固定のみ行った場合の荷重による変化[3, 4]（図5）

FEM；PEケーブルの効果は限定的であり，CoCrケーブルで骨折端の応力は下がり，骨折線の拡大を抑制できる可能性が示唆された．重層設置の効果はなかった．ケーブルの位置の検証においては，PEケーブルよりもCoCrケーブルのほうが骨頭変位は

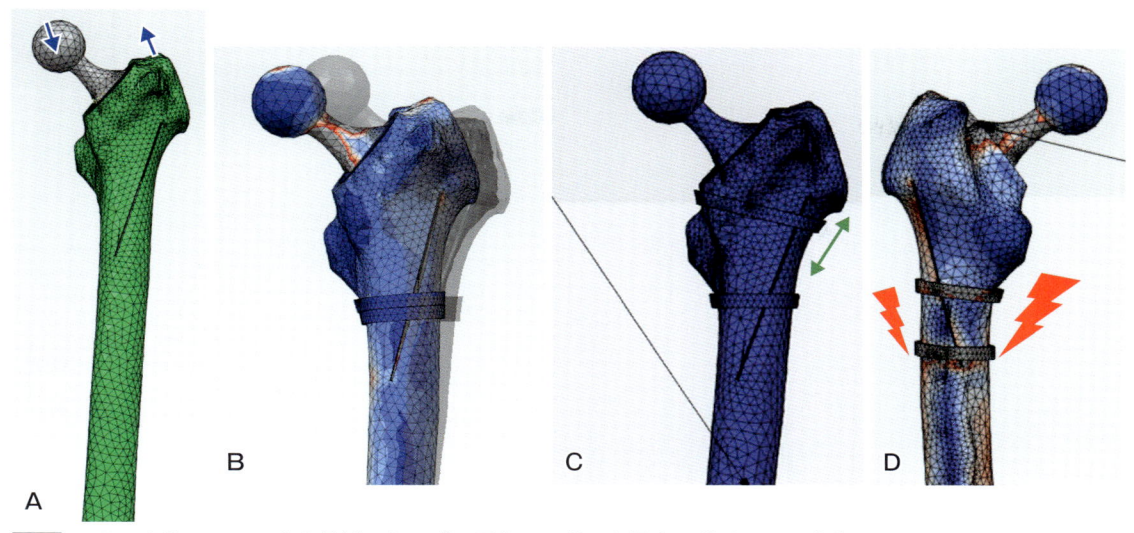

図5 **ステム本体にかかる完全骨折にケーブル固定のみ行った場合の荷重による変化**
A：骨折model.
B：小転子下ケーブル重層固定（PE, CoCrケーブル）.
C：小転子上下のabove and below固定（PE, CoCrケーブル）.
D：小転子下, 骨折下端のtwo below固定（CoCrケーブル）.

少ないが, 両ケーブルともに巻き方を変えてもケーブル1本と骨頭変位は変わらなかった. PEケーブルをtwo below, above and belowに巻き方を変えても骨折部上下端の応力値に変化がないのに対し, CoCrケーブルはtwo belowでは下端の応力が著明に増加していた. またabove and belowの近位のケーブルはPE, CoCrケーブルともに荷重により容易に転位していた.

> **P**oint
> ### 荷重条件でのケーブルの適応
> 　傾斜のある部位では容易にズレ, 特にCoCrケーブルは小転子下に2本巻くと応力を偏在させる. 長い骨折には複数本での整復が有効と思われるが, 固定に関しては複数本使用による増強効果はない. PE, CoCrケーブルともに単独使用による固定の適応はない.

2）ステム本体にかかる完全骨折にプレート固定を行った場合の荷重による変化[3, 4]（図6）

　FEM；プレート固定により, 応力はプレート中央に広範囲に拡がり, 骨折部の応力集中がなくなった. 骨頭変位はステム挿入後（骨折前）と同等であった.

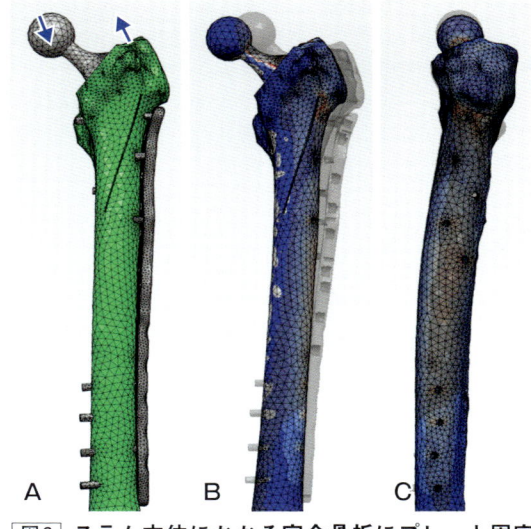

図6 **ステム本体にかかる完全骨折にプレート固定を行った場合の荷重による変化**
A：プレート固定model.
B：荷重条件前後像.
C：荷重条件側面像.

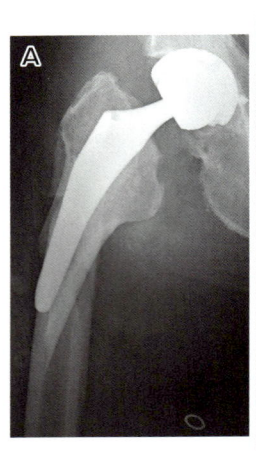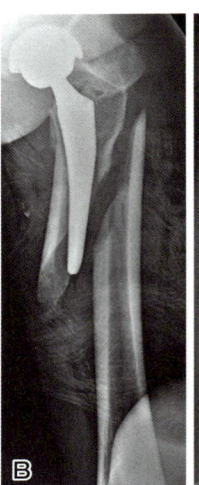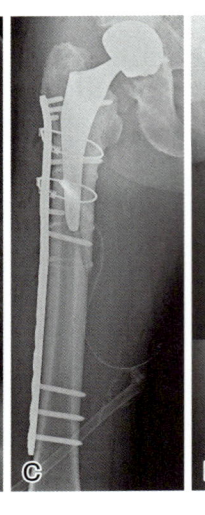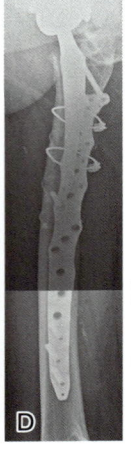

図7　症例②（71歳，男性）：Vancouver B1，らせん骨折

A：骨折時単純X線正面像.
B：骨折時単純X線側面像.
C：術後単純X線正面像.
D：術後単純X線側面像.

FEM の結果から固定方法の検討

ケーブルはCoCrを使用することで，骨折端の応力は下がり骨折線の拡大を抑制できる．しかし，もともと応力の集中するステム先端付近にさらに応力が増加する可能性があり，新たな骨折の誘発が危惧される．ケーブルによる骨折部の整復により再びステム先端に集中するこの応力は，プレート固定によりプレート全体に分散され，骨折部だけでなく骨幹部も保護され，さらにステム挿入後と同等の安定性が再獲得できる．

ピットフォール

大腿骨頚部付近の傾斜のある部位は締結したケーブルが荷重に伴い転位する可能性がある．頚部だけでなく近位骨幹部であっても，ケーブルが転位すれば固定効果は減少するため，固定にケーブルを使用する際にはプレートとの接続が必要である．

3）症例②：セメントレスステムのコーティング部にかからない骨折（図7）

症例は71歳，男性．Vancouver B1，Baba B1，らせん骨折．

直視下に軟鋼線，PEケーブルを用いて整復．外側に固定・保護プレートを設置した．ステム周囲は挿入可能な位置にbi-corticalロッキングスクリューを挿入した．プレートのバックアウト防止にプレートと接続してCoCrケーブルを追加し，近位骨片の固定性を高めた．

手術のコツ

らせん骨折に対する軟鋼線，ケーブルを駆使した整復固定（図8，図9）

ステム本体から骨幹部にわたるらせん骨折は整復の際に外側アプローチを選択することが多いが，らせんのスパイクが内側・後方となる場合が多く，解剖学的整復は非常に難しい．適切な整復・固定を達成するため，「鉗子→軟鋼線→鉗子→PEケーブル→保護プレート→プレートと接続したCoCrケーブル」の順で行うことを推奨する．らせん骨折の場合，鉗子だけでも9割程度の整復は容易だが，この状況では，まだ骨折部の回旋，短縮，スパイクの跳ね上がりが残る．ここで軟鋼線（径0.9 mm）による仮wiringを行うことで，さらなる整復操作の際の再転位を防ぐ．軟鋼線の締結部位は，骨折線の長さにもよるが，骨折の中心，スパイク近傍，小転子下とすることが多い．助手に下肢（遠位骨片）の牽引，内外旋を加えてもらいながら，適宜鉗子の咬み直し，軟鋼線の巻き上げを行っていく．スパイク部に指を添えて整復操作を行っていると，スパイク先端がパチンとはまることを触知でき，本整復となる．遠位骨折端がステムより遠位になるときは，ステムのない部分にK-wire（径2.0 mm）で仮固定する．各軟鋼線近傍にPEケーブル（ネスプロン®ケーブル）（アルフレッサファーマ社）を締結し，整復位を強固に固定する．PEケーブルは軟鋼線と同様に3本使用することが多い．

保護プレートとして人工関節周囲骨折用ロッキングプレート（NCB® Periprosthetic Femur Plate System, Zimmer Biomet社）を用いる．プレートによる筋膜刺激症状や筋膜縫合不全を考慮し，大転子遠位の無名結節を超えない位置にプレートを設置する．近位大腿骨の側面像を透視で確認し，ステム本体周囲にbi-cortical screwが打てる穴を確認する．プレート近位・ステム周囲のロッキングスクリューは，骨折線とPEケーブルにかからない

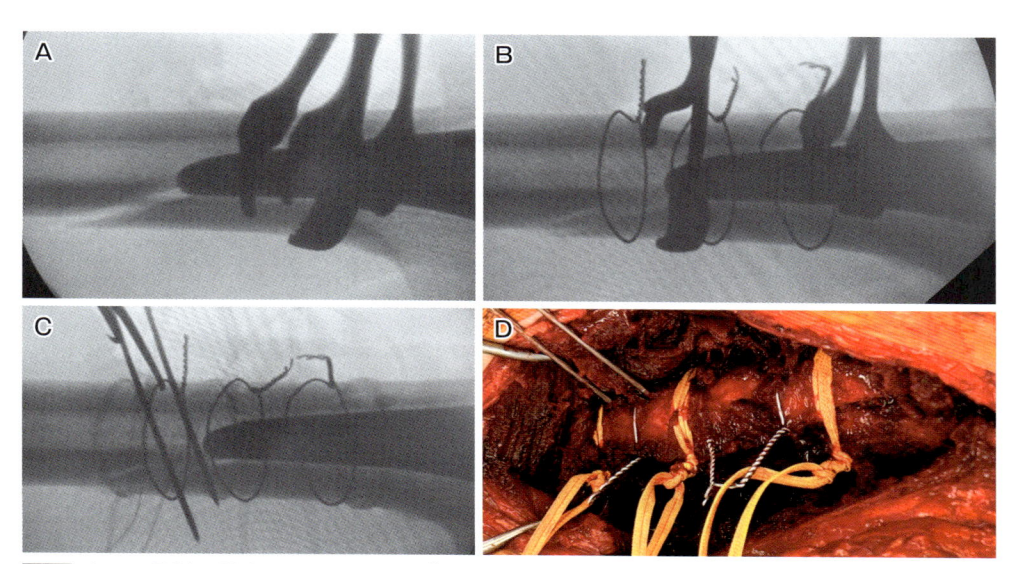

図8 らせん骨折に対する軟鋼線，ケーブルを駆使した整復固定；ケーブルによる整復手順

A：鉗子による9割程度の仮整復.
B：軟鋼線による wiring と下肢操作，鉗子による本整復.
C：K-wire による仮固定と軟鋼線近傍への PE ケーブル固定.
D：整復完了時の術部.

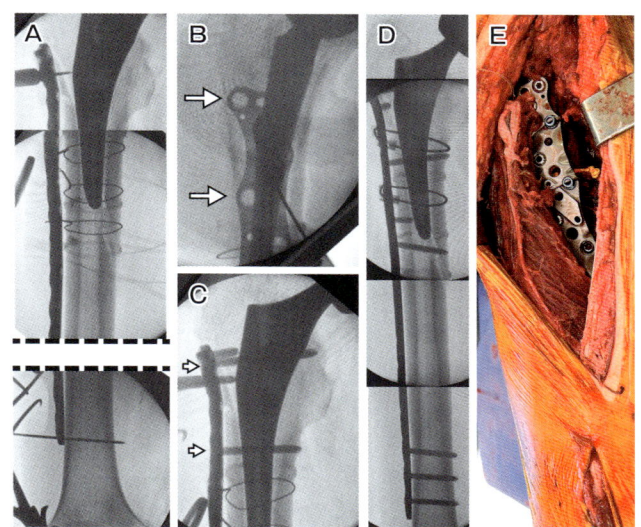

図9 らせん骨折に対する軟鋼線，ケーブルを駆使した整復固定；プレート固定手順

A：透視撮影正面像．大転子遠位の無名結節を超えない位置にプレートを設置，仮固定.
B：透視撮影側面像．ステム本体に当たらないプレート穴を確認（白矢印）.
C：透視撮影正面像．確認した穴（白矢印）に bi-cortical screw を挿入.
D：透視撮影正面像．大腿骨遠位のスクリュー固定，近位骨片からのプレートのバックアウト予防として CoCr ケーブルを追加.
E：プレート固定完了時の術部.

穴に打てるだけ挿入する．スパイク部の強固な固定も重要であるため，ステム遠位，スパイク近傍にロッキングスクリューを挿入する．大腿骨遠位（遠位骨片）には，別皮切にて3穴のロッキングスクリューを挿入する．近位骨片からのプレートのバックアウト予防としてカルカー下，ステムのある骨幹部にプレートと接続した CoCr ケーブルを追加する.

4）症例③：セメントレスステムのコーティング部にかかる骨折（図10）

症例は91歳，男性．Vancouver B2（spiral～burst type），Baba 1A.

大転子からステム遠位端までの展開で整復が可能．軟鋼線，PE ケーブルを用いて整復した．外側に固定・保護プレートを設置した．ステム周囲は挿入可能な位置に bi-cortical ロッキングスクリューを挿入

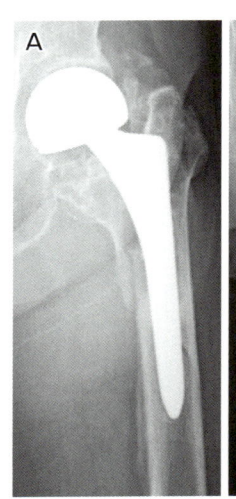
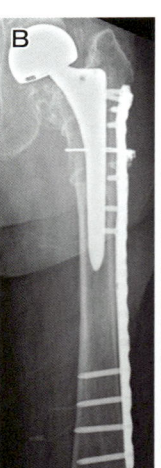
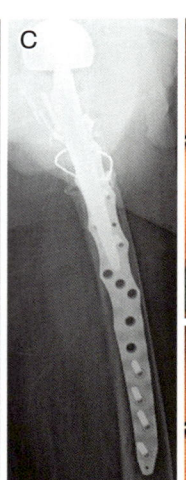
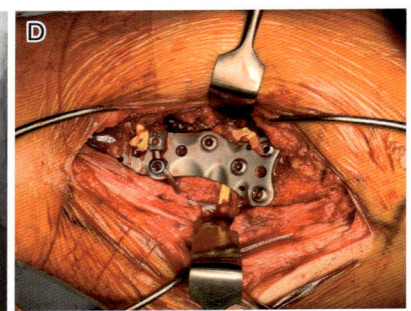
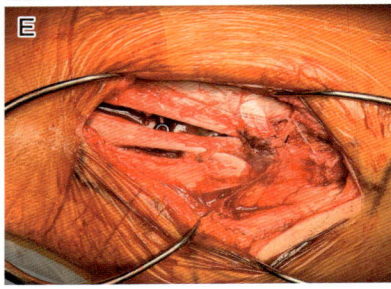

図10 症例③（91歳，男性）：Vancouver B2（spiral〜burst type），Baba 1A

A：骨折時単純X線正面像.
B：術後単純X線正面像.
C：術後単純X線側面像.
D：固定後近位術部，無名結節を超えない位置のプレート設置.
E：外側広筋の修復によるプレートの被覆.

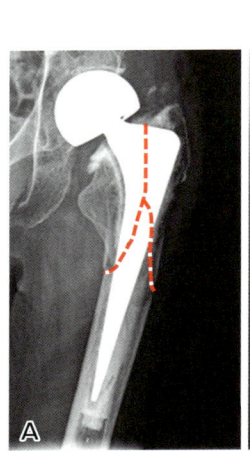
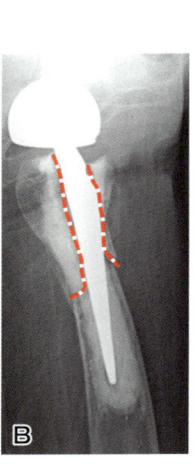
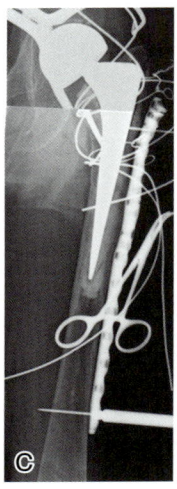
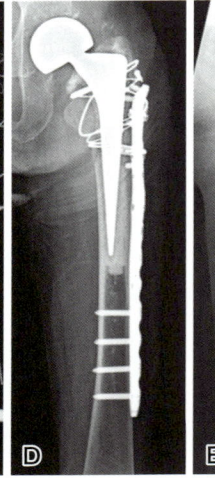
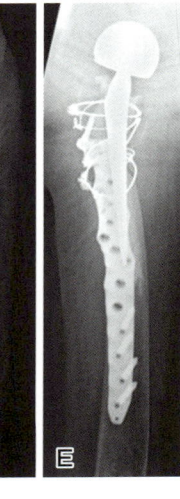

図11 症例④（91歳，女性）：Vancouver B2（burst type），Baba 2A

A：骨折時単純X線正面像，骨折線（点線）.
B：骨折時単純X線側面像，骨折線（点線）.
C：ケーブル，ロッキングプレートによる整復・固定・補強.
D：術後単純X線正面像.
E：術後単純X線側面像.

した．プレートのバックアウト防止にプレートと接続したCoCrケーブルを追加し，近位骨片の固定性を高めた．無名結節を超えない位置にプレート設置を行うことで，外側広筋の修復によるプレートの被覆が可能で，大腿筋膜への刺激症状もない．

5）症例④：セメントステムの本体・セメントにかかる骨折（図11）

症例は91歳，女性．Mutilans型関節リウマチ，Vancouver B2（burst type），Baba 2A.

PEケーブルによる整復後，プレート固定を行った．ステム周囲は挿入可能な位置にbi-corticalロッキングスクリューを挿入した．プレートのバックアウト防止にプレートと接続したCoCrケーブルを追加し，近位骨片の固定性を高めた．手術翌日より術前ADLと同じく車椅子移動が可能となった．

ステム本体にかかる骨折；明らかな沈み込み，ステムの転位あり

歩行訓練開始後の痛みの訴えから撮影したX線像にて，ステムの沈下が確認される．骨折部の転位は

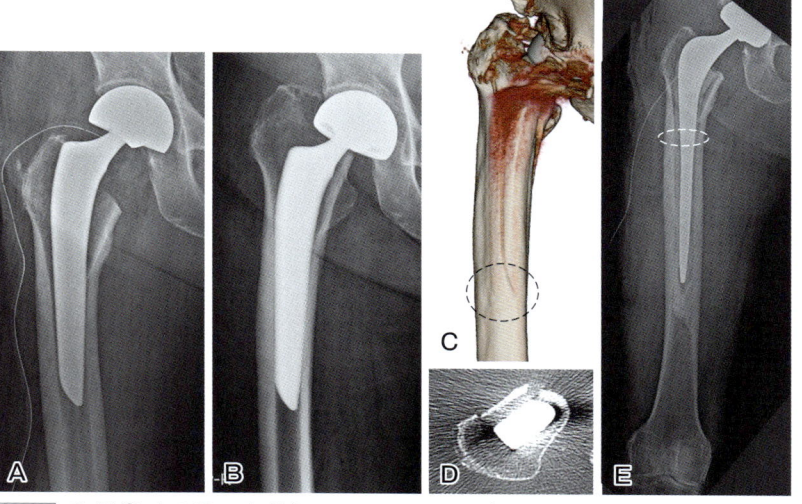

図12　症例⑤（70歳，女性）：Vancouver B2（incomplete clamshell type），Baba 1A

A：術後単純X線正面像．
B：転倒後X線正面像，ステムの沈み込み．
C：骨折部遠位（点線部分）は連続性のある不全骨折．
D：骨折部単純CT，axial像．
E：小転子下PEケーブルによる整復，cement long stem revision．

わずか，もしくは不完全骨折だが，セメントレスステムが沈んでしまっている場合，Vancouver B2に該当する．術中骨折の見逃し，または過小評価があり，ステムの沈み込みが進んでから，長い骨折線が顕在化する症例が多い．これは前述のpseudo ALであり，ケーブルでの骨接合後のlong stem revisionが推奨されている．沈み込み，ステムの転位が明らかである場合，ステム抜去は低侵襲で行うことができるため，高齢者であっても定石どおりrevisionを施行する．また，稀ではあるが墜落などの高エネルギー外傷による骨折の場合，転位の著しいburst typeとなる場合がある．この状況では大腿骨近位の解剖学的整復固定術を行ったうえでのrevisionの必要がある．

1）症例⑤：セメントレスステムの本体にかかる骨折（図12）

症例は70歳，女性．Vancouver B2（incomplete clamshell type），Baba 1A．

ステムの沈下に伴う不全骨折．PEケーブルでの整復を行い，骨折下縁より十分な長さのcement long stem revisionを行った．術後早期より全荷重歩行が可能となった．遠位骨片に十分な長さのステムが挿入できない場合にはプレート固定を追加予定であった．

> **Point**
>
> **術中骨折の治療方針**
>
> ラスプ操作，ステム挿入時にカルカーが骨折した場合，骨折線がステムの大腿骨固定部にかかる完全骨折であることを想定する．プレートやロングステムの準備があることは稀であるので，ステム挿入の場合はいったんステムを抜去した後，ケーブル固定を行ってステムの再挿入を行うことが推奨される．術後はできるだけ早期にCTにて骨折型を精査し，完全骨折であるならば荷重訓練前にプレート固定の追加，もしくは骨折線を十分に超える長さのロングステムへのrevisionを行う必要がある．完全骨折に対して，ケーブル固定のまま骨癒合を待つことはFEMの結果から全く同意できない．

2）症例⑥：高エネルギー外傷によるセメントレスステムの本体にかかる骨折（図13）

症例は56歳，男性．Vancouver B2（complete burst type），Baba 1A．

高所からの墜落により受傷．ステムを抜去しPE

141

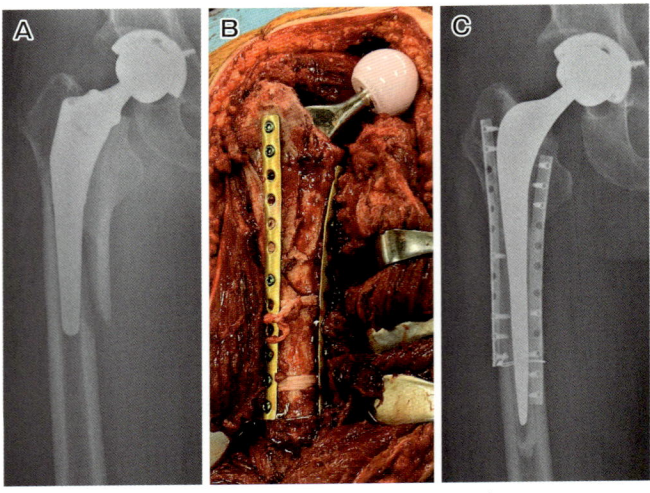

図13 症例⑥（56歳，男性）：Vancouver B2（complete burst type），Baba 1A
A：墜落後，搬送時単純X線正面像.
B：PEケーブルによる整復，内外側骨片のプレート固定後のcement long stem revision.
C：術後単純X線正面像.

ケーブルによる整復を行った後，大転子を含む reverse clamshell骨片と小転子を含むclamshell骨片を，それぞれ前外側と内側のプレートにより固定した．骨折下縁より十分な長さのcement long stem revisionを行った．術後早期より全荷重歩行が可能となった．

まとめ

術後の荷重歩行に対して，必要十分な強度となる ためのステム周囲骨折に対する治療戦略を検討した．Vancouver B1，2に対してORIFを選択する場合，ケーブル，プレート（compression plating）を用いた整復，2枚以上のプレート固定，ケーブルによる補強が有用である．Vancouver B2に対してrevisionを選択する場合でも，ステムの再挿入に先立ち，ケーブル，プレートによる整復が有用である．

文献

1) Duncan CP. et al. Fractures of the femur after hip replacement. Instr Course Lect. 44, 1995, 293-304.
2) Baba T. et al. New classification focusing on implant designs useful for setting therapeutic strategy for periprosthetic femoral fractures. Int Orthop. 39 (1), 2015, 1-5.
3) 中嶋隆行. 有限要素法を用いた大腿骨ステム周囲骨折Vancouver分類AL, B2, Baba分類1Aに対する手術療法の検討. 骨折. 45 (1), 2023, 1-6.
4) 中嶋隆行. Vancouver分類B2に対する治療戦略の検討（long stem revisionからORIFまで）. Hip Joint 49 (1), 2023, 16-22.
5) Karam J. et al. Periprosthetic proximal femoral fractures in cemented and uncemented stems according to Vancouver classification: observation of a new fracture pattern. J Orthop Surg Res. 15 (1), 2020, 100.
6) Van Houwelingen AP. et al. The pseudo A (LT) periprosthetic fracture: it's really a B2. Orthopedics. 34 (9), 2011, e479-81.
7) Unnanuntana A. et al. Outcomes of cerclage wiring to manage intra-operative femoral fracture occurring during cementless hemiarthroplasty in older patients with femoral neck fractures. Int Orthop. 43 (11), 2019, 2637-47.

3-4 骨接合後の骨頭壊死，偽関節

大橋慶久 Yoshihisa Ohashi | 北里大学医学部整形外科学助教

はじめに

　非転位型大腿骨頚部骨折や若年者および全身状態の悪い高齢者の転位型大腿骨頚部骨折においては骨接合術が施行されることが多い．この骨接合術の術後合併症の1つとして骨頭壊死〔遅発性骨頭圧潰（late segmental collapse）〕および偽関節がある[1]（図1）．発生率は報告により異なるが，非転位型に絞ったシステマティックレビューによれば，骨頭壊死では2.2%，偽関節では4.3%とされ，少なくない[2,3]．転位型では発生率がより高くなる[4]．これらは再手術（人工物置換術）を考慮する合併症であり，本疾患を扱う整形外科医は対応できる必要がある．本稿では，骨接合術後の骨頭壊死，偽関節に対する人工物置換術について手技のコツや安全に行うための注意点などについて解説する．

適応

　明確な適応は存在しない．骨頭壊死および偽関節により大腿骨頭の変形が生じると寛骨臼側にも損傷が加わる可能性があるため，人工股関節全置換術（THA）の施行が望ましい．一方で，普段からTHAが行われている施設でない場合は新たな合併症を生じる可能性もあり[5]，人工骨頭挿入術でも対応できる．単純X線やCT画像から寛骨臼側の変形について評価する必要がある．また，骨頭壊死および偽関節によりインプラントが関節内に迷入し，寛骨臼側の損傷が明らかな場合はTHAが行われるべきと考える．筆者は基本的にTHAを選択している．したがって，本稿では筆者が行っているアプローチ，骨接合術のインプラント抜去，THAの手術手技に

ついて解説する．

手術手技

1. アプローチ

　体位は骨盤固定器を用いた完全側臥位とする（図2）．患側股関節屈曲45°，健側股関節伸展0°とし，大腿骨骨幹部軸に沿ったGibsonの皮切で後外方進入法を用いる（図3）．大転子中央部（無名結節）を中心に近位4cm，遠位8cmの約12cmの皮切を置く．

> **P** oint
>
> 　本アプローチの利点は，大腿骨骨幹部軸に沿った皮切であるため，骨接合術で使用したインプラントの展開，抜去が容易である点である．また，患側股関節の内旋，外旋によりそれぞれ後方，前方の関節包処置が可能であり，拘縮により整復困難となった例にも対応可能な点が挙げられる．

2. 骨接合術のインプラント抜去

　本稿において，最も特質すべき項目である．術前にインプラント抜去に必要な器械知識，抜去手順，抜去困難時の対応について把握する．当院では骨接合術のインプラントとしてFemoral Neck System（DePuy Synthes社）を使用するが，他院からの紹介患者の場合は慣れないインプラントが使用されている可能性が高い．その場合は術前に当該メーカーに抜去手順の説明を受けることが望まれる．

　十分な展開がインプラント抜去を容易にする．プレート辺縁およびスクリューホールに増生した仮骨，結合組織をノミや鋭匙を用いてしっかりと切除する（図4）．スクリュードライバーはスクリューヘッド奥まで挿入する．必要に応じてプラスチックハンマ

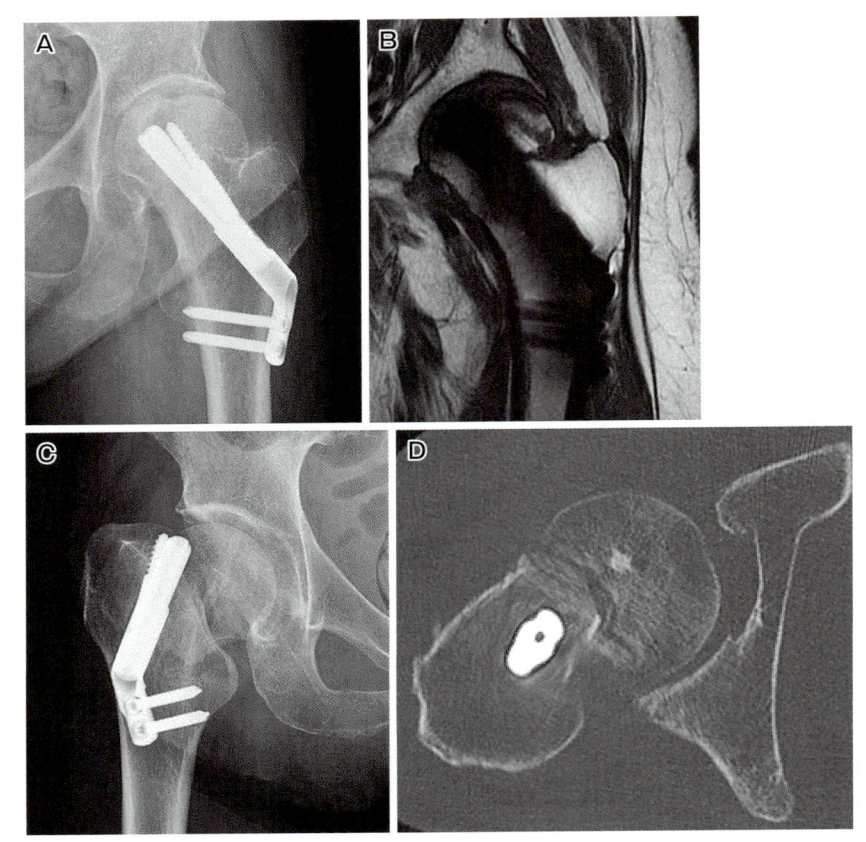

図1 骨接合術後の骨頭壊死および偽関節例（自験例）

A：単純X線．荷重部を中心とした骨頭壊死像を認める．
B：MRI T1強調画像．X線と同部位に帯状低信号域を認める．
C：単純X線．骨折部の骨癒合不全，内固定材のカットアウトを認める．
D：単純CT axial画像．骨折部は骨癒合に至らず偽関節となっている．

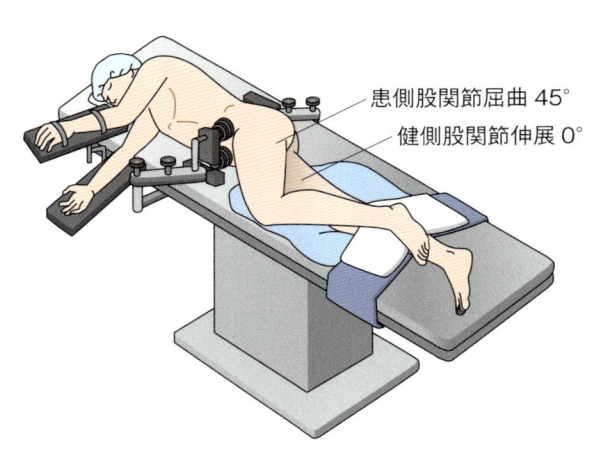

図2 手術体位

骨盤固定器を用いて完全側臥位とする．前方固定器は両上前腸骨棘に合わせる．これは，患肢の屈曲90°を可能にすることや透視の股関節への干渉を防ぐためである．健側は股関節伸展0°とする．これは，寛骨臼の展開時に患側大腿骨を前方に避けるためである．総腓骨神経麻痺を避けるため，腓骨頭はベッドに触れないよう除圧を行う．

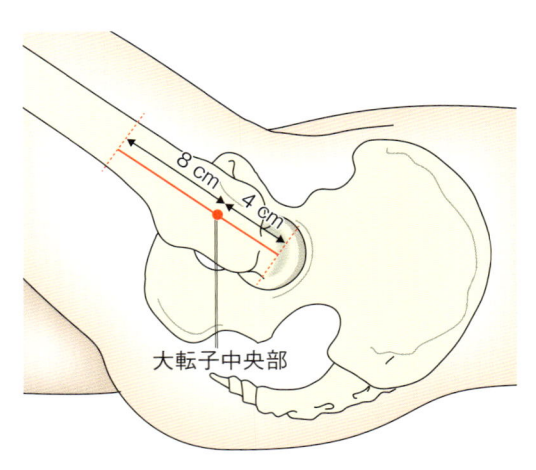

図3 Gibsonの皮切

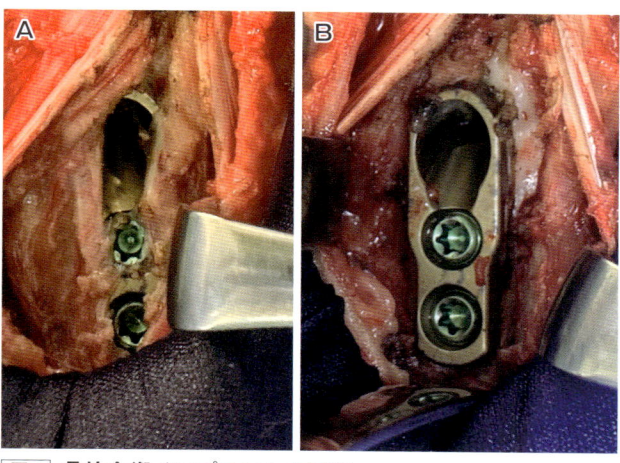

図4 骨接合術インプラントの展開
A：軟部組織切除前.
B：切除後.

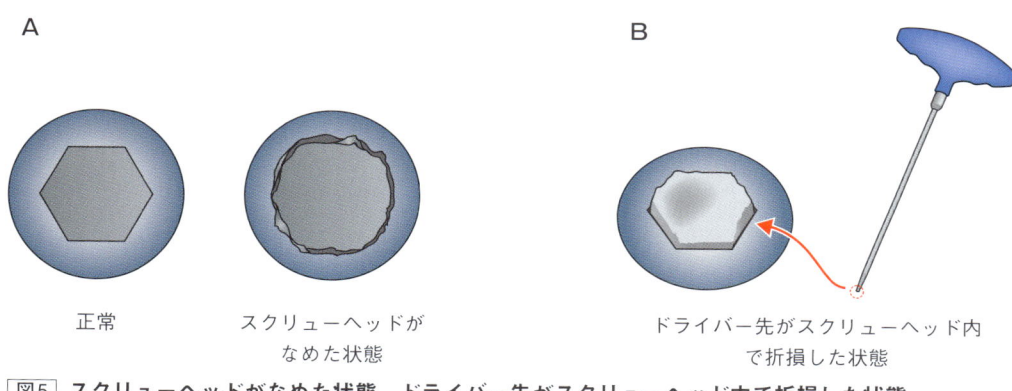

A

正常　　　　　スクリューヘッドが
　　　　　　　　なめた状態

B

ドライバー先がスクリューヘッド内
で折損した状態

図5 スクリューヘッドがなめた状態，ドライバー先がスクリューヘッド内で折損した状態

ーでスクリュードライバーのハンドルをたたき，スクリューヘッド奥まで確実に挿入する．軸圧をかけてスクリュー抜去を行う．抜去困難（スクリューヘッドがなめる，スクリュードライバー先がスクリューヘッド内へ折損するなど）にならぬよう心がける（**図5**）．すべてのスクリューの抜去が終了した後，プレート辺縁にエレバトリウムを挿入して，プレートと仮骨間を切り離す（**図6**）．専用器械を用いて，プレートおよびネックボルトを抜去する．

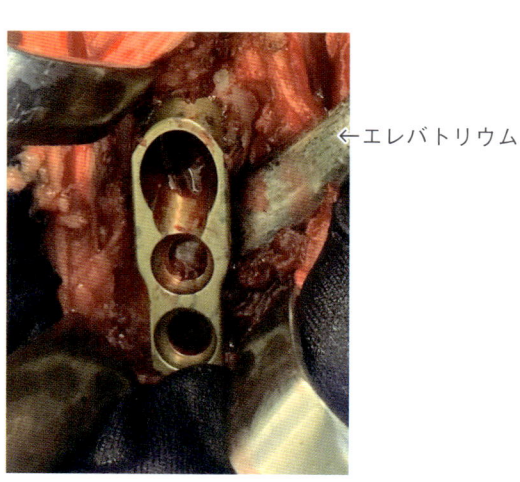

←エレバトリウム

図6 プレート辺縁へのエレバトリウムの挿入

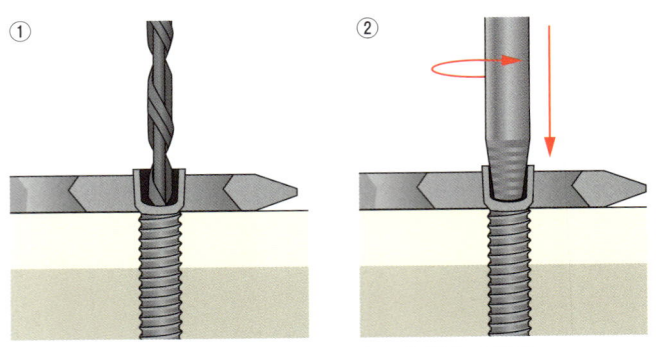

図7 スクリューヘッドがなめてしまった場合の対応

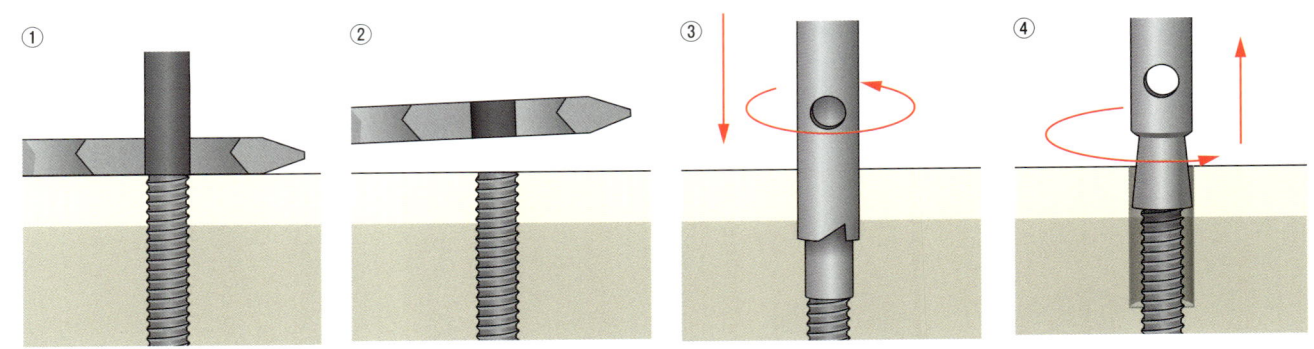

図8 ドライバー先がスクリューヘッド内で折損してしまった場合の対応

3. 寛骨臼側のインプラント挿入

インプラントの抜去が終わると，通常のTHA手技に従う．寛骨臼側の処置で重要なことは展開を明瞭に行い，リーミングやカップ挿入時の干渉をできるだけ防ぐことである．筆者はセメントレスカップを使用している．

頚部骨切り後にレトラクターを閉鎖孔（6時方向），前壁（3時方向），後壁（9時方向）の順にかける（図9，図10）．閉鎖孔に挿入するレトラクターはカップ設置の基準になる．そのため，挿入位置に不安がある場合は透視で確認する．寛骨臼の骨辺縁を露出するため，視野の妨げとなる関節包および関節唇は可及的に切除する．展開が終了したら，リーミングおよびカップ設置に移る．関節窩を目安に内方化を行い，外方開角，前方開角を意識して徐々にリーミングに角度をつける．筆者は術中透視や簡易ナビゲーションシステムを使用し，正確なカップ設置に努

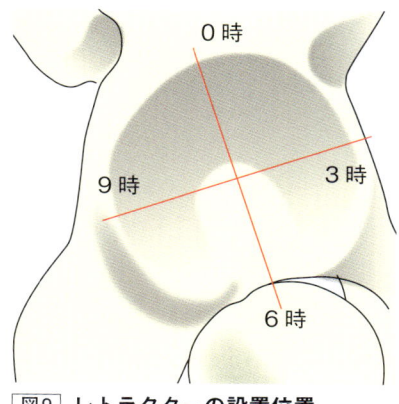

図9 レトラクターの設置位置

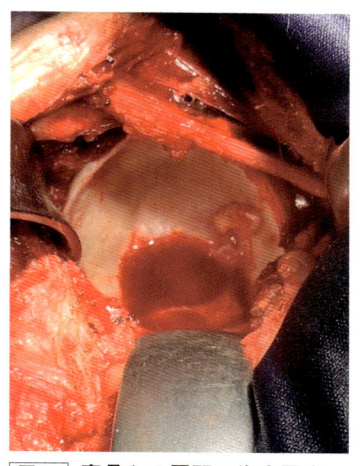

図10 寛骨臼の展開：術中写真

閉鎖孔，前壁，後壁にレトラクターを挿入．必要に応じて上方にもレトラクターを設置することがある．

めている．また，寛骨臼に骨接合術インプラントの迷入があった場合は自家骨移植を考慮する．大腿骨頚部またはリーミングで得たチップ状の自家骨を欠損部に移植する．

4. 大腿骨側のインプラント挿入

筆者はインプラント抜去後の骨孔からのセメント漏出を防ぐため，セメントレスステムを使用している．また，大腿骨頚部骨折後であり骨脆弱性を考慮して遠位固定様式をもつZweymüller型ステムを使用することが多い．近年は，一定の海綿骨を温存できるfully hydroxyapatite coatedステムを使用することもある．

患肢を屈曲・内転・内旋位として大腿骨近位（骨切り面）を展開する．大腿骨用のレトラクターを大腿骨前面に挿入して，骨切り面を引き上げるようにしてエレベーションを行う．小転子部にレトラクターをかけて，カルカー部の展開を行う．梨状窩や骨切り面の辺縁に残存した関節包および軟部組織を切除し，ステム挿入時の干渉をなくす（図11）．骨切り面の後外側，大腿骨骨幹部軸を意識して，ラスピングおよびステムの挿入を行う．

ピットフォール

大転子へのレトラクターに注意

大転子部へのレトラクターの挿入は，インプラント抜去後の骨孔にストレスがかかり，大転子骨折を生じる可能性があり注意を要する．できる限りてこの力を加えないように注意する．

5. 整復

屈曲（約45°）・内旋を維持しながら助手が牽引を行う．術者はインナーヘッドをカップ方向へ押し込むようにして誘導し，整復を行う．整復後は軟部組織の緊張やインプラントと骨とのインピンジを確認する．筆者は屈曲60°，内旋60°の複合運動にて脱臼テスト，屈曲60°および伸展0°での内外旋でそれぞれインピンジテストを行っている．術中透視を用いて，脚長およびオフセットの確認も行う．

ピットフォール

整復時の注意

整復しようとする気持ちが強すぎると，助手はひねり（外旋）動作を強くしすぎる，術者は無理やりカップ方向にヘッドを押し込もうとする．本稿の症例群は骨脆弱性があるため，整復操作により骨折を生じる可能性がある．愛護的に整復を行うことが重要である．

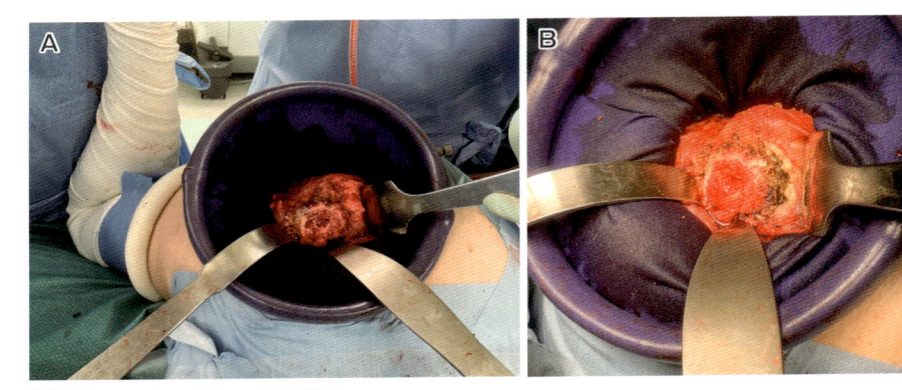

図11 大腿骨の骨切り面の展開
A：大転子部にレトラクターをかけると，後方関節包の残存を認める．
B：ステム刺入部の妨げにならぬように残存関節包の切除．

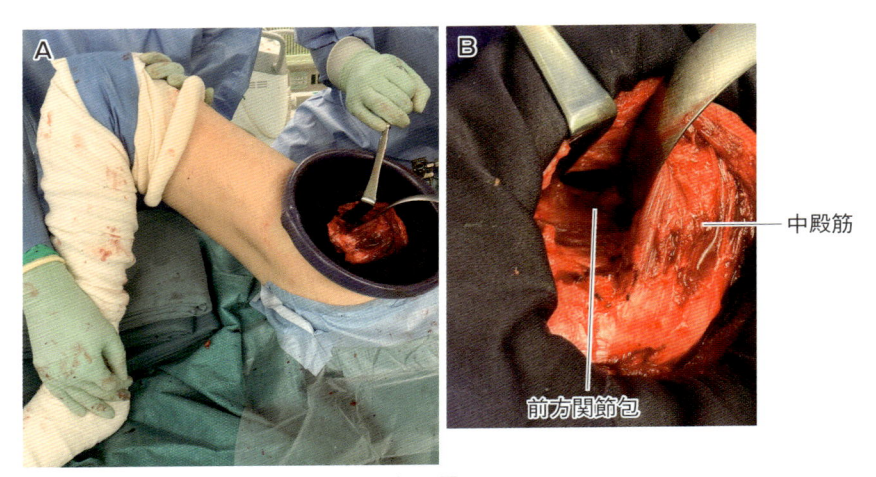

中殿筋

前方関節包

図12 Gibson の皮切による前方関節包の展開
A：患肢は屈曲・外旋している．レトラクターは中小殿筋下でサドル領域にかけている．
B：前方関節包が明瞭に展開されている．拘縮の程度に応じて前方関節包のリリース（または切除）を行う．

Point

整復困難時の対応

　組織拘縮が整復困難の原因となる場合が多い．特に偽関節などにより脚短縮が進行した症例で生じることがある．筆者は Gibson の皮切で展開を行い，組織拘縮が整復困難の原因であると考えた場合は前方関節包のリリース（または切除）を行い対応している．

　患肢を屈曲・外旋位として中小殿筋の前縁と前方関節包の間をエレバトリウムで鈍的に剥離する．次いで，レトラクターをかけて前方関節包を展開する（図12）．大腿骨側の前方関節包付着部からリリース（または切除）を行うことで，さらなる脚延長が可能となる．

おわりに

　大腿骨頚部骨折に対する骨接合術後の骨頭壊死，偽関節に対する THA について手技のコツや安全に行うための注意点などについて解説した．骨接合術のインプラント抜去が前提となる THA は，さまざまなメーカーのインプラント抜去手技の習得や抜去困難時の対応が求められる．普段から THA を施行している整形外科医でも，ややストレスの多い症例といえる．本稿が少しでもそのストレスの軽減に役立つことを願っている．

文献

1）日本整形外科学会診療ガイドライン委員会ほか編，日本整形外科学会／日本骨折治療学会監．大腿骨頚部／転子部骨折診療ガイドライン2021．改訂第3版，東京，南江堂，2021，72-4．

2）De Laet CE. et al. Fractures in the elderly: epidemiology and demography. Baillieres Best Pract Res Clin Endocrinol Metab. 14（2），2000，171-9.

3）Conn KS. et al. Undisplaced intracapsular hip fractures: results of internal fixation in 375 patients. Clin Orthop Relat Res. 421, 2004, 249-54.

4）Levi N. Dynamic hip screw versus 3 parallel screws in the treatment of garden 1 + 2 and garden 3 + 4 cervical hip fractures. Panminerva Med. 41（3），1999，233-7.

5）Parker MJ. et al. Arthroplasties（with and without bone cement）for proximal femoral fractures in adults. Cochrane Database Syst Rev. 16（6），2010，CD001706.

第2章

大腿骨転子部骨折

1-1 整復困難な骨折に対する整復法

WEB動画▶

徳永真巳 Masami Tokunaga ｜ 福岡整形外科病院副院長，診療部長

はじめに

　目的とする整復位は，前方皮質部での骨性接触を獲得することである．すなわち生田分類[1]でのsubtype AもしくはN（図1），AP3×ML3分類[2]での前後像では内方型か解剖型，側面像では髄外型か解剖型を目指す．近年，この整復位の重要性はよく知られるようになってきた[3,4]．前方の骨性接触が獲得できないと，近位骨片は過剰なスライディングを呈して，その結果髄内釘に衝突してスライディングが止まる．特に後外側骨片が欠損している例では近位骨片の骨折部での骨性接触はないが，多くの症例ではヘッドエレメントの強力な把持力のもと骨新生が起こり，骨癒合に導かれる．しかしなかには骨新生が乏しい症例があり，骨癒合が遷延してカットアウトに至る．Gotoらは，65歳以上の転子部骨折263例を分析し，subtype Pになるとオッズ比（OR）2.99で過剰なスライディングを呈することを示し[5]，またMomiiらは，65歳以上の転子部骨折115例を分析し，過剰なスライディングの危険因子は女性，骨折型（AO分類31A3），tip-apex distance（TAD），整復位不良（前後像で内方型もしくは側面像でsubtype P）であることを示した[6]．これらはいずれもアウトカムは過剰なスライディングであり，カットアウトそのものではなかった．Inuiらは2,327例を解析し，術後2週以内の6mm以上のスライディングがOR 11でカットアウトしやすく，またanterior malreduction（いわゆるsubtype P）になるとOR 4.2でカットアウトしやすいことを示

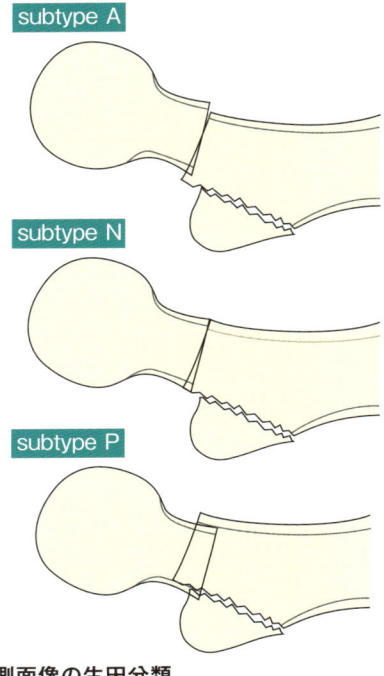

subtype A

subtype N

subtype P

図1　X線側面像の生田分類
X線側面像で，近位骨片前方骨皮質が，subtype A：遠位骨片の前方に位置する．subtype N：遠位骨片と解剖学的位置にある．subtype P：遠位骨片の後方に位置する．

した[7]．

　本稿では過剰なスライディングをきたさない，ひいてはカットアウトに至らない"前方骨性接触"を獲得する方法を解説する．

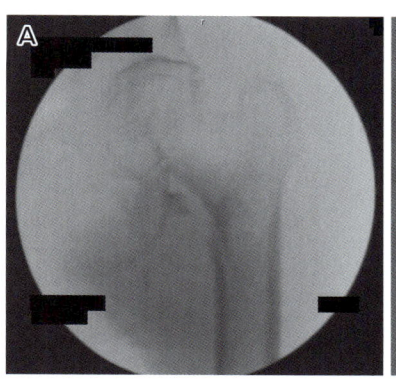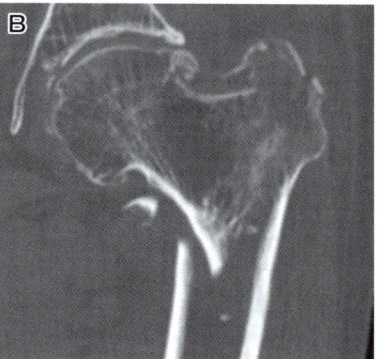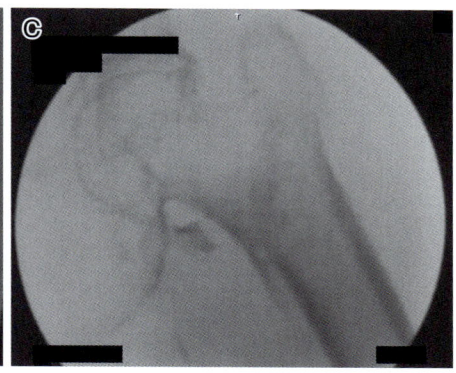

図2 間接的整復：外転牽引して内側のかみ込みを外す

A・B：近位骨片が骨幹部骨髄内に陥入しているので内反転位をきたしている.

C：外転位で牽引することで整復可能である. 内反変形を整復するときに過外反を目標とはしていないが, 整復のために内側骨皮質に gapが生じるのは許容している.

Point

整復の段階

整復の段階を三段階に分け, 前方骨性接触が得られなければ次の段階に移行する.

1. 間接的整復

牽引手術台を利用した牽引や内外転・内外旋・伸展屈曲など肢位や体外からの圧迫など, 直接骨片に器具を作用させない整復方法.

2. 直接的整復

骨片に対して直接K-wire, エレバトリウムや整復鉗子を利用して整復を試みる方法. 小切開を必要とすることもある.

3. 観血的整復

骨折部を直視下に展開し, 整復阻害因子である介在物を除去したり, 腸骨大腿靱帯を剥離する方法.

間接的整復

間接的整復のポイントは内反変形の矯正と生理的前捻の獲得にある.

まずは牽引手術台で, 内外旋中間位（膝蓋骨正面位）として内外転中間位で牽引する. 近位骨片の内反陥入がある際は外転位で牽引して, いったんかみ込みを外して中間位に戻す（図2）.

過外転位を目標とはしていないが, 内反転位は許容できないため牽引による多少の内側のギャップは許容している.

透視側面像はtrue lateral viewでは前壁の確認ができないので, いわゆる「杉岡側面像」を得られる

ように患肢に対して照射角45°で頚部骨頭に垂直方向から観察できるようにする. 多くの症例では前方凸変形（近位骨片伸展位変形）があるが, 前方から膝（膝蓋骨レベル）を下に押し込むことで容易に前方凸変形を整復でき, 生理的前捻を獲得できる（図3）. この位置で膝部をテーピングすると整復位が保持できる. テーピングの際にはタオルなど広めの布で膝を覆い, テープを貼ることで皮膚への貼り付きを避けることができ, 後の下肢内外旋も可能となる.

ここで生田分類を確認する. Jensen分類[8]（図4）typeⅠとⅡ, Ⅳのsubtype PとJensen分類typeⅢとⅤのsubtype NとPでは後述するintrafocal pinによる直接的整復操作の適応としている（図5）. 後外側が欠損しているJensen分類typeⅢとⅤがsubtype Pになると約半数が過剰なスライディングを呈することが知られている[9]. subtype Nは骨性支持ありと考えるので, さらなる整復が必要か否かは意見が分かれるところであるが, 経過中にsubtype Pに転位することを危惧して, 特に後外側欠損型ではできるだけsubtype Aにしておきたい. したがって, 整復操作の結果subtype Nのままであっても失敗ではないと思っている[3].

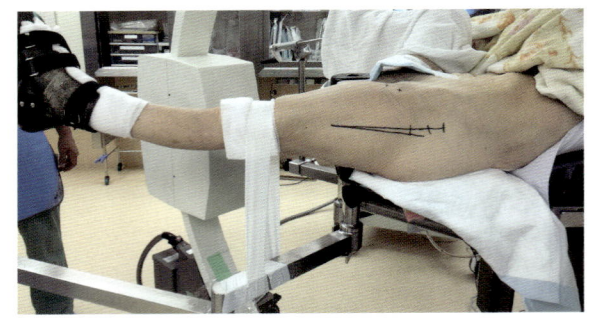

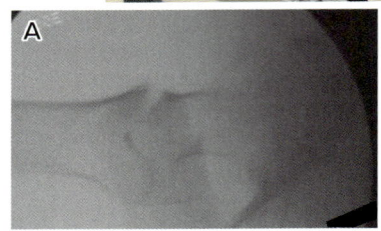
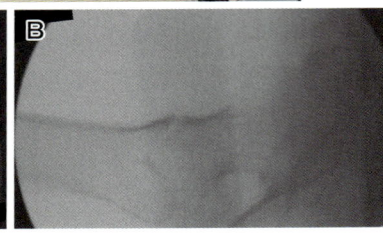

図3 間接的整復：膝を押し下げて生理的前捻を獲得する

A：前方凸変形を呈している.
B：膝部を押さえ込んでテーピングすることで，生理的前捻を獲得できる.

Stable

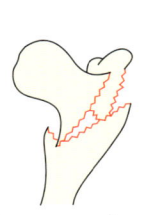

undisplaced
2-fragmentary fract.

Type Ⅰ

displaced
2-fragmentary fract.

Type Ⅱ

Unstable

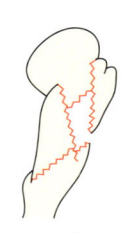

3-fragmentary fract. without posterolateral support

Type Ⅲ

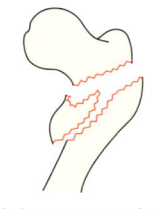

3-fragmentary fract.
without medial support

Type Ⅳ

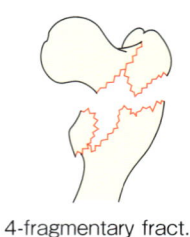

4-fragmentary fract.

Type Ⅴ

図4 Jensen 分類

Type ⅠとⅡが2 part骨折，Type Ⅲは後外側の大転子骨片，Type Ⅳは小転子を含む内側骨片を有した3 part骨折，Type Ⅴは4 part骨折である.

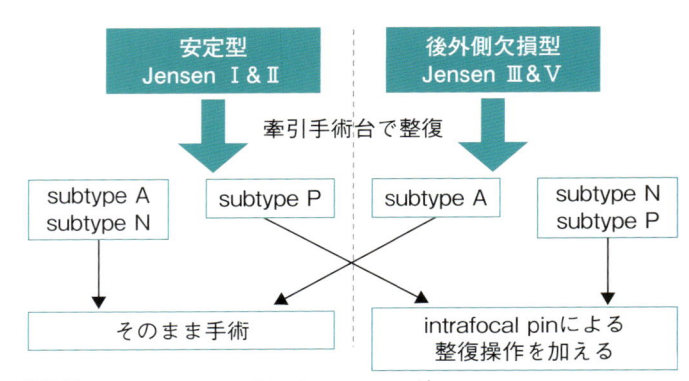

安定型 Jensen Ⅰ&Ⅱ		後外側欠損型 Jensen Ⅲ&Ⅴ	
牽引手術台で整復			
subtype A subtype N	subtype P	subtype A	subtype N subtype P
そのまま手術		intrafocal pinによる 整復操作を加える	

図5 前方骨性支持を獲得するためのプロトコル

直接的整復

間接的整復後にイメージ側面像でsubtype Pであれば K-wire による intrafocal pinning 法を行う.

イメージ前後像で骨折線内側（小転子より）と外側（大転子より）のポイントを決めマークする．この際，動脈を触知してポイントと離れていることを確認しておく（**図6**）.

2.4 mm K-wire 2本をそれぞれマークポイントから刺入し，骨折線内に挿入する．このK-wireを梃子にして近位骨片の前方骨皮質を遠位骨片より前に移動させて subtype Aにする（**図7，図8**）．骨皮質 1/2～1枚分の厚みで内外側ともに平行に前方に移動するようにイメージする．場合によっては平行に

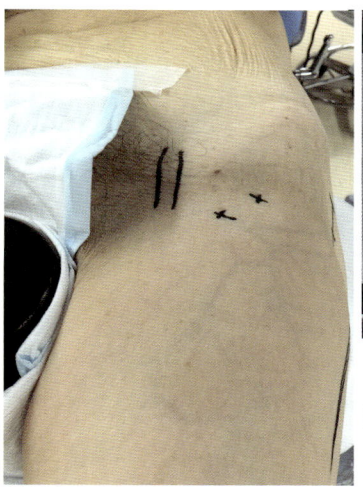
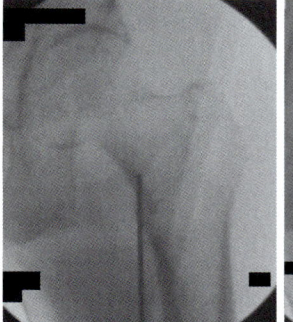
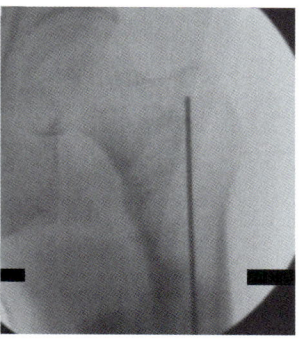

図6 **直接的整復：intrafocal pin 刺入点のマーキング**
骨折線内側（小転子より）と外側（大転子より）のポイントをマークする.

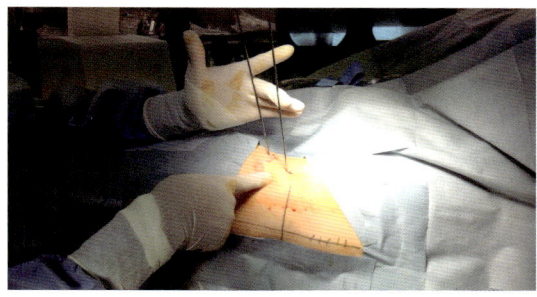
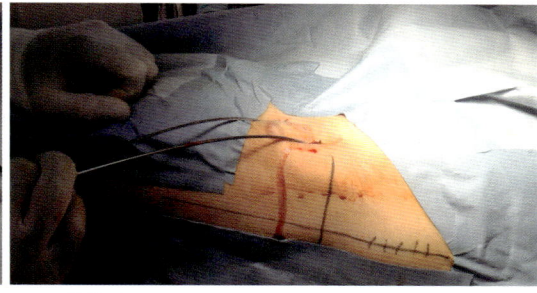

図7 **直接的整復：intrafocal pinning: K-wire を梃子にして整復する**
2.4 mm K-wire を大腿前面から刺入する. 骨折線から前内側と前外側に刺入して, これにより subtype P を subtype A に矯正する. この K-wire はラグスクリュー挿入まで助手に保持してもらい, 整復位を維持しておく.

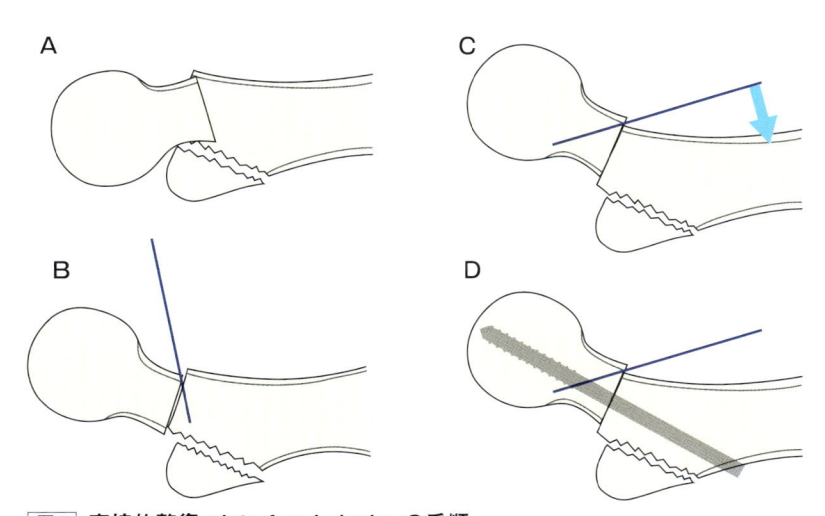

図8 **直接的整復：intrafocal pinning の手順**
A の状態で牽引手術台に載せて, B 膝を押さえて前捻を獲得し, 骨折線から K-wire を刺入する. C 骨皮質 1 枚分近位骨片を前方に移動させると前方骨皮質支持ができ, D このままラグスクリューを刺入して, 若干コンプレッションをかけて整復位を確実なものとして K-wire を抜去する.

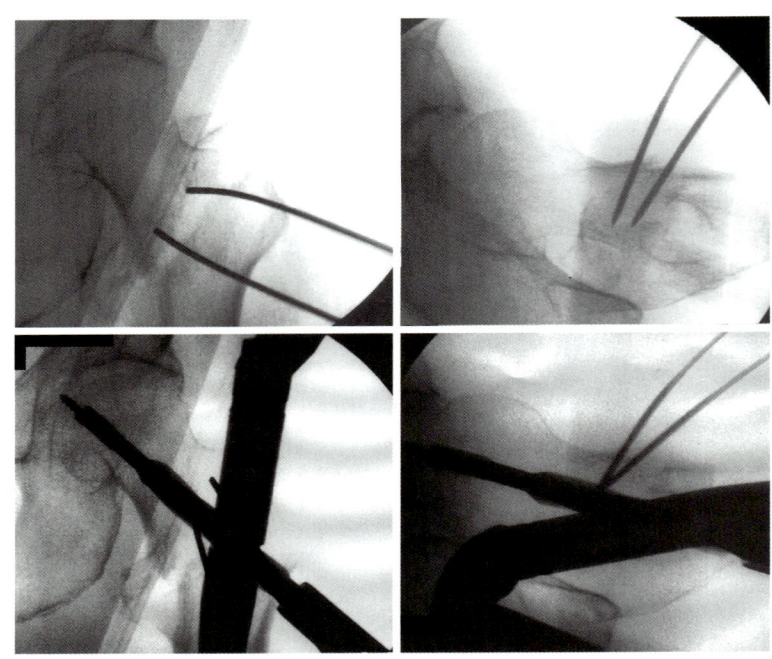

図9 直接的整復：ラグスクリューが入るまで整復状態を維持しておく．K-wireを刺入した状態で通常の手術は可能である

K-wireを刺入した状態で通常の手術は可能である．

前方移動できない場合があるが，そのときはfemoral calcarよりの前内側骨皮質は確実に，前方に移動させてかみ合わせて骨性支持を得る．

このK-wireを助手に把持させて整復位を保持したまま，通常の髄内釘手術を施行する（**図9**）．

Intrafocal pinningでsubtype Aに整復できないときは，過度に牽引していると緊張が強すぎて骨片が動かないことがあるので少し牽引を弱めてみる，2.4 mm K-wireより太い3.0 mm K-wireを使用してみる，K-wireの代わりにエレバトリウムや各種整復子を使用してみるなどを試行してみる．無理にsubtype Aにしようとして前方骨皮質を骨折すると本末転倒になるので，整復子を使用する際には愛護的操作に努める．比較的強度の低いK-wireを利用するのも前方骨皮質損傷予防を意図している．

それでも整復が得られないときには，観血的整復すなわち腸骨大腿靱帯の剥離を施行する．

観血的整復

ヘッドエレメント挿入皮切位置より近位に縦切開を加える．筋膜切開し，外側広筋を縦切開する．エレバトリウムを大腿骨前面から小転子にかけて挿入して外側広筋を持ち上げ，筋鉤で外側広筋を近位に引くと転子部骨折前方が展開される．

骨折部を触診すると滑らかな靱帯表面を触れることができるが，subtype Pの段差は膨隆として触知するのみである．イメージで部位を確認し，電気メスで骨膜から剥離を始める．直接靱帯実質に切り込み横切すると出血を起こすことがあり，避けるべきである．5〜6 mm剥離できたらラスパトリウムで靱帯付着部内側を中心に剥離する（**図10**）．Loss of resistanceを感じながら靱帯剥離を進めるとよい．剥離後はエレバトリウムやK-wireで近位骨片を移動させ，直接触診してsubtype Aになっていることを確認できる．

手術のコツ

内固定術中の注意

獲得した整復位を保持するように留意する．ヘッドエレメント挿入時には整復子（エレバトリウムやK-wireなど）による整復を保ったまま挿入し，軽くコンプレッションを加えて整復位を確実にして，整復子を抜去するように心がけている[3]．

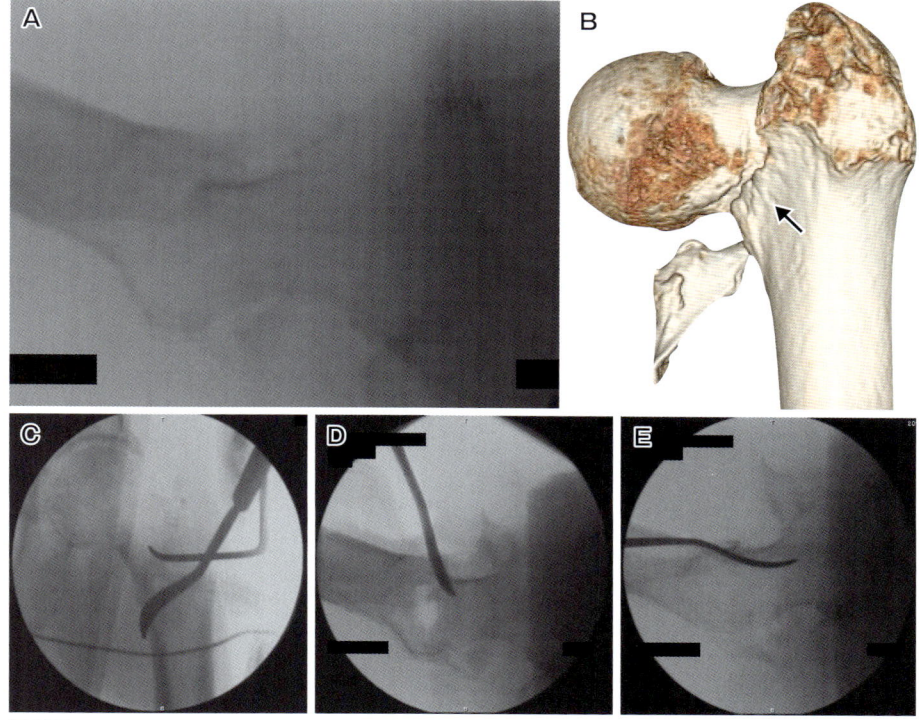

図10 観血的整復：腸骨大腿靱帯を剥離して，整復位を獲得する

A・B：牽引しても，intrafocal pinning でも subtype P が整復できない．黒矢印で示す骨片に付着する腸骨大腿靱帯が整復を阻害していると判断した．

C：ラグスクリュー挿入部に相当する縦切開を加え，外側広筋を縦割して骨折部に達する．エレバトリウムで筋肉を避けて展開すると，骨折部前方を直接展開できる．電気メスで靱帯付着部を切離し，ラスパトリウムで剥離する．

D・E：小エレバトリウムで subtype P を A に整復可能である．

安定型と不安定型

安定型と不安定型の考え方を述べる．安定型は普通に牽引する間接的整復だけで前方骨性接触がある良好な整復位が得られ，一旦獲得した整復位が保持される．手術では挿入点作成・髄内釘挿入深度・ヘッドエレメント長や位置などの基本的手術方法を遵守することで成功に導かれる．

不安定型では，骨片を整復子やK-wireで直に操作する直接的整復を加えないと，前方骨性接触がある理想的な整復位が得られない．さらには靱帯剥離などの観血的処置を必要とする．また獲得した整復位が術後に転位する危険性があり，不安定である．

この不安定型を術前の3D-CTなどで見極める必要がある．その観点よりVIPS（varus impaction without posterior support）型骨折を提唱した[10]．

VIPS型

近位骨片が内反し，遠位骨髄腔に陥入し，後方骨片が欠損しているタイプである[10]（**図11**）．要するに術前X線でJensen分類type III と V，側面像で生田分類subtype P，中野3D-CT分類（**図12**）[11, 12]で3 part A，B，C・4 partの骨折型である．

3 part/4 part骨折のVIPS群と非VIPS群で前方骨性接触を目指して必要とした整復操作を調査したところ，非VIPS群では間接的50％／直接的48％／観血的2％であったのに対し，VIPS群は間接的14％／直接的62％／観血的24％であった．VIPS群のなかには直接的整復まで施行して，観血的整復を行わずにsubtype Pで終了していた症例（**図13**）も含まれており，観血的整復例と直接的整復の結果subtype Pで終了した症例を合わせると，VIPS群

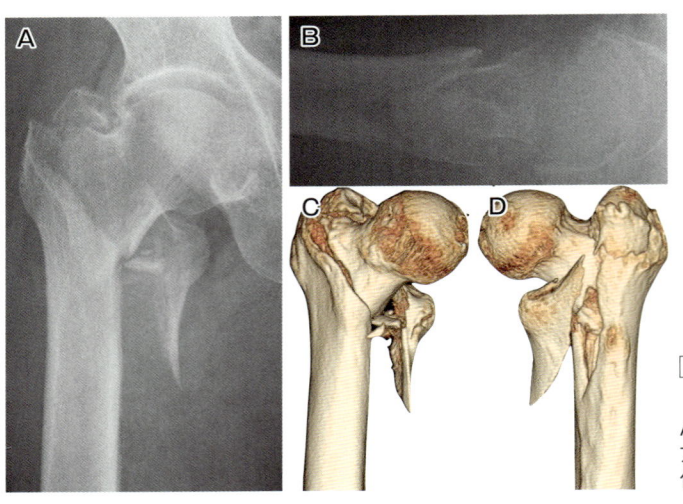

図11 73歳女性．Jensen type V．中野3D-CT 修正分類 4 part VIPS例術前

A，B：X線．C：3D-CT前方．D：3D-CT後方．後方骨片を認める4 part骨折．内反して近位骨片が遠位骨髄内に陥入している．

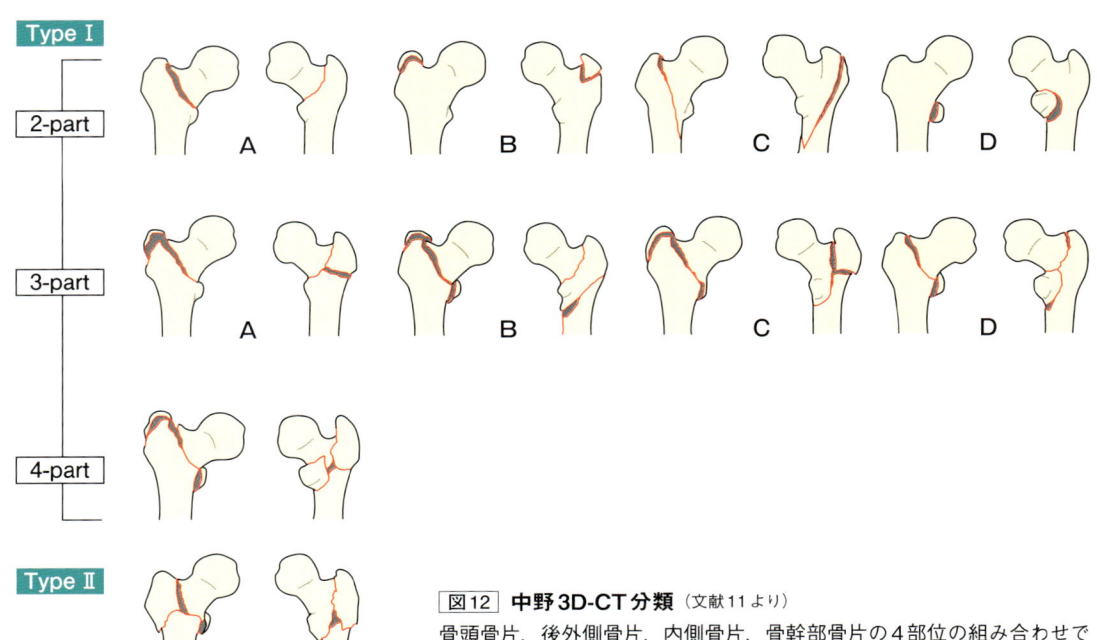

図12 中野3D-CT分類（文献11より）

骨頭骨片，後外側骨片，内側骨片，骨幹部骨片の4部位の組み合わせで骨折型が分類されている．

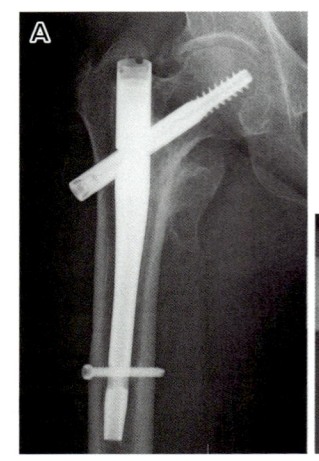
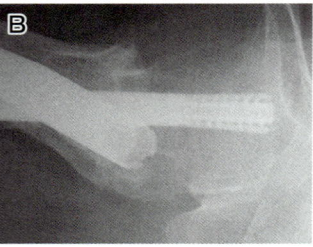

図13 73歳女性（図11の症例）．Jensen type V．中野3D-CT修正分類 4 part VIPS例術後

A，B：X線．牽引による間接的整復と，K-wireのintrafocal pinning法による直接的整復のみではsubtype Aに整復できずに手術を終了した．術後にover telescopingが発生した．

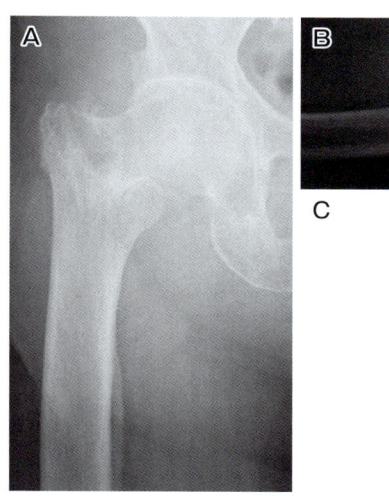
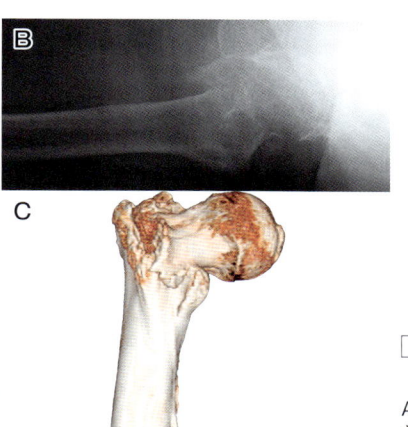

図14 83歳女性. Jensen type II. 中野3D-CT 修正分類 2 part
A, B：X線. C：3D-CT前方.
前方に浮き上がったbeakをもつ症例. Beakには腸骨大腿靱帯が付着して, その牽引により近位骨片は後方回転している.

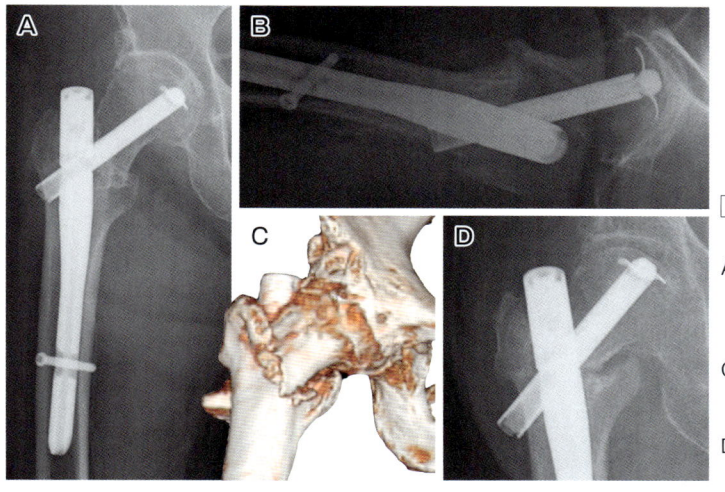

図15 83歳女性. Jensen type II. 中野3D-CT 修正分類 2 part術後経過
A, B：術後1週X線. 整復位はsubtype Aにみえるが, 実際は近位骨片の後方回転が整復できておらず, 前内側ではsubtype Aだが, 前外側ではsubtype Pとなっている.
C：術後6カ月3D-CTでは近位骨片の後方回転がよくわかる. この状態では骨性接触は限定的であり, 不安定である.
D：術後6カ月で回旋転移が進行してカットアウトしている.

の34.5％で観血的整復が必要であるという結果であった[10]．

　術前の3D-CTでVIPS型であれば1/3程度は靱帯剥離を必要とする可能性があるということを踏まえて手術に臨むべきである．

　そんなに多くの症例で靱帯剥離を必要とするのかという疑問があるだろう．しかしわれわれの整復方法では，直接的整復に剛性が低いK-wireを使用していることに留意してほしい．要するに，腸骨大腿靱帯の緊張があるなかで強い整復子で無理に持ち上げたsubtype AやNは術後にsubtype Pに転じやすいと考えている．その観点からK-wire程度で整復ができない症例は靱帯剥離を施行したほうがよいとしている．

ピットフォール

許容できないsubtype A

　腸骨大腿靱帯より遠位で骨折する場合，靱帯に引っ張られてbeak状の前方転位を生じることがある（図14）．側面像の評価で，もしかしたらこのbeakをもってsubtype Aであると判断する術者もいるかもしれない．しかし靱帯に引っ張られて近位骨片は後方に回旋しており，骨折部前内側ではsubtype Aでも前外側ではsubtype Pとなり，骨折部での骨性接触は非常に限定的であり，不安定である（図15）．したがって，この状態を看過することはできない．

　牽引しても整復位は得られないので，前方もしくはヘッドエレメント挿入部に小切開を加えて直接beakを押し込んで整復位を獲得し，通常のガンマネイル手術を行うとよい（図16）．ヘッドエレメント挿入まで整復位を保持しておく必要がある．押さえ込みが容易でないときは観血的手技で腸骨大腿靱帯を剥離した例もある．

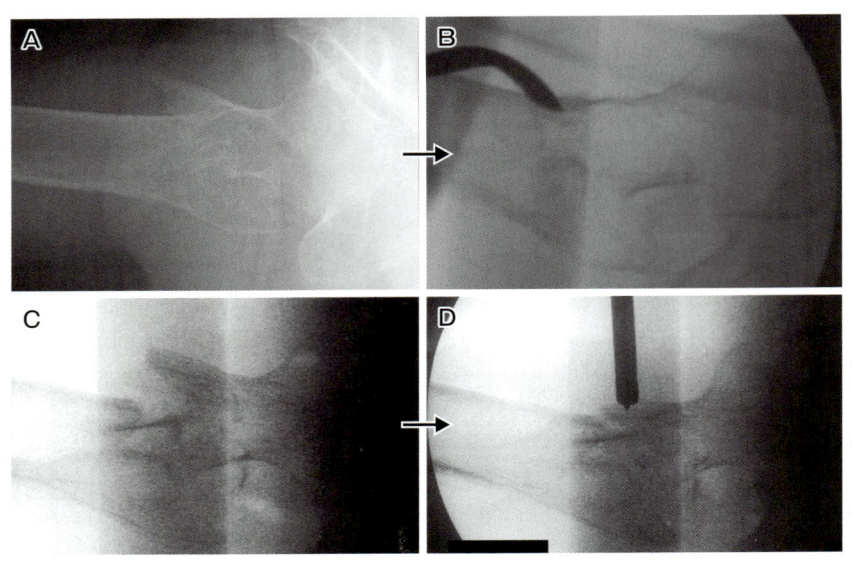

図16 **腸骨大腿靱帯より遠位の骨折では前方beakが浮き上がる例がある**

A・C：直接的整復でbeakを押さえ込む必要がある．B：通常のラグスクリューの切開からエレバトリウムなどで押し下げたり，D：前方切開からツールを挿入して押し込んでいる．

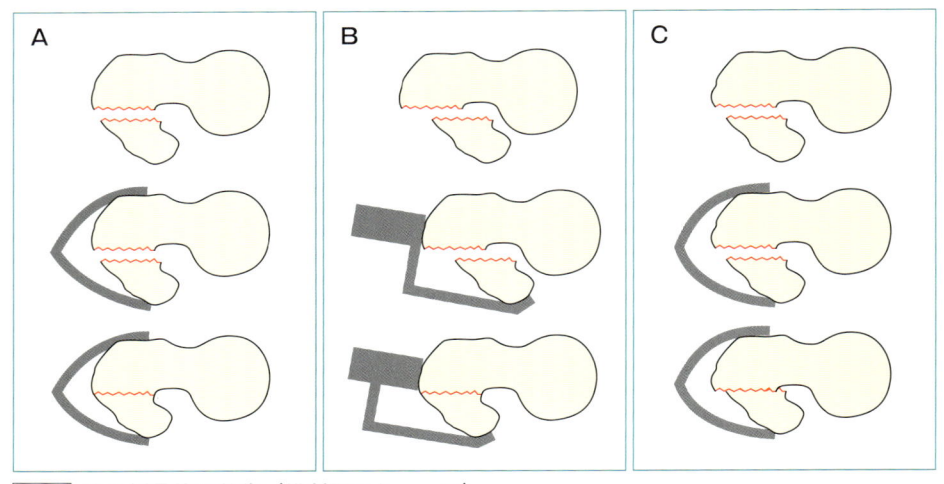

図17 **後外側骨片の整復（横断面のシェーマ）**

A：前後方向のPL骨片の転位は，骨把持鉗子で前後方向に挟むことで整復する．
B：短回旋筋群に牽引されてPL骨片が内側に転位している際は，エレバトリウムや引きよせ式骨把持などで外側に引き出して整復する．整復後は前方から経皮的にK-wireで仮固定するとよい．
C：多少の内側転位は看過して，骨把持で前後方向に挟んで整復する．

後外側骨片の整復

Jensen分類typeⅢ・Ⅴや中野3D-CT分類の3 part/4 partで観察される後外側骨片は48.3〜88.4％に認められると報告されている[13-16]．同骨片は髄内釘の挿入点を有する[17]ため正確な整復を要求され，また整復することで内固定せずとも良好に骨癒合する[18]ことが知られている．過剰なスライディングの予防効果も期待でき，また骨癒合することで股関節外転筋機能が再建される[19]．

整復の基本は前後方向に骨鉗子で挟み込む．ときに短回旋筋群に牽引されて内側に転位している場合はエレバトリウムなどで外側に引き出して仮固定を行う．解剖学的な完全な整復は必要とは考えておらず，多少の内方転位は看過して前後方向に挟み込むだけのことが多い（**図17**）．近年では専用の内固定材もあるので，適宜使用して内固定を行う[20, 21]．

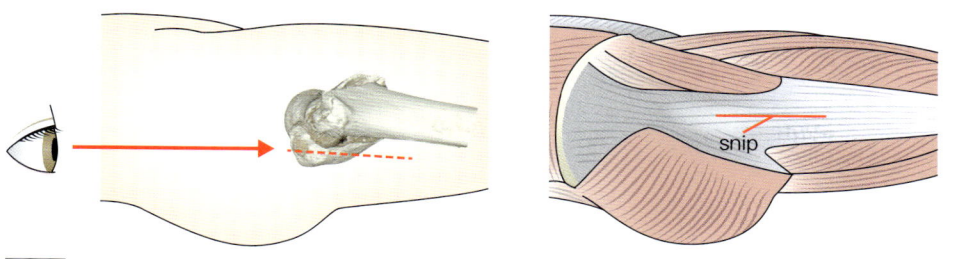

図18 後外側骨片の整復のコツ
①手術台を高くして後方視野をよくする．②切開を後方よりにする．③大腿筋膜の緊張が強いときには snipをいれる．

手術のコツ

後外側骨片展開の工夫

　ヘッドエレメント挿入部の切開を拡大して展開する．このとき骨幹部中央に切開しがちであるが，やや後方を切開すると後外側骨片がみやすいし，手術台はやや高めにするのが後方をみるちょっとしたコツである．牽引により大腿筋膜が緊張していると後方の操作がしにくいが，そのときは後方筋膜を近位に向けて斜めにsnipをいれると操作がしやすくなる[20]（図18）．

文献

1) 生田拓也．大腿骨転子部骨折における骨折型分類について．骨折．24（1），2002，158-62.

2) 福田文雄．大腿骨転子部骨折における術後安定性を得るための整復法．骨折．37（2），2015，247-51.

3) 徳永真巳．"大腿骨転子部骨折の困難な症例に対する骨接合術：髄内釘"．中村茂編．OS NEXUS 4 股関節周囲の骨折・外傷の手術．東京，メジカルビュー社，2015，66-87.

4) 徳永真巳．"大腿骨転子部骨折（short femoral nail固定）"．澤口毅編，骨折　髄内固定治療マイスター．東京，メジカルビュー社，2016，115-37.

5) Goto K. et al. Postoperative subtype P as a risk factor for excessive postoperative sliding of cephalomedullary nail in femoral trochanteric fractures in old patients: A case series of 263 patients using computed tomography analysis. Injury. 53（6），2022，2163-71.

6) Momii K. et al. Risk factors for excessive postoperative sliding of femoral trochanteric fracture in elderly patients: A retrospective multicenter study. Injury. 52（11），2021，3369-76.

7) Inui T. et al. Anterior Malreduction is Associated With Lag Screw Cutout After Internal Fixation of Intertrochanteric Fractures. Clin Orthop Relat Res. 482（3），2024，536-45.

8) Jensen JS. Classification of trochanteric fractures. Acta Orthop Scand. 51（5），1980，803-10.

9) 徳永真巳ほか．大腿骨転子部骨折において後外側支持欠損がlag screw slidingに与える影響．骨折．35（1），2013，98-102.

10) 徳永真巳ほか．大腿骨転子部骨折において整復困難が予想される骨折型：内反陥入＋後方支持欠損型（varus impaction without posterior support type：VIPS）．骨折．41（2），2019，675-82.

11) 中野哲雄．"大腿骨転子部骨折"．冨士川恭輔ほか編．骨折・脱臼．改訂第3版．東京，南山堂，2012，857-66.

12) 中野哲雄．高齢者大腿骨転子部骨折の理解と3D-CT分類の提案．Orthopaedics．19（5），2006，39-45.

13) 甘利留衣ほか．大腿骨転子部骨折における大転子骨折の形態と合併頻度．骨折．34（3），2012，583-6.

14) 徳永真巳ほか．大腿骨転子部骨折において骨性支持獲得のための整復操作がlag screw slidingに与える影響．骨折．37（4），2015，1115-20.

15) Shoda E. et al. Proposal of new classification of femoral trochanteric fracture by three-dimensional computed tomography and relationship to usual plain X-ray classification. J Orthop Surg (Hong Kong). 25（1），2017，2309499017692700.

16) Cho JW. et al. Fracture morphology of AO/OTA 31 -A trochanteric fractures: A 3D CT study with an emphasis on coronal fragments. Injury. 48（2），2017，277-84.

17) 柴原啓吾ほか．大腿骨転子部骨折の後外側骨片とエントリーポイントの位置的関連性について．骨折．41（2），2019，510-3.

18) 寺田忠司ほか．大腿骨転子部不安定型骨折に対する髄内釘術後の大転子は骨癒合しているか？骨折．41（1），2019，122-5.

19) 徳永真巳．後外側骨片を伴う不安定型大腿骨転子部骨折の治療．臨整外．57（2），2022，183-92.

20) 徳永真巳．不安定型大腿骨転子部骨折に対する後外側骨片固定用プレートを用いた手術．整・災外．64（10），2021，1170-7.

21) 徳永真巳．OLSA® による後外側骨片の整復内固定の意義—どのような症例で内固定が必要か．臨整外．57（12），2022，1451-58.

2-1 後外側骨片を伴う骨折に対するCHS

WEB動画▶

横尾 賢 Suguru Yokoo | 福山市民病院整形外科科長

はじめに

転子部骨折の整復では，骨頭骨片と骨幹部骨片のいわゆる主骨片同士の前方皮質を組み替えることが最も重要である．この主骨片の骨性コンタクトを得る手法と重要性は広く認知されてきているが，後外側骨片の重要性や整復固定については今まで論じられることが少なかった．

転位した後外側骨片に対して整復固定を行わなかった場合，外転筋によるさらなる骨片の転位，外転筋筋力低下や偽関節の発生を引き起こす可能性がある．また，後外側骨片は骨性支持としての働きも担っており，骨片の転位や過度のテレスコーピングの発生を防ぐ役割もある．

コンプレッションヒップスクリュー（compression hip screw：CHS）は大腿骨転子部骨折の治療に広く使用されてきたインプラントである．しかし，後外側骨片を伴う転子部骨折に対して，CHS単独のみの固定では後外側骨片の支持が難しい．トロキャンターサポートプレート（trochanteric support plate：TSP）をCHSに併用することで，後外側骨片の安定性を得ることが可能となる．

適応

AO/OTA分類は2018年に改訂版が発表された（図1）[1]．いわゆる安定型（31A1.2および31A1.3）に対してはCHS単独がよい適応となる．しかし，外側壁の術中骨折が危惧される症例（31A2.2および31A2.3）に対してはCHS単独での手術を避けるべ

きであり，髄内釘またはTSP併用CHSが推奨される．31A2（骨折線が外側壁に近い）症例においても，TSPを併用することでテレスコーピングや再手術率を減少させることができたという報告がある[2]．31A2症例のうち，中野3D-CT分類での3 part（GL），いわゆるバナナ骨片を伴う骨折型においても，TSP併用CHSで後外側骨片を支持することが可能である（図2）[3]．

その他にも不安定型の転子部骨折に対してCHSを選択する症例として，中殿筋損傷を避けたい症例（若年者など），髄腔狭小化があり髄内釘挿入が困難と予測される症例（Dorr type A）（図3），高度の外弯症例などが挙げられる．

手術手技

1. 体位

トラクションテーブルでの手術を行う．健側股関節を屈曲外旋外転位とし，透視装置を挿入する．髄内釘を挿入する手技がないため，髄内釘手術とは異なり，患肢を強く内転させる必要はない．骨頭骨片が内反している症例では，軽度の牽引を行うことで骨頭骨片を外反させることができる．また，牽引により骨折部を開大させ，整復を容易にすることも可能である．

2. 皮膚切開から骨折部までの展開

大腿外側に，使用するプレート長に応じた皮膚切開を行う（図4）．CHS単独であれば無名結節までの切開で手術可能であるが，TSPを設置する際は大転子頂部まで近位への切開延長が必要となる．腸

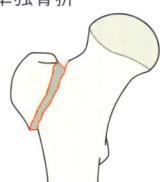

31A1 グループ
単純骨折

31A1.1
大転子または
小転子単独骨折

31A1.2
2 part 骨折

31A1.3
外側壁の損傷のない
（＞20.5 mm）骨折

3 cm

＞20.5 mm

CHS

31A2 グループ
多骨片，外側壁の損傷のある
（＜20.5 mm）骨折

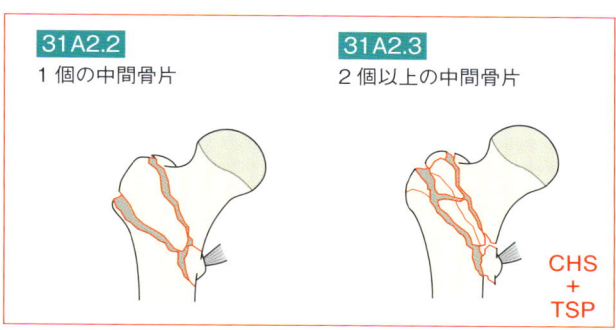

31A2.2
1 個の中間骨片

31A2.3
2 個以上の中間骨片

CHS
＋
TSP

図1　**AO/OTA 分類**（文献1より改変）
一般的に 31A1 は安定型，31A2 は不安定型骨折とされている．31A2 の不安定型骨折も，TSP を併用することで治療可能である．

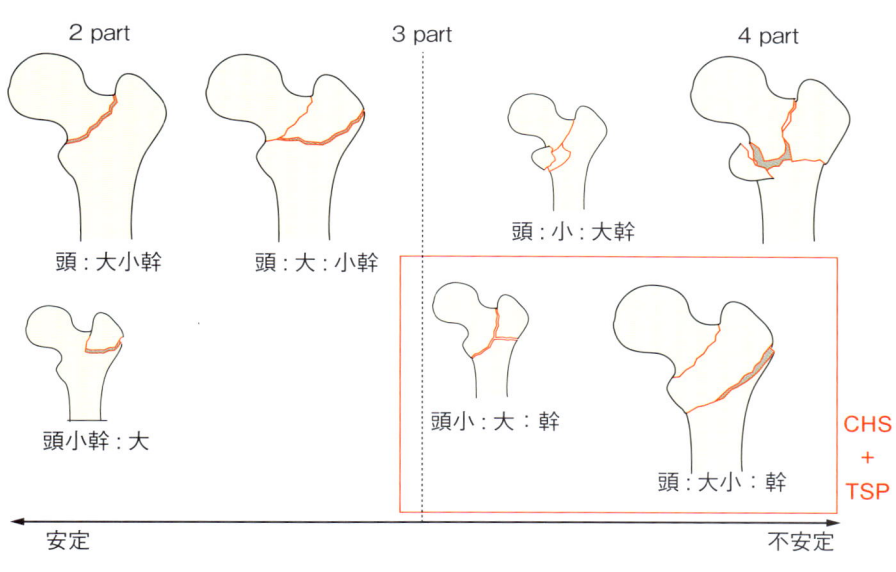

2 part

頭：大小幹

頭：大：小幹

頭小幹：大

3 part

頭：小：大幹

頭小：大：幹

頭：大小：幹

4 part

CHS
＋
TSP

安定 ←――――――――――→ 不安定

図2　**中野分類**（文献3より）
不安定型とされている 3 part の骨折型でも
CHS+TSP で治療可能である．
（小さいイラストは症例数が少ない骨折型）

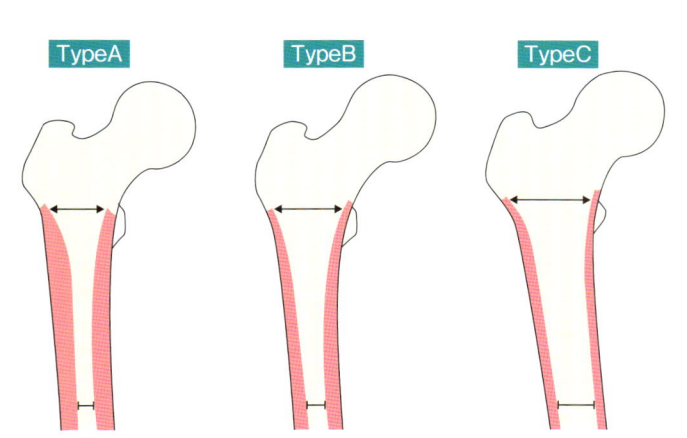

TypeA

TypeB

TypeC

図3　**Dorr classification**（文献4より改変）
Type A は髄腔狭小化が強く，髄内釘は挿入困難となりやすいため，CHS を考慮する骨折型である．

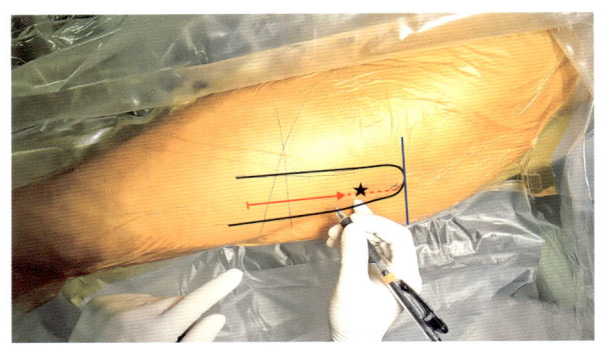

図4 切開前のマーキング
黒線：大腿骨縁，青線：大転子頂部，赤実線：CHS予定切開位置，赤破線：TSP併用時追加切開位置，★：無名結節．
CHS単独であれば無名結節からプレート長に応じた遠位への皮膚切開のみで展開可能だが，TSPを併用する症例では近位への切開延長を追加する．

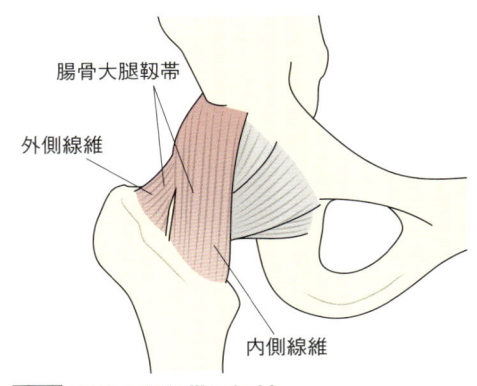

図5 腸骨大腿靱帯の解剖
腸骨大腿靱帯は逆「Y」字型であり，内側線維が整復阻害因子となる．下肢を外旋させることで内側線維を緊張させ，エレバトリウムなどを使用し剥離する．

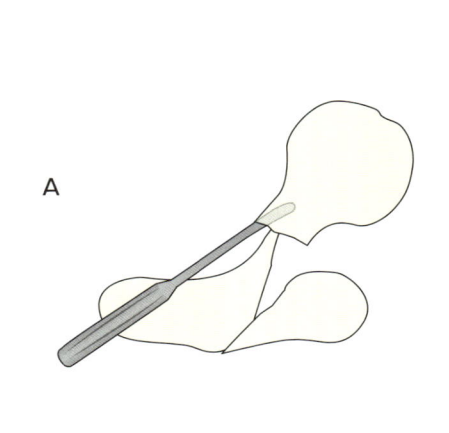

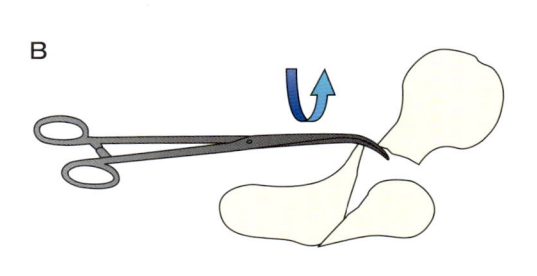

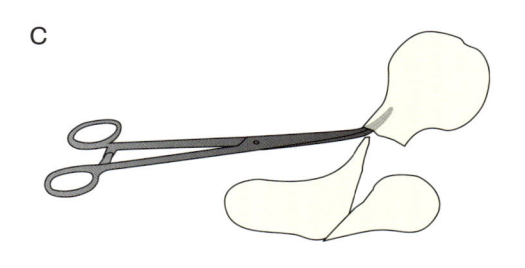

図6 主骨片同士の組み替え方法
A：エレバトリウムやK-wireを骨折部に挿入し，内旋させることで前方骨片の組み替えを行う．
B：近位骨片の後方転位が強い例ではモスキートケリー鉗子の曲がりを利用し骨折部から挿入する．
C：モスキートケリー鉗子を180°回転させ組み替え，下肢を内旋させることで整復位を得る．

脛靱帯を切開し，上下方向に牽引する．外側広筋は筋膜中央を横切開して鈍的に筋間から展開するか，筋膜をL字切開して筋を腹側に牽引し，展開する．

骨折部までの展開が必要な場合は，大腿骨に沿って指を挿入して骨折部位を確認し，大腿骨頚部内側にホーマン鉤を挿入して展開する．

3. 骨折部の整復

整復で最も重要なポイントは，骨折部前方の主骨片同士を組み替えることである．髄内型，または解剖型の症例のうち不安定な場合は整復を行う．腸骨大腿靱帯（iliofemoral ligament：IFL）が整復阻害因子となっていることが多く，確認を行い剥離する（図5）．下肢を外旋させることでIFLを緊張させ，エレバトリウムを骨に沿わせ剥離する．骨折部にエレバトリウムを挿入し，内旋させることで骨片同士を組み替えることができる（図6A）．

骨頭骨片が大きく背側に落ち込んでいる症例は，エレバトリウムの挿入が難しいことがある．牽引を

強める．骨幹部を腹側から背側に押さえ込む操作などでも改善しない場合，先端に曲がりがあるモスキートケリー鉗子を骨折部から挿入し，近位骨片を背側から腹側に持ち上げ，その状態を維持しながら下肢を内旋することで組み替えが可能となる（図6B，C）．

逆に骨幹部が後方に大きく転位している場合，骨幹部骨片背側にエレバトリウムを挿入して持ち上げる，骨鉗子で主骨片同士を把持するなどの手技を行い，全体のアライメントを調整する．

骨頭骨片の後傾が残る場合，牽引を弱めることで改善することもある．前方から用手的に圧迫するか，エレバトリウムなどを外側から挿入し，直接前方から圧迫することで整復する．

手術のコツ

筆者は，基本的にはエレバトリウムやK-wireを骨折部に挿入し，前方骨片の組み換えを行っている（図6A）．近位骨片が後方に転位している症例では，モスキートケリー鉗子を利用することで整復が可能となる症例もある（図6B，C）．

この手法でも整復が難しい場合は，骨折部の前方から経皮的にK-wireを刺入して組み替える方法もある．いずれの手法でも，無理に整復を行うと骨幹部骨片の前壁を粉砕させてしまう恐れがあるため，慎重に手技を行う必要がある．

4. ガイドピン挿入，リーミング，タッピング

予定する角度のガイドを使用してガイドピンを挿入する．正面・軸写像で頚部および骨頭中心を通る位置への挿入を心がける（図7）．アンチローテーションスクリューを後で挿入する場合，やや足側へのガイドピン挿入は許容される．頭側設置をしてしまうと，アンチローテーションスクリューの挿入は困難となる．回旋予防のため，K-wireや専用のアンチローテーションピンを追加で刺入してもよい．

ガイドピンの挿入後，リーマーでラグスクリューおよびプレートバレル部のリーミングを行う（図8）．この際，プレートのバレル部が大腿骨に接触する部

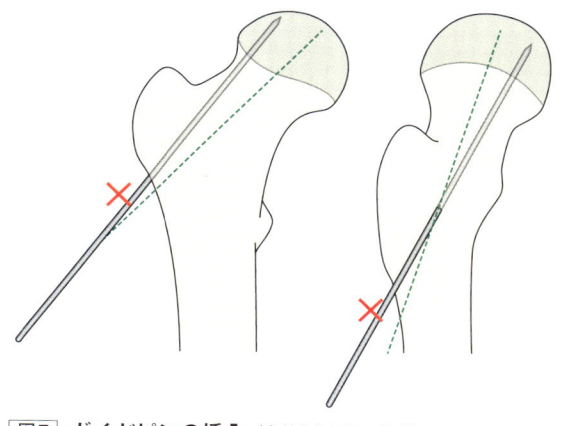

図7 ガイドピンの挿入（文献5をもとに作成）
ガイドピンは正面像および軸写像で頚部・骨頭中心を通るように刺入する必要がある．図のような位置への挿入は避けるべきであり，点線の刺入経路への挿入が望ましい．

位をしっかりとリーミングしておくことが重要になる．リーミングが不十分な場合，プレートが骨幹部に沿わずに浮いてしまう，無理に沿わせようとしてバレル部での横骨折が生じてしまうなど，トラブルが発生する可能性がある．リーミング後にラグスクリューの長さを決定する．

リーミング後はタッピングを行う．CHSのラグスクリューはセルフタップではないことが多く，タッピングを行わないとラグスクリューの挿入困難が生じてしまう．また，タッピングを行うことで骨頭骨片の過度なローテーションも予防することができる．

ピットフォール

リーミングとタッピングを十分に行わないとプレート設置位置不良，ラグスクリューの挿入困難となりやすい．リーミングは最大回転で，かつトリプルリーマーの基部の部分をしっかりと大腿骨に押し付けて行うことが重要である（図8B）．スクリュー挿入位置よりもやや深めにタッピングを行うことで，スクリューを適切な位置に挿入可能となり，良好な固定性の獲得につながる．リーミングとタッピングを行った後に整復位が損なわれていないか，触診と透視像の両方で確認することも重要である．

5. インプラント挿入（ラグスクリュー，プレート）

手技説明の前にインプラントの特徴について述べる．CHSは多くの場合，プレートがラグスクリュ

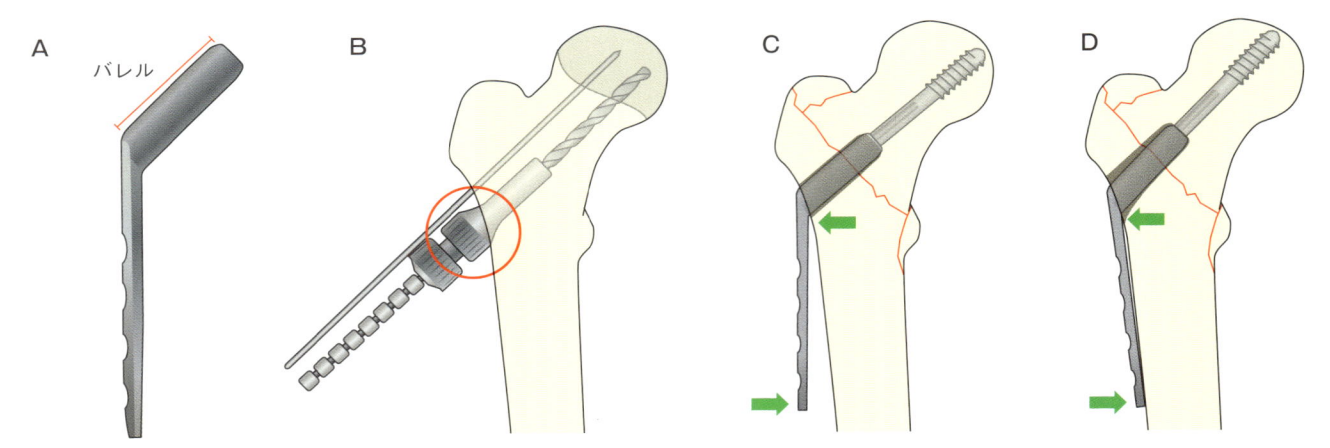

図8 バレルおよび外側壁のリーミング (文献5をもとに作成)

A：バレルはプレートと一体化している.
B：トリプルリーマーで十分にリーミングを行う．リーマーを大腿骨に押し付けて行うことが重要である.
C：外側壁のリーミングが不十分な症例ではプレートを骨に接触させにくい.
D：十分なリーミングを行うことによりプレートと大腿骨のフィッティングが良好となる.

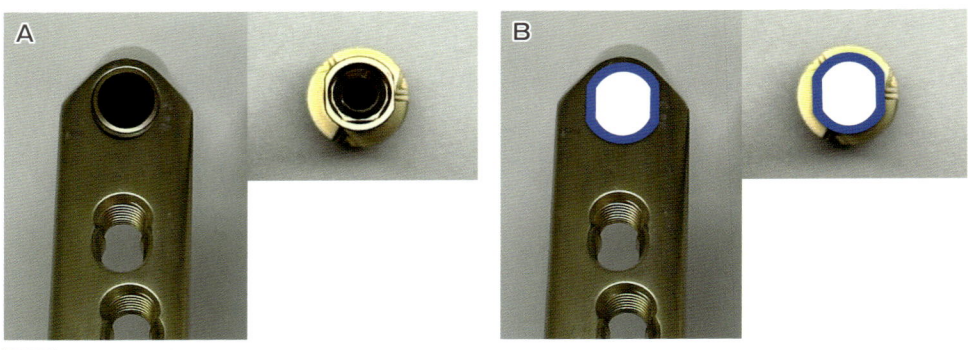

図9 CHSの特徴

A：DePuy Synthes社のCHSプレートとラグスクリュー.
B：プレートのバレル部の内筒と，ラグスクリューのシャフト部分は円筒ではなく，側面がカットされている形状になっている.
この構造学的特徴により，回旋安定性を得ることができる.

ーと一定の角度で固定される機構（キータイプ）をもち，インプラントの回旋防止機能を提供する．そのため，ラグスクリューの挿入深度によりプレートの方向が決定される．まず，ラグスクリューをある程度挿入し，予定挿入位置の少し手前でプレートを挿入する．そして，ラグスクリューとプレートが一体化した状態で，プレートを骨幹部の軸に沿わせながら挿入を調整する．筆者が使用するDePuy Synthes社の製品は，ラグスクリューとプレートは180°ごとに固定されるタイプである（**図9**）.

ラグスクリューを挿入していくことで骨頭骨片が回旋し，主骨片同士の整復（前方組み替え）が損なわれる可能性もある（**図10**）．整復位を触診で確認しながら，インプラント挿入を行うことを推奨する．ラグスクリューの挿入深度でプレート方向が規定されるインプラント（キータイプ）では，「整復位」と「プレートと大腿骨骨幹部の一致」のどちらも確認する必要がある.

整復位およびラグスクリュー・プレート位置が問題ないことを確認後，プレート遠位部にスクリューを挿入する．プレートが骨幹部から離れている場合は鉗子での整復も検討するが，必ずしもプレートと

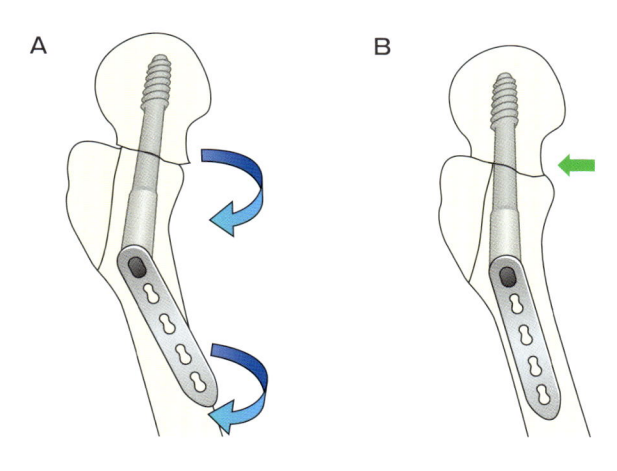

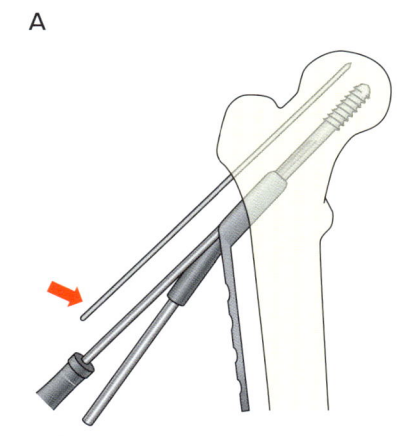

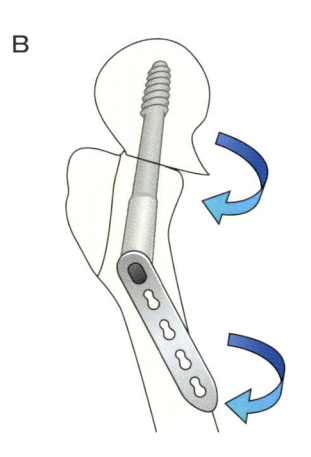

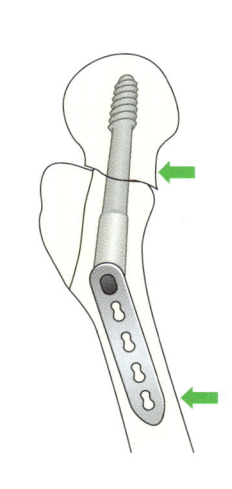

図10 ラグスクリュー挿入 （文献5をもとに作成）
A：主骨片の組み替えは良好だが，プレートと大腿骨の位置調整のため時計回転をしようとしている．
B：プレートと大腿骨の位置は良好だが，ラグスクリューとともに近位骨片が時計回転したため，主骨片の組み替えが不良となった．

図11 整復位保持の工夫 （文献5をもとに作成）
A：アンチローテーションピンを挿入することで整復位の破綻を予防できる．
B：側面像で近位骨片の前方凸変形が強くなっている，かつプレートも前方に位置しているため時計回転に進め調整する．
C：「整復位」と「プレートと大腿骨骨幹部の一致」がどちらも得られている．
この手技は，状況によっては緩みによる固定力低下にもつながるため，状況を十分に理解したうえで行うべきである．

大腿骨を無理に密着させる必要はない．骨鉗子での過度な把持により，医原性骨折が発生する可能性もあるので注意する．

> **P**oint
> ラグスクリューとプレートが一体化するインプラント（キータイプ）が多く，ラグスクリューの挿入深度でプレートの位置も規定されてしまう．整復位が良好であり位置をキープしたい場合は，アンチローテーションピンなどの挿入をしておけば整復位が維持されやすい（図11A）．
> ラグスクリューと骨頭骨片の固定性が良好であれば，骨頭骨片の回旋を調整することで整復位をコントロールすることもできる（図11B，C）．ただし，骨頭骨片とラグスクリューの緩みによる固定力低下の原因になり得るため，リスクを理解したうえで行うべき手技であるといえる．

6. インプラント挿入（TSP）

　インプラントにより違いはあるが，TSPの多くはCHSのプレートと連結するタイプである．つまり，CHSのプレートの延長線上にTSPも設置される．後外側骨片は骨幹部軸よりやや後方に位置することが多いため，CHSのプレートの遠位が背側にあると，TSPで後外側骨片を支持することが困難となる（図12A）．そのため，CHSのプレートの遠位は骨幹部軸か，やや腹側にしておくほうが無難である（図12B）．また，CHSのプレートをスクリューで固定する前に，後外側骨片の位置を把握しておくことが望ましい．

　TSPを設置する前に後外側骨片の位置を確認し，

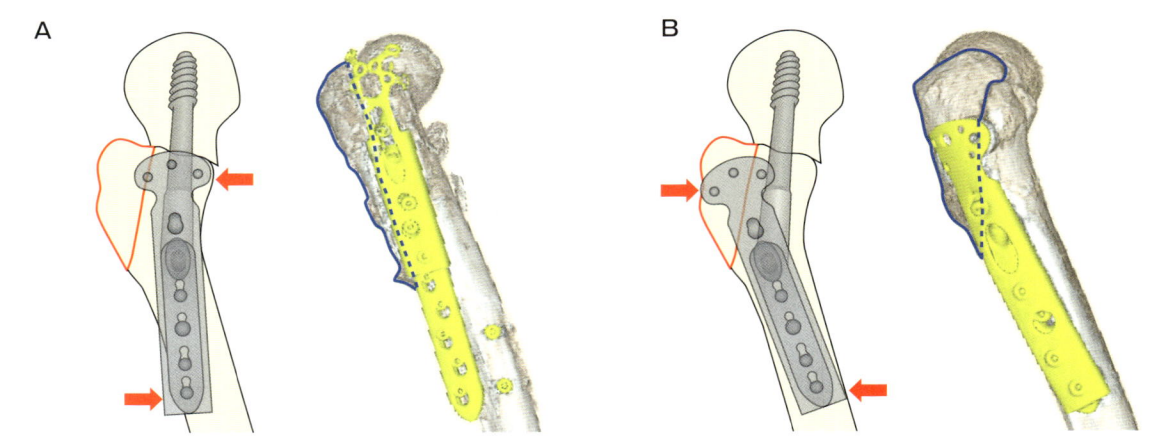

図12 トロキャンターサポートプレートの設置位置（文献5をもとに作成）
A：後外側骨片は骨幹部軸よりやや後方に位置することが多く，CHSのプレートの遠位が背側にあると，TSPで後外側骨片を支持することが困難となる.
B：CHSのプレートの遠位を骨幹部軸か，やや腹側にしておくことで，後外側骨片を支持することが可能となる.
CHSのプレートをスクリューで固定する前に，後外側骨片の位置を把握しておくことが望ましい.

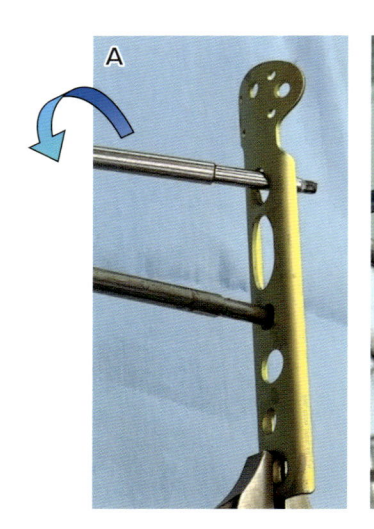
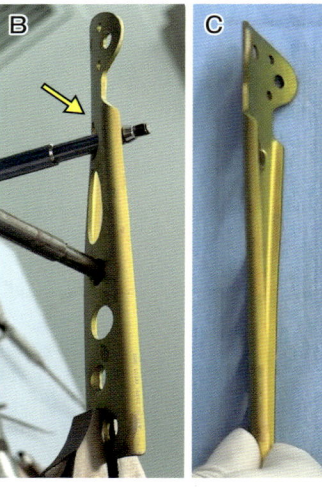

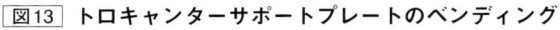

図13 トロキャンターサポートプレートのベンディング
A：TSPのベンディングは最近位ではなくやや遠位にすることで，後外側骨片を「点」ではなく「面」で支持することができる. スクリュードライバーを2本スクリューホールに入れ，近位側のドライバーを後方に回す.
B・C：近位側が全体的に後方に回旋することで，後外側骨片の支持が可能となる.

必要に応じてTSPをベンディングする（図13）. この際にプレート先端部をベンディングすると，骨片を点で支えることになりやすい. そのため，プレート先端よりもやや遠位部をベンディングさせ，プレート全体で後外側骨片を支持するようにする. 後外側骨片をTSPで支持していることを確認し，TSPからスクリューを骨幹部に向けて挿入し固定する. 筆者らは，TSPから後外側骨片へのスクリュー挿入は通常行っておらず，プレート全体で後外側骨片を「支持」するようにしている.

手術のコツ

CHSのプレート遠位が背側にならないように最大限の注意を払っている. 「主骨片同士の整復位」「ラグスクリューの深度」「プレート設置位置」など，注意すべきチェックポイントを何回も確認することが重要である.
TSPの近位側のみをベンディングすると，後外側骨片を「点」で捉えてしまうことになりやすい. そのため，やや遠位側でベンディングすることで「面」で「支持」することが可能となり，後外側骨片を確実に支持することが可能となる.

7. アンチローテーションスクリュー挿入，閉創

後外側骨片を伴う骨折型であれば，可能な限りアンチローテーションスクリューを挿入するよう心が

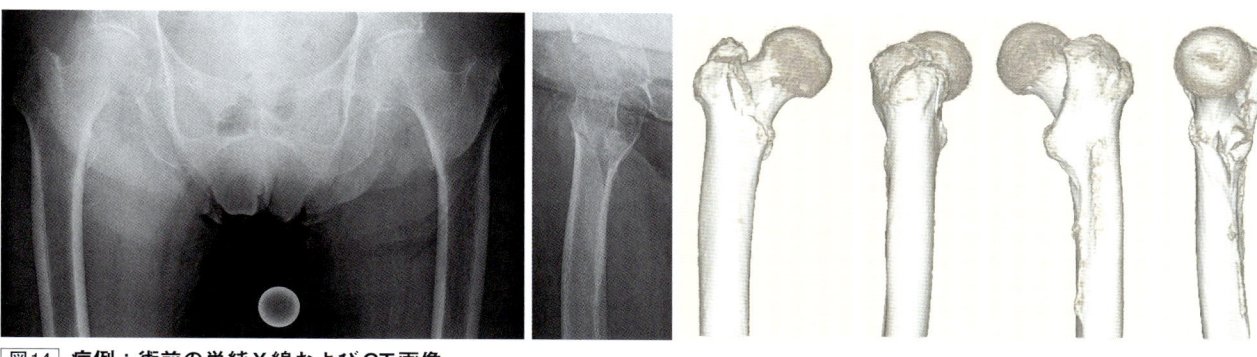

図14 症例：術前の単純X線およびCT画像
94歳，女性．自宅内で転倒し右大腿骨転子部骨折を受傷した．AO/OTA 31A2.2，中野3D-CT分類 3 part（GL）であった．

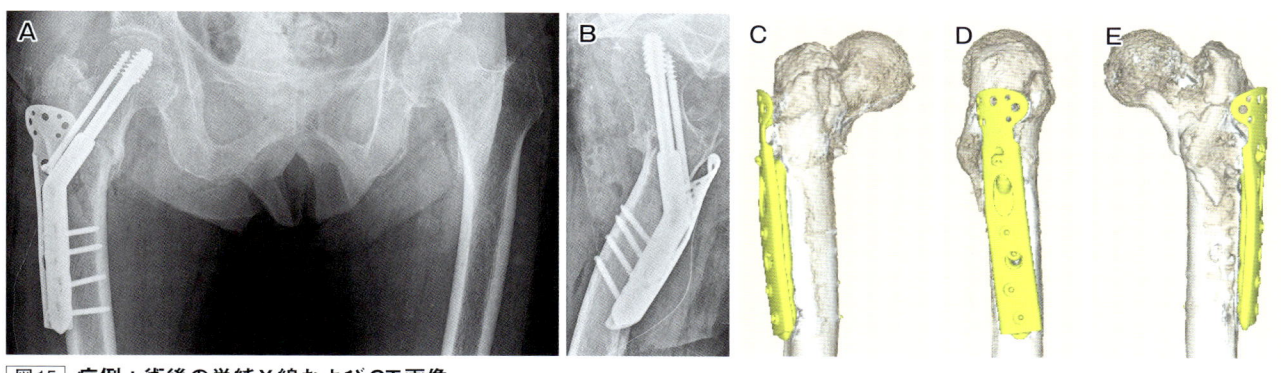

図15 症例：術後の単純X線およびCT画像
A・B：受傷翌日に手術を行った．主骨片同士を組み替えCHS 4穴およびベンディングしたTSPでの固定を行った．
C・D・E：術後CTで後外側骨片をプレートで支持できていることがわかる．

けている．ラグスクリューと平行に先ネジキャンセ
ラススクリューを挿入する．

　洗浄を行い，外側広筋の筋膜，腸脛靱帯をそれぞ
れ吸収糸で縫合する．皮下，皮膚縫合を行い，ドレ
ッシングを行う．

後療法

　手術翌日から全荷重を許可し，リハビリテーショ
ンを行う．術中骨折などのトラブルが発生していな
ければ，特に安静度制限は設けていない．

症例供覧

　症例は94歳，女性．自宅内で転倒し，右大腿骨
転子部骨折を受傷した．AO/OTA分類31A2.2，中
野3D-CT分類 3 part（GL）であった（**図14**）．受
傷翌日に手術を行った．主骨片同士を組み替え
CHS 4穴での固定を行った．TSPをベンディング
し後外側骨片を支持させた（**図15**）．術後は全荷重
歩行を許可し，術後1年の時点では骨癒合が得られ
独歩可能となっていた（**図16**）．

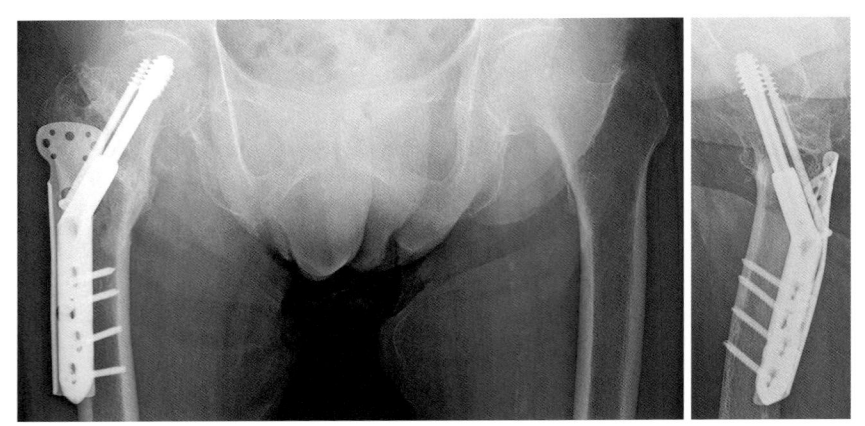

図16 症例：術後1年の単純X線画像
骨癒合が得られており，受傷前と同様に独歩可能であった.

引用・参考文献

1) Meinberg EG. et al. Fracture and Dislocation Classification Compendium-2018. J Orthop Trauma. 32 Suppl 1, 2018, S1-170.

2) Hsu CE. et al. Trochanter stabilising plate improves treatment outcomes in AO/OTA 31-A 2 intertrochanteric fractures with critical thin femoral lateral walls. Injury. 46 (6), 2015, 1047-53.

3) 中野哲雄. 高齢者大腿骨転子部骨折の理解と3D-CT分類の提案. MB Orthop. 19 (5)増刊, 2006, 39-45.

4) Wilkerson J. et al. Classifications in Brief：The Dorr Classification of Femoral Bone. Clin Orthop Relat Res. 478 (8), 2020, 1939-44.

5) Apivatthakakul T. et al. Sliding hip screw with trochanter stabilization plate：Simple pertrochanteric fractures with posteromedial involvement. AO Surgery Reference. https://surgeryreference.aofoundation.org/orthopedic-trauma/adult-trauma/proximal-femur/trochanteric-fracture-simple-pertrochanteric-with-posteromedial-involvement/sliding-hip-screw-with-trochanter-stabilization-plate

2-2 不安定型骨折に対するCHS：不安定型骨折に対するCHSを用いた手術法（oblique locking hip screw）

WEB動画▶

原田将太 Shota Harada ┃ 日本赤十字社長崎原爆病院整形外科副部長

松下 隆 Takashi Matsushita ┃ 福島県立医科大学外傷学講座特任教授, 新百合ヶ丘総合病院 外傷再建センターセンター長, 南東北グループ外傷統括部長

はじめに

現在, short femoral nail（SFN）が大腿骨転子部骨折の手術法のゴールドスタンダードであることに異論はないが, 髄内釘刺入のために患肢を内転させる必要があり, 骨折型によっては整復位がとりづらいことがある. 一方のsliding hip screw（SHS）は, 近年の大腿骨転子部骨折治療においてはSFNと比較すると使用している施設は少ないのが現状と思われ, まだSHSの使用経験がない若手医師に出会うこともある. SHSは患肢を過度に内転する必要はなく, 外転位のまま大腿筋膜張筋筋膜の緊張を緩めたまま挿入することができ, 骨折型によっては非常に有用である. 従来のSHSはラグスクリューの回旋予防機構がなかったり, 遠位横止めスクリューがconventionalであったりして, 固定性に不安の残る器械も少なくなかった. 新しいSHSであるHOYA Technosurgical社 の Oblique Locking Hip Screw（OLHS）はラグスクリューの近位と遠位に回旋予防のためのロッキングピンを挿入でき, 遠位横止めもピンもプレートに垂直方向と45°遠位に向かって斜めに挿入できるユニークな構造になっており, プレートの強度と骨片固定ピンの強度, また近位骨片の回旋防止力は静荷重負荷試験と繰り返し荷重負荷試験によって証明されており, より強固な固定性が期待できる. われわれは不安定型骨折に対してもOLHSを用いて骨接合術を行っており, ここではその適応と手術手技の実際について述べる[1].

適応

積極的適応は安定型大腿骨転子部骨折ならびに不安定型大腿骨転子部骨折のうち, ラグスクリュー挿入部となる外側皮質に骨折線が及んでいない症例である. 遠位横止めピン刺入部に骨折線が及ぶ症例は4穴や6穴の長いプレートを選択することで対応している. AO分類31-A3や, いわゆる前額面剪断型骨折の場合は積極的な適応とはしておらず, 適宜長い髄内釘や人工骨頭挿入術を施行している.

Ｐoint
ラグスクリュー挿入部に骨折線が入っていないか, 術前に必ずCTを撮像し, 詳細な骨折型を把握しておく. その際, 三次元CT（3D-CT）だけでもわからない骨折線が存在することがあるので軸位, 矢状断, 冠状断の3方向の画像で必ず確認する.

手術手技

症例を提示し, 手術手技の実際について述べる.
症例：84歳, 女性.
術前ADL：独居, 室内独歩, 屋外T字杖歩行.
既往歴：高血圧, 不眠症.
現病歴：自宅庭で転倒受傷, 左股関節痛のために体動困難となり, 当院救急搬送となった.
現症：左下肢は短縮して外旋位となり, 左股関節の著明な運動時痛を認めた. 明らかな神経血管損傷

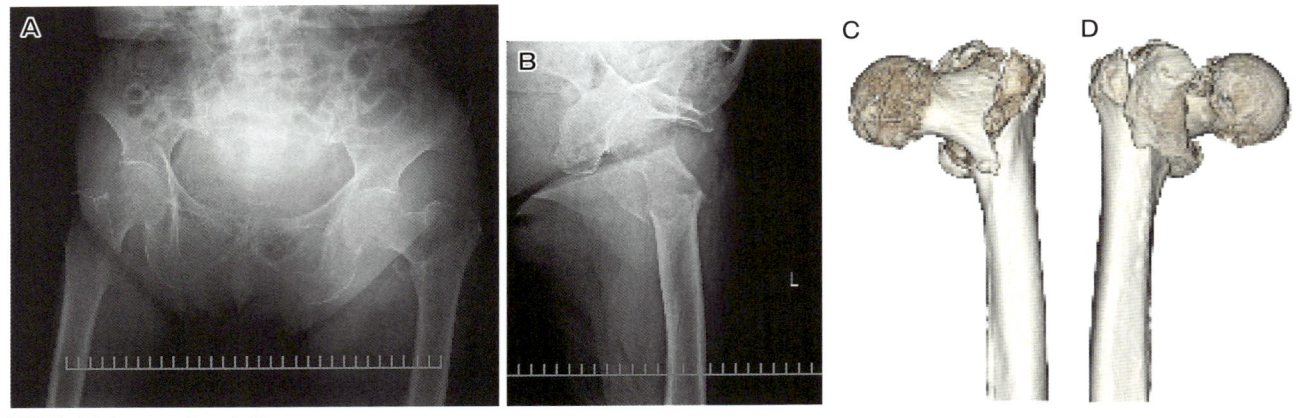

図1 症例1：84歳，女性

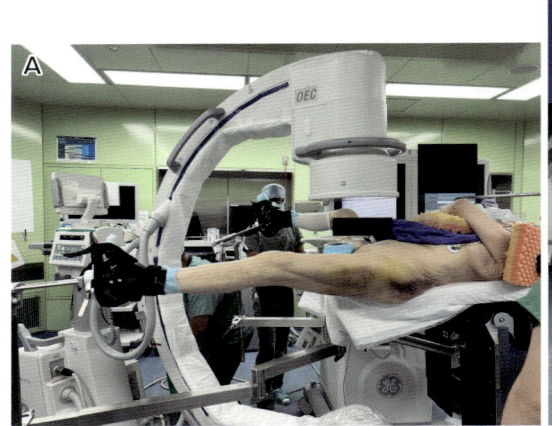
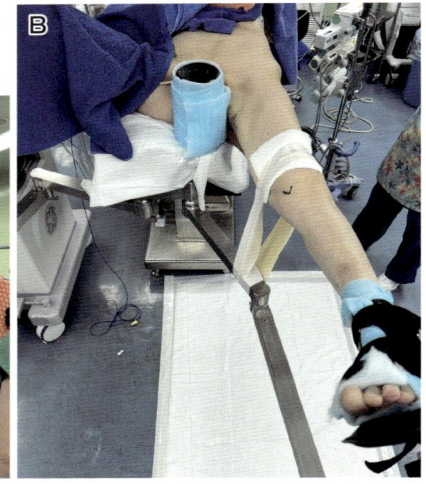

図2 術中体位

は認めなかった.

　画像所見：単純X線写真上，左大腿骨大転子から小転子に至る転子部骨折を認めた（**図1A，B**）. 3D-CTでは大転子後外側から小転子に至る巨大骨片を伴う不安定型骨折であった. 受傷同日にOLHSによる骨折観血的手術を施行した.

1. 術中体位と整復操作

　全身麻酔下に牽引手術台を使用して，まずは閉鎖的整復を試みた. 術中体位を**図2A**に示す. 本症例では健肢は股関節屈曲外転外旋位とし，患肢は軽度外転位で牽引してやや内旋させたところ，骨折部の前方凸がやや残存したので，大腿遠位部を背側方向に押さえつけるように牽引手術台と固定することで

（**図2B**），正面像で髄外型，側面像で解剖型[2]に整復された（**図3**）. SHSを用いる利点の一つは，このように患肢外転位のままで大腿筋膜張筋や腸脛靱帯を緩ませたまま，手術操作ができることである. 整復の詳細については他稿に譲るが，牽引手術台を用いた閉鎖的な整復だけでは髄外型もしくは解剖型に整復できず，髄内型となってしまう症例も多く経験する. 髄内型の症例に観血的整復を行う場合は，最初は患肢外旋位としておき，骨折部にK-wireや穴あきエレバトリウムなどを挿入して髄外型とした後に愛護的に内旋させるとうまく整復できることが多い. **図4A**のように側面像をみながらエレバトリウムの曲がりの向きを調整して骨折部に挿入し，先

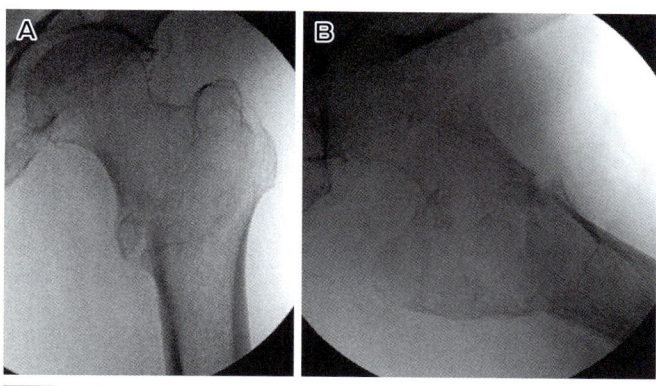

図3 整復後透視画像

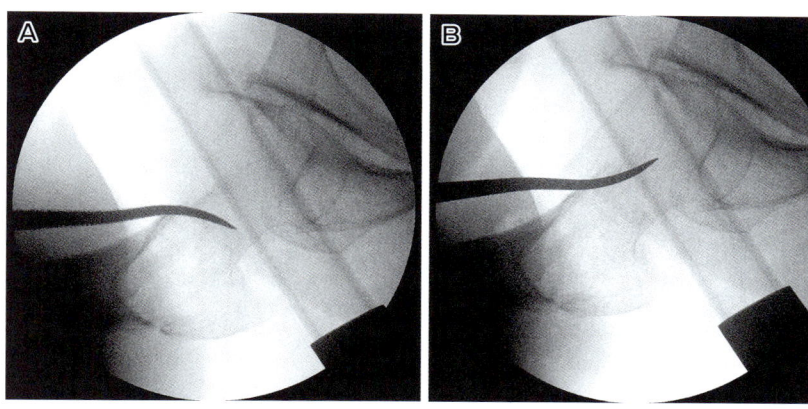

図4 エレバトリウムによる整復

端を愛護的にひっくり返すと髄外型の整復が得られる（**図4B**）.

2. 皮切と展開

　無名結節から遠位に向かう大腿骨軸に沿った約8 cmの皮切で展開する. 慣れてくれば不要になってくるが，**図5A**に提示したレギュラーサイズと，**図5B**に提示したスモールサイズのテンプレートを透視下に確認して，皮切の目安としてもよい（**動画**）. 止血しながら皮下脂肪組織を切離して大腿筋膜張筋筋膜を切開し，外側広筋付着部を大腿骨から剥がすように持ち上げて骨に達しプレート設置部位を露出する. もしくは外側広筋の貫通動脈を止血しながら筋を割いて骨に到達する.

3. ガイドピン刺入

　プレート設置部位の骨を剥離展開して，透視下にパラレルアングルガイドを用いてショートガイドピンを刺入し，次にラグスクリュー挿入位置にロングガイドピンを刺入する. このロングガイドピンが正面像と側面像ともにcenterに入るのが理想である.

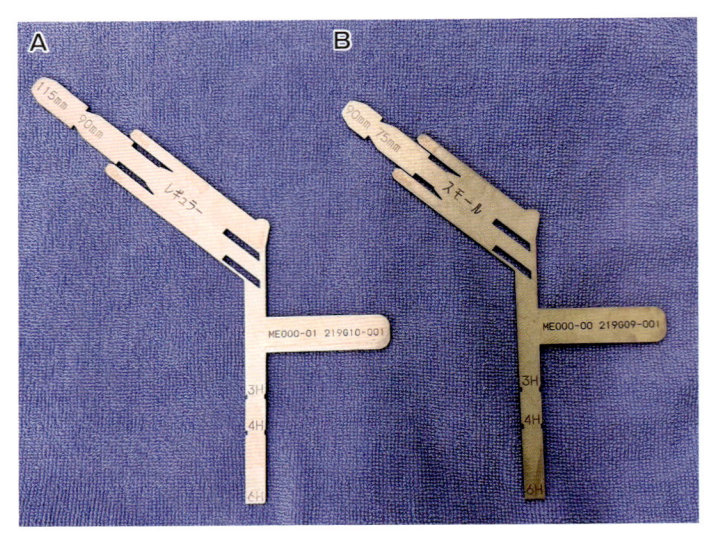

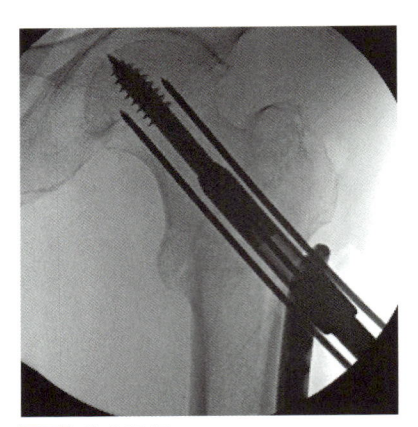

図6 術中透視

図5 テンプレート
A：レギュラーサイズ，B：スモールサイズ.

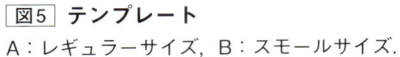

手術のコツ

　特に高齢者の体格の小さい女性では，ラグスクリューと近位の5.0 mmロッキングピンを頚部から骨頭部分の至適位置に挿入するためには，ショートガイドピンは硬いカルカー部分を通過することになるため，骨性にガイドピンが蹴られてたわむことがある．あくまでロングガイドピンをcenterに刺入することが重要であるので，手技書とは順番が逆になるが，ロングガイドピンを先に刺入するという手もある．ただこの手技をした場合は，プレートが骨にうまく接しないことがあることにも留意する．

手術のコツ

　不安定型骨折の場合，ラグスクリュー挿入時に骨折部が回旋転位することがある．そのため，特に不安定性の強い骨折型では，図6のように最近位のロッキングピン挿入孔に回旋防止目的にガイドピンやK-wireを刺入する．不安定性によりさらに追加刺入することもある．特に患肢が右側の例では，スクリューの回す方向により髄内型へと転位させる可能性があり注意を要する．また骨質によってはタップをきってからラグスクリューを挿入することも考慮する．

4. ラグスクリュー長の計測とリーミング後ラグスクリューの挿入

　ロングガイドピンをガイドピンゲージで計測する．計測値まではリーミングをしたいので，5 mmごとにロックできる構造となっているステップドリルを計測値より一段階長めに設定し，透視で骨頭を穿破しないように注意しながらリーミングする．ラグスクリュー長によって選択したプレートのラグスクリューを回し，プレートを徒手的に押し込みながら挿入していく．

5. プレートのインパクション

　ラグスクリューホールにアンチローテーションインパクターを合わせて適切な深度までインパクトする．

ピットフォール

　OLHSはロッキングプレートで，ラグスクリューとプレートの角度は135°で固定されており，ガイドピンの刺入方向によってはプレートが骨にうまく適合しないことがある．プレートが1点だけ接触した状態で強くインパクションすると，特に骨脆弱性が強く，近傍に骨折がある場合などは骨折を起こしてしまうことがあるので注意を要する．

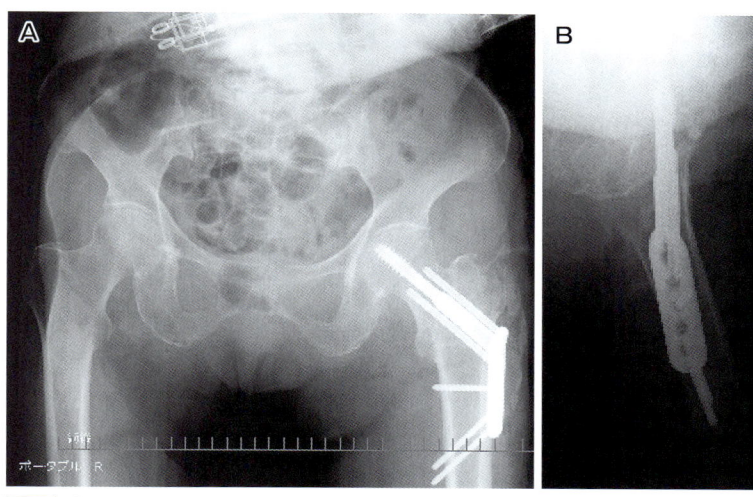

図7　術直後股関節単純X線写真

6. プレートの仮固定

　プレートを肉眼的もしくは透視下に骨軸に合わせた状態でプレート最遠位のホールに1.8 mmもしくは2.0 mmのK-wireを刺入して仮固定する．あとの操作の邪魔となるため，K-wireは短くカットする．

7. 近位5.0 mmロッキングピンの挿入

　アンチローテーションガイドをプレートに装着して，5.0 mmのドリルでドリリング後，5.0 mmロッキングピンを挿入する．近位ロッキングピンの長さはレギュラーサイズのプレートでは遠位75 mm，近位55 mm，スモールサイズのプレートでは遠位65 mm，近位45 mmが目安となる．このピンの長さは最大限telescopingした際にカットアウトしない長さであるが，実際にはドリリング時に透視で確認することを勧める．

8. 遠位4.2 mmテーパーロックピンの挿入

　プレート最遠位には仮固定のK-wireが刺入されているため，まず近位側のプレートに垂直なホールにロッキングドリルガイドを装着して，4.3 mmドリルで反対側骨皮質まで削孔する．デプスゲージで計測して，計測値より2 mm長い4.2 mmテーパーロックピンもしくは5.0 mmテーパーコーティカルスクリューを挿入する．挿入後，仮固定のK-wire

を抜去して，同様の手技で遠位の斜めホールにロックピンもしくはスクリューを挿入するが，斜めホールの場合は計測の際，デプスゲージを近位側の骨皮質にかかるようにして計測値よりも4〜6 mm長いピンを挿入する．最後はトルクドライバーを用いて確実にロッキングする．術後股関節単純X線写真を**図7A，B**に示す．

> **Ｐoint**
>
> 　ピンを挿入する場合は特に，対側皮質を確実に貫くような長さを選択する．ピンの特性上，手前の皮質だけ貫いて対側は貫いていない状態では固定力が大幅に下がる．

> **ピットフォール**
>
> 　大腿骨の皮質を斜めにドリリングする際には，たとえ高齢者の脆弱な骨であっても想像以上にストレスがかかる．時間短縮のために複数の孔を先にドリリングすると，ピンやスクリューがロックしづらくなることがある．

9. 閉創

　筋膜を抗菌薬入りの吸収糸で単結節縫合後，デッドスペースができないように脂肪織を軽く単結節縫合して，吸収糸で真皮埋没縫合を行い，ステリストリップ™を貼付して閉創する．

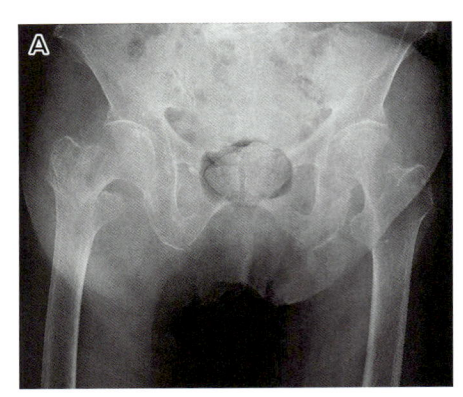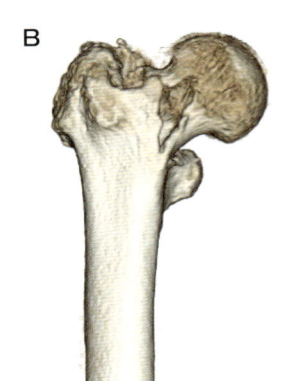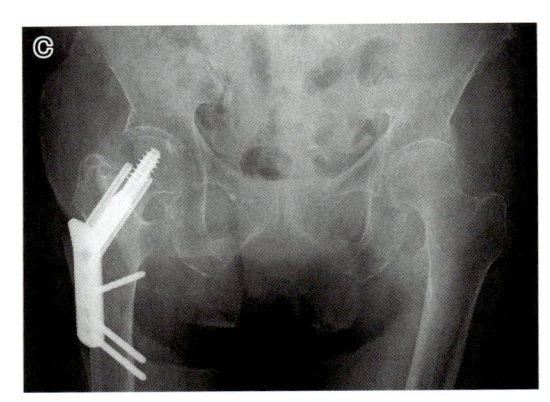

図8 症例2：91歳，女性，前額面剪断（骨頭型）

後療法

　術後全荷重を許可し，可動域制限もしていない．高齢者の場合，内固定で術後即時全荷重が許可できないと考えられる骨折型の場合は積極的に人工骨頭挿入術を選択し，術後から即時全荷重を許可している．

> **P**oint
>
> 高齢者の脆弱性骨折の場合は，いかに早期に手術を施行して術後から即時全荷重を許可できるかが，その後の歩行機能獲得のために重要である．

おわりに

　当院で施行した大腿骨転子部骨折を後方視的に調査すると，前額面剪断型骨折でOLHSを施行した症例が2018年から2023年の間に17例あったが，そのうちカットアウトして抜釘を要した症例は1例であった．すべての症例がフォローできているわけではなく経過のわからない症例もあるが，なかにはtelescopingはしたものの骨癒合が得られ，歩行を獲得できている症例もあった（**図8**）．初回手術で人工骨頭挿入術を施行した症例で経過良好な症例もあり，前額面剪断型骨折に対するOLHSの適応については今後の検討課題である．

文献

1）原田将太ほか．不安定型骨折に対する新しいSliding Hip Screw：オブリーク・ロッキング・ヒップ・スクリューを用いた手術手技．整形外科サージカルテクニック．9（4），2019，438-45.

2）生田拓也．大腿骨転子部骨折における骨折型分類について．骨折．24（1），2002，158-62.

2-3 不安定型骨折に対する髄内釘①
ZNN CM Fortis ネイルと前方支持スクリュー（Anterior Support Screw：AS2）

WEB
動画▶

前原 孝 Takashi Maehara ｜ 香川労災病院整形外科部長

はじめに

　不安定型転子部骨折に対する髄内釘固定法は standardな手技となっており，特にわが国では髄内釘が選択される割合が大きい．国内で使用可能な機種は20種類以上あり，その機種選択についてもさまざまな意見がある．本稿では，不安定型転子部骨折に対して髄内釘を用いる際の注意点と機種選択について，筆者の考えを中心に述べる．

安定性にかかわる因子

　転子部骨折に対する骨接合では，骨折部の安定性を決定する因子を以下の3点に分けて整理すると理解しやすい（図1）．

① 近位骨片の把持力

　近位骨片を強固に把持する目的で，頚部〜骨頭内に複数本のスクリューやピンを挿入する機種が多数開発されている．ネイルを通して複数本のスクリューが挿入されれば回旋抵抗が高まり，安定性は向上する．平行に挿入すればslidingを阻害することもないのでsliding deviceとしての機能が損なわれることはないが，Z-effectのような望ましくない挙動を示す場合もあることが知られている．一方，ラグスクリューと異なる方向にスクリューやピンを追加する機種も存在するが，このタイプでは理論上slidingが許容されず，術直後の整復位を維持する目的で使用することになる．これはロッキングプレートで整復位が維持される状況とよく似ており，

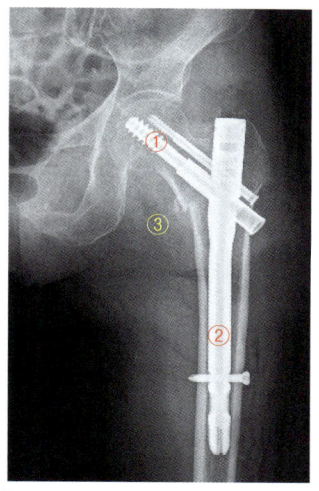

図1 髄内釘固定の安定性を決める因子
①近位骨片の把持力.
②遠位骨片（骨幹部髄腔内）におけるネイルの安定性.
③骨折部の骨性接触.

gapが残存したまま偽関節となるリスクもある．このgapが縮小し，骨同士が接触するためには骨片が移動（sliding）する必要があり，その場合には骨組織と金属の境界部に弛みが生じていることになる．Slidingにより骨性接触による安定性が高まるが，一方でインプラントによる支持性が低下するという相反する変化が起きていることになる．また，複数本挿入するためにはメインのラグスクリューが偏心性の設置となりやすく，偏心性に挿入された場合は回旋モーメントが大きくなるリスクがあることも指摘されている．

　TAD（tip apex distance）はBaumgaertnerが提唱したラグスクリューの挿入深度にかかわる指標であり[1]，TADの値が大きいとカットアウトのリスク

が高くなることが示されている．わが国のガイドラインでもTADを小さく抑えることが推奨されており，当院でもラグスクリューは「中央に」,「深く」挿入することを原則としている．

② 遠位骨片（骨幹部髄腔内）におけるネイルの安定性

髄内釘固定について論じる際には，前述した「近位骨片をいかに強力に固定するか」という点が注目されることが多いが，近位骨片（骨頭）をラグスクリューなどでしっかりと固定しても，その土台となる部分（髄内釘）が遠位骨片に対して安定していなければ骨折部に動きが生じることになり，インプラントの性能が十分に発揮されない可能性がある．

近年，髄腔内におけるネイルの動き（swing motion, pendulum like movement）が注目されている[2,3]．術後経過中にネイルが動くと，ネイルに固定されたラグスクリュー（またはブレード）も同様に動こうとする．近位骨片がラグスクリューによって強固に把持されていれば，近位骨片も一塊として動いて骨折部に動きが生じ，結果として整復位損失が生じる．近位骨片に対する把持力が弱い場合には，骨頭とラグスクリューの間に動き（弛み）が生じることも考えられる．いずれにしても骨折部の安定性は失われることになる．そのため，遠位骨片の髄腔内においてネイルが大きく動くことは望ましくない．この動き（swing motion）を抑制するためにはネイルを長くする，太くする，横止めの本数を増やす，といった対策が挙げられるが，これらを単独で用いるのではなく，これら複数の要素を組み合わせて対応できればそのほうが安全であろう．これらをバランスよく満たす機種が選択できればそれに越したことはない，というのが筆者の考えである．

術後の整復位損失には先ほど触れたswing motionの影響が指摘されており，特に矢状面におけるネイルの動きが生じると前方に整復された近位骨片が後方に移動し，骨性接触が失われる恐れがある．その

ため，ネイルを遠位骨片内で安定した状態にすることは術後整復位損失のリスクを低減することにもなり，重要である．

③ 骨折部の骨性接触

近年，骨折部における骨性接触の影響についてさまざまな研究が行われ，その報告が増えている．前方骨皮質の接触が得られない状態で固定された症例でoverslidingが生じやすいという報告が多く[4,5]，前方骨皮質の骨性接触を得るための整復操作に関する報告も多数みられる[6,7]．最近Inuiらは，遠位骨片が前方に位置する整復位"anterior malreduction"が術後カットアウトのリスク因子であることを報告している[8]．このように，髄内釘による内固定を行う際にも，術中にしっかりした骨性接触を得ることが重要であるという意見は，その多くが日本国内で報告され，徐々に海外に向けて発信されるようになった経緯がある．また，術中に苦労して整復固定しても，術後経過中に整復位損失が生じるという報告もある[9,10]．術中に整復するだけでなく術後の整復位損失を防止する対策も重要と考えている．

以上のように，骨折部の安定性は近位骨片に対する固定力のみで決まるのではなく，遠位髄腔内に設置されるネイル自体の安定性や，骨折部における骨同士の接触状況など，複数の要素で決まるものである．そのため，治療を計画する際にはインプラント選択の段階からこれらの条件を考慮しておくのが望ましい．

ZNN CM Fortis ネイルの特徴

筆者がメイン機種として用いているZNN CM Fortisネイルの特徴と治療の実際について述べる．

1. ネイル形状について

ZNN CM FortisネイルはCMネイルの後継機種であり，日本人高齢者の骨形態に適合しやすいネイル形状に改良されている．全長が180 mmから175 mmに変更されているが，これはネイル近位端

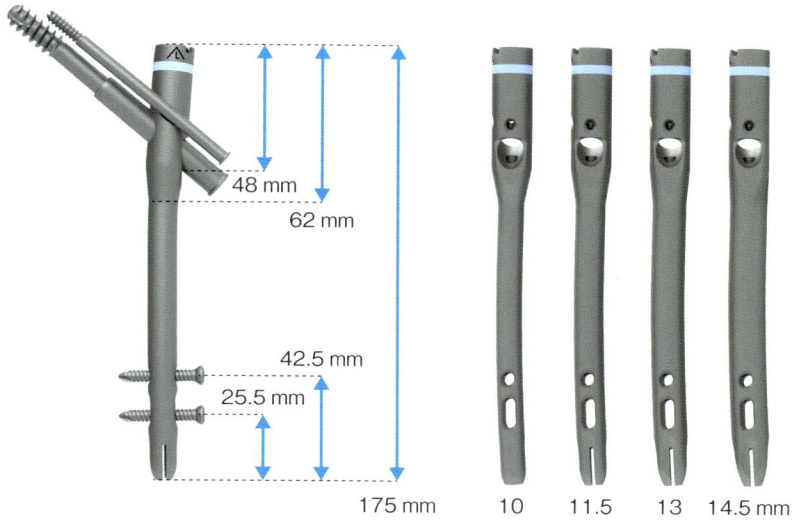

48 mm
62 mm
42.5 mm
25.5 mm
175 mm
10   11.5   13   14.5 mm

図2 ZNN CM Fortis ネイルの特徴 （資料提供：ジンマーバイオメット）

部分の短縮であり，大転子頂部におけるネイル遠位部分の横止めの配置は変更されていない．近位径と遠位径のバリエーションはCMネイルと同様であるが，近位から遠位部分に向けてネイル径が変化するテーパー部分の距離を短くしており，さらにベンド位置を高くすることによって挿入時の外壁との干渉を低減している（図2）．

日本人高齢女性を対象とした大腿骨形態の計測結果[11]を参考に，近位部分は48 mm，テーパー部のトランジションレングスが14 mmと短く設計されており，遠位部分には曲率半径1,000 mmの前弯がつけられている．そのためネイルには左右があり，ラグスクリューは15°の前捻角度で挿入される．長さのバリエーションはアジアショート（175 mm），ショート（215 mm），ロング（300〜420 mm）の3種類で，ロングネイルの曲率半径はネイル長によって異なる設定（1,000〜1,400 mm）となっている．アジアショートとショートではネイル径10 mm〜14.5 mmの4種類，CCD角125°と130°が選択可能である（アジアショートのみ9.3 mm & 125°のオプションサイズあり）．ロングはネイル径が10 mm，11.5 mm，13 mmの3種類で，CCD角は125°のみである．

ロングネイルにはdistal targeting device（DTD）が準備されており，デバイス越しに遠位スクリューを挿入可能である．遠位MLスクリュースリーブを固定するガイドブロックに金属製のマーカーが埋め込まれており，透視の調整が容易である（図3）．Cアームを調整して金属製のマーカーに平行な透視画像を表示し，この状態でスリーブの高さを微調整する．スリーブとネイルが一致していればドリルは正確にネイル内を通過する（図4）．

Point

ミドルレンジ（CM short：215 mm）の適応について

日本人高齢者の大腿骨形態の調査で，髄腔径の狭小部（最狭部+1 mm以内）の分布は大転子頂部から170 mmを中心とした約60 mmの範囲であることを報告したが[12]，われわれはこの「最狭部管」に注目している（図5）．ネイルの先端と横止めスクリューの位置が近いとストレスが集中しやすいと考えられるが，筆者はこの両者が最狭部管内に存在する状況がさらにリスクを高める可能性があると考えており，できる限り避ける方針としている．215 mmのZNN CM Fortis shortネイルは，ネイル先端は最狭部管（近位から140〜200 mm）の遠位に達する長さで，横止めスクリューの位置がネイル遠位端から48.5 mm，65.5 mmと離れているためストレスが集中しにくい構造になっていると考えられる．当院では，適切な太さのネイル径が選択された場合はネイル先端から距離がある近位スクリューホールにのみスクリューを挿入する方針としている．髄腔が広くネイル径とミスマッチ

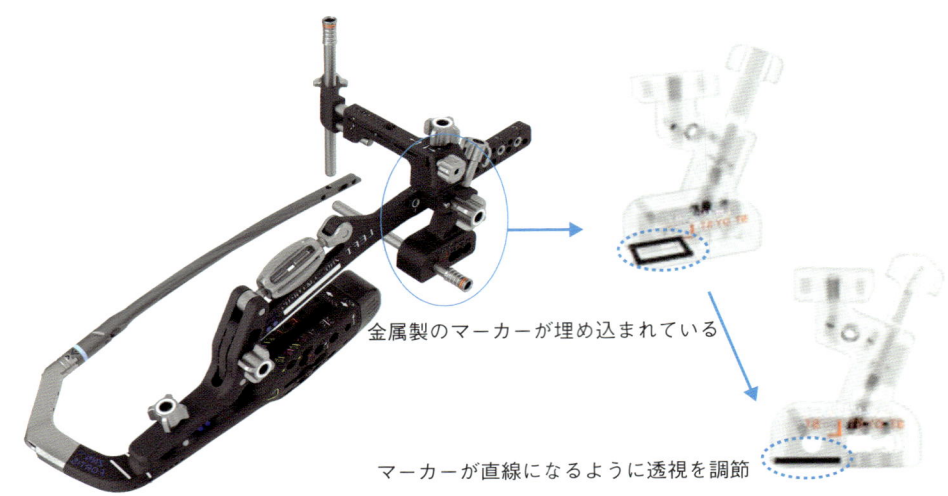

金属製のマーカーが埋め込まれている

マーカーが直線になるように透視を調節

図3 **ロングネイル用ターゲットデバイス**（資料提供：ジンマーバイオメット）

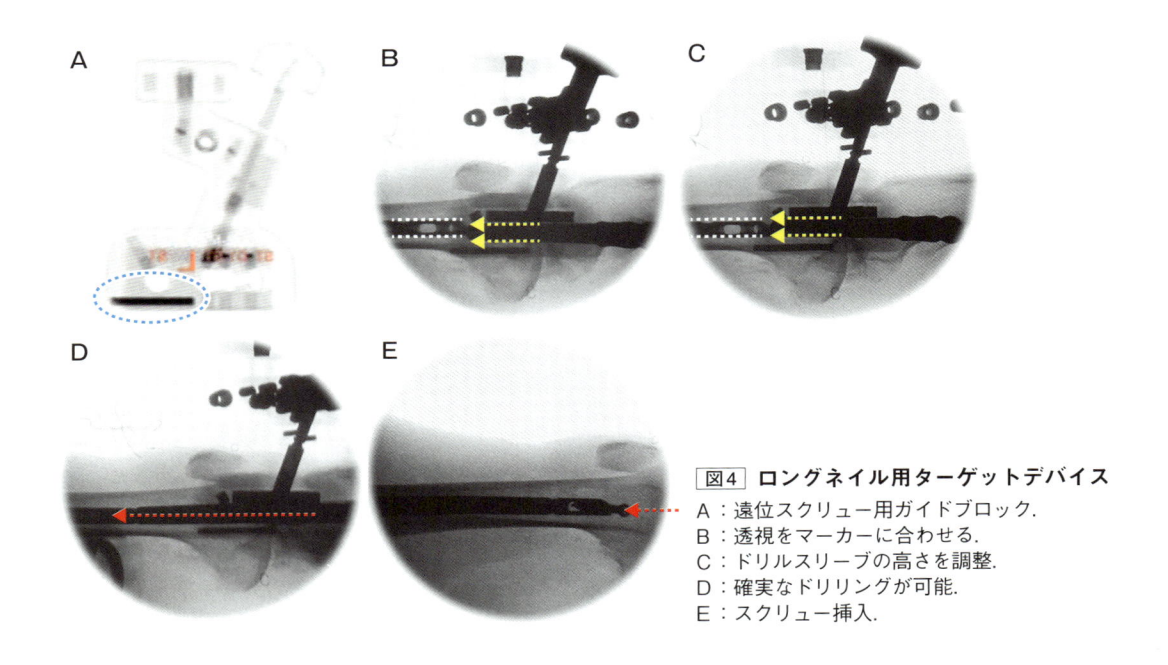

図4 **ロングネイル用ターゲットデバイス**
A：遠位スクリュー用ガイドブロック.
B：透視をマーカーに合わせる.
C：ドリルスリーブの高さを調整.
D：確実なドリリングが可能.
E：スクリュー挿入.

を生じる場合にはネイルの安定性を高める目的で横止めスクリューを2本挿入する.

　現在まで，CM short を含めると215 mmの short ネイルは国内で3,000例以上使用されているが，インプラント周囲骨折を含めた合併症の報告は出ていない. ZNN CM Fortis short ネイル（215 mm）は不安定型骨折に対して安全に使用できる機種であると考えている（図6）.

2. テレスコーピングラグスクリューの特徴と長さの選択，TADとの関係

テレスコープラグスクリュー（TSL）は最大長がサイズとして表記されており，10 mmから15 mm

のテレスコープ距離が確保されている（70 mmは10 mm，75 mmと80 mmは12.5 mm）. 例えば，95 mmのTSLは最大15 mmテレスコープして80 mmまで短縮することが可能である. この特徴を利用してラグスクリューを深く挿入し，TADを調整することができるのがZNN CM Fortis ネイルの特徴の一つである.

　ガイドピンの計測が92 mmの場合，リーマーは短めの90 mmで掘削（高齢者では通常短めに設定）し，ラグスクリューは長めの95 mmを選択する.

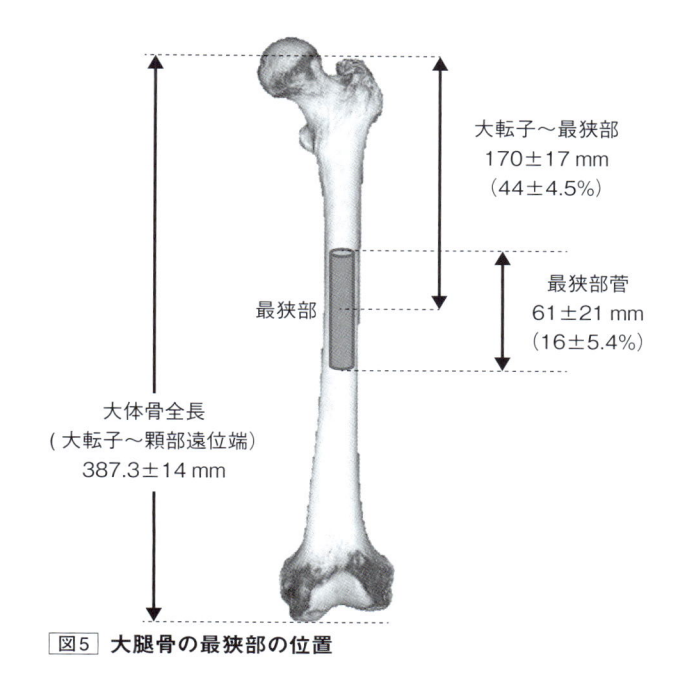

図5 大腿骨の最狭部の位置

大転子〜最狭部
170±17 mm
（44±4.5%）

最狭部菅
61±21 mm
（16±5.4%）

最狭部

大体骨全長
(大転子〜顆部遠位端)
387.3±14 mm

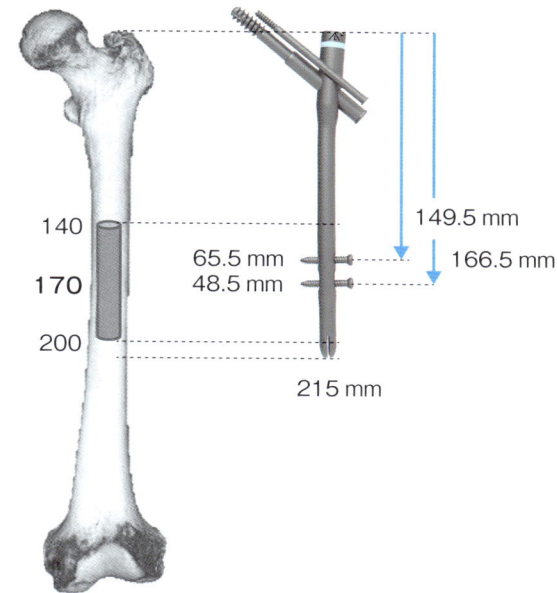

図6 ZNN CM Fortis short ネイル（215 mm）
（資料提供：ジンマーバイオメット）

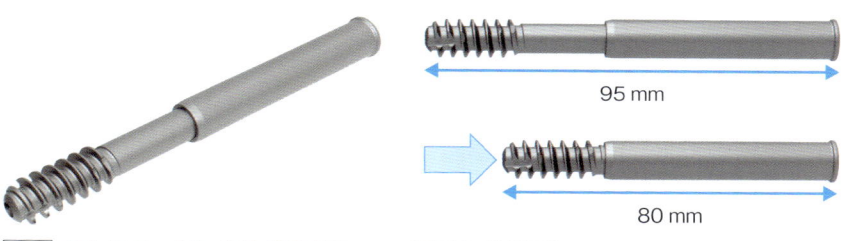

図7 テレスコーピングラグスクリュー（TSL）（資料提供：ジンマーバイオメット）

ワンサイズ上のTLSを選択して，最大長まで伸ばさずに使用することでTADを微調整する（深くまで挿入する）ことが可能となる（図7）．

3. AS2が使用可能

ネイルの前方，ラグスクリューの8 mm近位に5.0 mmの専用シャフトスクリューを挿入する．Anterior support screw（AS2）はラグスクリューに対してAPでは並行，後方に約5°の角度で挿入され，ネイルの前面の溝（groove）に接するよう設計されている（図8）．ネイルに確実に接触させるためラグスクリューと同じ角度のガイドホールを用いて挿入する（図9）．ZNN CM Fortisネイルでは標準のターゲットデバイスを用いてAS2を簡便に挿入可能であり（図10, 11），大転子外側前方から頚

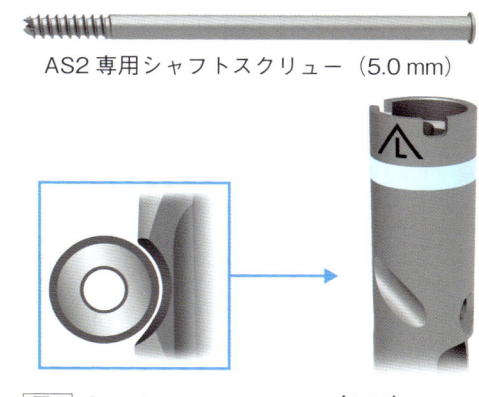

AS2 専用シャフトスクリュー（5.0 mm）

図8 Anterior support screw（AS2）
（資料提供：ジンマーバイオメット）

部前上方のスペースを通過して骨頭内に至る．頚部の細い症例でもこの軌道であれば挿入可能である（図12）．AS2は骨折部の骨性接触を維持する（整復位損失を防ぐ）効果をもつことが示されており[13]，術

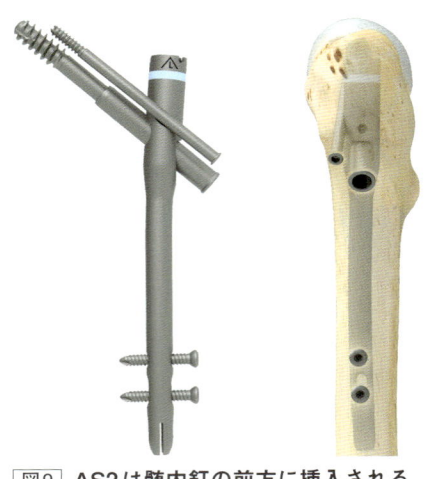

図9 AS2は髄内釘の前方に挿入される

（資料提供：ジンマーバイオメット）

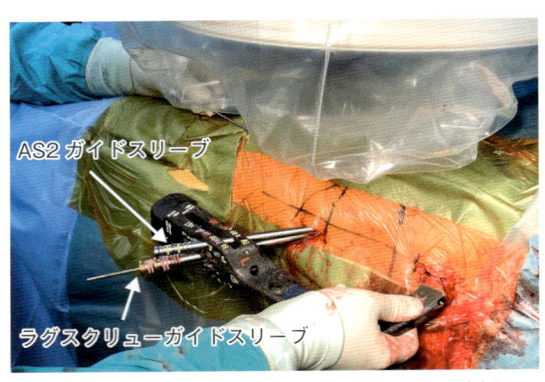

図10 標準ターゲットデバイスを用いてAS2挿入

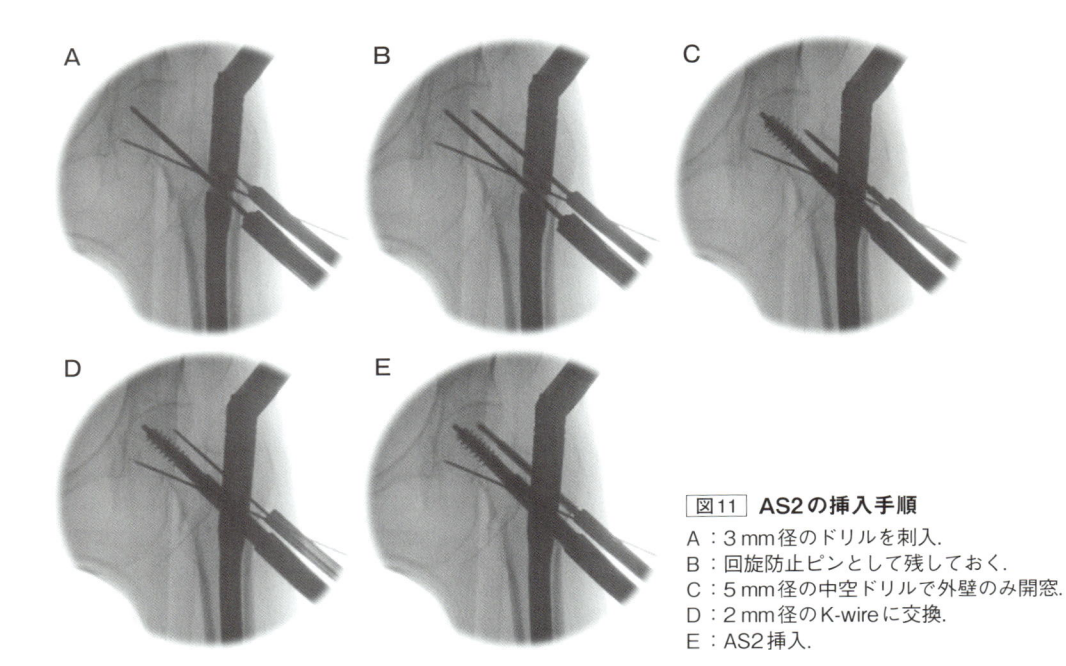

図11 AS2の挿入手順

A：3 mm径のドリルを刺入.
B：回旋防止ピンとして残しておく.
C：5 mm径の中空ドリルで外壁のみ開窓.
D：2 mm径のK-wireに交換.
E：AS2挿入.

後早期の骨折部の安定性を維持して正常な骨癒合過程へと導く有効なオプション手技と位置付けている（**動画1**：AS2挿入）.

整復操作とAS2の適応

　当院における整復操作の方針とAS2の適応について述べる.

・**パターン1**：術前側面生田分類subtype Pかつ中野分類3 part Bおよび4 part，大転子と小転子の両者が骨折（後方支持が欠損）した症例（**図13**）

　このような症例では前方部分でしか骨性接触が得られないため，前方小切開からsubtype PをAに整復して，さらにAS2を追加する.

　前内側皮質を確実にAにするよう心がけ，前外側は無理に整復しない（骨皮質が薄く骨折のリスクがあるため）. 触診すると骨折部が腸骨大腿靱帯で覆われて直接触診できず，エレバトリウムなどが挿入しにくいことが多い. 内側の数ミリの範囲で靱帯

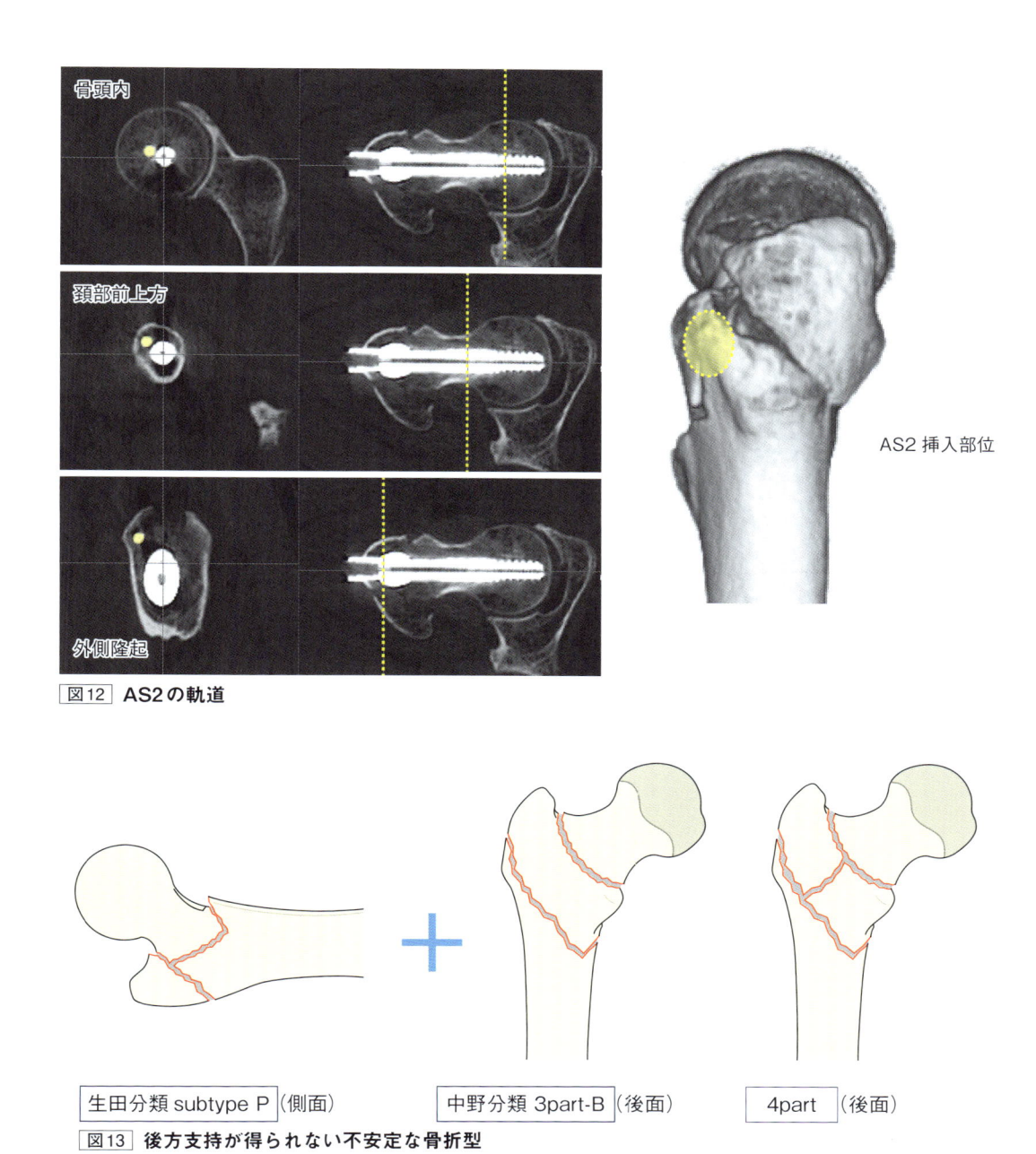

AS2 挿入部位

図12　AS2 の軌道

生田分類 subtype P（側面）　　中野分類 3part-B（後面）　　4part（後面）

図13　後方支持が得られない不安定な骨折型

を剥離して，近位骨片の骨折端を触診できるように
すると確実である．K-wire などで経皮的に整復す
る方法もあるが，当院では骨折部を直接触診して整
復位を確認することを重視し，また前捻の調整が必
要な場合を考えて，前方に小切開を加えてエレバト
リウムによる整復操作を行う方針としている（**動画
2**：整復操作．本文とは異なる整復ツールを用いる
方法）．
　当院では専用の整復ツール（特注のエレバトリウ
ム：2種類あり）を用いて前方から整復し，骨折部
に K-wire を挿入して整復位を維持する方法を取っ
ている（**図14**）．整復ツールの手元にスリーブを装
着すると先端下面の溝に 1.8 mm の K-wire を誘導で
きる構造となっており，K-wire を頚部内側に打ち
込んでおくことで整復位を維持することができる（**図
14**）．スリーブとエレバトリウムを外して K-wire だ
け残して髄外整復を維持することも可能であり，こ
の状態にしておけば必要に応じて前捻の調整を簡単

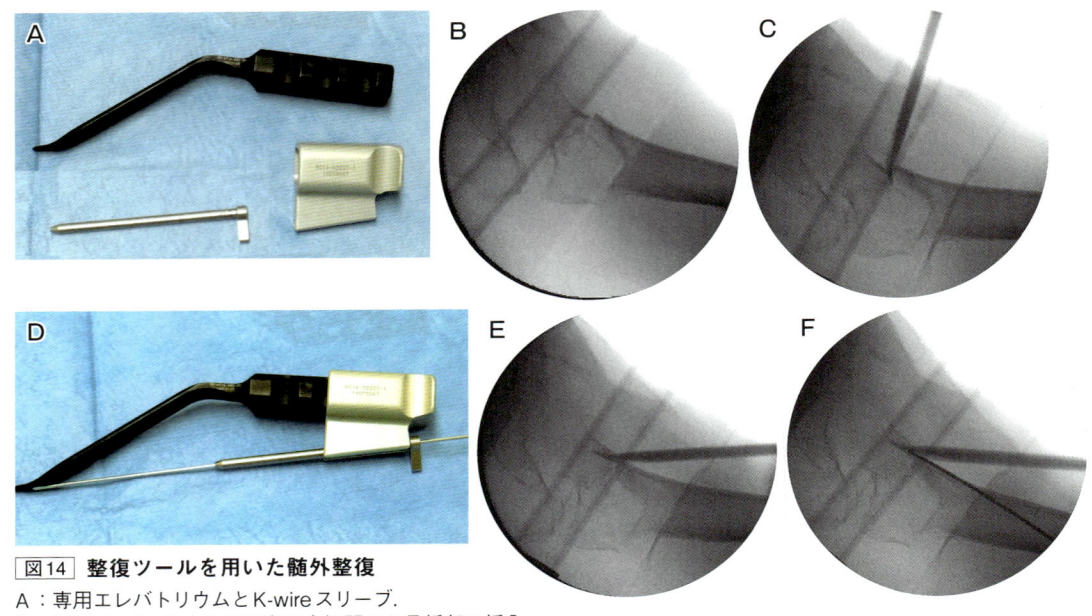

図14 整復ツールを用いた髄外整復

A：専用エレバトリウムとK-wireスリーブ.
B・C：エレバトリウムを前方の小切開から骨折部に挿入.
D：スリーブからK-wireを挿入.
E：髄外に整復.
F：骨折部にK-wireを挿入して整復位を維持.

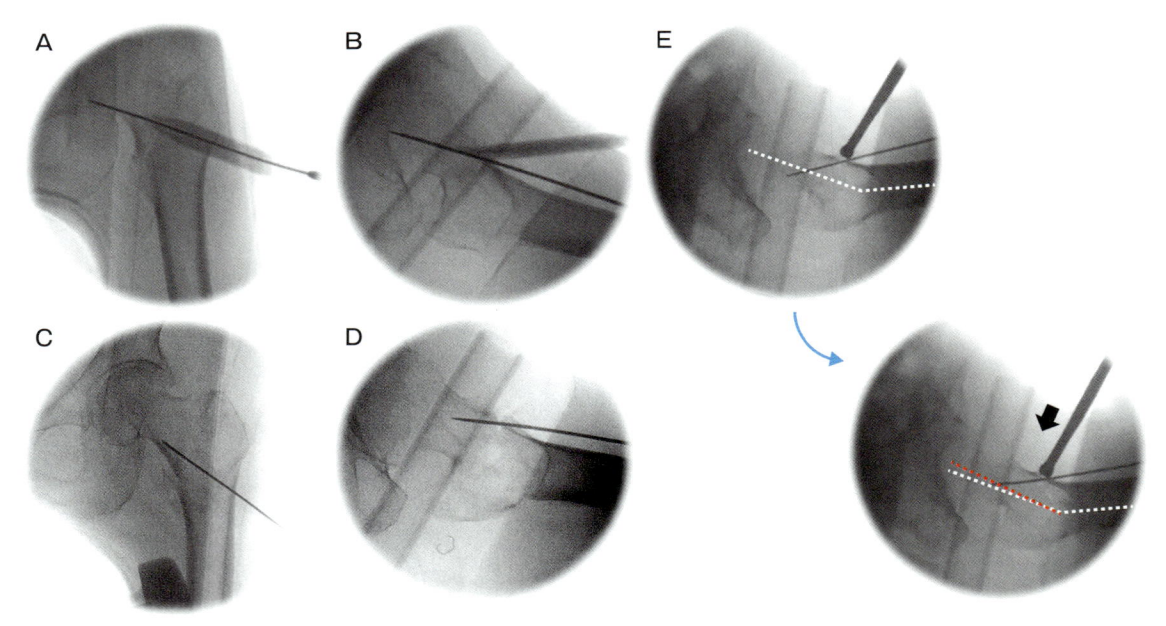

図15 整復ツールを用いた髄外整復と前捻の微調整

A・B：骨折部から挿入したK-wireを頚部内側に打ち込む.
C・D：エレバトリウムを外してK-wireだけで整復位を維持.
E・F：前方から圧迫して前捻を調整.

に行うことができる（**図15**）.

・**パターン2**：術前生田分類subtype Nかつ中野分類3 part Bおよび4 part

・**パターン3**：術前側面生田分類subtype Pかつ中

野分類3 part A

これらの症例ではsubtype N + AS2の状態を目標としている．Subtype Pを閉鎖的整復でNにできれば，その整復位でAS2を追加する．閉鎖的に整

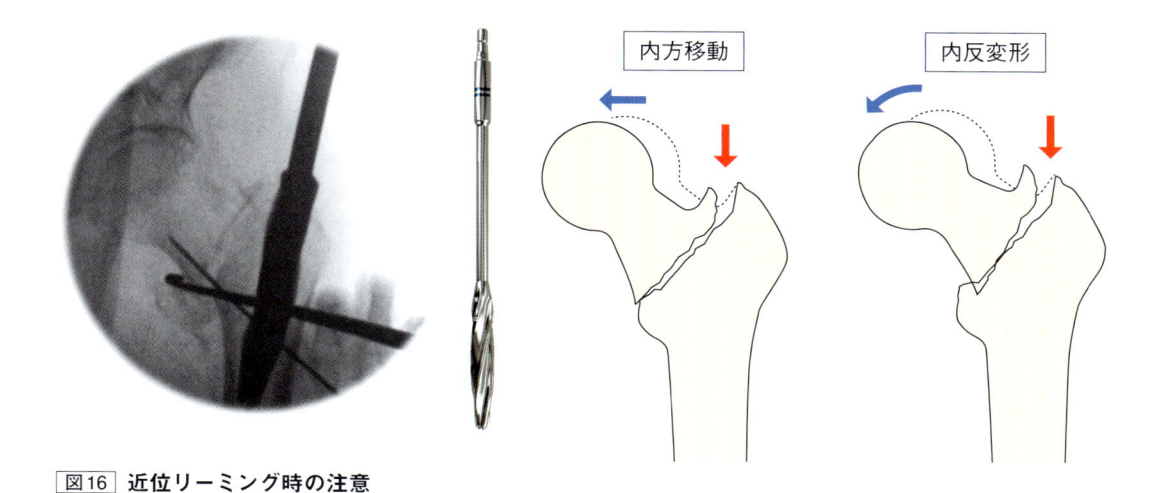

図16 近位リーミング時の注意

内方移動

内反変形

復できない場合は腸骨大腿靱帯が整復阻害因子になっている可能性が高いと思われる．このような症例では上述のごとく，前方小切開を加えて内側の数ミリを剥離して触診しながら整復する．

ピットフォール

　髄内釘固定では，ネイル挿入時に近位骨片が内反したり，内方へ押し出されることがあるので注意が必要である．術中のチェックポイントとして，特に以下の2点に注意している．

①近位骨片のリーミング時

　近位骨片のリーミングを行う前の透視正面像を保存して表示しておき，リーマーを挿入した際の近位骨片の挙動を注意深く観察する．特に内方への移動と内反変形を見逃さないよう注意が必要である．この操作で明らかな動きがあるようなら，ネイル挿入時にも同様の動きをする可能性が高いので，ネイル挿入部の内側を追加リーミング（場合によってはリウエルなどで直接咬除する）を行う．ネイル挿入時にも必ず透視を用いて同様の確認をしながら操作し，異常な動きがあれば挿入したネイルを抜いてリーミング操作を追加する（図16）．

②ガイドピンの刺入時

　ラグスクリューガイドピンを刺入する際に，その軌道に注意する．頚部の中央を通過したガイドピンが骨頭内でやや高い位置に向かう場合は内反変形が疑われる．ZNN CM Fortis ネイルでは，術中の回旋防止として AS2 挿入位置にガイドピンを刺入するので，ラグスクリューガイドピンを刺入した後，近位にもう1本刺入することになる．このとき，近位骨片が内反していると2本目が入るスペースが狭くなるため内反変形に気付きやすいというメリットがある．この時点で内反変形に気付いたらガイドピンを2本とも抜去して整復位を修正し，あらため

てガイドピンを刺入して位置を確認する（図17）．

　当院では，術中の回旋転位を予防する目的で，あるいは AS2 を挿入する目的で，骨頭に向けて常に2本のガイドピンを刺入する方針としているが，この手技をルーチン化することが若手医師の教育に役立つ印象をもっている．Yoon らは，前方骨皮質を整復する際に正常な頚体角と前捻角を再現することが重要と述べているが[14]，ガイドピンを2本刺入する手順によって整復位のより厳密な確認が可能となる．2本のガイドピンを理想的な位置に刺入するためには，正面，側面，TLV の3方向でガイドピンの位置を正確に把握する必要があり，さらに整復位が悪い場合には刺入が困難となる．この確認作業を繰り返すことによって，正面像における内反変形の見逃しが減り，側面像における整復位（骨片の位置関係，頚部の前捻角など）を厳密にチェックする習慣が身につくため，その結果として手術手技の正確性を向上させる効果が得られるものと考えている．AS2 を挿入しない症例でも，あるいは ZNN CM Fortis ネイル以外の機種を使用する場合でも，ラグスクリューガイドピンの前上方に回旋防止ピンを刺入することをお勧めしたい．

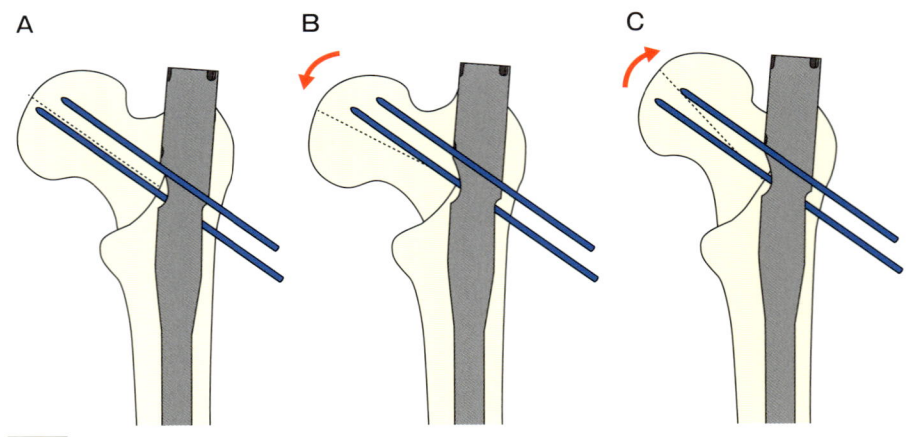

図17 ガイドピン挿入時の注意

A：解剖学的整復.
B：内反位では骨頭上方のスペースが狭くなる.
C：外反位では骨頭上方のスペースが広くなる.

手術のコツ

手技上の注意点

　手術の終盤に行われる遠位横止めスクリューのドリリングは慎重に行うことを強調しておきたい．遠位横止めスクリューの挿入レベルの大腿骨内側には大腿深動脈が存在し，この操作で損傷したという報告もある[15]．

　術者が注意すべきポイントとして，手前の骨皮質を通過して対側皮質に接触した状態を必ず透視で確認し，そこから5mmだけ進めるように意識して操作することが重要である．同時に，器械に安全対策を施すことも重要と考えており，ドリル先が内側に大きく突出することを防止する目的でドリルスリーブの長さとドリルビットの長さを適正に調整する，ドリルにストッパー機能を追加する，などの対策を現在検討中である．

まとめ

　不安定型大腿骨転子部骨折に対する髄内釘治療において，前方の骨性支持の重要性が広く認められるようになってきた．前方骨皮質の整復操作はもはや standardな手技となり，さまざまな方法で整復操作が行われている．当院では，術中に獲得した骨性支持を維持して骨癒合に導くための工夫として，髄腔内におけるネイルの安定性を得ることと，骨折部における骨片の動きをコントロールすることを重視している．ZNN CM Fortis ネイルは実績のあるCMネイルの改良版である．日本人高齢者の大腿骨形状に適合しやすいネイル形状が採用されており，多彩なサイズバリエーションを持つため髄腔内に安定した状態で設置しやすい．また，前方骨皮質の整復位損失を防止する効果をもつAS2を安全かつ簡便に挿入できることも特徴の一つである．

　大腿骨転子部骨折は若手医師が執刀する機会の多い骨折であるが，決して簡単な症例ばかりではなく成績不良例もわずかながら存在する．その一部の成績不良例に対して，成績不良の原因や対策について細やかな調査，研究が行われてきたが，その多くは日本から発信されたものである．髄内釘による治療においても，インプラントの設置だけでなく，良好な整復位，特に前方骨皮質の位置関係や整復操作についてさまざまなチェックポイントを確認しながら，基本に忠実かつ丁寧に手術を進める習慣を身につけることが重要である．

文献

1) Baumgaertner MR. et al. The value of the tip-apex distance in predicting failure of fixation of peritrochanteric fractures of the hip. J Bone Joint Surg Am. 77 (7), 1995, 1058-64.

2) 寺田忠司. 髄内釘による大腿骨転子部骨折治療の tips & pitfalls. 整・災外. 59 (12), 2016, 1603-13.

3) Song H. et al. Low filling ratio of the distal nail segment to the medullary canal is a risk factor for loss of anteromedial cortical support: a case control study. J Orthop Surg Res. 17 (1), 2022, 27.

4) Goto K. et al. Postoperative subtype P as a risk factor for excessive postoperative sliding of cephalomedullary nail in femoral trochanteric fractures in old patients: A case series of 263 patients using computed tomography analysis. Injury. 53 (6), 2022, 2163-71.

5) Ito J. et al. Prevention of excessive postoperative sliding of the short femoral nail in femoral trochanteric fractures. Arch Orthop Trauma Surg. 135 (5), 2015, 651-7.

6) Jiang T. et al. Observation of the clinical efficacy of percutaneous reduction by leverage combined with intramedullary nail internal fixation in the treatment of irreducible femoral intertrochanteric fracture: a retrospective single-arm cohort study. Ann Transl Med. 10 (15), 2022, 822.

7) Kim Y. et al. Hook leverage technique for reduction of intertrochanteric fracture. Injury. 45 (6), 2014, 1006-10.

8) Inui T. et al. Anterior Malreduction is Associated With Lag Screw Cutout After Internal Fixation of Intertrochanteric Fractures. Clin Orthop Relat Res. 482 (3), 2024, 536-45.

9) 福田文雄ほか. 術後側面像髄内型となる大腿骨転子部骨折の受傷時骨折型. 骨折. 35 (3), 2013, 657-60.

10) 寺元秀文ほか. 大腿骨転子部骨折側面像での術後解剖型症例の整復の変位. 骨折. 38 (3), 2016, 650-2.

11) Maehara T. et al. The Morphology of the femur in elderly Japanese females: Analysis using 3D-CT. J Orthop Surg. 27 (1), 2018, 1-6.

12) 田村優典ほか. 日本人高齢女性の大腿骨髄腔狭窄部に関する検討. 骨折. 44 (4), 2022, 908-12.

13) 前原孝ほか. 不安定型大腿骨転子部骨折に対する anterior support screw (AS2) の効果─多施設共同前向き無作為化比較試験─. 骨折. 43 (2), 2021, 115-22.

14) Yoon YC. et al. Intraoperative assessment of reduction quality during nail fixation of intertrochanteric fractures. Injury. 51 (2), 2020, 400-6.

15) 谷口良太ほか. 大腿骨転子部骨折に対する骨接合術に合併した大腿深動脈損傷の1例. 整外と災外. 68 (1), 2019, 96-8.

2-4 不安定型骨折に対する髄内釘②
Augmentation

堀江直行 Naoyuki Horie | 京都府立医科大学大学院医学研究科運動器機能再生外科学（整形外科学教室）講師

はじめに

大腿骨転子部骨折に対して骨接合を行う場合，使用するインプラントは大きく分類してCHS（compression hip screw）typeか，髄内釘になる．近年髄内釘が選択される頻度が多く，術者は機種選択を考える必要がある．各種インプラントが選択可能な状況であり，それぞれの機種の特徴を理解する必要があるが，われわれは一つのインプラントをなるべく使用することで，経験が豊富でない医師でも一定の治療ができるように心がけている．そこで大腿骨転子部骨折に対しては，髄内釘を使用する場合はSynthes社製のTFN-ADVANCED™ Proximal Femoral Nailing System（TFNA）を基本的には使用するようにしており，さらに80歳以上の不安定型に対しては，TFNA cement augmentationを使用し，近位骨片の固定力の増強を期待している．このシステムでは，骨頭骨片に刺入したbladeもしくはLag screw先端からポリメタクリル酸メチル（PMMA，以下セメント）を骨頭内に注入することで，骨頭海綿骨とインプラントの固定性，すなわちimplant-bone interfaceを増強させることができる．これにより術後に生じ得る，骨頭内インプラントの弛みを予防でき，cut outリスクの軽減が期待できる．

使用適応

TFNA cement augmentationを使用することで得られるメリットは既述のimplant-bone interfaceの増強であるが，デメリットとして，セメント使用にかかる費用，手術時間，セメント使用に伴う副作用などを考える必要がある．大腿骨転子部骨折の術後整復位については以前から多数報告があり，術後に予想外の転位を生じ，cut outを心配しなければならないことがある．整復位を単純X線像で正面，軸位像でそれぞれ3つに分類したAP3×ML3分類[1]で評価し，術直後の軸位像で解剖型に整復できていても術後に髄内型に転位する症例があると報告されている[2]．これらの報告をもとに術後の安定性を考慮して，日本では骨折部の前内側皮質骨のover reduction，すなわち単純X線像において正面で内方型，軸位で髄外型への整復が推奨されている[2,3]．

高齢者が低エネルギー外傷で大腿骨転子部骨折を生じる場合は，それだけで骨粗鬆症治療を行うことが推奨されているため，骨頭の海綿骨の骨質は全患者で不良であることは予想できる．しかし，過去の報告で，大腿骨転子部骨折における術後cut outやcut throughなどの合併症の発生頻度は1.6〜5.3％程度[4]で，われわれは高齢者であるという理由で全例にセメントを使用するということは行っていない．80歳未満の比較的若年の症例や，骨折型が安定型の症例には使用せずに，通常のTFNAもしくはCHS typeでの固定を行っている．すなわち，われわれの施設では80歳以上で，かつ骨折型が不安定型の症例に術後合併症を軽減する目的でcement augmentationを使用している．

大腿骨転子部骨折の骨折型分類にはさまざまなものがあるため，分類によって不安定型の定義が異なる．CT所見も総合して判断して複数の分類を用い

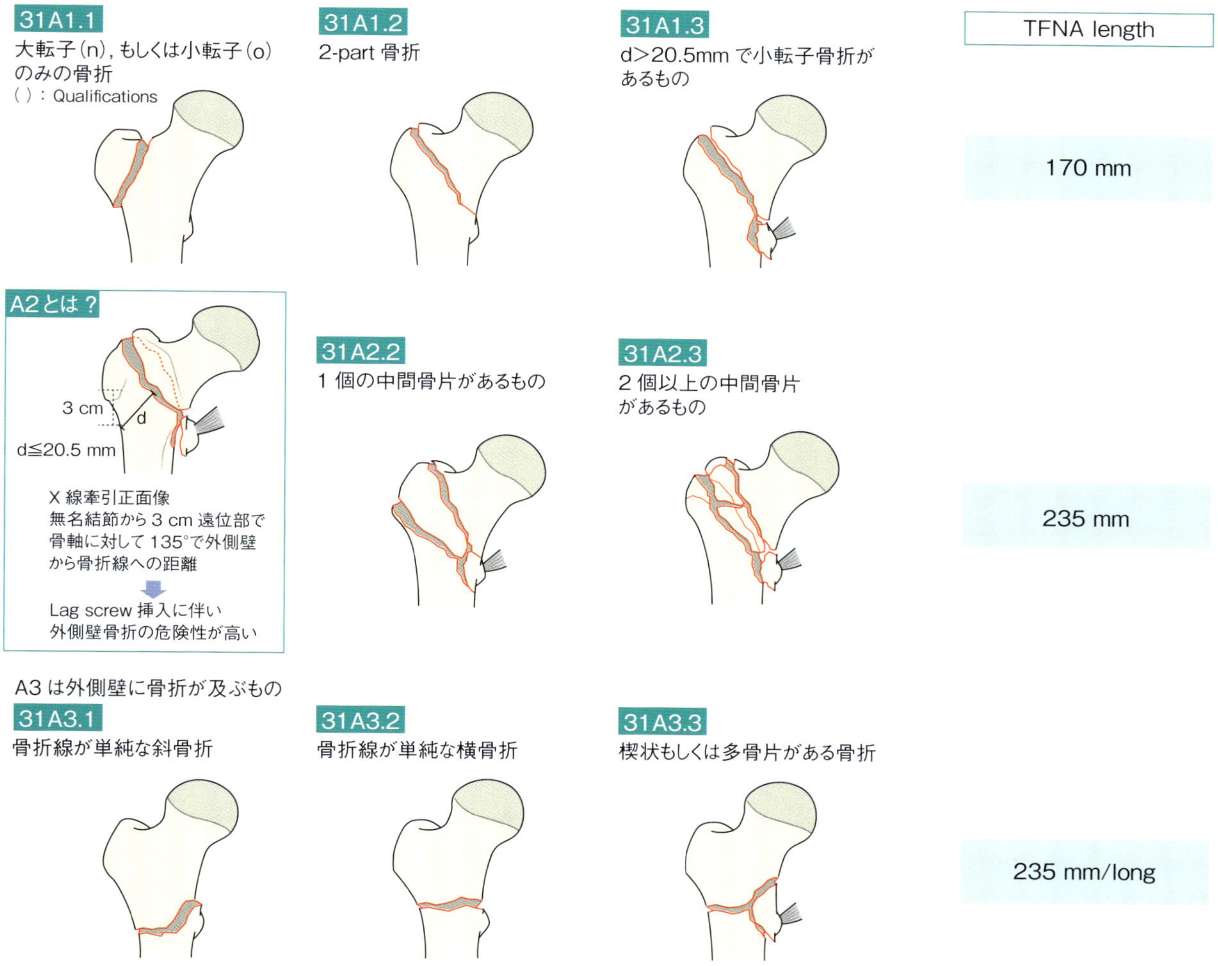

31A1.1
大転子（n），もしくは小転子（o）
のみの骨折
（　）：Qualifications

31A1.2
2-part 骨折

31A1.3
d＞20.5mm で小転子骨折が
あるもの

TFNA length

170 mm

A2とは？

3 cm

d≦20.5 mm

X線牽引正面像
無名結節から3cm遠位部で
骨軸に対して135°で外側壁
から骨折線への距離

Lag screw 挿入に伴い
外側壁骨折の危険性が高い

31A2.2
1個の中間骨片があるもの

31A2.3
2個以上の中間骨片
があるもの

235 mm

A3は外側壁に骨折が及ぶもの

31A3.1
骨折線が単純な斜骨折

31A3.2
骨折線が単純な横骨折

31A3.3
楔状もしくは多骨片がある骨折

235 mm/long

図1　AO/OTA 分類（文献5より改変）
A2の定義と分類する意味の解釈.

ているが，おもに単純X線像から分類可能なAO/OTA分類（図1）[5]とJensen分類（図2）[6]で使用するインプラントを決定している．AO/OTA分類31A2以上，Jensen分類type Ⅲ以上が不安定型とされているが，われわれは小転子に骨折が生じるもの，すなわちJensen分類type Ⅳ，ⅤおよびAO/OTA分類31A1.3以上をTFNA cement augmentationの適応として治療を行っている．また，31A2以上の症例には髄内釘長の変更を考慮している．

手術手技

1. 整復操作からTFNA設置

牽引手術台を用いて手術を行い，整復位の評価はAP3×ML3分類を用いる[1]．不安定型であれば，基本的には整復操作をまず行う．まず無名結節の遠位に約5cm程度の皮膚切開を行い，腸脛靭帯を縦切し，外側広筋を露出し，外側広筋の前方に指を入れ，骨折部を直接触知する．ここで腸骨大腿靭帯により骨折部が直接触知できない場合は，骨折部遠位前方のみ靭帯を最小限だけ剥離し，骨折部が触知できるようにしてから整復処置を行っている．整復ツールを

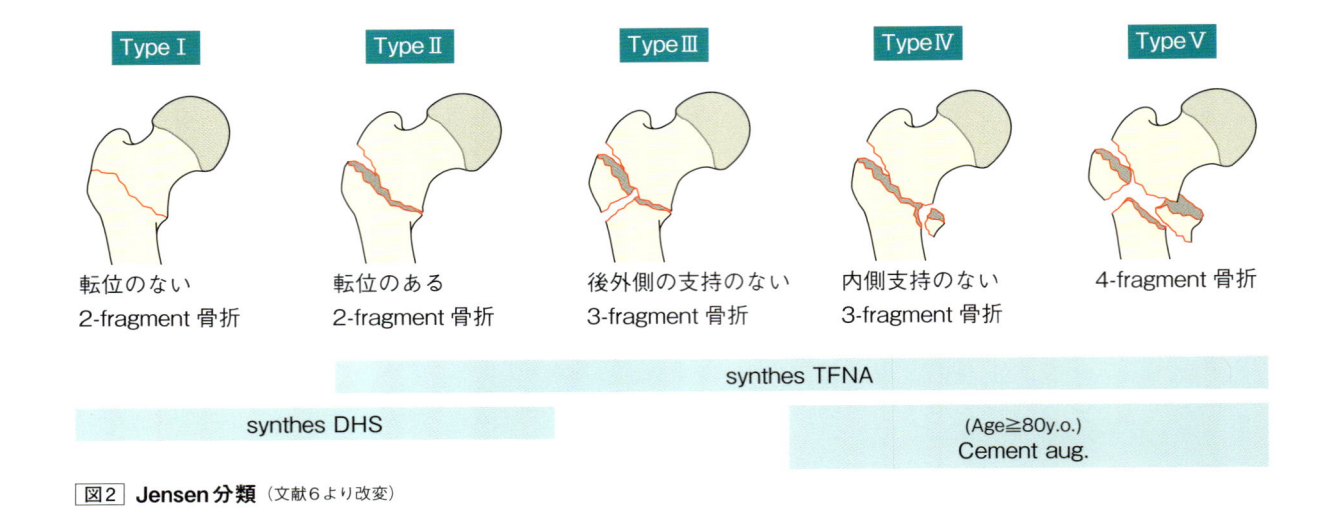

Type I	Type II	Type III	Type IV	Type V
転位のない 2-fragment 骨折	転位のある 2-fragment 骨折	後外側の支持のない 3-fragment 骨折	内側支持のない 3-fragment 骨折	4-fragment 骨折

synthes TFNA

synthes DHS

(Age≧80y.o.)
Cement aug.

図2 Jensen 分類（文献6より改変）

用いてK-wireを骨折部にintrafocalで挿入し，透視画像にて正面像で内方型，軸位像で髄外型に整復でき，触診上over reductionできていることを確認している．ここから手技書に沿ってTFNAの設置を行っていくが，大転子骨折があり，後方に転位している場合は，セルフセンタリング鉗子や単鈍鉤などで大転子をなるべく整復した状態で髄内釘のguide pinを刺入している．至適位置に挿入できていればクラウンリーマーで開窓し，髄内釘を用手的に挿入する．用いる髄内釘の径は術前単純X線像および骨軸に垂直方向に再構成したCT axial像から決定し，長さについては基本的にはXS（170 mm長）を使用し，AO/OTA分類で31A2以上であれば235 mmもしくはlong nailを使用するようにしている．次にヘッドエレメントの挿入であるが，骨頭に刺入するguide pinの先端位置は透視画像で正面像およびtrue lateral viewで骨頭のcenter-centerに刺入する．TAD（tip-apex distance）が20 mm以内となるように，先端の位置は関節面から約5〜10 mmの距離まで挿入しているが，関節面に近くなりすぎないように注意が必要である．ここでヘッドエレメント長を計測するが，計測した数値の同等もしくは1 size長いインプラントを選択している．その理由は後述する手技を簡便にするためである．整復した近位骨

片が回旋することを避けるため，ヘッドエレメントは基本的にはhelical bladeを使用している．手技書に従ってbladeを叩き入れ，先端が近位骨片にかかったあたりで下肢の牽引を弛め，blade挿入により骨片間が離開しないようにしている．Blade先端は正面像で関節面から10 mm以下になることを目標として設置しているが，挿入時にguide pin先端位置がさらに進み，骨頭軟骨を貫通していないかを確認しておく．

2. セメント注入，骨片間圧迫

ここで注入するセメントを準備するが，助手がいる状態であれば，手術時間短縮のためにguide pin

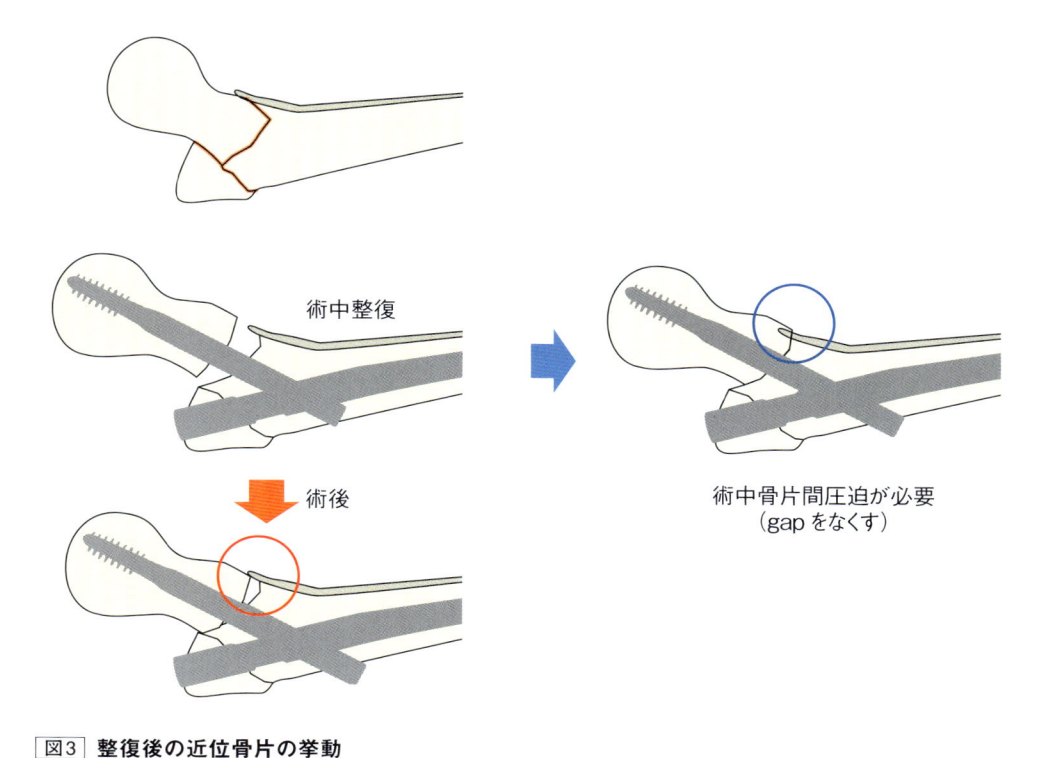

術中整復

術後

術中骨片間圧迫が必要
（gap をなくす）

図3 整復後の近位骨片の挙動
術中に骨片間圧迫を行うことで，術後にヘッドエレメントのベクトル方向への転位が生じることを予防できる．

が至適位置に挿入されたタイミングで準備を開始してもよい．セメント攪拌作業については，手術手技書どおり行い，2 mL シリンジ（白）に2本，1 mL シリンジ（青）に4本準備する．先述のblade挿入時のguide pin先端が奥に進んでしまった場合は，セメント注入前にguide pinをデバイス越しに先端が鈍なほうから骨頭に挿入し，骨頭軟骨を貫通していないことを確認し，セメント注入時に関節内にセメントが絶対に漏出しないように注意をする必要がある．サイドオープニングキャニュラの設定長については，できるだけblade先端周囲の海綿骨との固定性がよくなるように，われわれはblade長と同じもしくは2.5 mm長く設定している．セメント注入は基本的に4 mL，すなわち1 mLシリンジを4本すべて使用している．注入する方向をサイドオープニングキャニュラの向きで任意の方向に変更できるので，尾側，頭側，前方，後方の順に注入している．骨頭の頭側部分にセメントが注入されるように，初

めの時期はまず頭側に向けて注入していたが，海綿骨が疎な方向にセメントが流れることが多かったため，まず尾側にセメントを注入して，その後に頭側に向けるという手順に変更した．近位骨片と遠位骨片間の圧迫をかけるのであれば，この段階でデバイス越しに圧迫をかけてもよいが，セメントが骨頭内で完全に硬化してからのほうがより強固に圧迫力をかけられると考え，われわれは圧迫をかける前に遠位横止めscrewの挿入を先に行って，注入したセメントが骨頭内で硬化してから圧迫をかけるようにしている．そのため，インパクターを付け直す作業がやや煩雑であるが，選択するblade長をguide pin計測値と同等もしくは1 size長いインプラントを選択することで，付け直し作業が容易となる．骨片間圧迫をかけるときは，骨折部を用手的に確認しながら，前内側皮質骨が粉砕せず，良好に皮質骨のoverlapによる骨性接触が得られることを確認している（**図3**）．

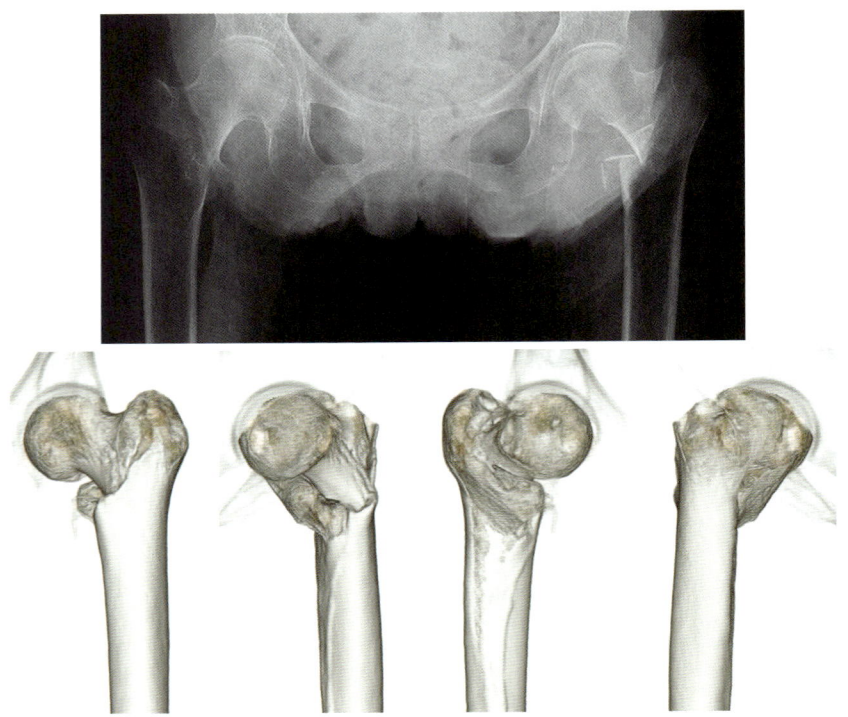

図4　症例①（97歳，女性）：左大腿骨転子部骨折
AO/OTA分類：31A2.3，Jensen分類5.

症例供覧

1. 症例①（97歳，女性）：左大腿骨転子部骨折

AO/OTA分類：31A2.3，Jensen分類5（図4〜9）．

2. 症例②（88歳，女性）：左大腿骨転子部骨折

AO/OTA分類：31A3.2（図10〜14）．

> **手技のコツ**
>
> 　セメントが完全に硬化してから骨片間に圧迫力をかけるのであれば，blade長はguide pin計測長より短くしないようにする．これにより挿入後のblade外側端が，大腿骨外側皮質骨内に完全に入ることなく，インパクターを容易に再装着することが可能になる．

術後リハビリテーション

　骨折型によらず，術後のリハビリテーションは疼痛に応じて荷重歩行を許可するようにしている．しかし，疼痛が強いと離床は進みにくいため，きっちり術後鎮痛を行う必要がある．基本的にはアセトアミノフェン製剤とNSAIDs製剤を併用して，鎮痛を図っている．

治療効果

　われわれは2021年5月から12月の間に，TFNA short nail（170 mm）を用いて，不安定型転子部骨折に対してセメント使用（CA群：21例），安定型に対してセメント非使用（NCA群：10例）とし，治療成績を群間比較した[8]．アウトカムは術後telescoping量，歩行器歩行開始日時期，荷重時痛とし，荷重時痛についてはVAS（visual analogue scale）を使用し，術後1，7，14，28日に評価した．各群間で年齢，性別に有意差は認めなかった．術後4週経過時のtelescoping量はCA群が中央値2.8（0.2〜9.7）mm，NCA群が1.9（0〜11.3）mmで有意差を認めなかった．歩行器歩行開始日はCA群が6（2〜12）日で，NCA群が8（3〜14）日で有意差は認めなかった．しかし，術後荷重時痛については，

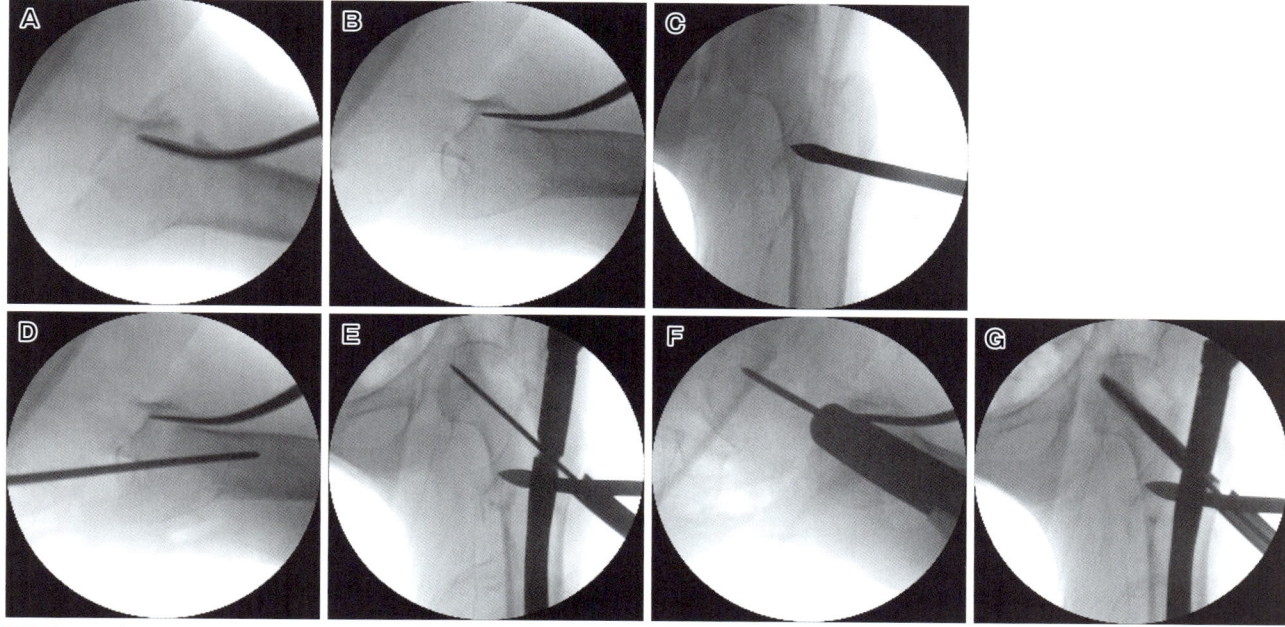

図5 症例①：術中整復操作①

A：下肢を外旋して骨折部に整復ツールを用いて髄外型に整復．
B：下肢を内旋して，近位骨片と遠位骨片の回旋を整える．
C：正面像でも整復位を確認．
D：髄内釘の guide pin を挿入．
E，F：髄内釘を挿入後に骨頭の center-center に guide pin を挿入．
G：牽引を弛めながら blade を挿入．

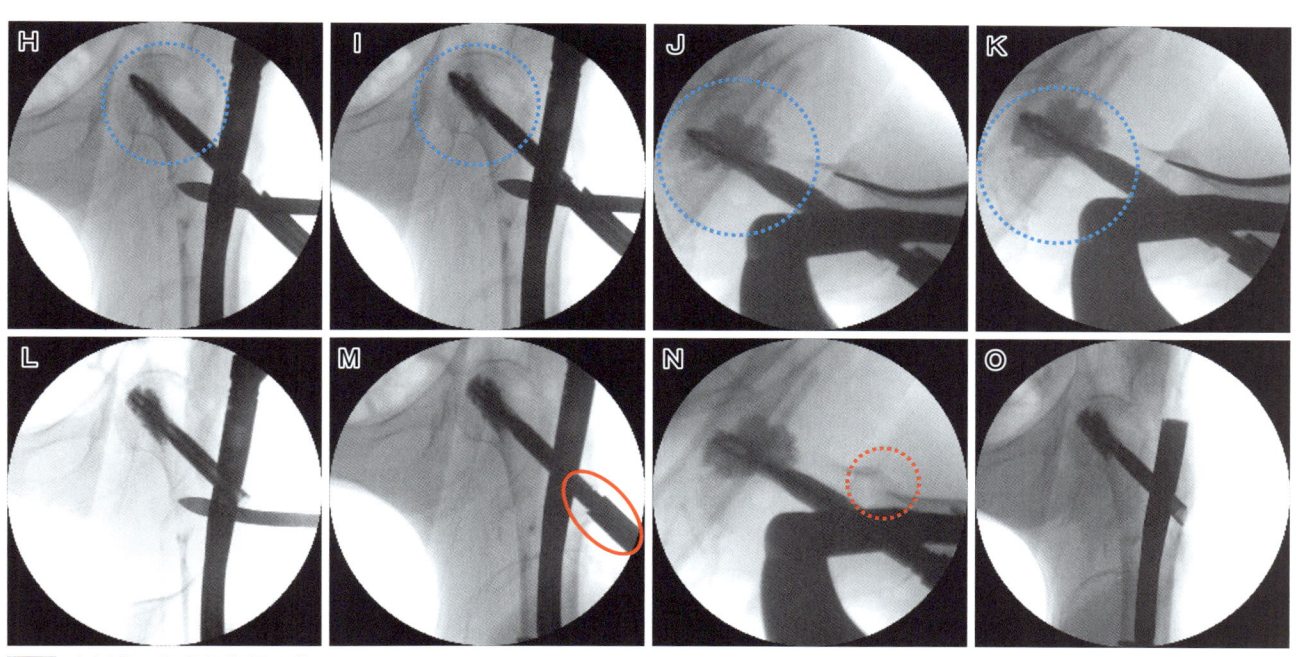

図6 症例①：術中整復操作②

H〜K：尾側→頭側→前方→後方の順に1 mL ずつセメント注入．
L：遠位横止め screw 挿入後の骨折部．まだ整復ツールは入れたまま．
M：再度インパクターを付け直し，骨片間に圧迫をかけながら整復ツールは除去．
N：軸位像で髄外型保持できていることを確認．
O：正面像で解剖型．

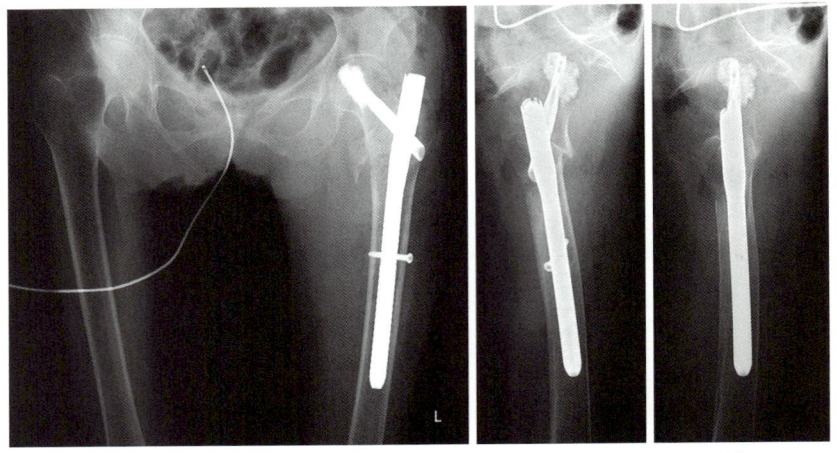

図7 症例①：術直後単純X線像（正面像，軸位像，ラウエンスタイン像）

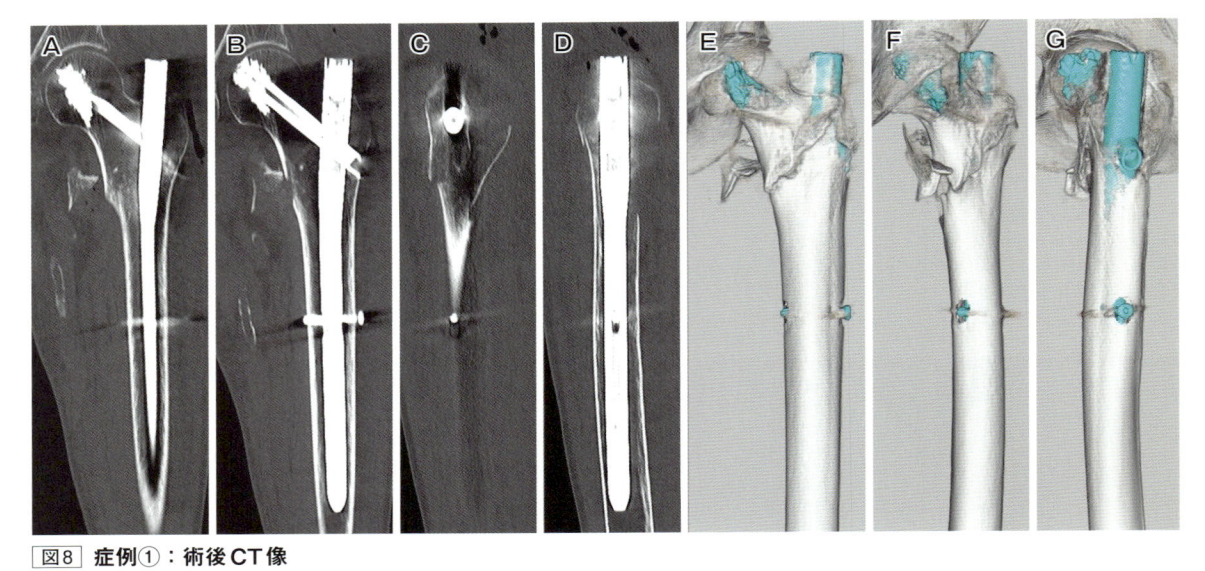

図8 症例①：術後CT像
A，B：coronal像．C，D：sagittal像．E，F，G：3D-CT像．
整復位は良好である．

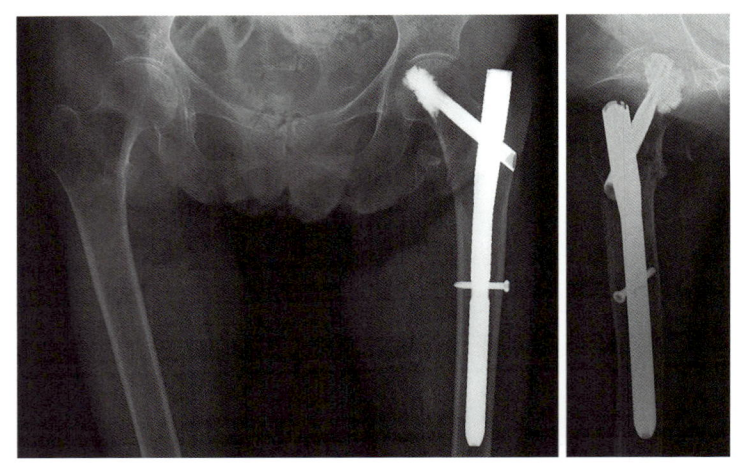

図9 症例①：術後1ヵ月
Telescoping は0mmで施設入所中．

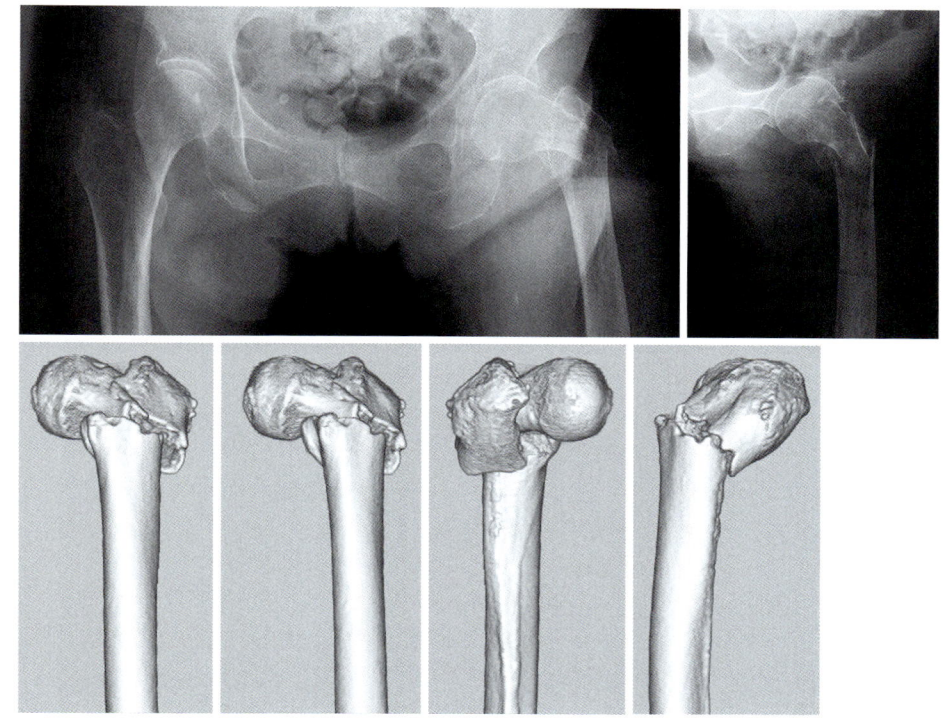

図10 症例②（88歳，女性）：左大腿骨転子部骨折
AO/OTA分類：31A3.2.

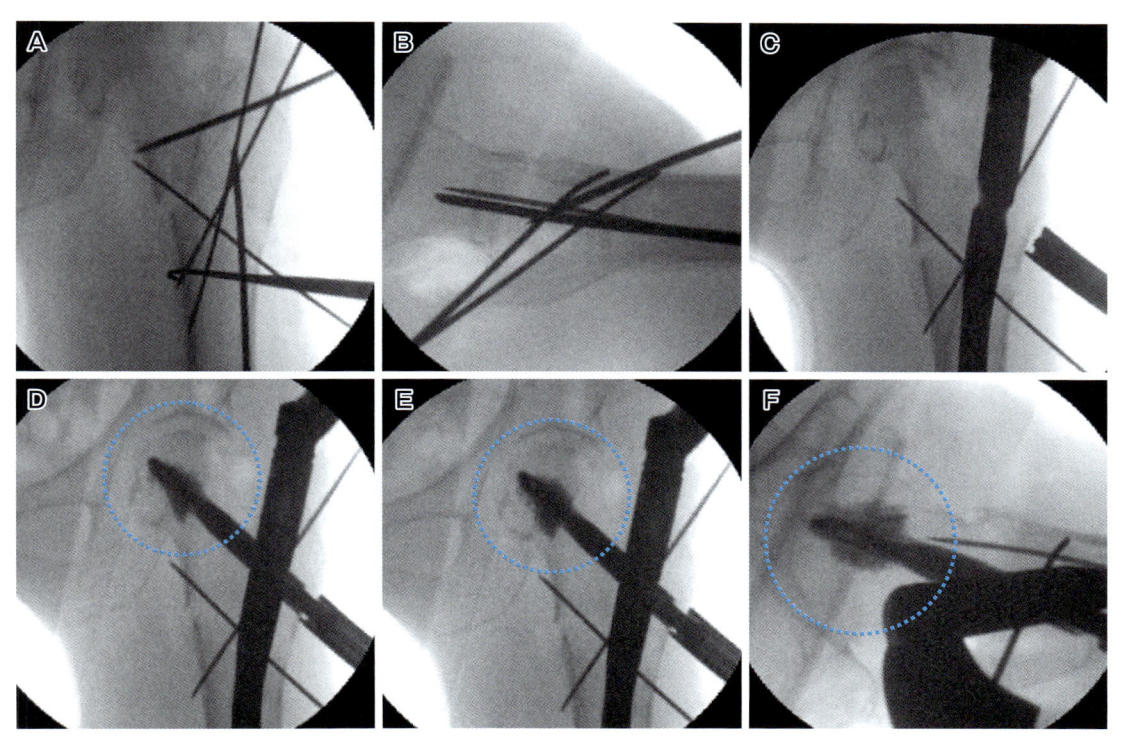

図11 症例②：術中整復操作①

A，B：AO/OTA分類でA3 typeであり，整復位をまずK-wireを複数使用して仮固定．近位骨片をover reductionした位置
　　に保持するため単鈍鈎も利用している．
C：髄内釘挿入時に干渉するK-wireは順次抜去．
D，E，F：尾側→頭側→前方→後方の順に1mLずつセメント注入．

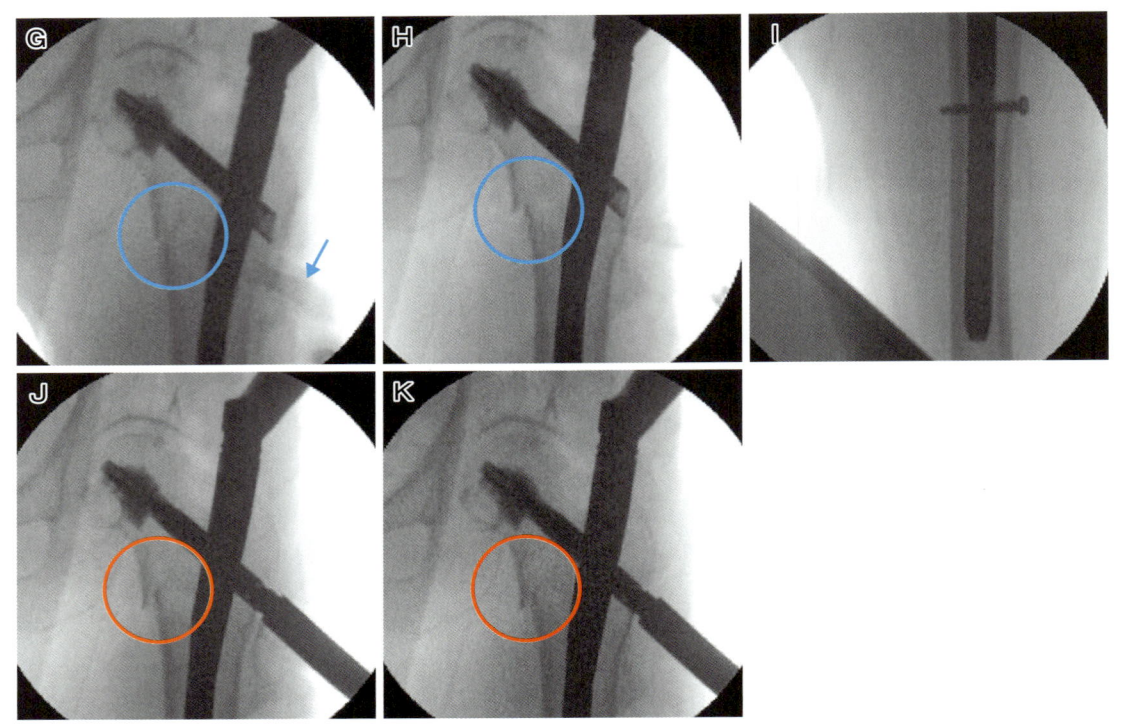

図12 症例②：術中整復操作②

G，H：横止め screw を入れる前に A3 type であるため，仮固定の K-wire を抜去して，牽引を弛めることで骨折部を噛みこませた（blade 刺入部が遠位骨片から挿入されていないときにできる方法）.
I ：ここで遠位横止め screw 固定.
J，K：再度インパクターを付け直し，骨片間に圧迫をさらにかけた.

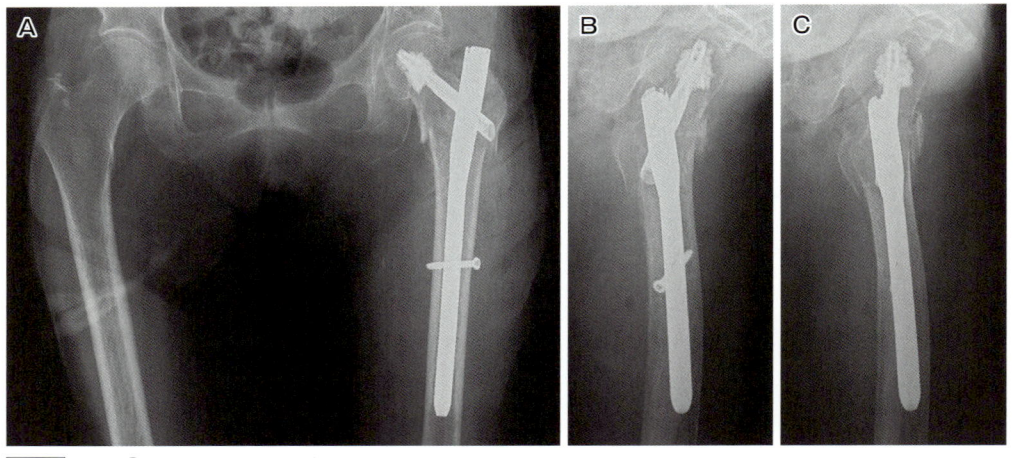

図13 症例②：術直後単純 X 線像

A：正面像，B：軸位像，C：ラウエンスタイン像.

NCA 群，すなわち安定型転子部骨折症例では術後1週での疼痛は有意に CA 群よりも疼痛が軽減していたが，術後2週，4週での疼痛については，有意差は認めなかった．これらのことから，cement augmentation を併用した不安定型転子部骨折に対して，安定型転子部骨折に対する治療とほぼ同等の治療経過を得ることが可能であると考えた．言い換えると安定型転子部骨折に対しては，cement

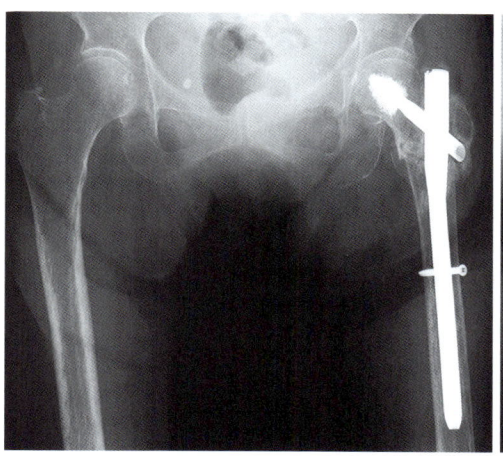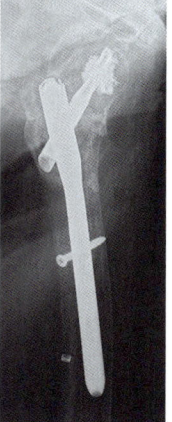

図14 症例②：術後1年
転位なく骨癒合している.

augmentationは不要の可能性を示唆している.

同様に，cement augmentationによる術後疼痛の軽減については，いくつか報告されている．日本でも前向き研究で，骨折型によらずTFNA cement augmentationを使用した症例が使用しなかった症例と比較して，術後荷重時のVASが有意に低かったと報告されている[9]．すなわち，セメント使用で術後疼痛が軽減し，早期ADL回復が期待できると考えられる.

合併症

転子部骨折術後の合併症としてcut outやcut throughなどがあるが，このセメント使用に伴う合併症としては，術中血圧の低下，手術時間，骨頭壊死の発生，費用などが考えられる.

これまでセメント使用後のcut out / throughについての報告はない．力学試験でもヘッドエレメントと骨頭の固定力は増強することが証明されている[10]．このことは，技術的や何らかの原因によりヘッドエレメントが万が一off-centerに固定されたときであっても，術中の判断でセメント固定を追加することで，術後に安心して経過観察できる方法といえる.

Bone cement implantation syndromeを疑う術中循環動態の変化については，影響がなかったとする報告もあるが，セメント使用152例／非使用147例を詳細に検討した報告[11]では，全例安全に使用できていたが，術中の昇圧剤はセメント使用症例で有意に多く，昇圧剤を使用しなかった症例でセメント使用時に平均8 ± 7.4 mmHgの血圧低下が生じていたとしている．手術時間については，多くの報告でセメント使用に伴い手術時間が長くなっているが，手技の工程が増えているので当然の結果であろう．また，骨頭壊死の発生については，セメント使用した301例のsystematic reviewで生じていないと報告されている[12]．セメント使用に伴う費用対効果については，不安定型転子部骨折に対して使用した場合，医療費削減になったとの報告もある[13].

> **P**oint
> セメント併用は術中判断で追加できる手技であり，骨質が脆弱と感じた場合や，ヘッドエレメントが意図せずしてoff-center固定となってしまった場合に，患者の術後合併症を減少させ得る有用な武器である.

まとめ

TFNA cement augmentationは手術時間の若干

の延長と，術中血圧変動に注意は要するが，手術技術不足によりヘッドエレメントがoff-centerに挿入されてしまったときの術中リカバリー方法としてや，不安定型転子部骨折に対する近位骨片の安定性増強に対しても有用なオプションである．

引用・参考文献

1）大隈暁ほか．大腿骨転子部2-part骨折における整復位とtelescopeの関係．骨折．31（2），2009，318-21．

2）福田文雄ほか．術後側面像髄内型となる大腿骨転子部骨折の受傷時骨折型．骨折．35（3），2013，657-60．

3）Inui T. et al. Anterior Malreduction is Associated With Lag Screw Cutout After Internal Fixation of Intertrochanteric Fractures. Clin Orthop Relat Res. 482（3），2024，536-45．

4）日本整形外科学会診療ガイドライン委員会ほか編，日本整形外科学会／日本骨折治療学会監．大腿骨頚部／転子部骨折診療ガイドライン．改訂第2版．東京，南江堂，2011，146．

5）Meinberg EG. Et al. Fracture and Dislocation Classification Compendium-2018. J Orthop Trauma. 32 Suppl 1, 2018, S1-S170.

6）Jensen JS. Classification of trochanteric fractures. Acta Orthop Scand. 51（5），1980，803-10．

7）峰原宏昌．ブレードタイプのネイルでの治療．MB Orthop. 30（11），2017，25-31．

8）伊藤智人ほか．TFNA cement augmentationの術後疼痛評価．骨折．45（2），2023，462-5．

9）Mitsuzawa S. et al. Cement distribution and initial fixability of trochanteric fixation nail advanced（TFNA）helical blades. Injury. 53（3），2022，1184-9．

10）Erhart S. et al. Biomechanical effect of bone cement augmentation on rotational stability and pull-out strength of the Proximal Femur Nail Antirotation™. Injury. 42（11），2011，1322-7．

11）Schuetze K. et al. Cement augmentation of the proximal femur nail antirotation: is it safe? Arch Orthop Trauma Surg. 141（5），2021，803-11．

12）Stramazzo L. et al. Cement augmentation for trochanteric fracture in elderly: A systematic review. J Clin Orthop Trauma. 15, 2020, 65-70.

13）Joeris A. et al. Nail fixation of unstable trochanteric fractures with or without cement augmentation: A cost-utility analysis in the United States: Cost-utility of cement augmentation. Injury. 55（4），2024，111445．

2-5 不安定型骨折に対する髄内釘③

WEB動画▶

フックピンネイル
：フックピンによる骨頭把持を用いた髄内釘の手術方法と注意点

分島智子 Tomoko Wakejima ｜ 順天堂大学医学部附属静岡病院整形外科
守屋秀一 Shuichi Moriya ｜ 順天堂大学医学部附属静岡病院整形外科
最上敦彦 Atsuhiko Mogami ｜ 順天堂大学医学部附属静岡病院整形外科先任准教授

はじめに

先端からフックの出るピン（フックピン）による固定は1975年に小児大腿骨頭すべり症においてスウェーデンのHanssonらによって開発され[1]，1983年にStörmiestらが安定型大腿骨頚部骨折に対して適応した[2]．このフックの出るピンは，フックによる骨頭の把持力とピンであることによるカットアウトのリスクの少なさが魅力である．

安定型のみならず転位型大腿骨頚部骨折についても，フックピンとバレルプレートの組み合わせにより回旋転位に対して角度安定性を増すことで良好な臨床成績を報告してきた[3-5]．

これを転子部骨折に応用したのがフックピンタイプのshort femoral nail（SFN）である．

本邦ではメイラ社のメイラフックピンネイルとハンソン・イノベーション社のハンソンDCネイルが使用可能である．メイラフックピンネイルは斜め上方に向け120°の方向にフックが展開される3D構造になっており，ハンソンDCネイルは前後方に向け180°の方向にフックは展開される．両機種とも最大展開幅（フックスパン）は32 mmである（図1）．

回旋不安定性に対する固定力

頚基部骨折に代表されるような回旋不安定性を要する転子部骨折に対して，骨頭把持力を高めるためのさまざまな固定方法が提案されている．ラグスクリューを2本打ちタイプにするもの，ラグスクリューにフィンを付与するタイプのもの，ブレードタイプのもの，ラグスクリュー先端部から人工骨を充填するものなどがある．

生体力学的にはインプラントによる近位骨片の把持力は，骨頭中心にラグスクリューで固定する方法よりも，骨頭中心にピンを挿入したうえで2つのフックを開いて固定する方法のほうが固定力に優れている．特にラグスクリューは時計回りの回旋転位に対して抵抗力が乏しく，生体では左右差が生じる[6,7]（図2A，B）．

メイラ社によるフックピンによる回旋抵抗トルク測定試験では25 mm以上のフックスパンが担保されれば，フィンタイプのラグスクリューと同等以上の回旋抵抗性を保持することが示された（図3）．

手術方法（メイラフックピンネイル）

実際の手術ではネイルを挿入したうえで，ターゲットデバイスを用いて骨頭中心にガイドピンを挿入する（図4A〜D）．挿入するピンの長さのドリングを行ったうえでピンを挿入する．フックはピン先端より22 mmの位置から横幅が最長32 mm開大可能であることから，ピンの先端は通常のラグスクリュ

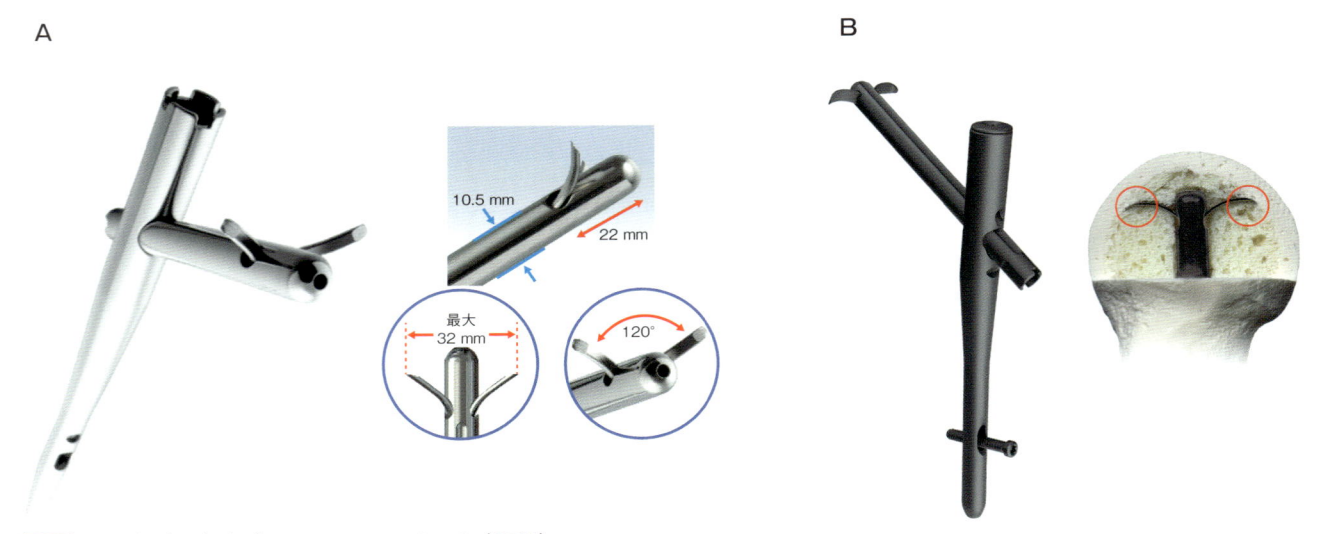

図1 フックピンタイプの short femoral nail（SFN）
A：フックピンネイル（メイラ社）.
B：ハンソンDCネイル（ハンソン・イノベーション社）.
フックピンネイルは斜め上方に向け120°の方向にフックが展開される3D構造になっており，ハンソンDCネイルは前後方に向け180°の方向にフックは展開される．両機種とも最大展開幅（フックスパン）は32mmである．

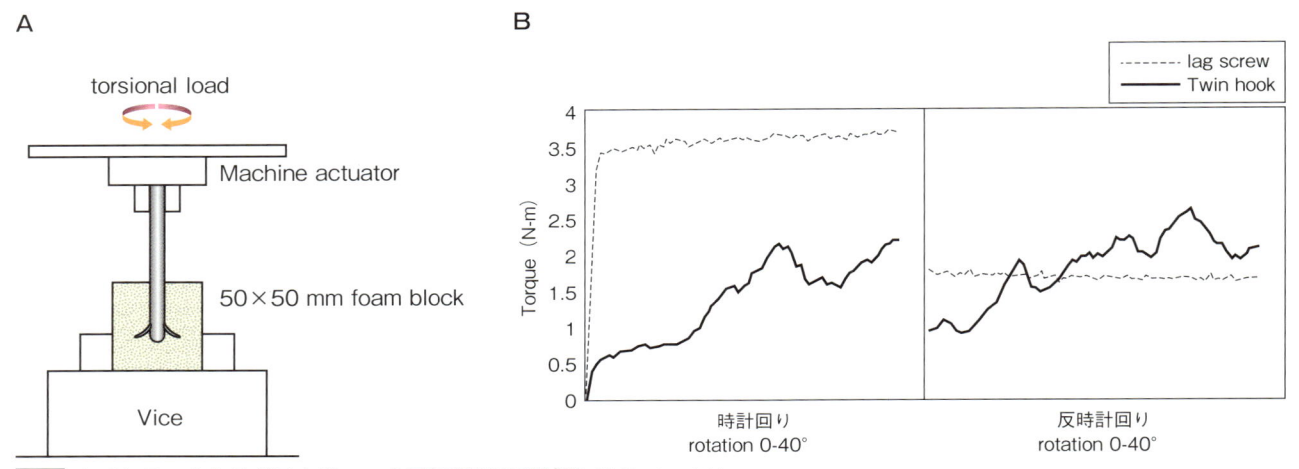

図2 ツインフックとラグスクリューの回旋抵抗負荷試験（文献6より改変）
A：50×50mmの発泡ブロックに35mmの深さまでツインフックを挿入したものに回旋方向に負荷をかけた．
B：160kg/m^{-3}の発泡体におけるラグスクリューとツインフックのねじり負荷時のトルク変形グラフ．
　　ツインフックは時計回りと反時計回りの回転で同程度であったが，ラグスクリューでは反時計回りの回転でトルクは一定であった．

ーと同様の位置まで挿入するよう心掛けている．フックはスライドハンマーで任意の長さに開大することができるため，骨頭を穿破せずに可能な限り大きくフックを叩き出す（**図4E〜G**）．横止めスクリューは原則1本だが，大転子後方骨片のある不安定性があり術後 sagittal swing motion が懸念される症例に対しては2本挿入している[8,9]．

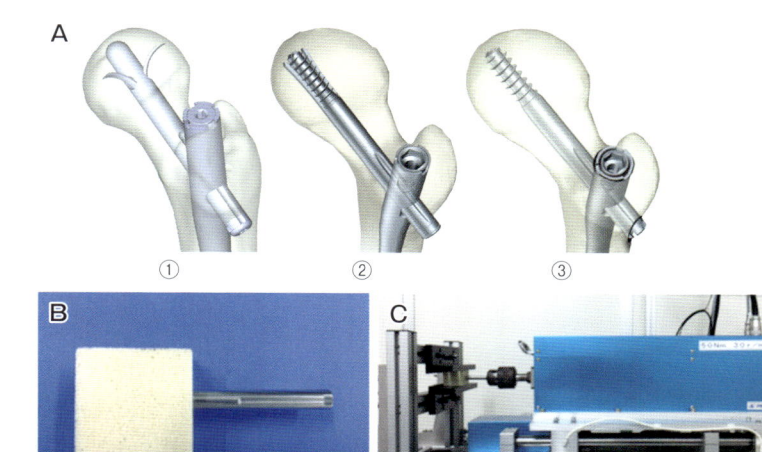

① ② ③

図3 回旋抵抗トルク測定試験（メイラ社提供）

A：試験材料（実験用インプラント）
　力学試験材料として，SFNの骨頭把持に実際に使われている①フックピン（フックピンネイル，メイラ），②U-ラグスクリュー（ガンマ3，日本ストライカー），③ラグスクリュー（ガンマ3，日本ストライカー）を用いた．

B：供試体
　模擬骨ブロック（＃1522-12，Sawbones）内に各試験材料を35mm挿入した供試体を作製した．使用する試験材料の直径に準じた下穴（①は10.5mm，②・③は6.5mm）を実際に臨床上使用するドリルを用いて作製した．フックピンはフックスパン32mm，25mm，20mm，16mmで設置したモデルをそれぞれ作製した．

C：整形外科用インプラント機械的測定装置
　供試体を整形外科用インプラント機械的測定装置（マイクロトーションPT-1950，プロテック）に設置し，回転数1rpmで回旋させ回旋抵抗トルクを測定した．フックピンは左右対象の構造のため右回転の測定のみ行い，ガンマ3 Uラグスクリュー，ガンマ3 ラグスクリューは本体がネジ構造のため左右両回転の測定を行った．

D：測定結果
　フックピンは，フックスパンが大きいほど回旋抵抗トルクは高くなった．U-ラグスクリューと比較すると，フックスパン25mmで同等，32mmではより高い回旋抵抗トルクを示した．一方，フックスパン16mmでは回旋抵抗トルクは著しく低下し，左回転でのラグスクリュー（※スクリューが抜ける方向への回旋）とほぼ同等であった．

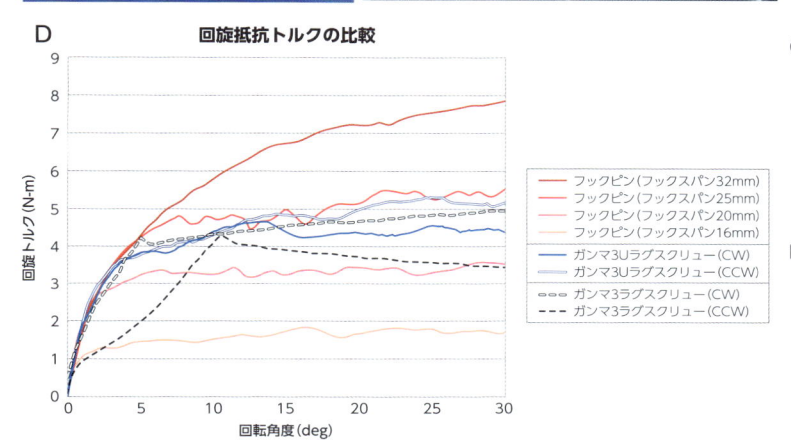

回旋抵抗トルクの比較

凡例：
- フックピン（フックスパン32mm）
- フックピン（フックスパン25mm）
- フックピン（フックスパン20mm）
- フックピン（フックスパン16mm）
- ガンマ3Uラグスクリュー（CW）
- ガンマ3Uラグスクリュー（CCW）
- ガンマ3ラグスクリュー（CW）
- ガンマ3ラグスクリュー（CCW）

縦軸：回旋トルク（N-m）　横軸：回転角度（deg）

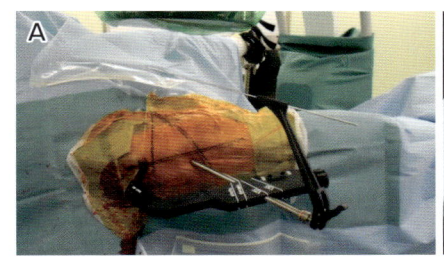
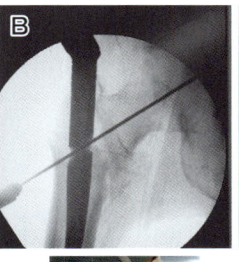
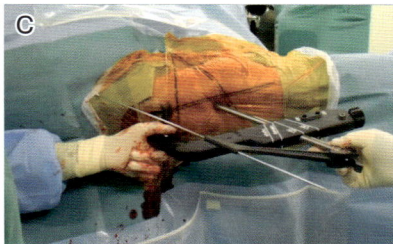
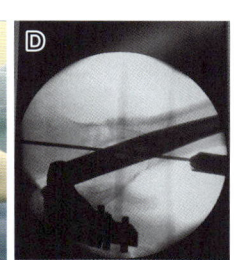
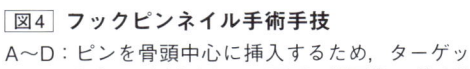
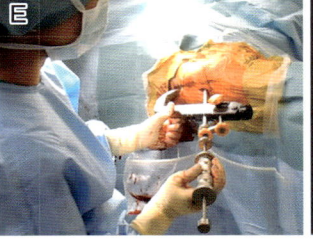
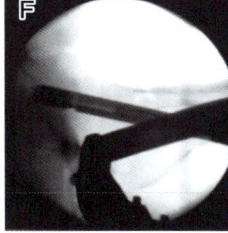
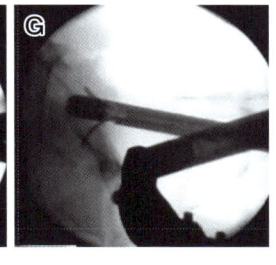

図4 フックピンネイル手術手技

A～D：ピンを骨頭中心に挿入するため，ターゲットデバイスを補助として正面・側面像でガイドピン刺入位置を決定する．
E～G：側面像でX線透視下にスライドハンマーを用いてフックを叩き出す．

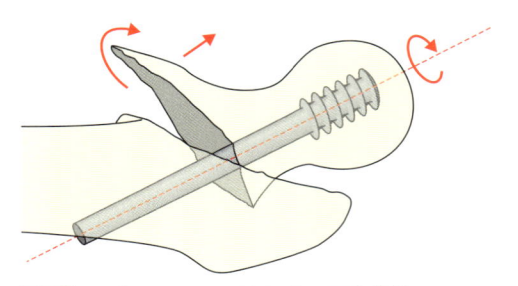

図5 ラグスクリュー挿入時の回旋転位
（「ハンソンDCネイル手技書」より改変）

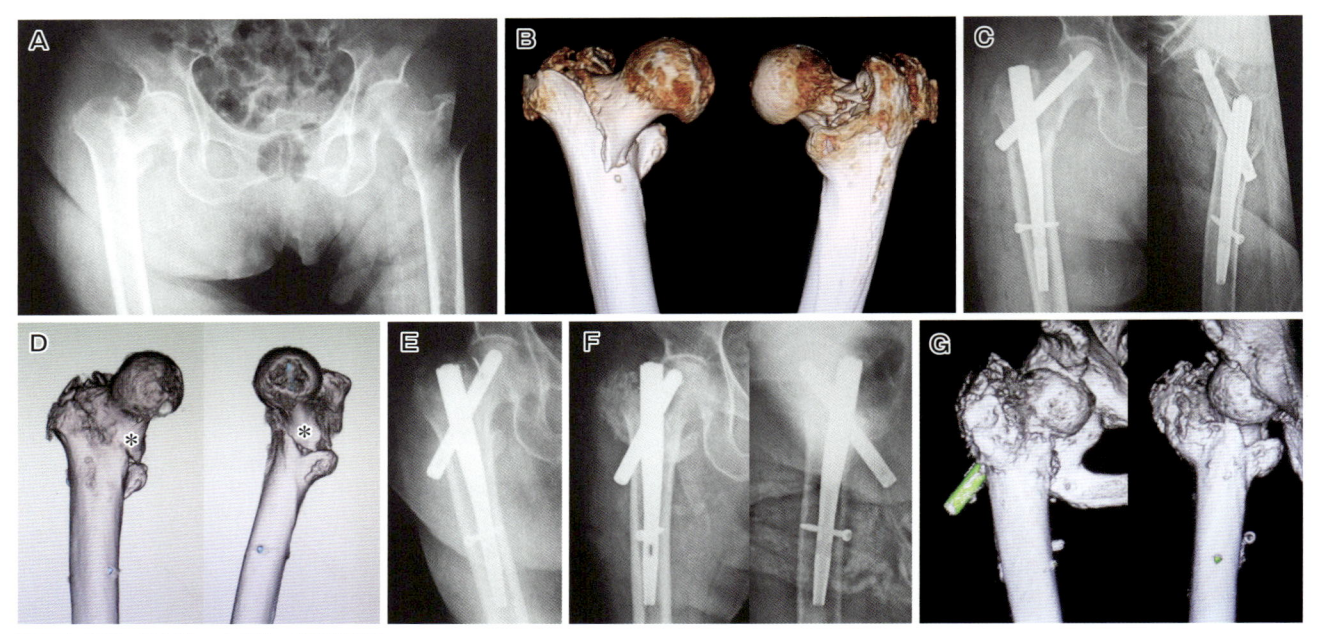

図6 症例（93歳，女性），転倒受傷
A：受傷時X線，B：術前3D-CT.
C：術直後X線．正面・側面ともに「解剖型」．
D：術後3D-CT．頚部前内側皮質骨（＊）は髄内に落ちかけている．
E：術後17日X線．頚部の短縮を認める．
F・G：最終XP・3D-CT（術後3カ月）．フックピンの著明な外側突出を認めるも，骨頭はカットアウトせず，骨折部は癒合した．

Point

スクリュータイプの場合，骨頭内に挿入を進めていくと軟骨下骨に達した時点でスクリューと骨頭が一緒に回旋していくことがあり，挿入時に留意すべきである．K-wireなどで回旋制御するなどの追加処置が必要になることがある（図5）．

フックピンはドリルした骨孔にガイドワイヤー越しにストレスなく挿入できるため，術中操作による回旋は起こらない．

また，ピンの先端は「鈍」であり，カットアウトしにくい形状である．提示した症例では整復操作が甘く，術後に過剰テレスコープを起こしたが，幸いにもカットアウトせず骨癒合した（図6）．

手術のコツ

術中にデバイスを用いてコンプレッションをかけることは可能だが，フックが引き伸ばされるほどの過度のコンプレッションは，フックによる骨頭海綿骨の圧潰を生じ，骨頭把持力を低下させるため厳禁である（図7）[10]．

ピットフォール

フックは前後方向に開大することから，X線透視像では側面像で確認しながら行う．

骨頭を穿破しないように側面像では骨頭頚部中心軸上に一致させ，フックが左右均等に最大に見える像で評価する（図8，図9）[10]．

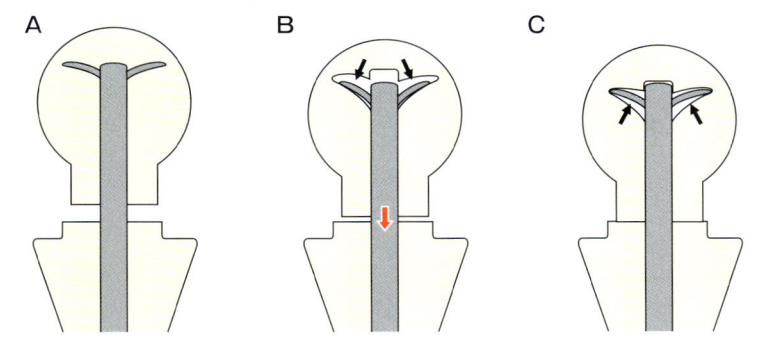

図7 コンプレッションデバイスによるフックの引き伸ばしの影響（文献10より）

A：骨折部に骨欠損を認める場合.

B：間隙を埋めるべくフックが引き伸ばされるほどコンプレッションデバイスによる骨頭の引きつけを行う（白矢印）と，骨頭内では引き伸ばされたフックによる海綿骨の圧潰（黒矢印）が生じる.

C：術後のダイナマイゼーションにより，フックの引き伸ばしが解除されて海綿骨圧潰部にフックが戻る（黒矢印）と，フックの骨頭把持力は低下する.

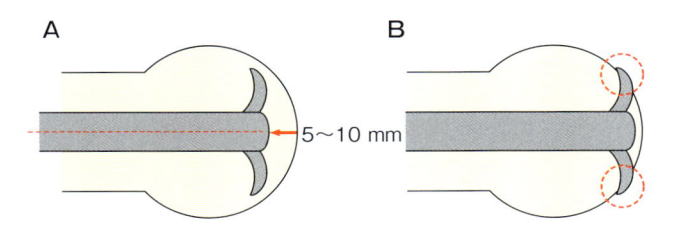
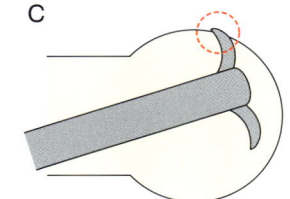

図8 フックピンの至適設置位置（文献10より）

A：イメージ側面像では厳密に骨頭頚部中心軸上（点線）に一致させる．ピン先端は骨頭の関節面から5〜10 mm離した位置（矢印）とする.

B：深すぎる設置.

C：前後に寄りすぎる設置．フックの骨頭穿破（破線丸印）を起こしやすくなるため注意する.

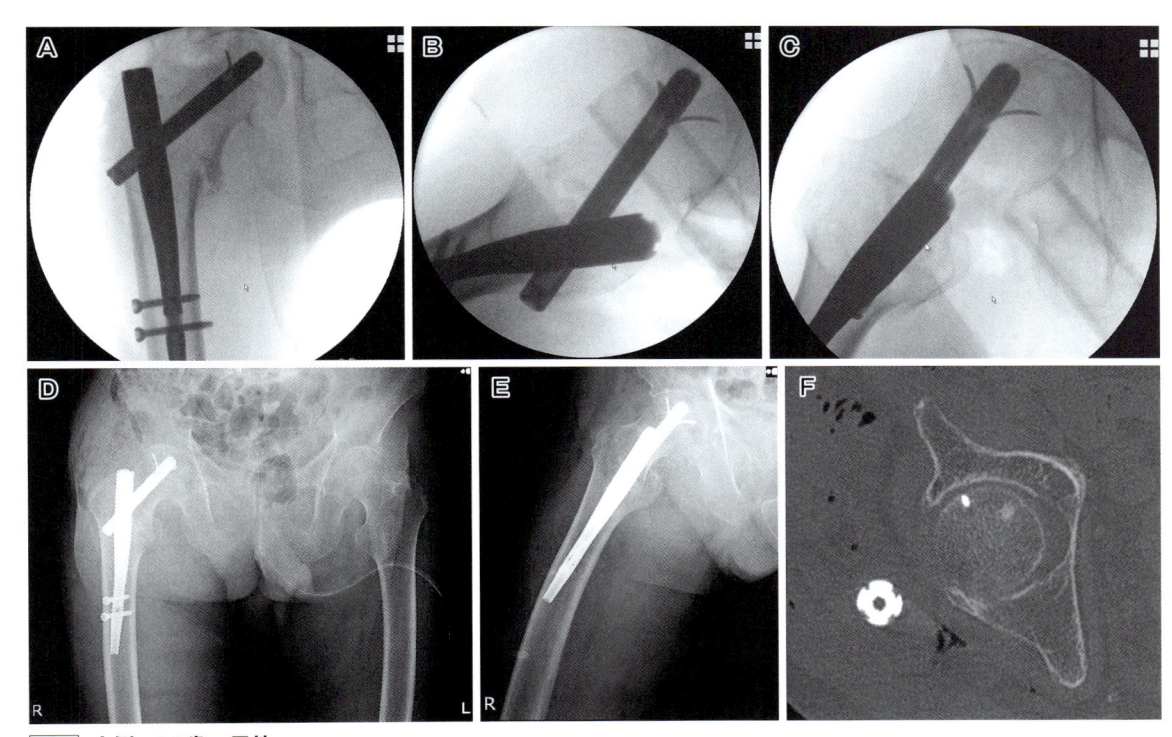

図9 症例：85歳，男性

A：術中透視画像正面像.

B：術中透視画像側面像．整復を確認するには側面像が必要であるが，この側面ではピンの開きが均一には見えてないためフックの開き具合の評価はできない.

C：術中透視画像側面像2．前述の図8Aの模式図のとおりに，骨頭頚部中心軸上（点線）に一致させたもの．フックの開き具合はこの像で評価する.

D・E：術後X線画像．正面・ラウエン像．広い髄腔において細いネイルが偏心性に挿入されたため，骨頭頚部中心軸に対して後方から前方へのフックピン刺入となっている．このようになってしまった場合が骨頭穿破のリスクが高い.

F：術後CT axial像．フックの先端は軟骨下骨ぎりぎりにおさまっている.

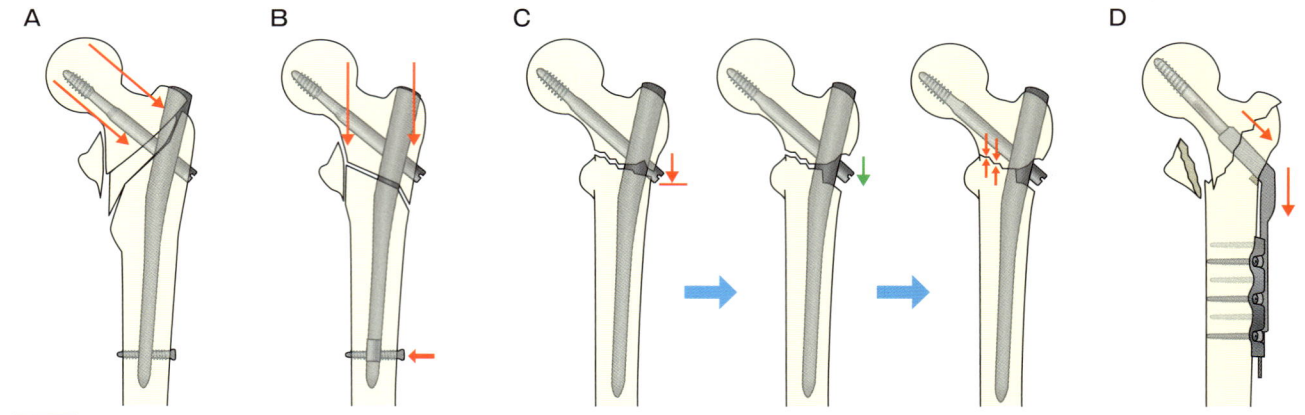

図10 Lateral cortical notching の提唱（A・B・C：文献14より改変, D：文献15より改変）

A：転子部骨折のスライディング方向．頸部軸に沿ってスライディングし，骨折部に圧迫をかける．
B：転子下骨折では遠位横止めスクリューをdynamization hole に挿入することで骨幹部方向に圧迫をかける．
C：Biber らは転子下骨折でラグスクリュー刺入部の外側皮質骨がdynamization の阻害となる場合，lateral cortical noch を作ることで骨幹部方向に圧迫をかけることを提唱した．
D：Medoff sliding plate．ラグスクリュー部分に楕円ホールを作り，biaxial dynamization として2軸性に滑走する．

Advanced dynamization（ハンソンDC ネイル）

新しく発売されたハンソンDC ネイルのadvanced dynamization（AD）機構について紹介する．

骨折部に圧迫をかけることは骨癒合において重要である．転子部骨折の髄内釘ではラグスクリュー方向へのスライディングを許容することで骨性支持を得ることを目標としてきたが，そのためには整復が最も重要であり，近位骨片内側皮質骨の安定が骨性支持を可能とし，過剰な転位を予防する．しかし，この内側皮質骨の安定化が甘いと術直後，解剖型またはかろうじて髄外型だったものがスライディングして髄内型へ転位してしまうことをまれに経験する[11-13]．

Lateral cortical notching はBiber らにより転子下骨折のdynamization に対して提唱されたコンセプトである[14]（**図10A，B，C**）．また，転子部骨折でも既存のMedoff sliding plate のラグスクリュー部分に楕円ホールを作り，biaxial dynamization として2軸性に滑走できるようにすることで近位内側骨皮質を接触させ，骨癒合を促進するといった報告がある[15, 16]（**図10D**）．

これらを転子部骨折の髄内釘にも応用し，外側皮質骨のフックピン挿入部下方にあえて骨孔を作成することにより，スライディングとともに大腿骨骨幹部方向への圧迫がかかる機構を付与した．これがAD のコンセプトである．これにより髄内型への転位を予防する動きとなることが予想される（**図11**）[17]．

ただし，AD 機構があるから整復位が髄内型でもよいということではなく，術中の整復操作が最も重要であることは肝に銘じておきたい．

症例提示

症例：94歳，男性（**図12**）．

Sagittal swing motion の予防

後外側の不安定性があるとネイル近位が後方に倒れ込み転位してしまうsagittal swing motion が起こることがある（**図13**）．前述のように遠位横止めスクリューを2本にすることやネイル径を太くすること，ネイル長を長くすることで予防できる．ハンソンDC ネイルでは遠位横止めは「ショートネイル」

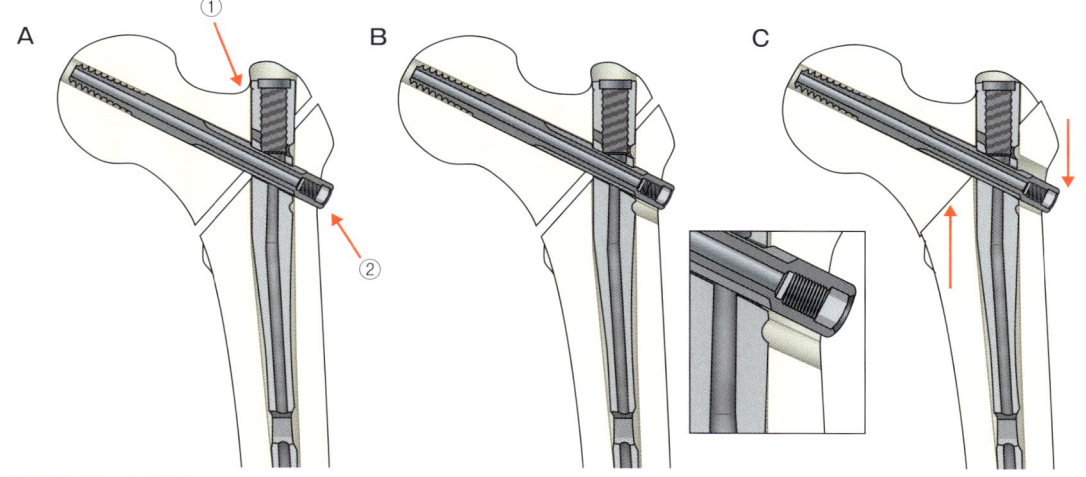

図11 転子部骨折における Advanced dynamization （文献17より改変）

A：①ラグスクリューと大腿骨外側皮質骨との接触点，②髄内釘内側上方部分と近位骨片の接触，この2つがスライディングを阻害することがある．

B：ラグスクリューの下方に lateral cortical notching を作ることにより，C：骨幹部方向に圧迫を加えることができる．

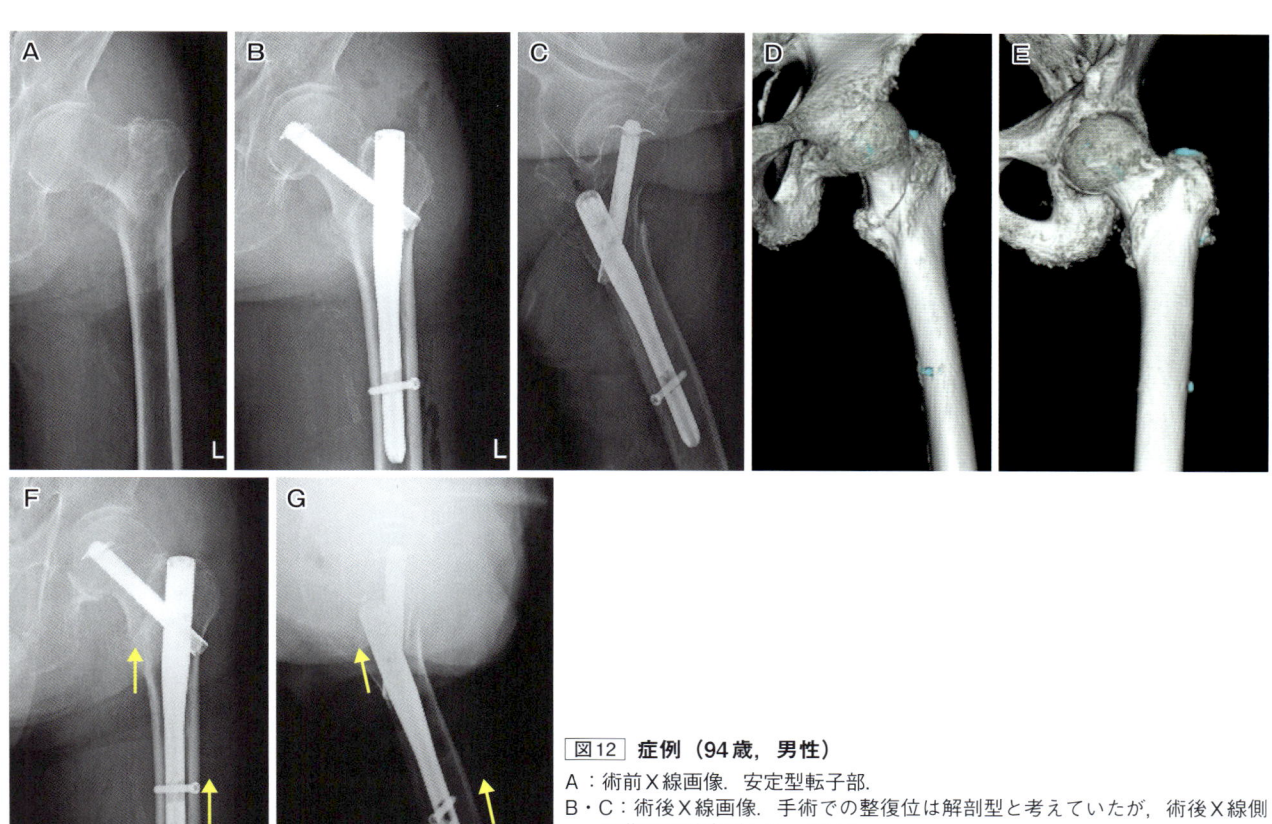

図12 症例（94歳，男性）

A：術前X線画像．安定型転子部．

B・C：術後X線画像．手術での整復位は解剖型と考えていたが，術後X線側面像では髄内型となっていた．

D・E：術後3DCTを見るとかろうじて内側皮質骨は接触している．

F・G：術後3週X線画像．正面像では外方型，側面像で髄内型となっており，これ以上の転位は認めなかった．

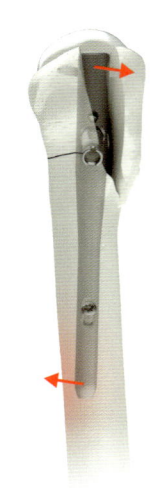

図13 **Sagittal swing motion**（「ハンソンDCネイル手技書」より）

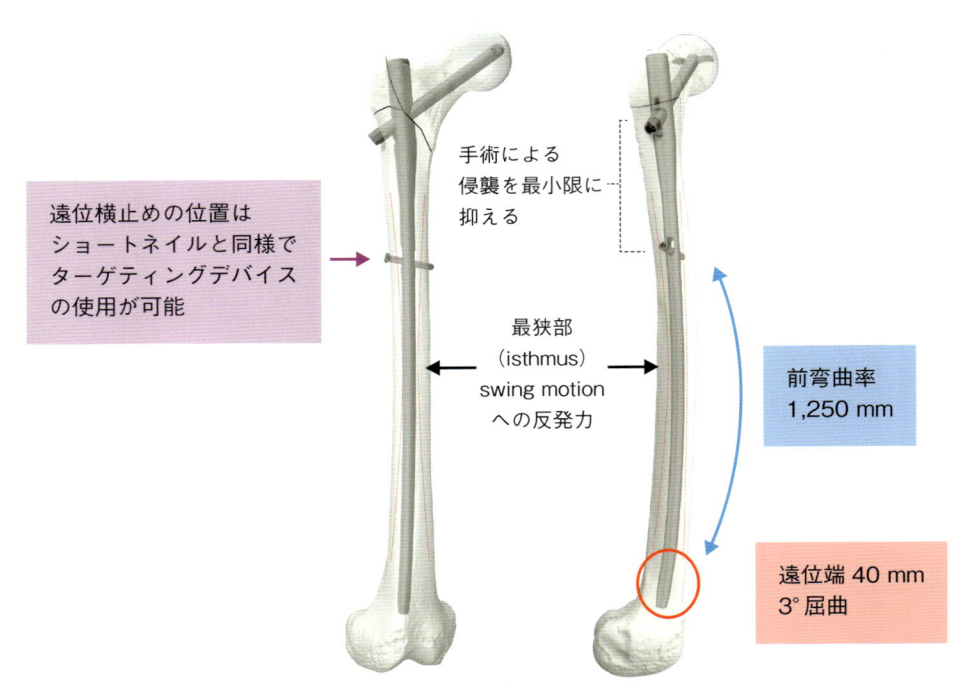

遠位横止めの位置は
ショートネイルと同様で
ターゲティングデバイス
の使用が可能

手術による
侵襲を最小限に
抑える

最狭部
（isthmus）
swing motion
への反発力

前弯曲率
1,250 mm

遠位端 40 mm
3°屈曲

図14 **ハンソンDCネイル：スーペリアロック（SL）ネイル**（「ハンソンDCネイル手技書」より）

と同様の位置のままに，ネイル長のみを延長した「スーペリアロック（SL）」がある．ショートネイルと同様の手術手技でロングサイズのネイルを挿入できるため手術手技の簡便化および手術時間短縮が期待できる．日本人高齢女性の大腿骨前弯曲率は約1,040 mmと言われているが[18]，一方ハンソンDC SLネイルは遠位ロッキングホールからネイル遠位端40 mm位置までの前弯曲率は1,250 mmであるが，前方皮質骨との接触をさせるため，遠位端に3°の屈曲を呈していることにより解剖学的に適合し，挿入を容易にしている（**図14**）．Sagittal swing motionが予想される症例で，かつ高齢や既往歴などにより手術による侵襲をなるべく抑えたい症例に特に有用である．

引用・参考文献

1) Hansson Ll. Osteosynthesis with the hook-pin in slipped capital femoral epiphysis. Acta Orthop Scand. 53 (1), 1982, 87-96.

2) Strömqvist B. et al. Femoral neck fracture fixation with hook-pins. 2-year results and learning curve in 626 prospective cases. Acta Orthop Scand. 63 (3), 1992, 282-7.

3) 最上敦彦ほか. Hansson Twin Hook System を使用した大腿骨頸部骨折の治療経験. Hip Joint. 33, 2007, 518-22.

4) 最上敦彦ほか. Hansson Twin Hook System を用いた compression hip screw 法による高齢者大腿骨頸部骨折の治療経験. 別冊整形外科. 52, 2007, 157-63.

5) 最上敦彦. "大腿骨頸部骨折に対する骨接合術―その適応と限界―". 骨粗鬆症患者の骨折治療. 酒井昭典編. 東京, 真興交易, 2014, 194-203.

6) Olsson O. et al. A biomechanical study on fixation stability with twin hook or lag screw in artificial cancellous bone. Int Orthop. 26 (6), 2002, 349-55.

7) 岩瀬秀明ほか. 大腿骨頸部内側骨折における Hansson Hook Pin System の固定力―樹脂骨モデルを用いた生体力学的評価. 日臨バイオメカ会誌. 23, 2002, 283-9.

8) 最上敦彦ほか. 大腿骨転子部骨折に対する革新的髄内釘（フックピンネイル®）. 整形外科サージカルテクニック. 9 (4), 2019, 505-13.

9) 守屋秀一ほか. 大腿骨転子部骨折に対するフックピンネイルの治療成績. 骨折. 43 (2), 2021, 321-4.

10) 最上敦彦. 大腿骨頸基部骨折に対する骨接合術. 関節外科. 37 (9), 2018, 1003-13.

11) 鈴木聖裕ほか. 大腿骨転子部骨折の分類とその整復法―回旋転位に注目して―. 関節外科. 25 (3), 2006, 342-52.

12) 大隅暁ほか. 大腿骨転子部 2-part 骨折における整復位と telescope の関係. 骨折. 31 (2), 2009, 318-21.

13) 生田拓也. 大腿骨転子部骨折における骨折型分類について. 骨折. 24 (1), 2002, 158-62.

14) Biber R. et al. Lateral cortical notching in specific cases of delayed unions or nonunions after intertrochanteric and reversed fractures. Arch Orthop Trauma Surg. 133 (4), 2013, 495-501.

15) Lunsjö K. et al. Extramedullary fixation of 569 unstable intertrochanteric fractures: a randomized multicenter trial of the Medoff sliding plate versus three other screw-plate systems. Acte Orthop Scand. 72 (2), 2001, 133-40.

16) Olsson O. et al. The Medoff sliding plate and a standard sliding hip screw for unstable intertrochanteric fractures : a mechanical comparison in cadaver femurs. Acta Orthop Scand. 69 (3), 1998, 266-72.

17) Hinz N. et al. Lateral cortical notching facilitates dynamization of proximal femoral nailing - A finite element analysis. Injury. 54 (11), 2023, 111009.

18) 前原孝ほか. 日本人高齢女性における大腿骨形態の特徴：3D-CT を用いた計測. 骨折. 34 (2), 2012, 451-5.

2-6 後外側壁骨片を伴う骨折に対する髄内釘

WEB 動画▶

山口正哉 Masaya Yamaguchi | 昭和大学横浜市北部病院整形外科講師

はじめに

日本では不安定型転子部骨折の整復について，側面で髄外整復をして前方内側皮質に骨性コンタクトを求めることで，術後の過度なスライディングを予防することが推奨されてきた．前方骨性コンタクトを得た骨接合術が広く行われるようになり，さらに踏み込んで後外側壁骨片に対する固定の必要性が考え直されてきた．本稿では，後外側壁骨片を内固定することで得られると考えられる効果について，またその手術手技のコツや注意点について紹介する．

後外側壁骨片とは

大腿骨転子部骨折において後外側壁骨片が存在することは多く，その数は全大腿骨転子部骨折中48.3〜88.4％[1-4]と報告されている．転子部骨折を骨頭骨片，大転子骨片，小転子骨片，骨幹部の4つの大きなパートに分けて考える4 part theoryが提唱され，多くの骨折がこれに当てはめられる．後外側壁骨片とはこの大転子骨片のことを指して論じられる．この大転子骨片は時として大きな骨片となることがあり，小転子骨片と一塊になることもある．Hsuら[5]は単純X線で外側壁損傷に着目し，外側壁の幅が20.5 mm以下であれば二次的外側壁損傷が起こりやすいとして，不安定な骨折型と提示した．これはAO/OTA分類にも反映され，骨幹部の外側壁の幅が狭くなり，20.5 mm以下であればAO/OTA 31A2に分類され，不安定型とされている．この大転子骨片は大きくなるにつれて筋付着部を多く含むように

なる．特徴的なものとして，大転子骨片と小転子骨片が一塊となったバナナ形状の骨片となると，そこには多くの短外旋筋群や中殿筋が付着することとなる（図1）．

なぜ後外側壁骨片ができるのか

前述のとおり，この後外側壁骨片には多くの筋が付着する．そのためこの骨片は強い牽引力によって骨折を起こす．また大腿骨近位部には小転子の内側に存在する固い板状構造がある．これはcalcar femoraleと呼ばれる構造物であり，大腿骨距と訳される．ここに沿って骨折線が走ると小転子からさらに遠位に長いビークをもつ骨片となる（図2）．

後外側壁骨片内固定の試み

後外側壁骨片は内固定をせずとも一定の割合で骨癒合することが報告されており[6,7]，必ずしも固定の必要はないといわれてきた．しかしなかには症状を残す偽関節の発生や遷延癒合がみられ，簡単に強固な内固定をできればしたほうがいいだろうという考えから，さまざまな方法がとられてきた歴史がある．大転子グリップを併用したcompression hip screw（CHS）[8]，髄内釘をよけて中空スクリューを入れる補助デバイス[9]，スーチャーボタン[10,11]やケーブル固定[12]の使用が報告されているが，どれも簡単で強固な固定とはならなかった（図3）．

後外側壁骨片の整復固定の意義

転子部骨折は高齢者で多く発生し，ADLの低下，

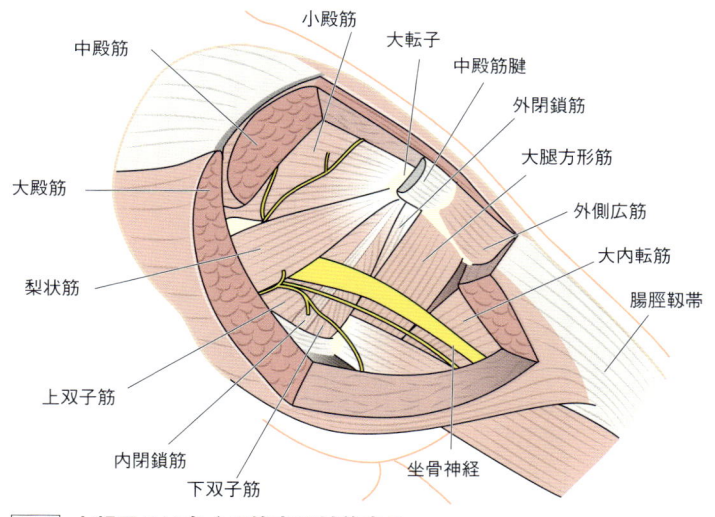

図1 大転子には多くの筋肉が付着する

中殿筋・小殿筋・大転子・中殿筋腱・外閉鎖筋・大腿方形筋・外側広筋・大内転筋・腸脛靭帯・大殿筋・梨状筋・上双子筋・内閉鎖筋・下双子筋・坐骨神経

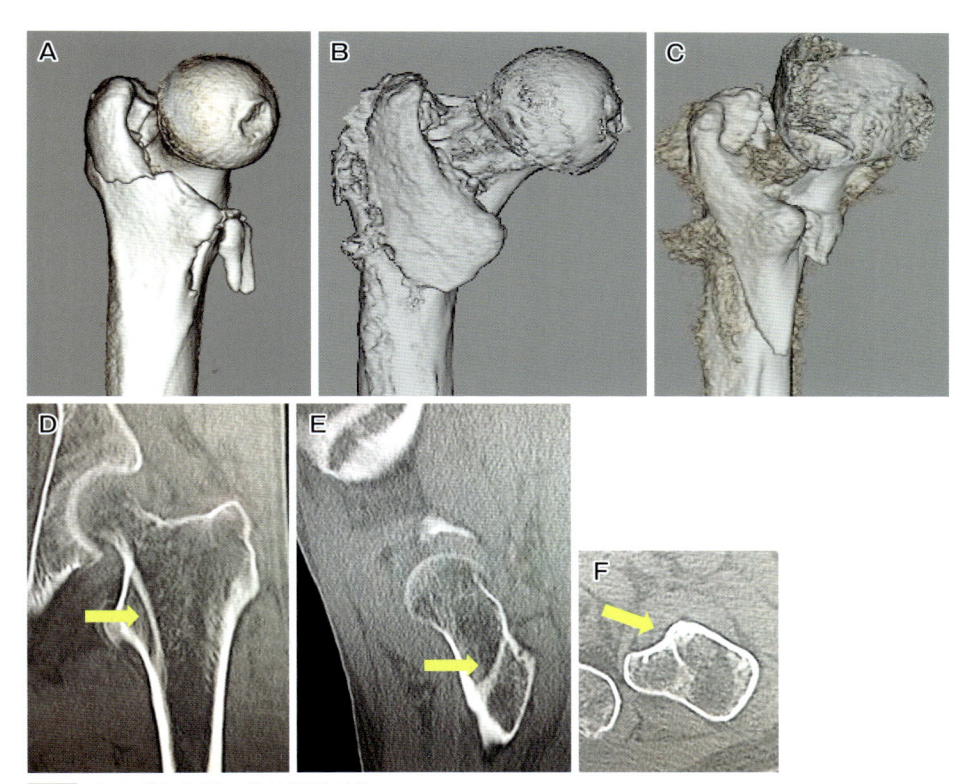

図2 さまざまな形の後外側壁骨片

A・B・C：大転子のみのものから，小転子までつながるもの，また小転子が縦に長いものまで経験する．
D・E・F：大腿骨距（calcar femorale），小転子の内側に存在する固い板状構造（矢印）．ここに沿って骨折線が入ると遠位に長いビークをもつ骨片となる．

さらには寿命短縮につながり得る骨折である．そのため高齢者においては特に，術後早期のADL回復が重要であると考える．強い痛みのなかでは離床も進まず，ADLが上がりにくいことは多く経験される．

全身状態が許すのであれば，通常の転子部骨折手術に若干の侵襲と時間を追加してでも痛みの少ない状態を提供することが大事ではないかと考える．内固定せずとも最終的には骨癒合することが多い後外側

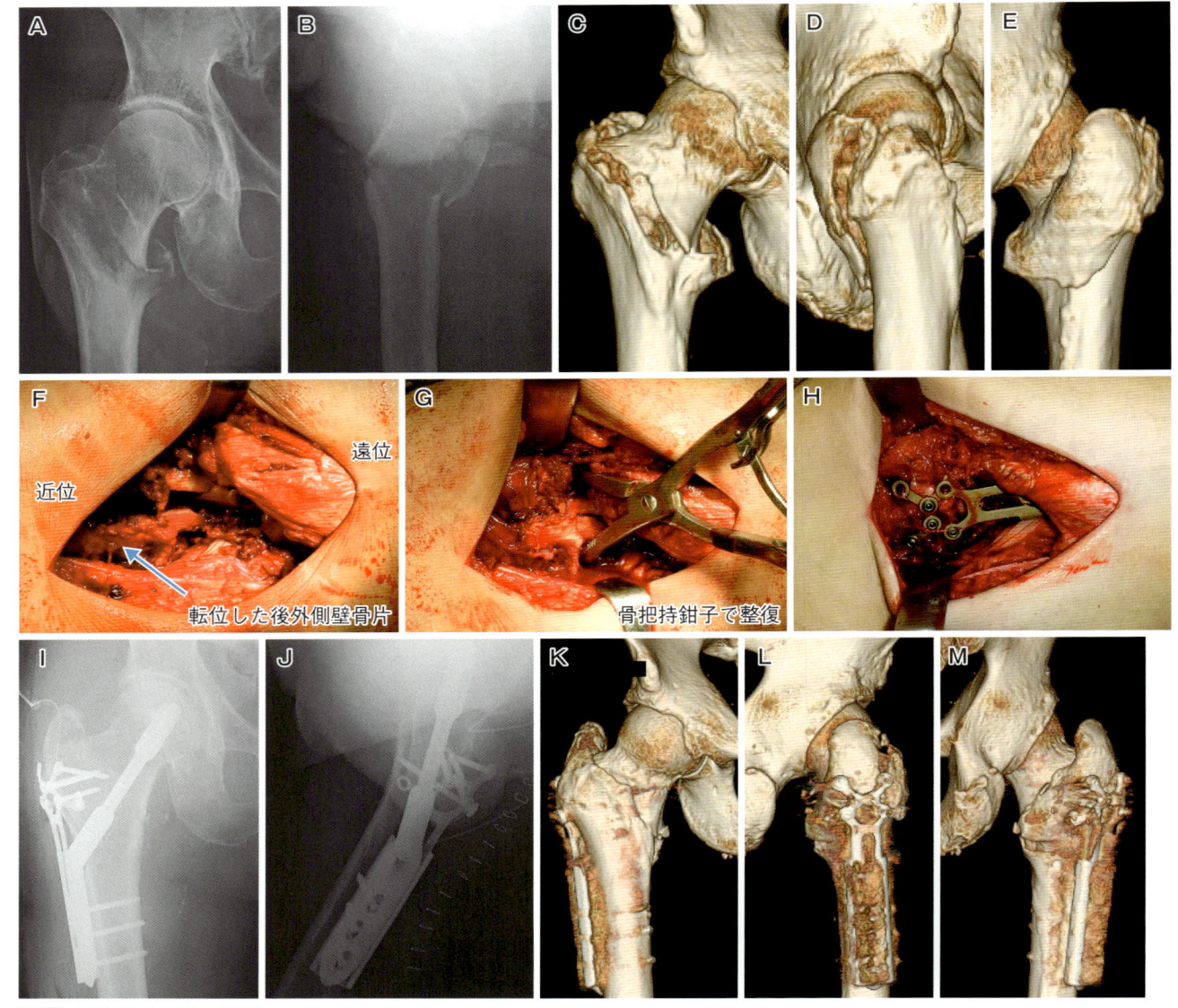

図3 自験例（70歳，男性）
A・B：術前X線像．大転子から小転子に連なるバナナ骨片を認める．
C〜E：術前3DCT像．
F〜H：術中所見．
I・J：術後X線像．後外側壁骨片は整復され，安定した固定がなされている．侵襲はやや大きくなる．
K〜M：術後3DCT像．

壁骨片ではあるが，内固定されないこの骨片は付着する筋肉の作用を受け，早期にはグラグラ動くことになるであろう．それは痛みにつながり，早期ADLの改善に悪影響となることは想像に難くない．後外側壁骨片を固定することでswing motionの抑制効果が期待されるという報告もあるが，筆者が主に期待する効果は早期の痛みの軽減効果である．高齢者の痛みとADLという測定の難しい範囲の話であり，明確に数値化した効果はいまだ示すことができないが，一定の除痛効果は獲得できている印象である．

後外側壁骨片の内固定の適応

後外側壁骨片を有する中野分類[13] 3 Part A/

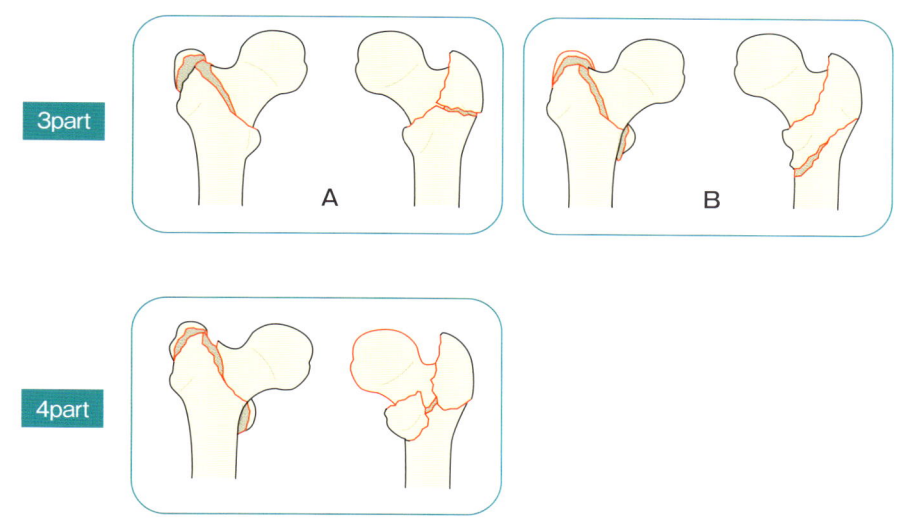

図4 頻度の高い後外側壁骨片を有する骨折型（中野分類3 part A，3 part B，4 part）

3 Part B/4 Partが適応となる（図4）．小さい大転子骨片は的が小さくなるので固定する難易度が高くなる．その一方で，筋付着部も少なくなるので必要性はやや低くなる．反対に大きな大転子骨片となればその必要性は高くなり，手技も比較的容易になる．最もよい適応としては3 Part Bのような大きな骨片に対する固定であり，手技としても容易になり，得られる効果も大きいと考えている．

インプラント

現在日本で使用されている後外側壁骨片を固定するインプラントを紹介する．APOLLOFIX（エム・シー・メディカル）（以下APOLLO），HTS UNICORN Wing（HOYA Technosurgical）（以下Wing），OLSA（帝人ナカシマメディカル）である（アルファベット順）．

大きく分類すれば，髄内釘に骨片を安定化させることで固定をするAPOLLOとWing．そして髄内釘とは関連せずに単体で後外側壁骨片を固定するOLSAとなる（図5）．

手術手技の実際

1. 皮膚切開の延長

Point

固定する後外側壁骨片の大きさによって骨把持鉗子を挿入する位置を変えている．髄内釘挿入部の皮切を遠位に延長して，そこから骨把持鉗子を挿入する．しかしここからの操作は髄内釘挿入操作をする際に，若干のやりにくさを感じることがある（図6）．後外側壁骨片が大きいときにはlag screw挿入部の皮切を近位に延長して，そこから骨把持鉗子を挿入している（図7，図8）．後外側壁骨片にある程度の大きさがあればこの位置からの操作のほうが髄内釘挿入操作時に有利になる．

2. 各インプラントについて

1）APOLLOとWing

どちらのインプラントも通常のshort femoral nailの手術手技で，メインの手技を行った後に後外側壁骨片の固定に移るが，そのための準備が必要である．

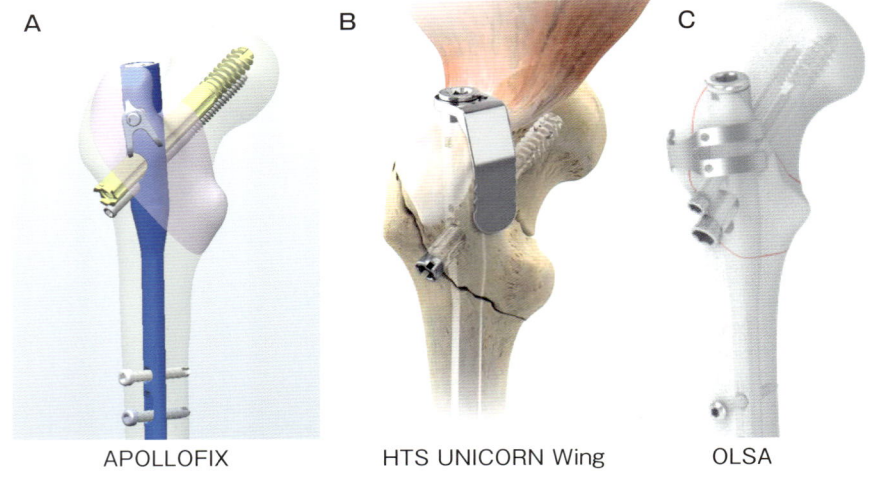

A　APOLLOFIX　　　B　HTS UNICORN Wing　　　C　OLSA

図5 **日本で使用されている後外側壁骨片を固定するインプラント**
A：APOLLOFIX（資料提供：エム・シー・メディカル）.
B：HTS UNICORN Wing（資料提供：HOYA Technosurgical）.
C：OLSA（資料提供：帝人ナカシマメディカル）.

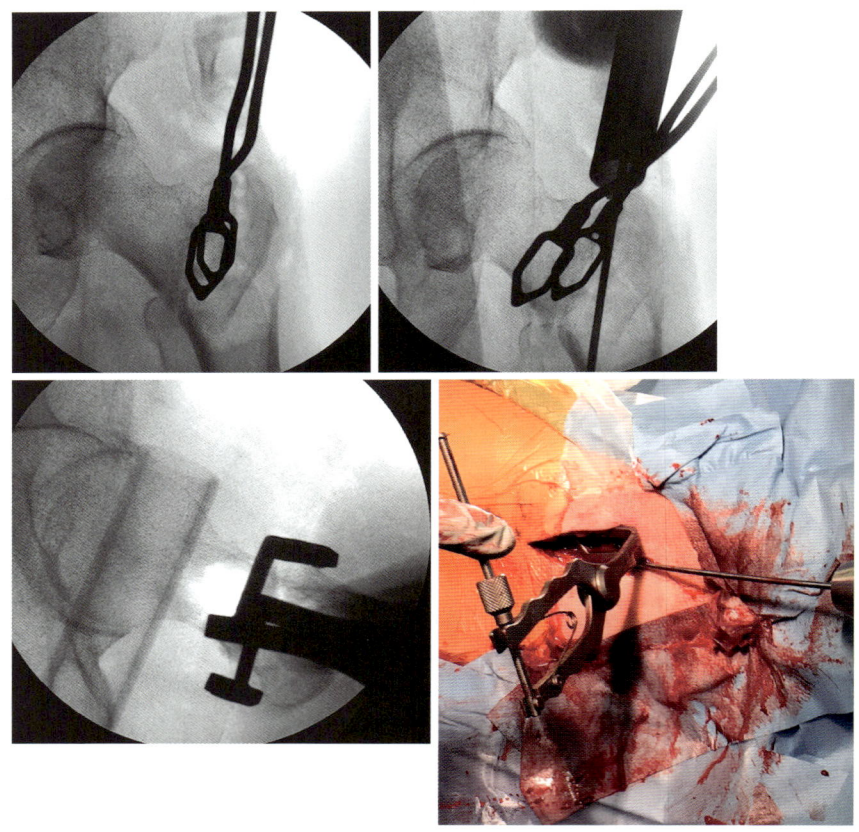

図6 **自験例**
骨片が小さいときは髄内釘挿入部の皮切から骨把持鉗子で噛んで，後外側壁骨片を整復し，髄内釘挿入孔を作製する.

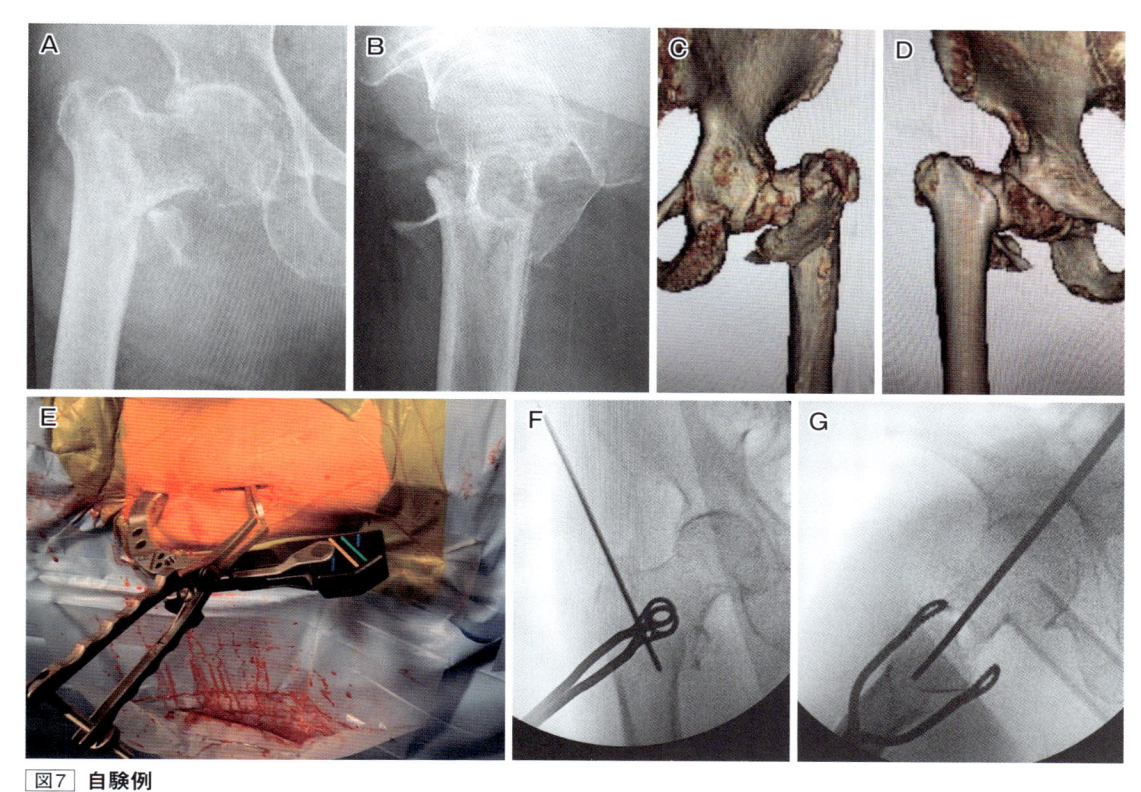

図7 自験例

骨片が大きければlag挿入部の皮切から骨把持鉗子で噛んで，後外側壁骨片を整復し，髄内釘挿入孔を作製する.

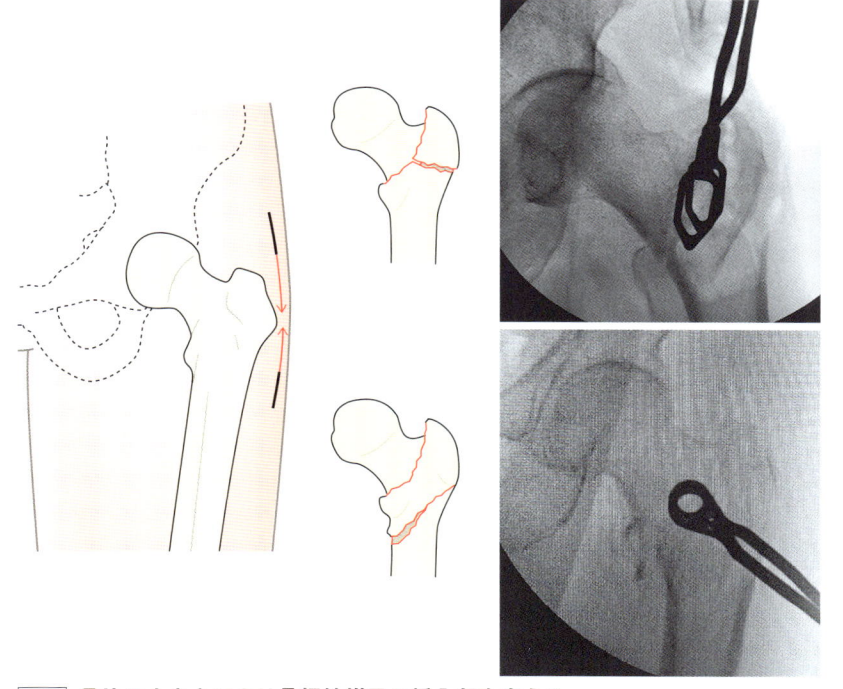

図8 骨片の大きさにより骨把持鉗子の挿入部を変える

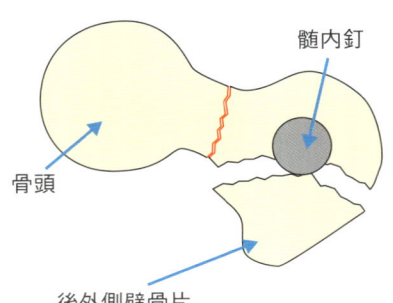
A 大転子骨片が引っかかる

骨頭

髄内釘

後外側壁骨片

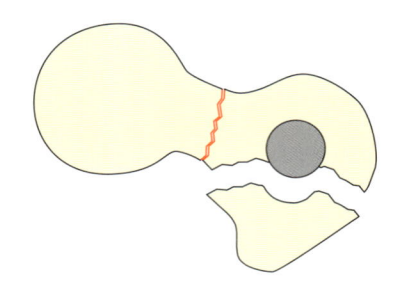
B 通り道を最初に作っておけば

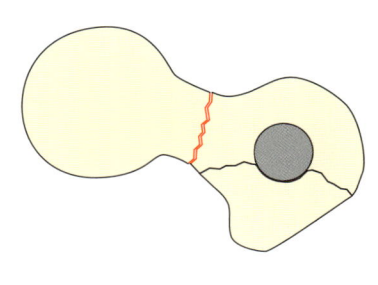
C きちんと収まる

図9 **後外側壁骨片を整復してからnail挿入孔を作製する**
Nail挿入時に後外側壁骨片を押し広げて挿入してしまうと，後外側壁骨片の収まる良い位置がなくなってしまう．
先に後外側壁骨片を整復してからnail挿入孔を作製することで，後外側壁骨片をきちんと安定した位置に固定することができる．

Point

　後外側壁骨片はnailの挿入部近傍に骨折線を有することが多く，そこを押し広げてnailが入ってしまっていると後外側壁骨片の安定する場所がなく，固定ができない．Nailエントリーをするガイドピンを挿入し，開口リーマーで開口する際に骨把持鉗子で噛む，エレバトリウムなどで後外側壁骨片を押し上げて整復するなどをして，後外側壁骨片にもnailの収まる溝を作っておくことが必要である（図9）．

　通常のshort femoral nailの手技を終えたら，後外側壁骨片の固定に移る．

2）APOLLO

手術のコツ

　後方スクリューとプレートを入れるために別皮切を加えて殿筋内を通す．殿筋の厚さとこの部分の滑液包が介在して，スリーブが骨まで到達しているつもりで，到達できていないということがある．Lag挿入の皮切から指で骨側からもアプローチして通りやすい通り道を作製しておくことが重要である．

　スクリューとプレート挿入に際しても，この部分を触診しながら行うことで安全かつ安定した固定ができる（図10）．

ピットフォール

　後方スクリューは髄内釘に切ってある溝に固定される機構となっている．スクリューを強く締めすぎると骨を破壊してしまう可能性があるので，締めすぎには注意が必要である．

3）Wing

手術のコツ

　Endcap挿入部分に後外側壁骨片を抑えこむプレートが固定される．徒手的に大転子後方のプレートが設置される場所を展開し，後外側壁骨片を整復する．固定する際にはスペーサーのスパイクをnailの切り欠きに合わせる必要がある．透視をコントロールして髄内釘の切り欠きを一致させることで挿入しやすくなる（図11，図12）．

4）OLSAについて

　後外側壁骨片を整復しOLSAの設置をまず行う点が前2機種と違う点である．

手術のコツ

　前方の小殿筋付着部を示指頭大に剥離を行い，前方フックがしっかりかかる支点の確保が重要である．そのあと骨把持鉗子で後外側壁骨片を整復した状態でOLSAを押し込んで，後方のフックを噛ませることで固定をする．後外側壁骨片を先に安定化させることで正しいエントリーを得やすくなること，髄内釘とは独立した固定となるためnailのsagittal swing motionを制御できる可能性がある．その後は通常のshort femoral nailの手技で内固定を行う（図13）．

おわりに

　後外側壁骨片を内固定する効果は，今後さらに明らかにされてくる可能性はある．しかし本骨折の髄

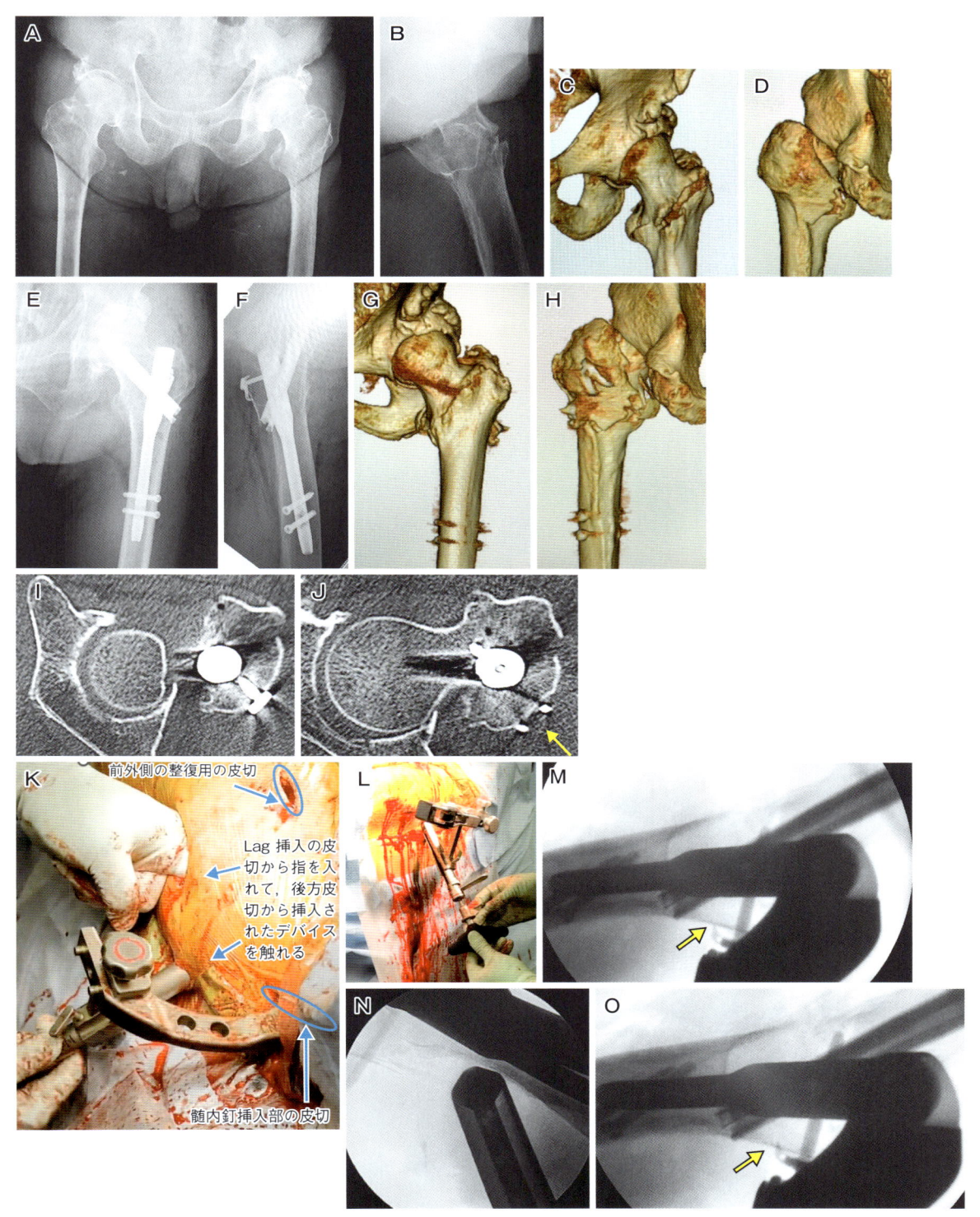

図10 **自験例（78歳，男性）：APOLLO症例**

A・B：術前X線像．大きな後外側壁骨片を認める．

C・D：術前3DCT像．

E・F：術後X線像：後外側壁骨片は良い位置に整復固定されている．

G・H：術後3DCT像．

I・J：術後CT像．

K：術中所見．

L〜O：触診でデバイスが骨に当たっていることを確認．Imageでも位置を確認．スクリューをゆっくり締めてプレートを密着させる．プレートがしなるほどに強く密着しているのが確認できる（黄矢印）．

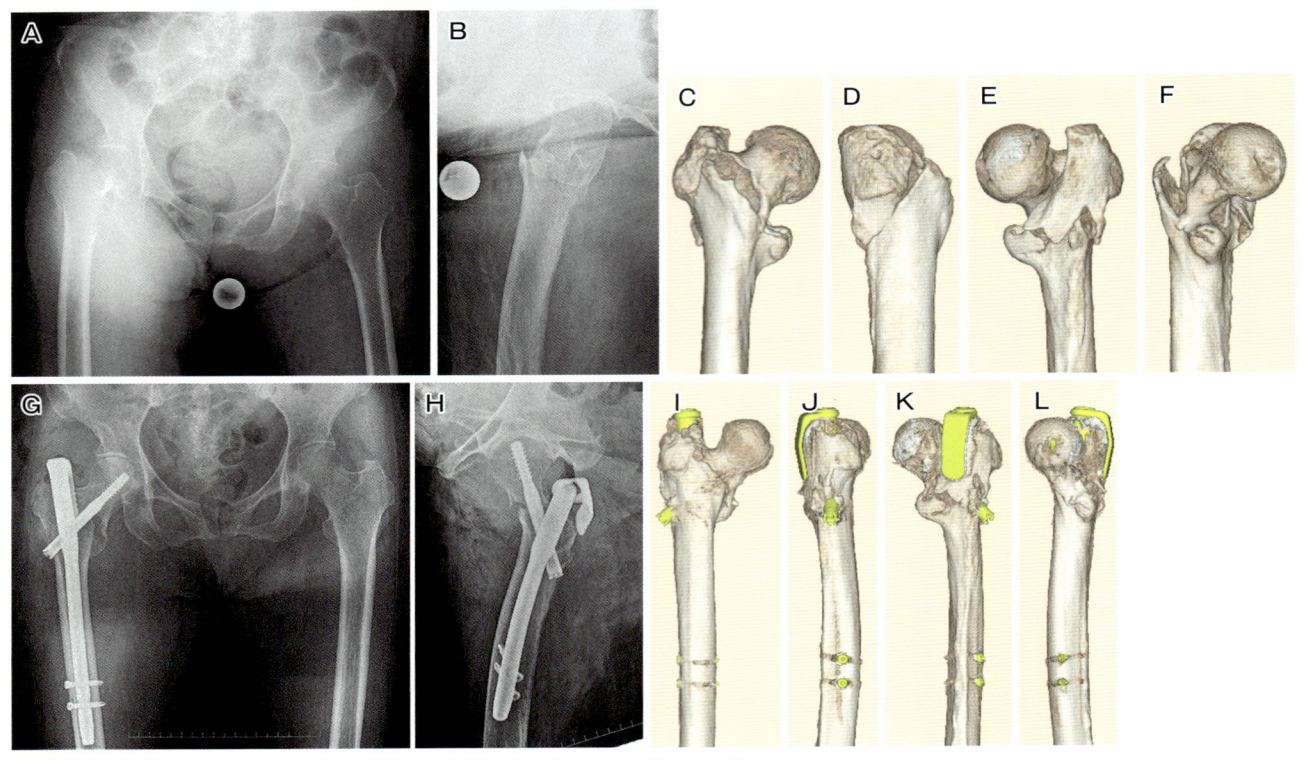

図11 症例（73歳，女性）：Wing 症例 〔写真提供：横尾賢先生（岡山医療センター）〕

A・B：術前X線像．大きな後外側壁骨片を認める．
C〜F：術前3DCT像．
G・H：術後X線像．後外側壁骨片は良い位置に整復固定されている．
I〜L：術後3DCT像．

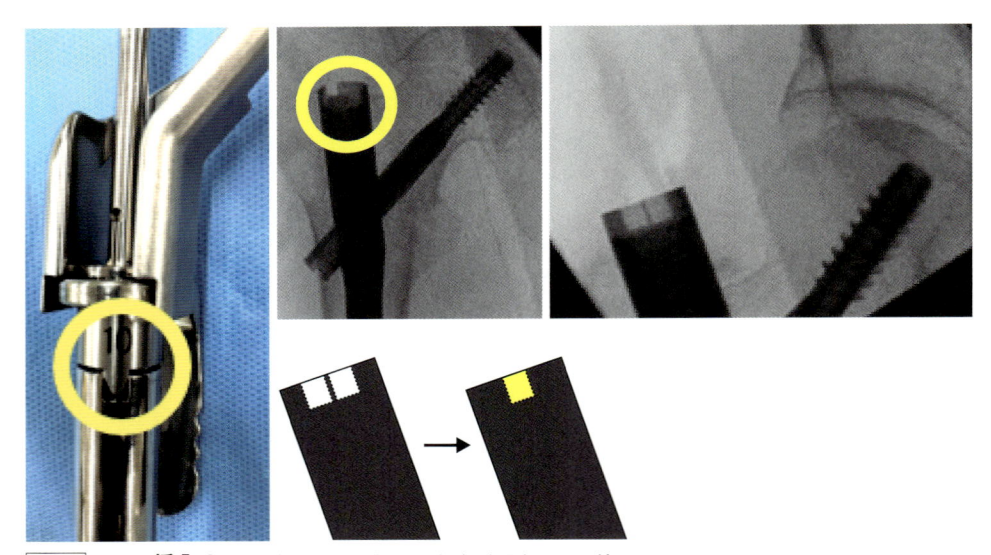

図12 Wing 挿入のコツ 〔写真提供：横尾賢先生（岡山医療センター）〕

透視と下肢の内外旋をコントロールしてnailの前後の切り欠きを合わせる．
その後スペーサーのスパイクを合わせに行くことで挿入操作を楽に行うことができる．

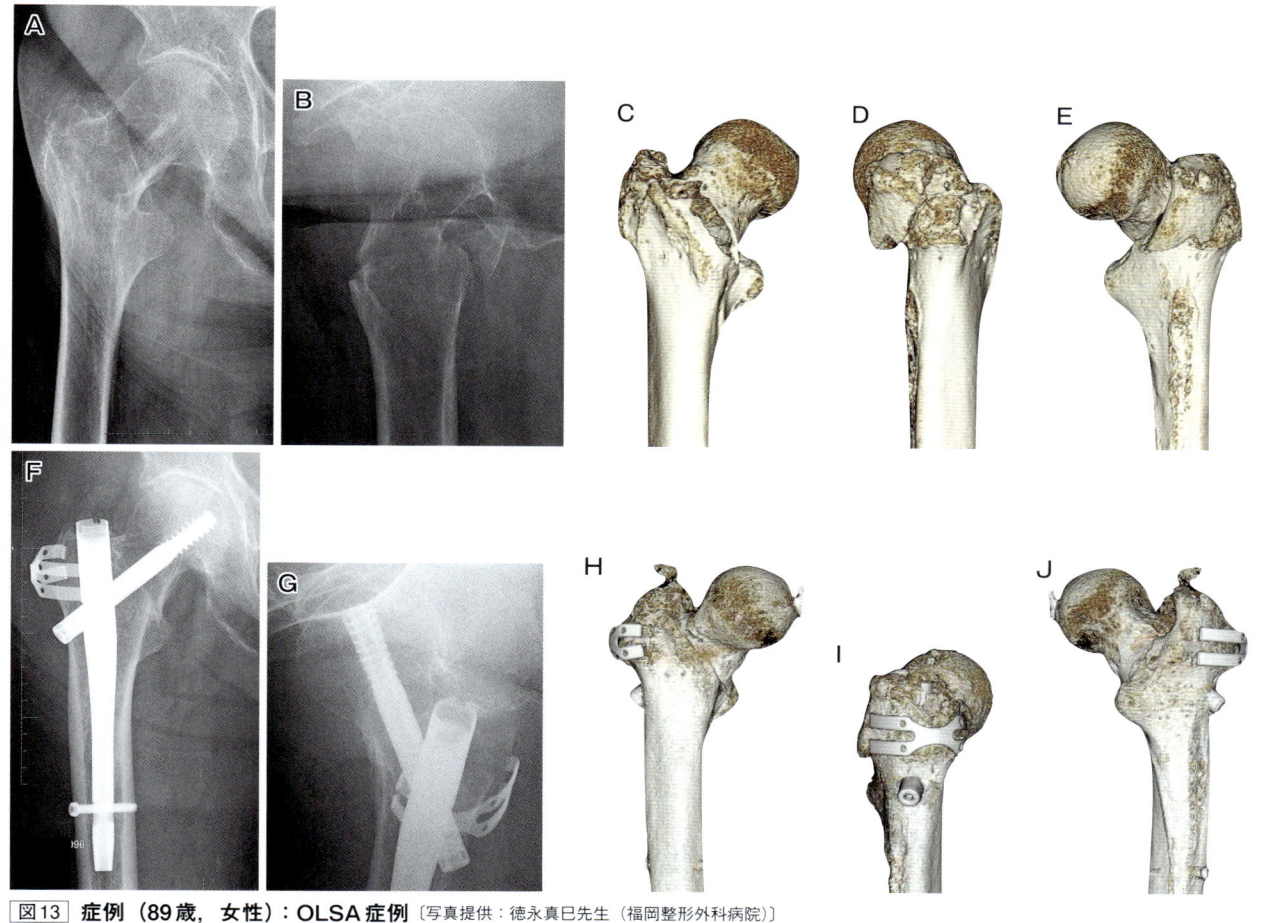

図13 症例（89歳，女性）：OLSA症例〔写真提供：徳永真巳先生（福岡整形外科病院）〕
A・B：術前Ｘ線像．大きな後外側壁骨片を認める．
C〜E：術前3DCT像．
F・G：術前Ｘ線像．後外側壁骨片は良い位置に整復固定されている．
H〜J：術前3DCT像．

内釘治療に一番大切なことは，前内側の骨性コンタクトであるということを忘れてはならない．後外側壁の整復内固定はこの代わりになるのものではない．通常の内固定に加えて行うオプションという位置付けで考えるべきである．

文献

1) 徳永真巳. OLSA®による後外側骨片の整復内固定の意義―どのような症例で内固定が必要か. 臨整外. 57 (12), 2022, 1451-8.

2) 甘利留衣ほか. 大腿骨転子部骨折における大転子骨折の形態と合併頻度. 骨折34 (3), 2012, 583-6.

3) 徳永真巳ほか. 大腿骨転子部骨折において骨性支持獲得のための整復操作がlag screw slidingに与える影響. 骨折37 (4), 2015, 1115-20.

4) Shoda E. et al. Proposal of new classification of femoral trochanteric fracture by three-dimensional computed tomography and relationship to usual plain X-ray classification. J Orthop Surg (Hong Kong). 25 (1), 2017, 2309499017692700.

5) Hsu CE. et al. Lateral femoral wall thickness. A reliable predictor of post-operative lateral wall fracture in intertrochanteric fractures. Bone Joint J. 95-B (8), 2013, 1134-8.

6) 安間基雄ほか. 大腿骨転子部骨折における大転子後方骨片の骨癒合率―T-smartトモシンセシスを用いた検討. 骨折39 (1), 2017, 123-5.

7) 寺田忠司ほか. 大腿骨転子部不安定型骨折に対する髄内釘術後の大転子は骨癒合しているか? 骨折41 (1), 2019, 122-5.

8) 岡崎良紀ほか. 後外側骨片を有した大腿骨転子部骨折に対するtrochanteric stabilizing plateの使用経験. 骨折36 (1), 2014, 85-9.

9) 小原周ほか. 不安定型大腿骨転子部骨折における後方第3骨片の固定. 骨折37 (3), 2015, 713-6.

10) 徳永真巳. 大腿骨転子部骨折後外側骨片に対する内固定の試み. 骨折39 (3), 2017, 784-90.

11) 甲山篤ほか. 後外側骨片を伴う大腿骨転子部骨折に対する手術手技の工夫. 骨折40 (1), 2018, 181-4.

12) 久留隆史. 大腿骨転子部骨折に対してproximal femoral nailに追加する後外側壁固定の工夫. 38 (1), 2016, 219-22.

13) 中野哲雄. 高齢者大腿骨転子部骨折の理解と3D-CT分類の提案. MB Orthop. 19 (5), 2006, 39-45.

2-7 大腿骨転子間骨折（AO/OTA分類31A3）の治療戦略

二村謙太郎 Kentaro Futamura | 湘南鎌倉総合病院外傷センター部長

大腿骨転子間骨折の定義

大腿骨転子部骨折（pertrochanteric fractures, 以下，転子部骨折）のなかで，外側広筋稜より遠位の外側骨皮質の骨折線（lateral fracture line：LFL）が内側骨皮質と連続する場合を大腿骨転子間骨折（intertrochanteric fractures, 以下，転子間骨折）と呼び，不安定型転子部骨折の一部として扱われている[1,2]．転子間骨折はAO/OTA分類では31A3に該当し，いわゆる転子部骨折である31A1/A2とは区別して論じる必要がある．以下に，不安定型転子部骨折をA2，転子間骨折をA3と記載する．

AO/OTA分類ではA3の逆斜骨折を単純骨折のA3.1と多骨片を有するA3.3に区別している．しかしながら，自験例において多くの逆斜骨折はA3.3であり，ほぼ全例で転子部骨折線（trochanteric fracture line：TFL）を認めており，さらに小転子骨片（posteromedial fragment：PM），大転子後方骨片（posterolateral fragment：PL），大転子後方と小転子が一塊となったバナナ骨片（Banana）をさまざまな組み合わせで合併していた．そこでわれわれはWrightらが報告した逆斜骨折の定義[3]（図1）を参考に，A3について独自の分類を考案した[4]．以下に，2022年に改変したわれわれの分類（Futamura分類）[5]を詳説する．

Futamura分類

LFLの走行により3つの骨折型に分類している（図2）．

Type I（Lateral Wall pattern）のLFLは腸骨大腿靱帯の外側線維束付着部領域に向かって走行しTFLに合流する（図3）．主骨折線はTFLであり，転位の主座は骨頭—頚部骨片（Head-Neck fragment：H-N）である（図4）．すなわち，Type Iは単に転子部骨折に外側壁（Lateral Wall：LW）の骨折を合併する骨折型であり，解剖学的にはA3であるが，病態的にはA2である（図5）．

Type II（Transverse pattern）はLFLが内側線維束付着部近傍へと走行する横骨折または短斜骨折であり，AO/OTA分類のA3.2に相当する．Type IIの転位の主座は，内側線維束や腸腰筋の牽引による骨幹部（Shaft）の内側転位であるが，比較的小さなH-Nが中殿筋や外旋筋群の牽引により内反・後屈転位する傾向が強い（図6）．

Type III（Reverse Oblique pattern）はLFLがおおよそ腸骨大腿靱帯の外側線維束付着部と内側線維束付着部の間に向かって走行する典型的な逆斜骨折であるが，LFLは必ずTFLに合流する．したがってType IIIの主骨折線は，大部分がLFLで占められる内側に頂点を有する山型の骨折線であり（図3），転位の主座はType II同様にShaftの内側転位で（図4），真のA3（逆斜骨折）である（図7）．ただし，

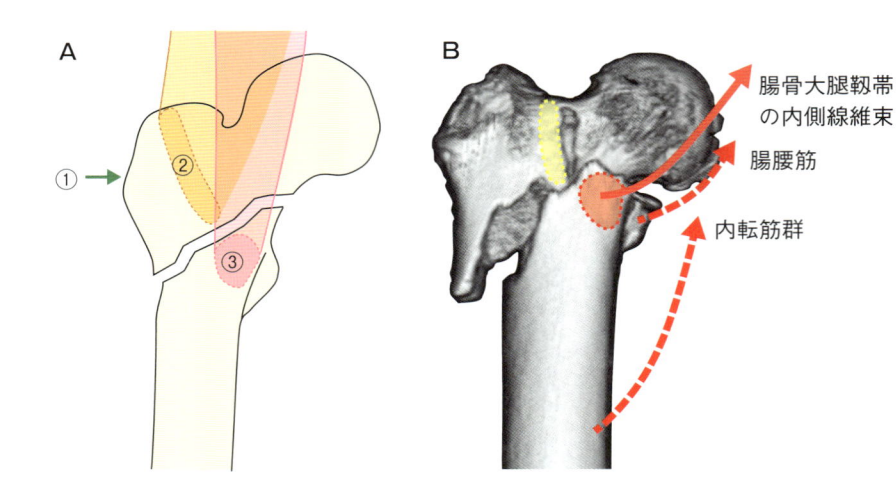

図1 逆斜骨折の定義

A：逆斜骨折の定義. 逆斜骨折は外側広筋稜（①）より遠位を起点とし, 外側線維束付着部領域（②）と内側線維束付着部領域（③）の間を通過して, 内側皮質骨を貫通する.

B：逆斜骨折の転位様式. 逆斜骨折では, 腸骨大腿靱帯の内側線維束と腸腰筋・内転筋群の牽引により, 遠位骨片（骨幹部）が強く内側転位するのが特徴である.

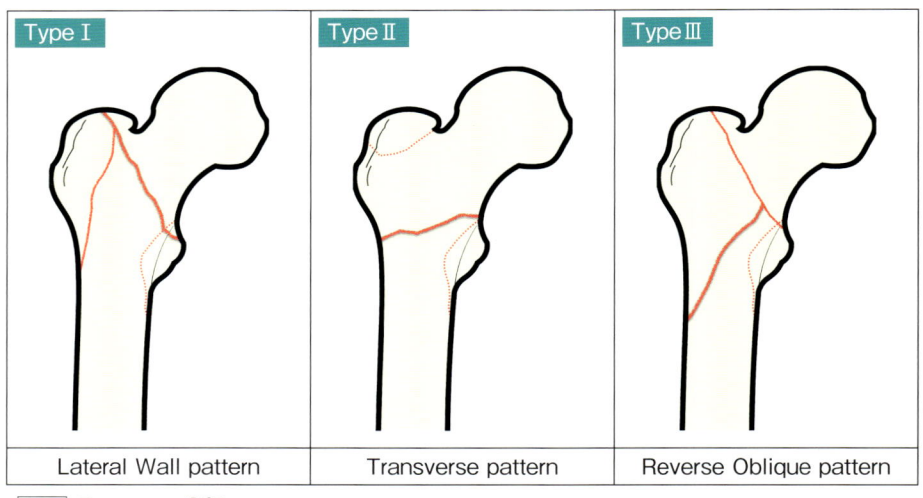

図2 Futamura 分類

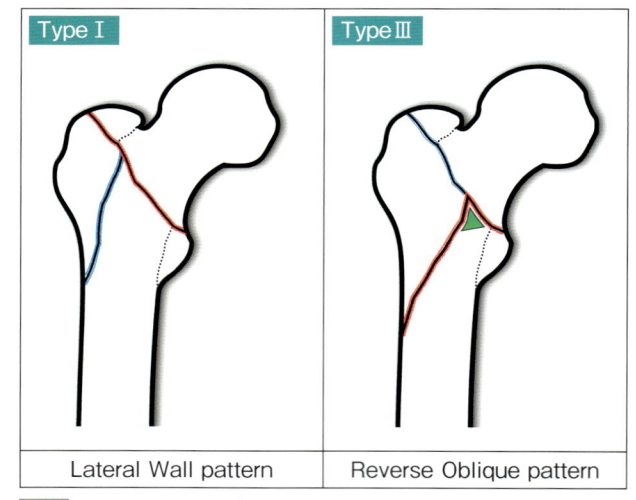

図3 Type Ⅰ／Ⅲの主骨折線

TypeⅠの主骨折線はTFL（赤線）であり, ラグスクリューの方向に動的圧迫力が作用する. TypeⅢの主骨折線である逆斜骨折は内側に頂点（緑三角）を有する山型の骨折線（赤線）であり, 荷重（軸圧）方向に動的圧迫力が作用する.

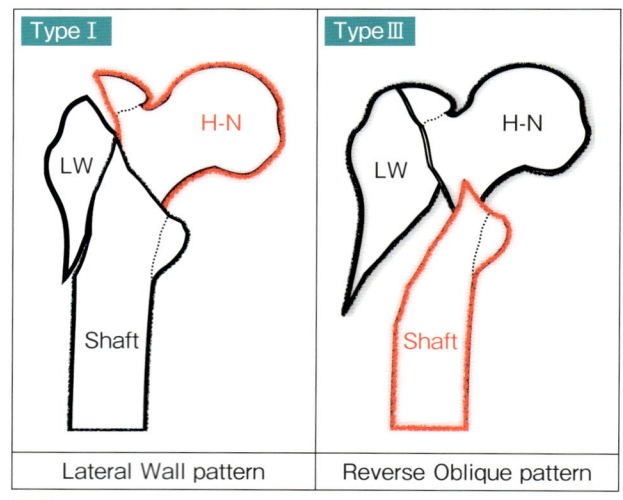

図4 Type Ⅰ／Ⅲの転位の主座

TypeⅠの転位の主座はH-Nで, TypeⅢの転位の主座はShaftである.
（H-N：Head-Neck fragment, LW：Lateral Wall）

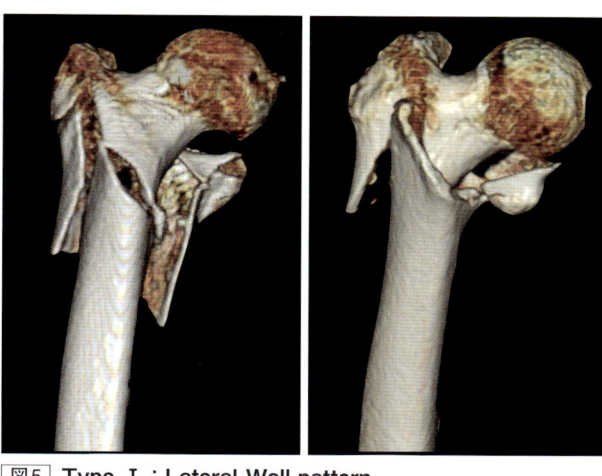

図5 Type Ⅰ：Lateral Wall pattern

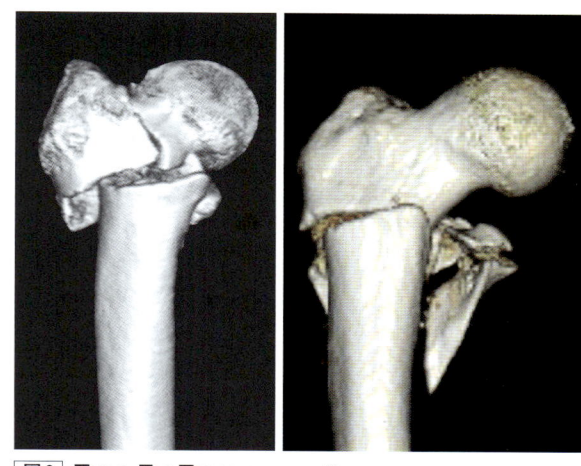

図6 Type Ⅱ：Transverse pattern

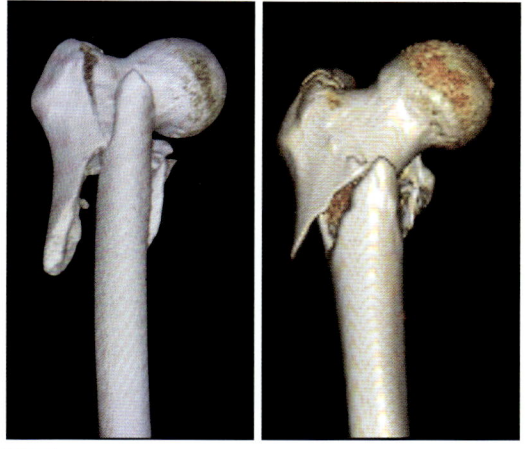

図7 Type Ⅲ：Reverse Oblique pattern

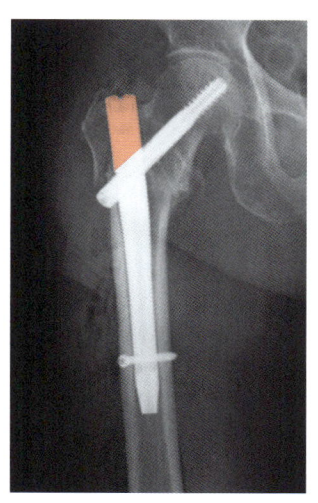

図8 Lateral prosthetic wall
SFNの近位部（赤色部分）がH-Nのスライディングを
制動する役割を果たしている.

Type Ⅱも Type Ⅲも PM を有する場合は Shaft の内側転位が小さい傾向にあった.

本分類で最も強調したいメッセージは『Type Ⅰと Type Ⅲ の病態を区別して治療法を選択すること』であり，以下に，Type Ⅰ と Ⅲ，Type Ⅱ の順でわれわれの治療戦略を解説する.

A3の治療方針

1. Type Ⅰ：Lateral Wall pattern

解剖学的にはA3であるが，病態的にはA2である．LWが破綻し，H-Nを支持する骨性要素が破綻して

いるため，H-Nの回旋不安定性や過度のスライディングを惹起する可能性がある[5]．そのため，大転子サポート付きの sliding hip screw（SHS），あるいは "a lateral prosthetic wall"[2] としての役割を併せ持つ short femoral nail（SFN）を選択する（図8）．またPMやBananaを合併している場合は，A2治療に準じて前内側皮質を髄外整復して subtype A を保持する必要がある（詳細は別項を参照）.

2. Type Ⅲ：Reverse Oblique pattern

病態的にA3で真の逆斜骨折であり，H-NとLWは一塊のまま Shaft との関係が破綻する．基本的に

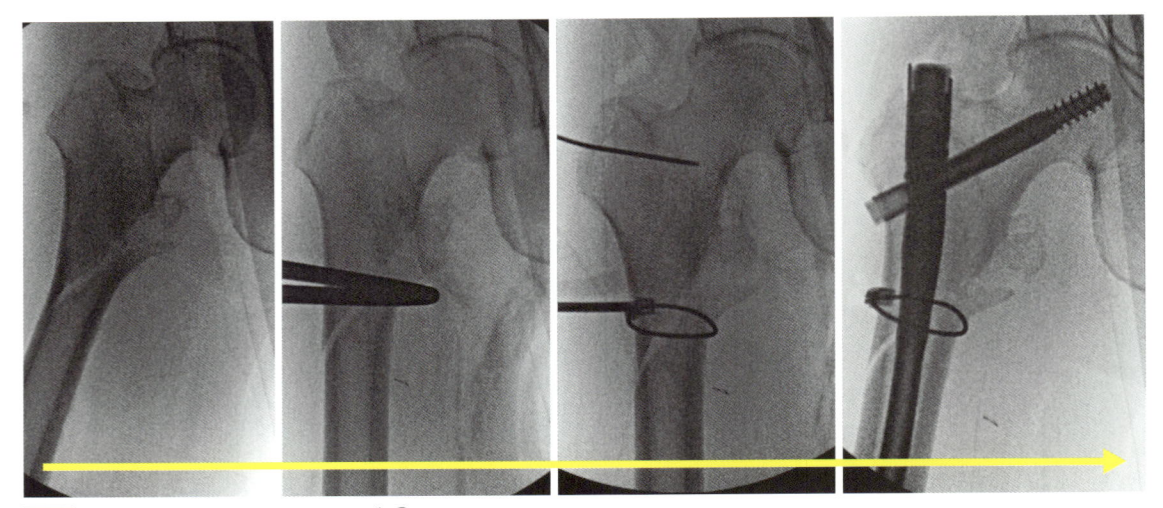

図9 Type Ⅲに対するワイヤリング ①
基本的にはH-NとLWの関係は破綻しておらず，LWとShaftのワイヤリングにより解剖学的に整復できれば勝負は決する．

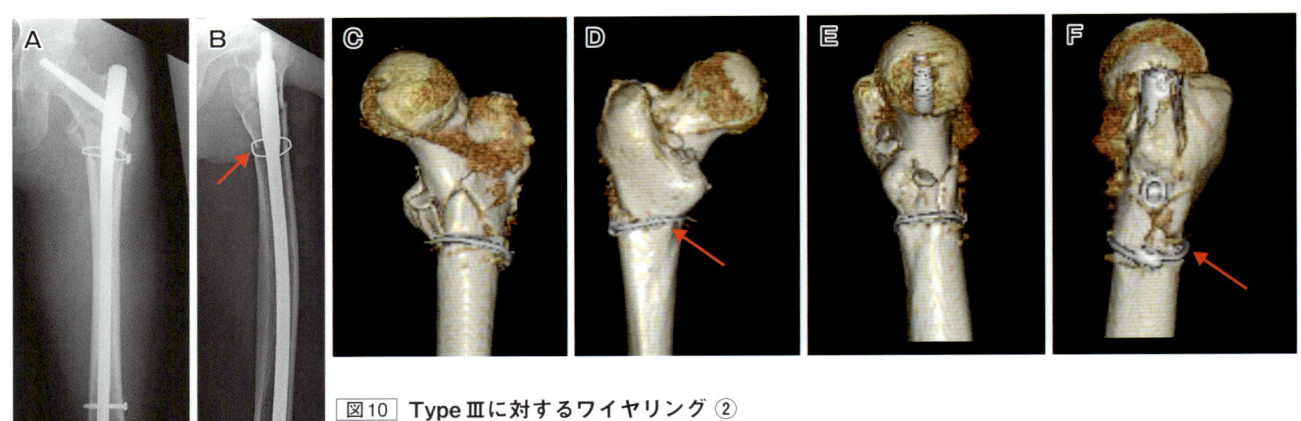

図10 Type Ⅲに対するワイヤリング ②
小転子上縁でワイヤリングを施行すると内側大腿回旋動脈を損傷するリスクがあるため，小転子下縁でのワイヤリングが望ましい．一方で，LFLが形成する外側スパイクが短い場合はワイヤリングのかかりが不十分となったり，Bananaの骨折線にケーブルがはまり込んでしまう可能性があり（赤矢印），注意を要する．術前計画（作図）による想定が大切である．

はTFLでの転位は認めず，手術が簡単に終わるか否かはLWとShaftをワイヤリングできるかどうかにかかっている（図9）．LFLの走行によっては外側のスパイクが短い場合があり，ワイヤリングのかかりが不十分となる．その場合，ワイヤー締結高位を近位にするとラグスクリュー挿入部に干渉するおそれがある．またPMやBananaを合併している場合は，ワイヤーをかけた際に後方骨折線にケーブルがはまり込む可能性があるので注意を要する（図10）．ワイヤリングにより整復位獲得と保持が困難な場合は，プッシャーでLWを内側に押して内反を

整復し，骨幹部を単鈍鉤で外側に引き出してアライメントを獲得し，助手に保持させておくかK-wireで仮固定する[6]．いずれにしても，内反アライメントだけは絶対に避けなくてはならない．

Type Ⅲでは転位の主座が遠位主骨片のshaftであること，またH-NとLWが一塊となった近位主骨片が比較的大きいことから，荷重ストレスに耐えられるようロングネイルを選択する（図11）．A3に対して，ロングネイルの優位性を強く保証する論文は出版されていないが，Type ⅢではShaftの制動化のみならずH-Nに生じる強い内反力に抗するため，

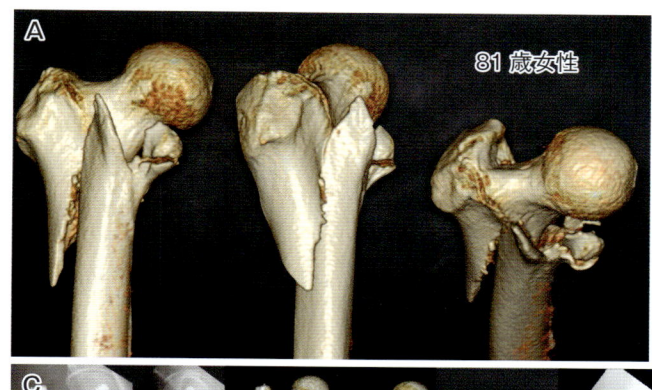
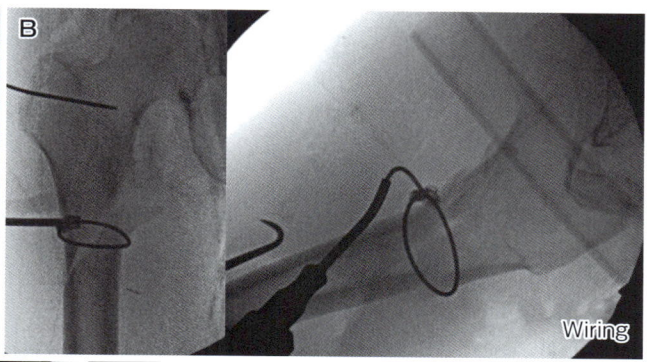

Wiring

81歳女性

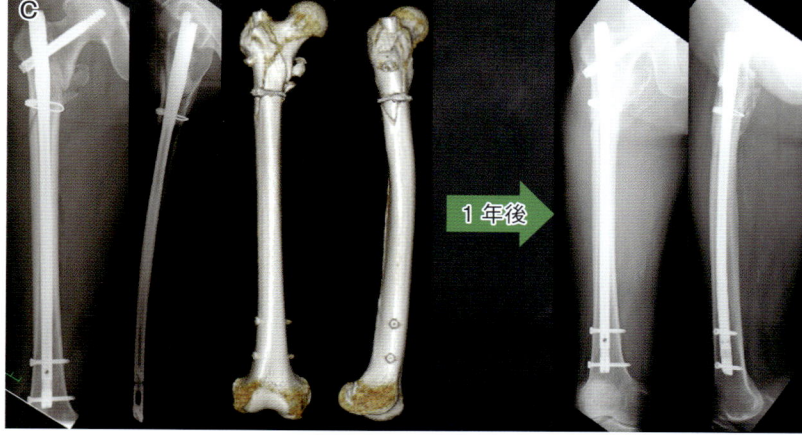

1年後

図11　Type Ⅲ に対するロングネイル使用症例
A：H-N と LW が一塊で Shaft が転位の主座の Type Ⅲ である.
B：LW と Shaft をワイヤリングすることで勝負は決している.
C：ロングネイルを使用し問題なく治癒している.

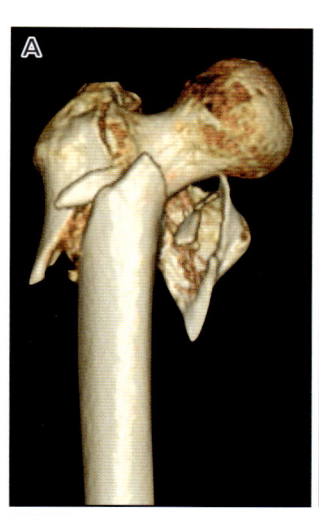
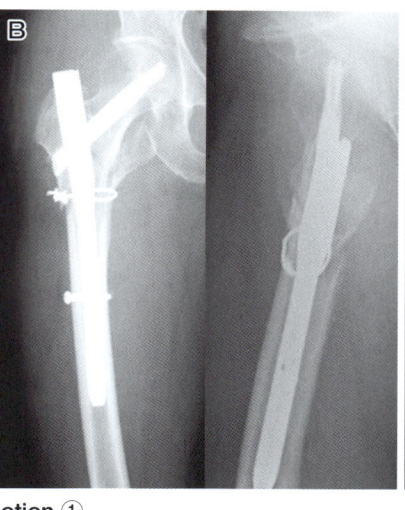
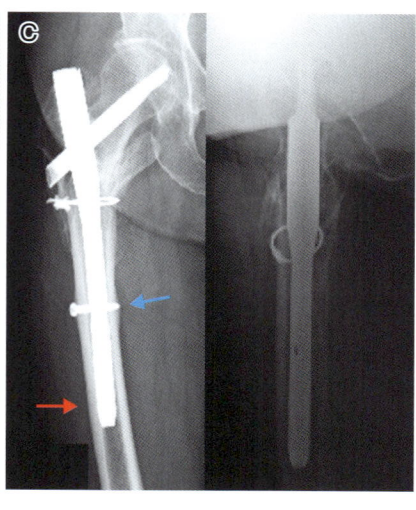

図12　冠状面における swing motion ①

Type Ⅲ（A）に対して SFN が施行された（B）. 1年後, 骨癒合が得られたが, 髄内釘の先端が外側皮質に嵌まり込み（赤矢印）, 遠位横止めスクリュー高位に一致した皮質の肥厚（青矢印）を認め, 冠状面における髄内釘の swing motion が示唆される. 髄内釘の swing motion を回避するためには, ロングネイルの使用が推奨される.

ミドルレンジも含め安易に短いネイルを使用しないほうが無難である（**図12, 図13**）.

　Type Ⅲ の主骨折線は先述の内側に頂点を有する山型骨折線であることから, 内固定において術中,

術後に発生させる動的圧迫の方向は荷重に一致した軸圧方向ということになる. 一方で Type Ⅰ は TFL が主骨折線であるためラグスクリューの方向が動的圧迫の方向となる. 発生する動的圧迫の方向の違い

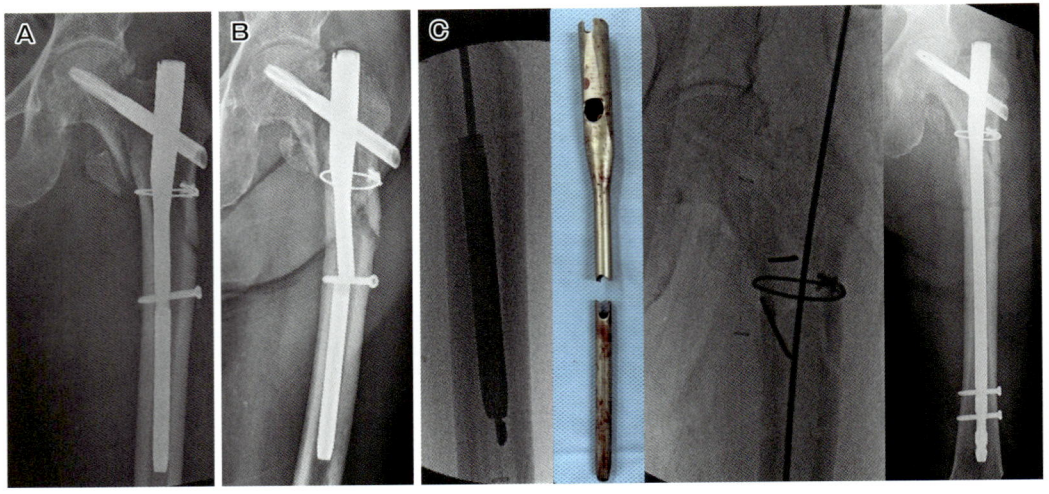

図13 冠状面における swing motion ②

Type Ⅲに対してミドルネイル（DePuy Synthes社）が施行されたが（A），術後4カ月でネイルが折損した（B）．髄内釘を抜去しblocker pinにより内反アライメントを予防し，ロングネイルによる再骨接合を施行した（C）．

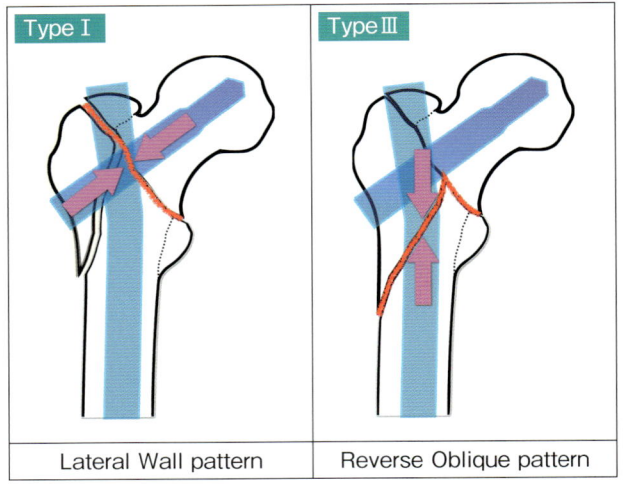

Type Ⅰ	Type Ⅲ
Lateral Wall pattern	Reverse Oblique pattern

図14 Type Ⅰ／Ⅲにおける動的圧迫の方向

Type Ⅰではラグスクリューの方向に動的圧迫が発生する．Type Ⅲではネイルの方向（軸圧）に動的圧迫が発生する．

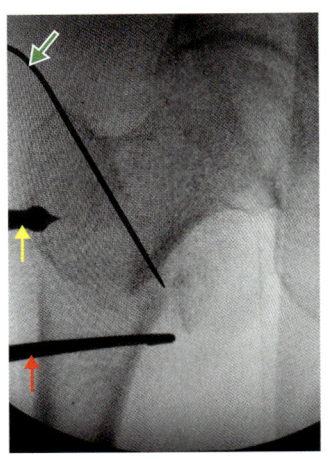

図15 Type Ⅱに対する整復

LWをプッシャー（黄色矢印）で押しK-wire（緑矢印）でJoy-stick操作を追加することでH-Nの内反を整復し，Shaftの内側転位を単鈍鉤（赤矢印）で外側に引くことにより整復している．

が病態の違いを説明している[5]（**図14**）．

3. Type Ⅱ；Transverse pattern

　Type ⅡはLFLが横走するため外側スパイクを形成しないので術中の整復位保持が難しい．したがって，何らかの整復ツールを使用して整復位を保持した状態で適切にインプラントを設置することが重要となる（**図15**）．小さなH-Nの内反・後屈やShaftの内側転位に抗することを考慮すると髄内釘の使用が望ましい．Type Ⅲと比較してH-NにLWが付随

する大きな近位骨片ではないため，太い径や遠位横止めを2本使用すればロングネイルの使用は必須ではない（**図16**）．ただし，前壁粉砕症例では近位骨片の安定性が極端に損なわれるためcement augmentationなど，固定力向上のひと工夫が望まれる（**図17**）．

まとめ

　①一見，逆斜骨折（A3）のように見えても転子

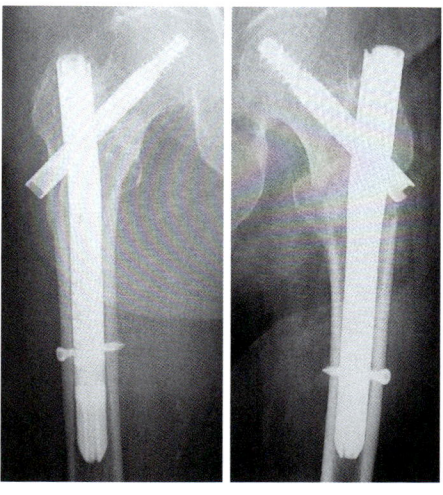

図16 Type Ⅱに対するSFN

TypeⅡに対して，太い径（左；13 mm，右；14 mm）のSFNにより内固定を施行し，問題なく骨癒合が得られた．

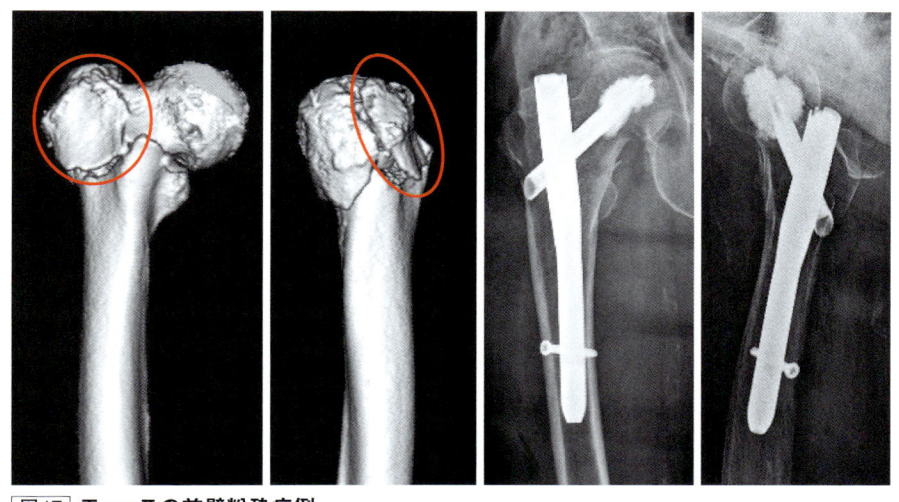

図17 TypeⅡの前壁粉砕症例

前壁粉砕（赤丸）症例に対して近位骨片の安定性向上のためcement augmentationを追加し，問題なく治癒した症例である．

部骨折に外側骨折を合併しているにすぎない場合がある．

②Type Ⅰ（A2）とType Ⅲ（A3）を区別して，病態に応じた治療戦略で対応する．

文献

1) Kregor PJ. et al. Unstable pertrochanteric femoral fractures. J Orthop Trauma. Suppl 8, 2014, S25-8.
2) Tawari AA. et al. What makes an intertrochanteric fracture unstable in 2015? Does the lateral wall play a role in the decision matrix? J Orthop Trauma. Suppl 4, 2015, S4-9.
3) Wright LT. Oblique subcervical (reverse intertrochanteric) fractures of the femur. J Bone Joint Surg Am. 29 (3), 1947, 707-10.
4) Futamura K. et al. New classification focusing on the relationship between the attachment of the iliofemoral ligament and the course of the fracture line for intertrochanteric fractures. Injury. 47 (8), 2016, 1685-91.
5) Izawa Y. et al. Risk factors for over-telescoping in reverse oblique intertrochanteric fractures. Eur J Orthop Surg Traumatol. 33 (4), 2023, 1101-7.
6) Sekimura T. et al. Reverse Obliquity Intertrochanteric Femur Fractures: Technical Tips to Avoid Failure. J Orthop Trauma. 37 (10S), 2023, S19-25.

3-1 高齢者大腿骨転子部骨折に対する人工骨頭置換術

伊藤雅之 Masayuki Ito | 福島県立医科大学外傷再建学講座

はじめに

　受傷患者の高齢化に伴い，筋力低下，骨密度の低下，順応力の低下など患者のfrailty，fragilityが進行している．一方で，大腿骨近位部骨折の治療は受傷後急性期の手術療法と可及的早期の離床を目的とする．今後の治療は，この二つの矛盾を解決しなければならない．骨折は骨折として，骨接合で治療しなければならないという考えは大切であるが，それだけでは対応できない患者と骨折が出てきている．われわれの施設のデータでは，受傷時平均年齢86歳の患者の70%が認知症と診断され，骨折をして手術を受けたという事実を忘れているために，リハビリテーションに対する自発的な意欲を認めない患者が増えている．このような患者はたとえ手術をしたことを忘れていたとしても，歩行訓練時に患部が痛いという感覚が出現すれば，歩行訓練や立位訓練すら参加しなくなる．目標にすべきは，なるべく早く痛みの取れる，安定した股関節ではないかということになる．実際，三上らは転子部骨折に対する人工骨頭置換術（hemi-arthroplasty：HA）で術後に荷重制限をせず，約1カ月で93%の症例が歩行しており，良好な生命予後に歩行能力の再獲得が重要であると述べている[1]．各先生方が，三上先生の功績をもとに転子部骨折に対する人工骨頭置換術の適応を模索していると思うが，現行，上市されているインプラントを用いて行う手術適応や方法に糸口が得られたため報告する．

適応

　いくつかの文献で転子部骨折における人工骨頭挿入術の適応が定義されているのでまとめてみたいと思う．3パート以上の不安定型骨折・後内側の骨皮質欠損・65歳以上・ストーブパイプ状の髄腔（canal flare index＜3.0）・severe osteoporosis（T＜－2.5 SD）というもの[2]，Evans-Jensen type Ⅲ～Ⅴ・75歳以上・高度の骨粗鬆症（T＜－2.5SD）というもの[3]，severe osteoporosis（T＜－2.5SD），AO31A1.2～A3.3[4]であるとするものなどがある．不安定型骨折の場合，通常日本では，骨頭を含む近位骨片を過整復して遠位骨片の上に乗せ替え，骨折部の前内側で骨性支持を得て，荷重の伝達路を作るような手術をする．さらには，セメントによる固定力増強や多数のピンやスクリューを骨頭に挿入し，近位の固定を強化できるようになっている．ここまで注意して手術を行い，インプラント選択をしても，手術後の早期荷重を見込めないような骨折が適応になると考えている．詳細に説明すると，この過整復手技を行った後に髄内釘で固定をするわけであるが，固定後に過度にswing motionを起こし得るような骨折型とインプラント選択は整復の再転位をきたす，すなわち髄内釘ラグスクリュー固定が不十分な骨折が適応になる．また，もともと変形性関節症があるなど，関節内病変がある患者は人工骨頭置換術ではなく人工股関節置換術（THA）の適応になる．具体的にまとめると，①高齢者であること．年齢で分けることは一概には難しいが，75歳以上を目安にしている．

①75歳以上
②股関節内病変（変形性関節症，関節リウマチ）
③大腿骨近位部複合骨折（頚部骨折や病的骨折などの合併）
④外側壁の骨折線がラグスクリュー刺入部にかかるか近い症例
⑤Dorr分類 type C はセメントの適応を考える

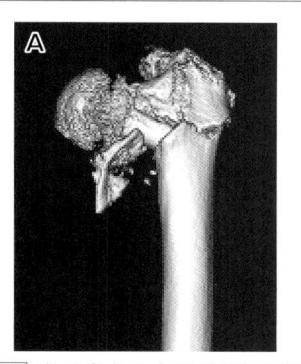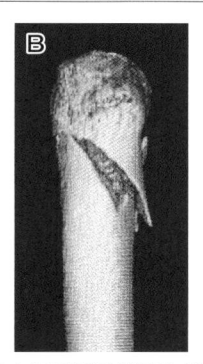

図1　私の考える大腿骨転子部骨折人工骨頭の適応と例
A：③の例.
B：④の例.

②股関節に関節内病変（変形性関節症，関節リウマチ）があり，特に可動域障害を合併している症例. 股関節が動かなければ，動作時の応力が骨折部に集中するので，癒合や整復位の維持に不利であると考える. ③大腿骨近位部複合骨折（頚部骨折や病的骨折などの合併）. 複合骨折はラグスクリューなどの骨頭把持力を低下させる. また，前壁やカルカー部分での多骨折の存在は過整復手技後の整復位維持が困難となる. ④外側壁の骨折線がラグスクリュー刺入部にかかるか，あるいは骨折線とラグスクリュー刺入部が近いために両者の間に骨折が生じて固定が悪くなる可能性がある症例. こうした症例を転子部骨折における人工物置換術の適応と定義した（**図1**）. ここで問題となるのは，諸家が報告している severe osteoporosis（T＜－2.5SD）の適応である. セメントレスインプラントは骨質が良好な患者に適しているために骨密度の評価が重要であり，骨粗鬆症の有無を確認する必要があるのはいうまでもないが，通常はDEXAなどを用いて診断すると思われるので，可及的早期手術を必要とする本骨折には不向きだと思われる. 医療画像に対する人工知能（AI）の応用も進歩発展してきており，一部では胸部X線や腰椎X線写真一枚から骨密度を測定できる病院もあるだろうが，通常の病院では導入されていないのではないだろうか. そこで大腿骨の外径と内径の比率を計測し，どのようなステムが適しているかを判断するDorr分類[5]が重要となる. Type Aでは，APおよび側面X線画像で太くはっきりとした皮質を示し，狭い髄腔径と「漏斗状」の形状である. このタイプは若年者，肥満，男性に多い. Type Aの大腿骨はテーパーのある近位固定ステムが入る. Type Bは，中央および後部の皮質骨が薄く，より広い髄腔径をもつ. Type Bの大腿骨は，セメントレス，セメント，両方のステムに対応する. Type Cは，中央および後部の皮質が大幅に薄く，皮質をはっきり認識できない例もある. このタイプは，高齢者，痩せた患者，女性に多い. Type Cの大腿骨はストーブパイプとよばれる形状をもち，通常セメントを使用したステムを使用する. Dorr分類の限界は研究によって信頼性が一貫しないことであり，経験豊富な観察者では分類が適切になりやすい特徴をもつ. Dorr分類を用いた大腿骨の形態評価は，セメントを使用すべき患者を特定するのに役立つ可能性がある[6].

インプラントの準備

患者の年齢，活動レベル，骨質，骨折のタイプ，全身状態などを総合的に評価し，最適なインプラントを選択するべきではあるが，通常，骨折が比較的単純であれば，普段使用しているセメントレスステム，single wedge, fit & fill, tapered（round, cone, rectangular）, cylindrical & full coated, modular, anatomicのどれでも対応できる. 筆者は主にsingle wedgeを用いてきたが，近位のstress shieldingから小転子や大転子の骨量が低下することによるインプラント周囲骨折を発生させないように，海綿骨を圧縮して温存できるラスプを使用するようになった. 術前にCTを確認して十分に検討するが，海綿骨を

圧縮するタイプでは術前計画のサイズよりも小さいサイズとなることが望ましい．セメントレスステムは骨と直接接触するため，インプラントの正確な位置決めと適切な圧力が重要である．そういった意味では，例えば，断面が四角いrectangular typeでは，骨折線とステムの角が重なると骨折を延長してしまう懸念があり，重ならないように計画して実行する必要がある．ここで使用するインプラントに制限ができる．そんなに苦労するならセメントステムを使用するべきだと思われるが，心肺機能の低下した高齢者に対するBCIS（bone cement implantation syndrome）は，その発生原因や患者層が明らかではないので使いにくい．セメントを使用する先生は，そのような経験がないとおっしゃるのであるが，BCISの発生率は30〜50％でGrade Ⅳの生命に危険を及ぼす可能性は0.05％といった報告もある[7]．セメント固定せざるを得ない症例はやむを得ないが，ここに筆者がセメントレスステムを使用する理由がある．

インプラント選択の際に一番問題となる骨折は外側壁の骨折を認める症例である．不安定型であるために外側壁の骨折を認める以外に小転子の骨折を認めるため，近位部での固定が難しい．中間位や遠位部，あるいはステム全長での固定を考えてインプラントを選択する．手術時間短縮のためにモジュラーよりは一体型ステムの使用が望ましい．骨折部近位の粉砕が強い症例は，モジュラーかセメントステムをバックアップに準備しておくとよい．

手術手技

1. アプローチ（direct lateral approach）

どのアプローチでも手術は可能である．自分の得意なアプローチで行うとよい．筆者は後方アプローチ後の脱臼率は高く，前方アプローチでは術中展開を延長する際に展開が制限される点を考慮し，direct lateralを基本としている．術中に遠位でも近

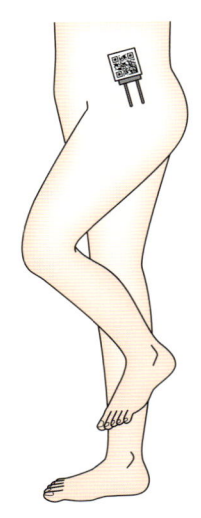

図2 体位
側臥位では，健側の下肢をまっすぐにしておき，患肢を内転外旋できるかを確認する（この図は腸骨にAR-naviを取り付けている）．

位でもそのまま展開を進展でき，軟部組織の修復が容易なために術後の脱臼率も後方に比べて少ない．一方で外転筋力の低下が懸念されるので，手術の際には，この点に留意する．

2. 体位

患側を上にした側臥位としている．カップの置換を要する場合は，仰臥位でAR-naviを装着した後，側臥位とする．イメージが確認できること，下肢を内転外旋できることを確認する（**図2**）．執刀直前に，出血をなるべく少なくするためにトラネキサム酸1 gを静脈内投与する．

3. 展開

皮切は直線か，やや近位をやや後方に傾ける（**図3**）．その下のFascia lataeは近位後方に向けて切ると，ステムの操作がやりやすくなる（**図4**）．中殿筋と外側広筋を前方1/3の部分で大転子から前方に剥離する（**図5**）．骨折線が外側壁のラグスクリュー刺入部付近（**図1**）であればtrans-fracturalで進入する．この場合，大転子骨片に中殿筋が付着しているが，同時に大転子から外側広筋を剥がさないようにすることが重要である（**図6**）．外側広筋が大転子骨片

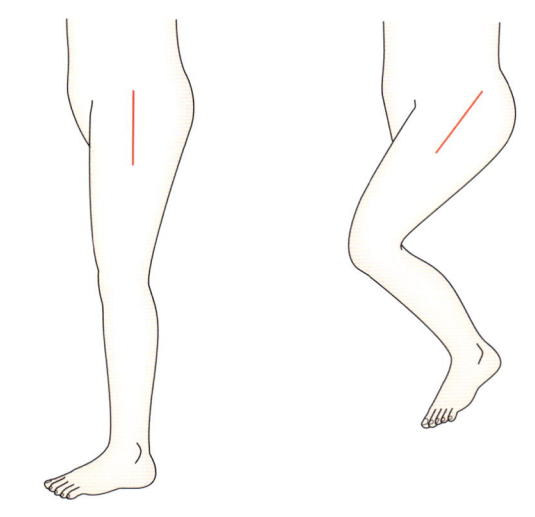

図3　皮切
皮切は下肢をまっすぐにして直線とするか，屈曲でやや後方に向かう．
大転子の下方を含む長さ15cmを基準にしている．

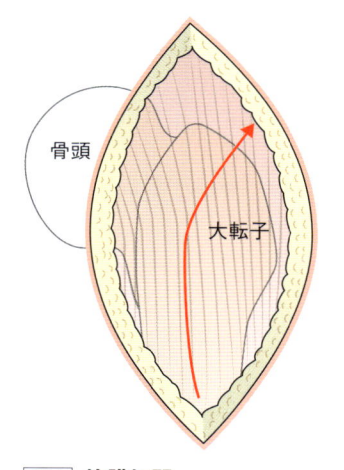

図4　筋膜切開
皮切に対して，筋膜は近位で後方に向かって切開するとよい．

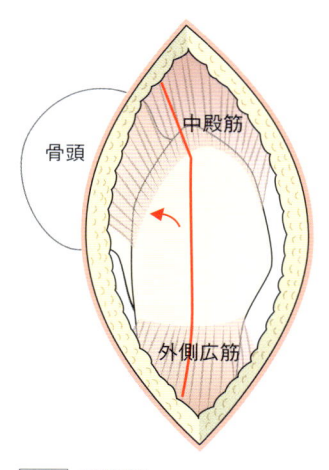

図5　筋剥離
中殿筋と外側広筋を前方1/3の部分で大転子から前方に剥離する．

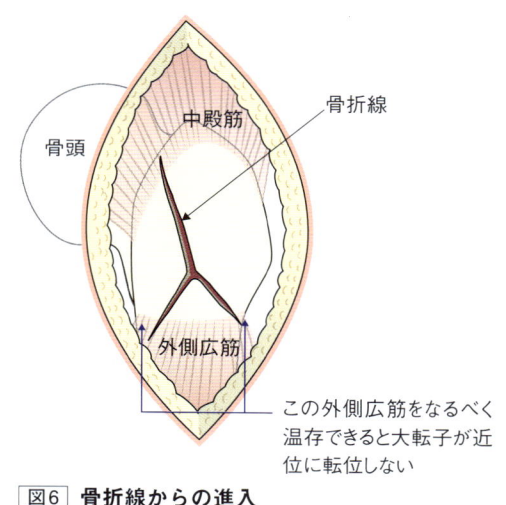

図6　骨折線からの進入
大転子から外側広筋を剥がさないようにすることが重要である．

この外側広筋をなるべく温存できると大転子が近位に転位しない

から剥がれてしまった場合は，後に大転子骨片が中殿筋に引っ張られ近位に転位し，外転筋力の低下につながる可能性があり，大転子骨片を骨幹部骨片と骨接合をする必要があり，かつ癒合不全を起こしやすいので注意する．

4. 骨頭骨片の除去

大転子骨片の下には骨頭骨片があり，骨折部から骨内にホーマン鈎をかけて関節内にエレバトリウムを挿入すると，比較的簡単に脱臼をすることができ

る（図7）．あとは周囲の軟部組織を骨片から剥離すると骨頭骨片は除去できる．骨頭径を計測してヘッドのトライアルをして，吸着度合いを確認し1〜2mmの範囲で調節する．

5. ステムの準備

セメントレスステムはラスプを打ち込む必要があるので，打ち込んで骨折を広げてしまう，あるいは骨折線を遠位に進展させないように，遠位骨幹部骨片の再近位，全周がintactな部位にケーブルを巻い

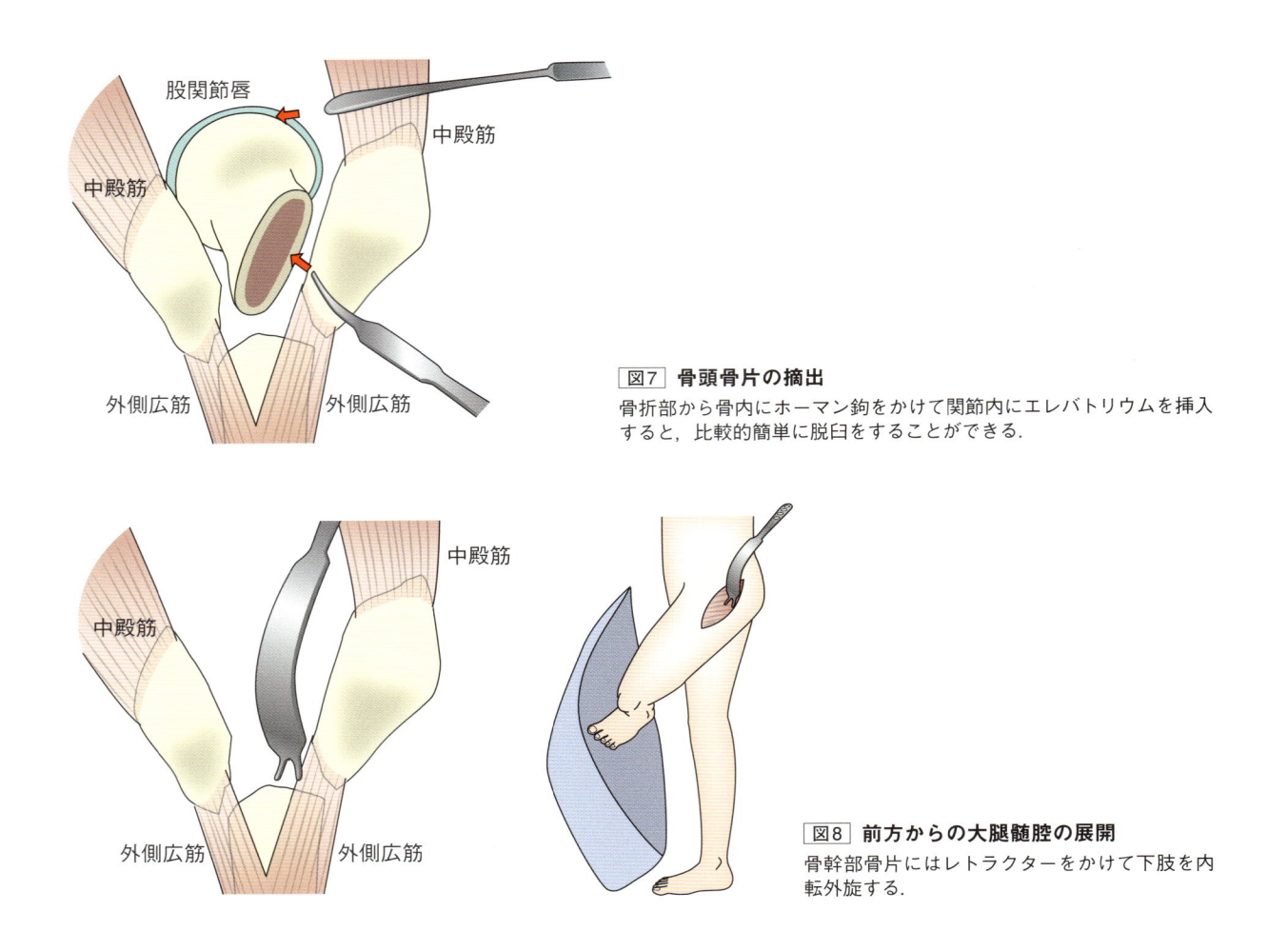

図7 **骨頭骨片の摘出**
骨折部から骨内にホーマン鉤をかけて関節内にエレバトリウムを挿入すると，比較的簡単に脱臼をすることができる．

図8 **前方からの大腿髄腔の展開**
骨幹部骨片にはレトラクターをかけて下肢を内転外旋する．

ておく．その後，骨幹部骨片にはレトラクターをかけて下肢を内転外旋する（図8）．レトラクター挿入位置を間違えやすいので，骨幹部の髄腔に指を入れて確認しながら大腿骨近位を持ち上げ，下方にレトラクターを挿入するとよい．後方にレトラクターがかからない場合は前方にかけて，下肢を伸展内転内旋とする（図9）．骨折をしないようにラスピングを慎重に行いながらも，出血量を少しでも抑えるために次の番手のラスプをあらかじめハンドルにつけて待機してもらい，素早く入れ替えるようにする．ラスプが終了したら，インナーヘッドのみ装着してトライアルを行う．整復はステムに回旋力が加わらないように，助手には下肢の操作を徐々にしてもらうように伝え，牽引しつつ内旋する．中殿筋や関節包に骨頭が引っかかるとステムに回旋力が加わり，大腿骨骨折する可能性があるので，助手と連携して，

整復の邪魔になる組織を用手的にネックから外しながら行う．ステムの挿入深度が適度であれば，整復は容易に行うことが可能なので，それを確認してからいったん脱臼をして，アウターヘッドを装着して再度整復を試みる．脱臼傾向やインピンジメントの有無を確認するが，特に牽引をかけながらネックに指をかけて外方に引き出し，外方向へのテンションを確認するのが重要と考えている．ここでは大転子が剥がれているので，脱臼は比較的容易に可能であるが，骨頭の吸着力が加わると，容易に脱臼できることはない．もしも容易に脱臼できるなら臼蓋内の異物の存在，骨頭径の見直しを行い，それでも問題がなかった場合には，さらにオフセットをつけるか，ステムのサイズアップをして長さを稼ぐ必要がある．アウターヘッドまで装着したら，伸展外旋（内転），屈曲内転内旋を加えて脱臼テストを行うとよい．医

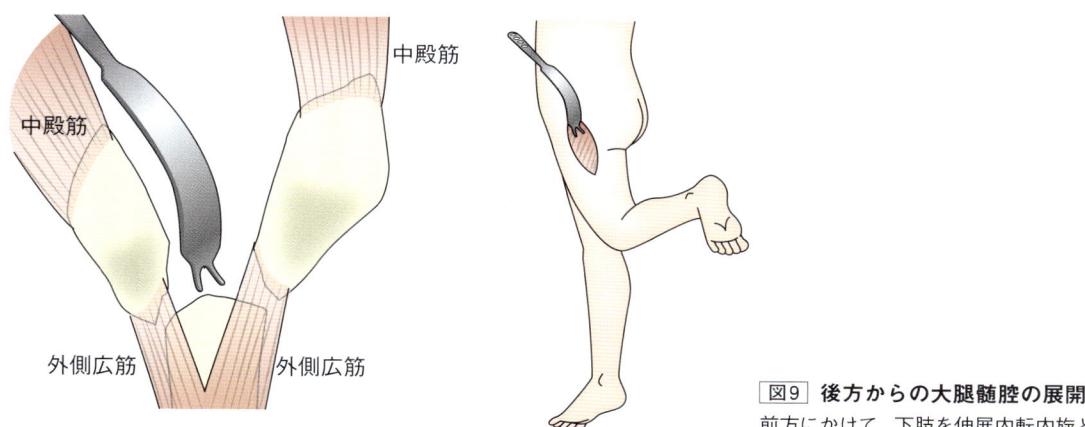

図9 後方からの大腿髄腔の展開
前方にかけて，下肢を伸展内転内旋とする．

原性骨折を防ぐために無理して大腿を捻らないように気を付ける．また，長さが適切だとわかったら，トライアルステムは髄腔内で遊びがあることもあり，インプラントステムを挿入してから脱臼テストをする場合もある．

6. ステムの挿入

出血量を少しでも抑えるために，ステムを挿入する前にラスプを入れたままで，よく洗浄し，それからラスプを抜去するようにしている．ステムは深さがラスプ通りに入らず2～3 mm入らなかったとしても無理をして打ち込む必要はない．ここで無理をすれば，骨折部が進展して固定できなくなり，モデュラーに変更するなどの必要が生じる．

7. トライアルと整復

再度，インナーヘッドのみ装着してトライアルを行う．整復は，牽引しつつ内旋するが無理をして骨折をしないように術者のみならず助手も注意する．ステムの挿入深度が適度であれば，整復は容易に行うことが可能なので，それを確認してからいったん脱臼をして，アウターヘッドを装着して再度整復を試みる．アウターヘッドを装着して，やや無理をしないと整復できない場合は，整復をしない．無理に整復できたとして，その後に今度はトライアルを脱臼できなくて苦労し，大腿骨骨折を起こしてしまうことがある．整復できそうだと確認し，できた時点で，インプラントヘッドをその長さのネック長で出

してもらうとよい．洗浄し，臼蓋内の異物を再確認して，整復をする．最後に念のために脱臼テストをしてもよい．

症例供覧

1. 症例1 （図10）

84歳，女性，転倒して受傷．術前独歩可能であった．AO31 A3.3の近位部複合骨折を認める．受傷2日で一体型の人工骨頭置換術を施行．手術時間1時間30分，出血量250 mLであった．術後1年で大転子の癒合不全を認めるものの，杖歩行可能である．

2. 症例2 （図11）

85歳，女性，転倒して受傷．術前は杖歩行であった．AO31 A3.3の近位部複合骨折に外側壁骨折を認める．受傷翌日にモデュラー型人工骨頭置換術を施行．手術時間1時間40分，出血量270 mLであった．術後1年で独歩可能と術前より改善している．

術後管理

筆者らは，術後はせん妄の予防のために，朝まで酸素を投与する，貧血の補正のみならず，電解質の補正を行う．麻酔の覚醒状態により，可及的早期にリハビリテーションを開始する．翌日から全荷重歩行を安心して許可できる手術を心がけることが重要である．そこにこの手術のメリットがある．

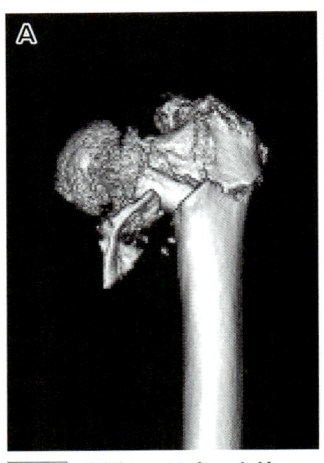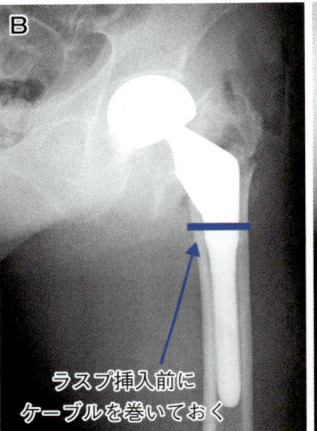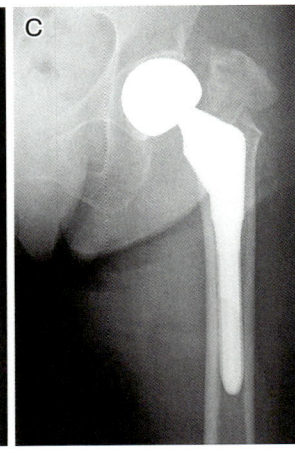

図10 症例1：84歳，女性
A：AO31 A3.3.
B：人工骨頭置換術後.
C：1年後大転子の癒合不全を認めるが杖歩行可能.

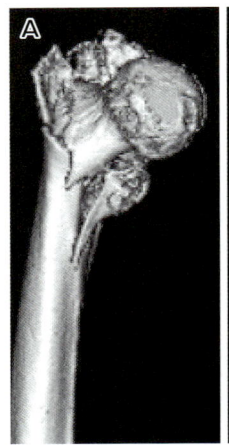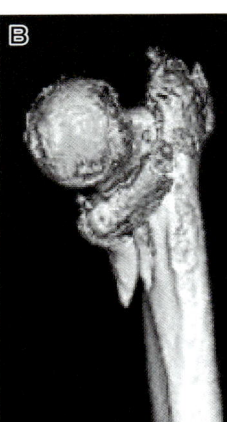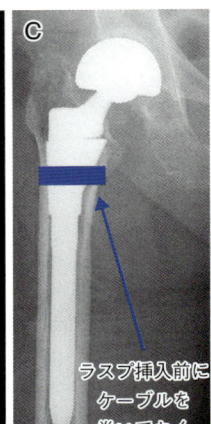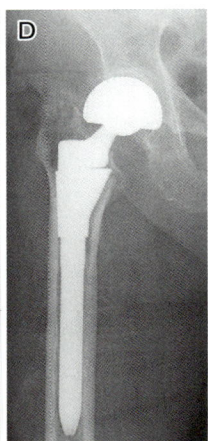

図11 症例2：85歳，女性
A・B：AO31 A3.3.
C：人工骨頭置換術後.
D：術後1年，独歩可能な状態である.

文献

1) 新田晃弘ほか. 超高齢者の大腿骨転子部不安定型骨折に対する早期歩行への工夫と成績—人工骨頭置換術による股関節機能再建術—. 中部整災誌. 59 (1), 2016, 25-6.

2) Kim JT. at al. Mid-Term Survivals After Cementless Bipolar Hemiarthroplasty for Unstable Intertrochanteric Fractures in Elderly Patients. J Arthroplasty. 33 (3), 2018, 777-82.

3) Zhou S. et al. Proximal femoral nail anti-rotation versus cementless bipolar hemiarthroplasty for unstable femoral intertrochanteric fracture in the elderly: a retrospective study. BMC Musculoskelet Disord. 20 (1), 2019, 500.

4) Ekinci Y. et al. A multicenter intertrochanteric fracture study in the elderly: Hemiarthroplasty versus proximal femoral nailing. Jt Dis Relat Surg. 31 (2), 2020, 209-17.

5) Dorr LD. et al. Structural and cellular assessment of bone quality of proximal femur. Bone. 14 (3), 1993, 231-42.

6) Wilkerson J. et al. Classifications in Brief: The Dorr Classification of Femoral Bone. Clin Orthop Relat Res. 478 (8), 2020, 1939-44.

7) Bonfait H. et al. Bone cement implantation syndrome in hip arthroplasty: Frequency, severity and prevention. Orthop Traumatol Surg Res. 108 (2), 2022, 103139.

第 3 章

大腿骨
転子下骨折

1-1 髄内釘による骨接合

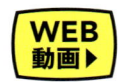

柳澤洋平 Yohei Yanagisawa ｜ 筑波大学附属病院救急・集中治療部病院講師

はじめに

　大腿骨転子下骨折は疫学的には二峰性があるといわれており，若年の高エネルギー外傷（約20％）と高齢者の骨折（約80％）である[1]．高齢者では特に近年ビスフォスフォネート関連非定型大腿骨転子下骨折の発生が増加しているといわれている[2]．大腿骨転子下骨折に対する内固定法には髄内釘固定とプレート固定がある．髄内釘固定は在院日数，手術時間，出血量，股関節機能などの点で優れているため[3, 4]，大腿骨転子下骨折治療のゴールデンスタンダードである．今回，仰臥位牽引手術台での髄内釘による骨接合を行う際の整復位獲得のためのサージカルテクニックを中心に，ここに紹介する．

生体力学的特徴

　大腿骨転子下骨折は，生体力学的特徴と解剖学的特徴を理解して治療することがとても重要な骨折である．大腿骨転子下骨折の骨片の転位様式として，近位骨片は屈曲・外転・外旋する．腸腰筋の作用で屈曲し，中殿筋と小殿筋の作用で外転し，短外旋筋群の作用で外旋する．遠位骨片はというと，内転筋群の作用で短縮して内側に転位する（**図1**）．模擬骨を用いた転位様式を示す（**図2**）．仰臥位牽引手術台での髄内釘による骨接合術を行う場合，この近位骨片の転位を整復すること，整復位をいかに保持して髄内釘の至適刺入点を作成することができるかが，治療成績を左右するポイントとなる（特に内反転位を残すと治療成績が悪い）[5, 6]．

整復操作のためのサージカルテクニック

　転位した近位骨片を整復するためには，中殿筋と小殿筋，そして腸腰筋の作用に打ち勝って整復位を獲得する必要があり，それは非観血的には困難であることが多い．ここに観血的整復のテクニックをいくつか紹介する．

1. ボール付きスパイクプッシャーを用いた整復

　前外側の小切開よりボール付きスパイクプッシャーを挿入し，近位骨片の整復に用いる（**図3**）．近位骨片の前外側部の皮質（転子間線の外側付近）をボール付きスパイクプッシャーで押すことで近位骨片の転位（外転と屈曲）を整復する．髄内釘の挿入まで整復位を保持し続ける必要がある．

2. シャンツピンを用いた整復

　小切開で皮下筋層を鈍的に展開し，シャンツピンを近位骨片に挿入する．シャンツピンをTハンドルで把持し，それらをジョイスティックとして近位骨片を整復操作することができる．髄内釘の挿入路を避けた位置にシャンツピンを挿入する必要がある．髄内釘の予定挿入路の内側もしくは背側などに挿入することが可能である．**図4**は内側に挿入した様子を示す．

　主骨折線が斜骨折ないしはらせん骨折である場合，近位骨片に合わせて遠位骨片を外転外旋位として整復・仮固定し，後に髄内釘挿入路獲得のために仮固定した大腿骨を内転位にする手術戦略もある．仮固定する方法には，①骨整復鉗子での固定，②ワイヤリング（軟鋼線，ケーブル，スーチャーテープなど），③プロビジョナルプレート固定などがある．

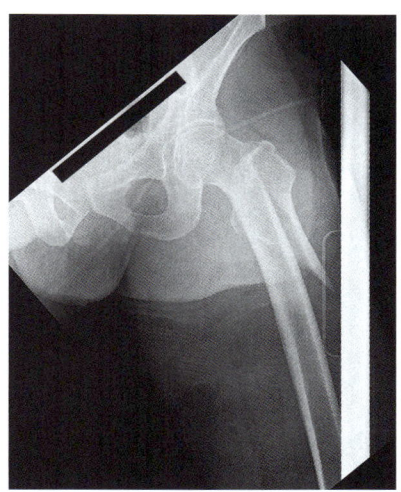

図1 45歳，男性

自転車乗車中の車との交通事故で受傷．救急外来で撮影された左股関節正面像．近位骨片が外転位をとり，遠位骨片が短縮し，内側に転位しているのがわかる．

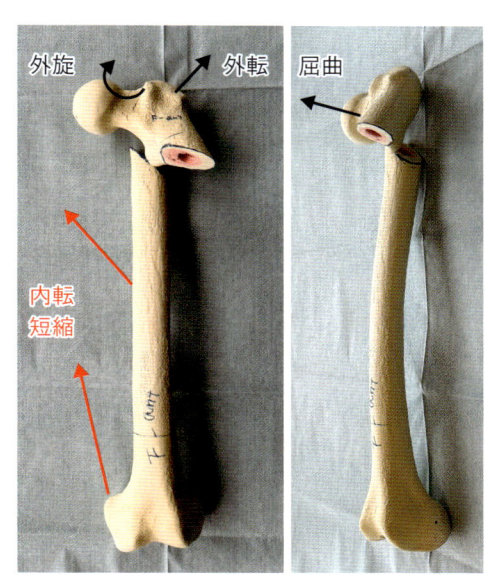

図2 大腿骨転子下骨折の骨片の転位様式

模擬骨で転位様式を示す．
近位骨片は屈曲・外転・外旋する．
遠位骨片は頭側・内側に転位する．

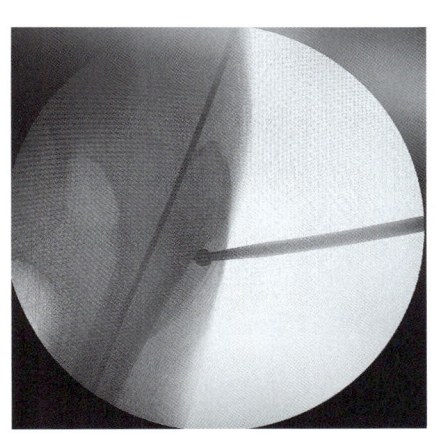

図3 ボール付きスパイクプッシャーを用いた整復と整復位を保持しているX線透視像

助手が整復位を保持している間に，術者が髄内釘挿入の手術操作を遂行する．リーミングロッドが挿入されている．

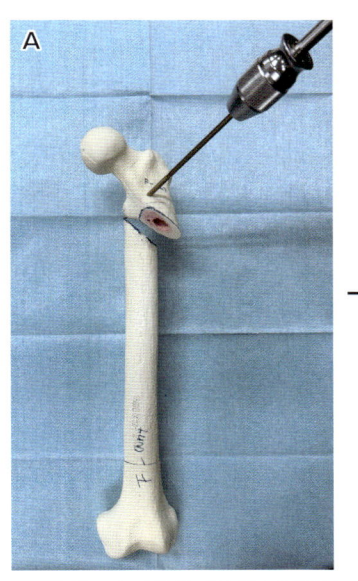
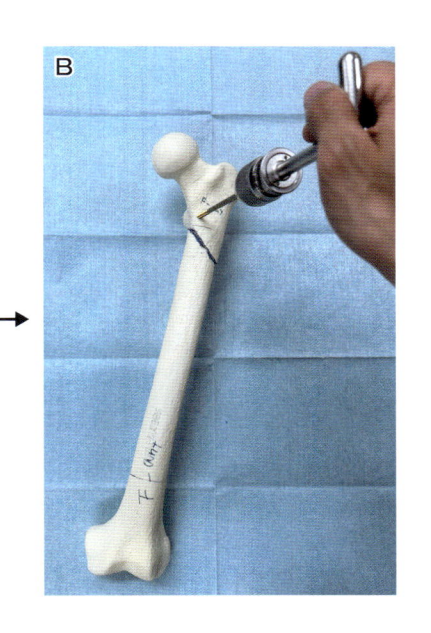

図4 シャンツピンを用いた整復

小転子近傍で腹側から背側方向へシャンツピンを挿入している．腹側からの挿入は透視装置との干渉には注意が必要ではあるが，後の手術操作での髄内釘のアームとの干渉を避けることができる．ボール付きスパイクプッシャーの際と同様に，助手が整復位を保持している間に術者が髄内釘挿入の手術操作を遂行する．

1）骨整復鉗子での整復固定（図5）

　外転位で整復位を獲得する．骨整復鉗子で整復位を維持した状態で内転位にして，髄内釘挿入操作を開始する．

2）ワイヤリング，鋼線締結での整復固定

　外転位で骨整復鉗子を用いて整復位を獲得し，鋼線締結を行う．整復と仮固定が達成されれば，上述の1）骨整復鉗子での整復固定とは異なり，髄内釘のアームと干渉するものがなくなるため，後の手術

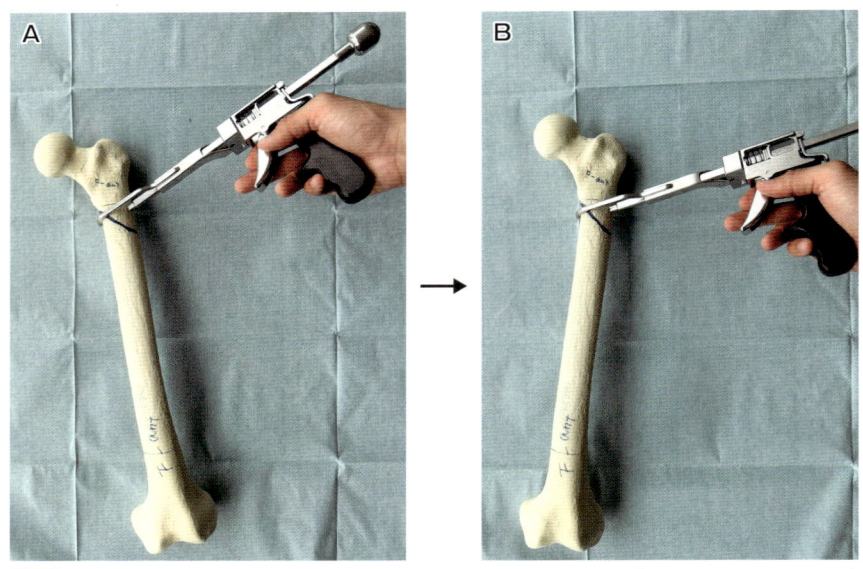

図5 直線型骨整復鉗子（スライディングリダクションクランプ，DePuy Synthes社）を用いた整復

後に挿入する髄内釘のアームと干渉しない位置での操作を意識する必要がある．

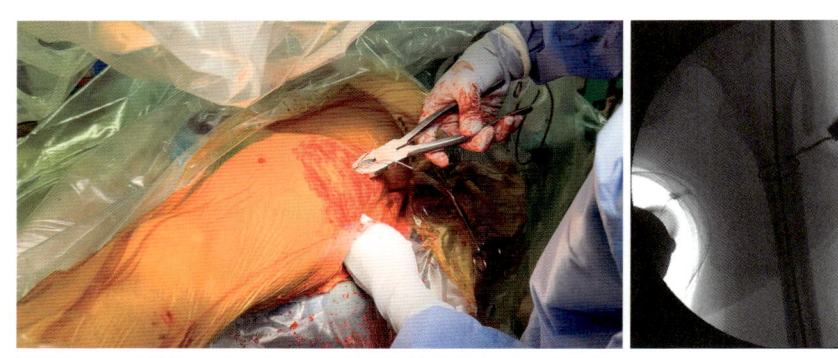

図6 ペンチを用いてワイヤーを巻き取り締結している様子

操作は簡便になることが本方法の利点の1つである．締結して固定する材料としては軟鋼線，ケーブル，スーチャーテープなどがある．筆者は軟鋼線を好んで用いている．その理由としては医療材料として安価であることが大きい．整復位を仮固定して髄内釘による骨接合を行い骨片が安定している場合は，軟鋼線を術中の一時的な固定材料として用い，手術終了前に除去してしまう．また複数本使うことや，やり直して複数回行う場合もある．そのため安価であるということは重要な利点であると考える．その他の使用理由としては，術中の締結の強さを調整しやすいという点にある．ワイヤーを巻き取るようにペ

ンチで締め上げる（**図6**）わけであるが，術中の整復状況などに合わせて調整がしやすい．その軟鋼線の挿入にはワイヤーパッサー（**図7**）を用いている．ワイヤーパッサーを大腿骨周囲に通す際，血管損傷，特に深大腿動静脈の損傷に注意が必要である．近位から遠位に行くにつれて深大腿動静脈と大腿骨の距離が短くなるためにより注意が必要である[7]．大腿骨の外側・背側より鈍的に展開する．粗線（linea aspera）に付着する筋間中隔を展開し大腿骨の内側・背側に進入する必要がある．筋間中隔は固いため，ペアン鉗子やケリー鉗子など先端が鈍な手術器具を用いて愛護的に展開して，中隔を裂きワイヤー

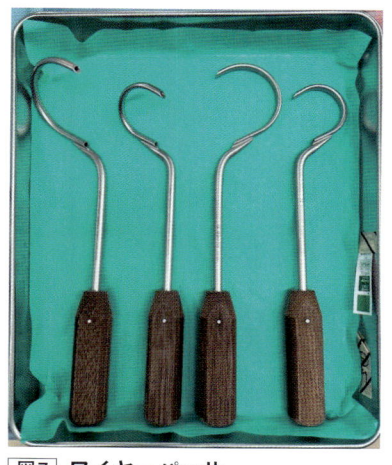

図7 ワイヤーパッサー

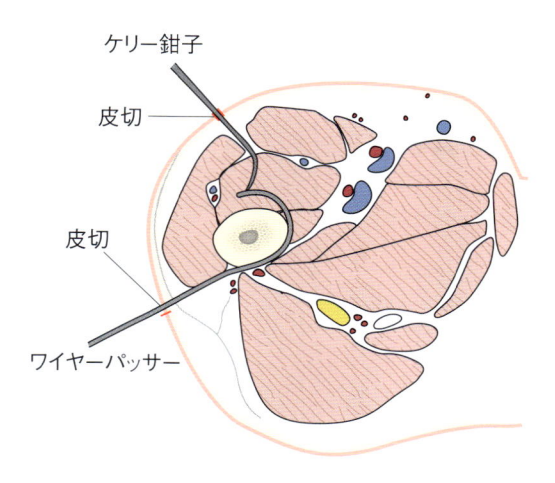

図8 ワイヤーパッサー挿入路の断面図

ケリー鉗子
皮切
皮切
ワイヤーパッサー

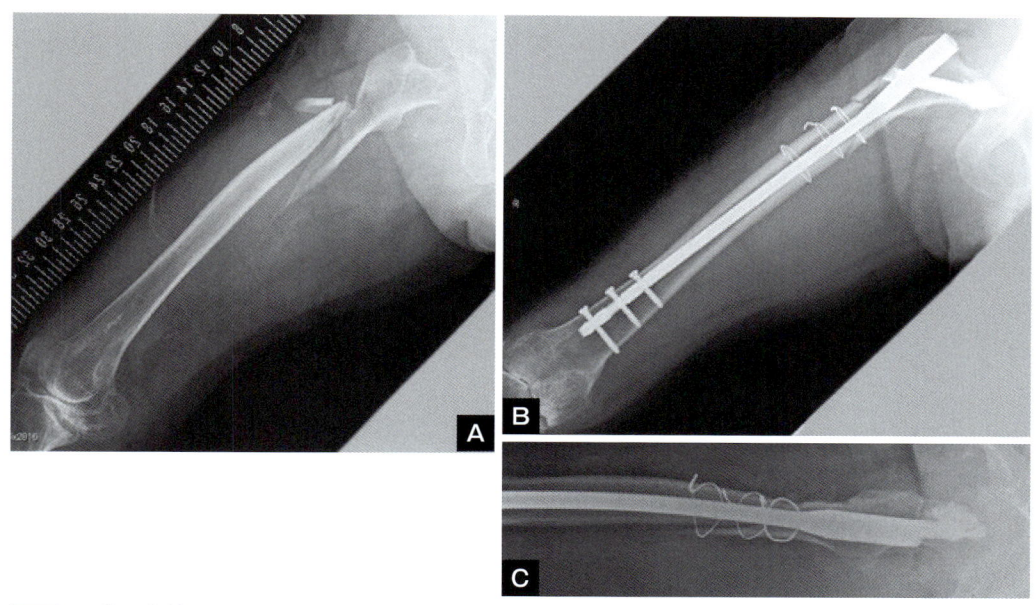

A
B
C

図9 84歳，女性
第3骨片を有する転子下骨折．骨折部の外側に皮膚切開（約15 cm）し，骨整復鉗子で整復位を獲得した後にφ 1.2 mm軟鋼線を用いて3箇所ワイヤリングを行った．ワイヤリング後骨折部は安定していたために骨整復鉗子を外して，内転位として髄内釘を挿入した．本症例は骨折部の安定性を考え，ワイヤリングを温存して手術を終了した．

パッサーの挿入路を確保する．中隔を裂く部分は粗線に近接する位置が安全である[7]．ワイヤーパッサーの先端が内側に到達したら，ワイヤーパッサーの先端を大腿骨表面に当てながら（先端が骨表面に接触していることを感じながら，必要時X線透視像でも確認する），腹側，外側へと大腿骨を周回するように操作する（図8）．この操作により深大腿動静脈の損傷を避けることができる．

a) 小切開法でのワイヤリング（動画1）

図9は大腿外側に約15 cmの1箇所の皮膚切開で展開したのちに，骨整復鉗子で整復を行いつつワイヤリングを行った．ここに小切開法での骨整復鉗子を用いずワイヤリングで整復位を獲得し，仮固定する方法を紹介する．皮膚切開の位置と大きさ，骨整復鉗子を用いていないことに注目していただきたい（図10）．本症例の術前後X線写真を図11に示す．

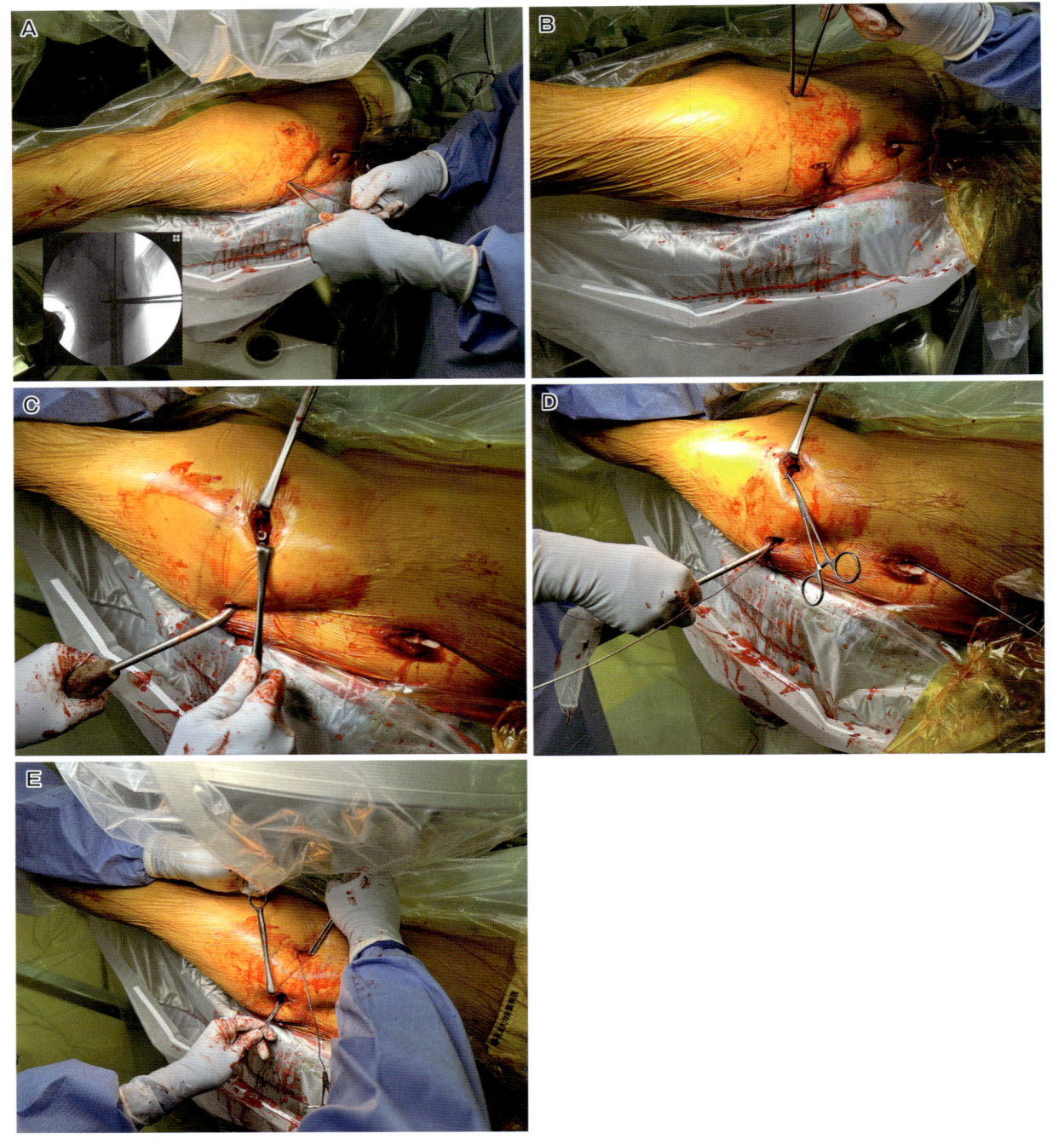

図10　小切開法でのワイヤリング

A：患側は左大腿骨である．外側広筋の背側に約4cmの皮膚切開をし，ケリー鉗子を用いて粗線（linea aspera）に付着する筋間中隔を鈍的に展開している様子．大腿骨の内側・背側に到達していることをX線透視像でも確認．

B：外側広筋の腹側の約4+cmの皮膚切開から進入し，先に作成した背側の皮膚切開付近まで，外側広筋の深層を通り筋層下にトンネルを作成．同皮膚切開から大腿直筋の深層の筋層下トンネルもケリー鉗子を用いて鈍的に作成する．

C：背側の皮膚切開よりワイヤーパッサーを挿入．ワイヤーパッサーの先端が骨と接触している手で感じつつ，大腿骨の背側から内側，腹側へとワイヤーパッサーの先端を進める．鈎で展開している腹側の層にワイヤーパッサーの先端が見える．

D：φ1.2mmの軟鋼線をワイヤーパッサー内に挿入し，腹側の創から軟鋼線を確保．

E：腹側の創から背側の創へ外側広筋の深層を通りケリー鉗子を挿入．軟鋼線を把持して，ケリー鉗子を腹側の創から引き抜く．ワイヤーが筋層下で大腿骨を一周する（動画1）．

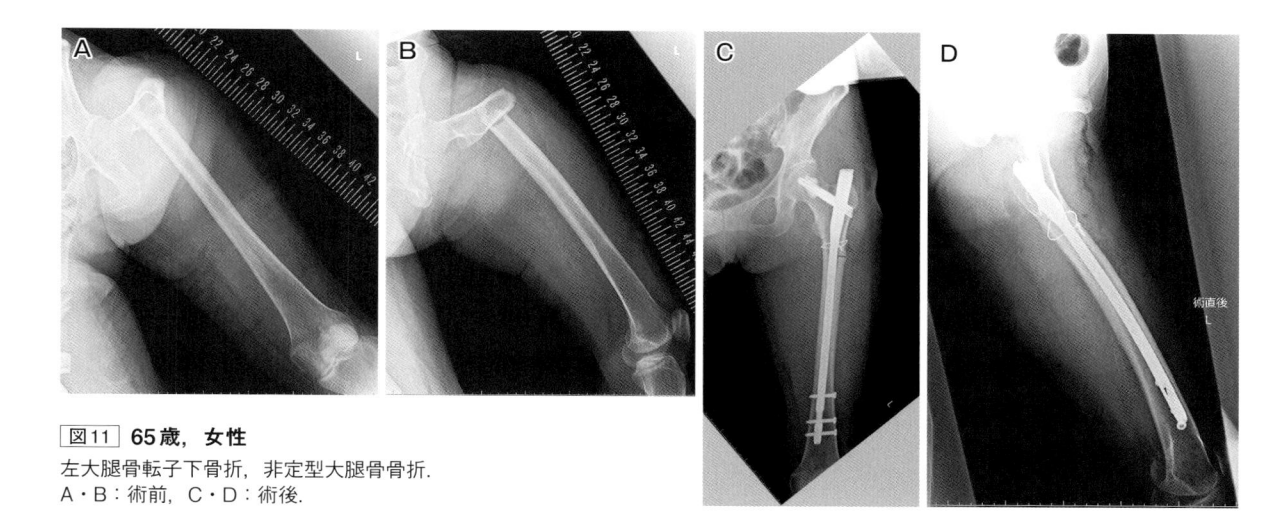

図11 65歳，女性

左大腿骨転子下骨折，非定型大腿骨骨折.
A・B：術前，C・D：術後.

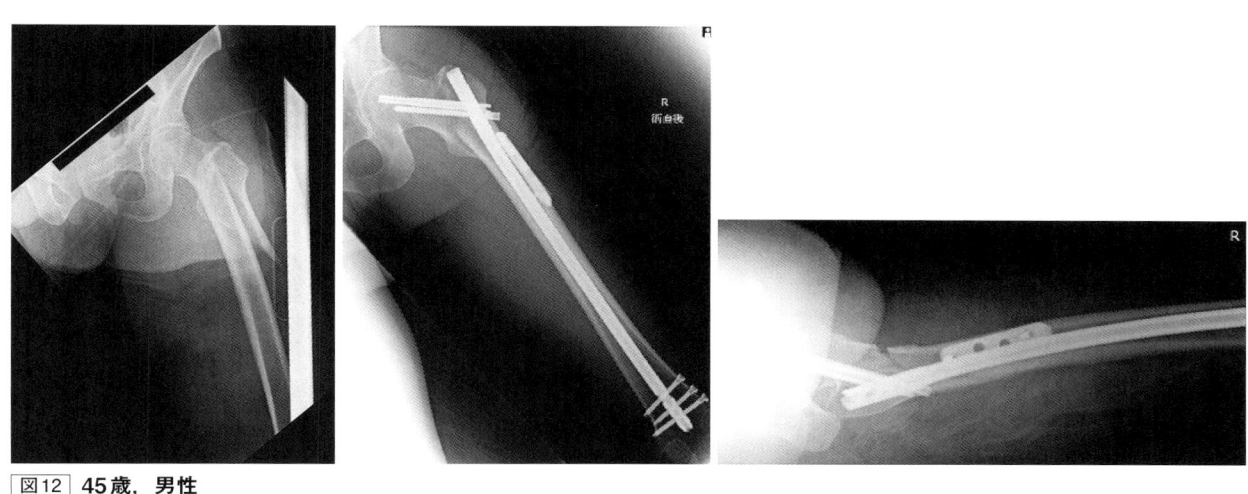

図12 45歳，男性

外転位で骨折部を整復してプロビジョナルプレート固定を行い，整復位を保持した状態で内転位として髄内釘を挿入した．髄内釘の挿入に干渉しないようにプレートには 8〜10 mm 程度のスクリューを挿入して固定する[9]．「プロビジョナル」は「一時的な，暫定的な」という意味であるが，本症例はプレートを術後も温存し，骨癒合を得ている.

大腿骨転子下骨折に対する鋼線締結の効果に関しては 2022 年の Journal of Orthopaedic Trauma で Hoskins らが以下のように述べている[8]．条件に合致した 18 の後ろ向き研究から抽出された，鋼線締結ありの 378 患者と鋼線締結なしの 911 患者に対し，ランダム効果モデルを用いた重み付平均の手法でのメタアナリシスを行った．再手術，偽関節，矯正損失，インプラント折損，骨癒合期間に関しては鋼線締結の有無に差がなかった．整復の正確さ・程度では，鋼線締結を用いた群がより正確に整復されていた.

3）プロビジョナルプレート固定

ワイヤリングと同様に皮下で整復位を保持できるため，髄内釘挿入操作などでアームなどとの手元での干渉を避けることができる利点がある．ワイヤリングとの使い分けに関しては，単純骨折であればワイヤリングで締結可能であるが，固定部で小骨片を伴っているなどワイヤリングによる仮固定が困難な骨折型のときに，プロビジョナルプレート固定の優位性がある[9]（**図12**）．注意点としては，髄内釘と干渉しない長さのスクリューを選択することや髄内釘のラグスクリュー挿入部に干渉しないプレートの

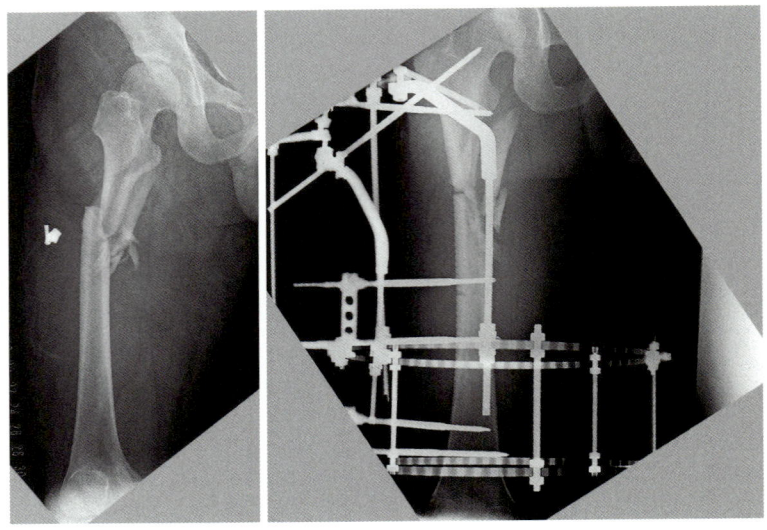

図13 20歳，男性，身長180 cm，体重100 kg

大腿骨髄腔最狭部直径8.5 mmであった．多発肋骨骨折，肺挫傷を合併していた．体格と骨形態，合併損傷から髄内釘手術の制約があり，牽引手術台を用いるが仰臥位，股関節外転位でリング型創外固定器を用いて治療した．髄内釘による骨接合術は大腿骨転子下骨折のゴールデンスタンダードではあるが，症例の状況に応じてプレート固定や本症例のように，創外固定を含めて治療選択肢を検討することが重要である．

設置位置を選択することなどである．

4) その他・番外編

a) ブロッキングワイヤー（ピン）を用いた整復テクニック（動画2）

　近位骨片の内反が軽度残存している際，近位骨片の髄内釘挿入路の内側縁へブロッキングワイヤーを挿入することで，内反を矯正することができる．

Point
- 髄内釘固定が第一選択である．
- 解剖学的アライメントの獲得が髄内釘による骨接合の治療成績を担保する．
- そのために転位した骨片の整復にサージカルテクニックを要する．
- 解剖学的整復位を獲得するためには，転位様式を理解し，整復操作のテクニックをいくつか習得しておく必要がある．
- ワイヤリングを行う際には深大腿動静脈損傷に留意し，ワイヤーパッサーの先端と骨との接触を感じながら愛護的に行うことが安全である．

ピットフォール

大腿骨転子下骨折髄内釘固定術

- 髄内釘による骨接合術を行う場合，髄内釘の形状と患者の骨形態が適合するか術前計画で確認する必要がある．転子下骨折ではcalcar femoraleの幅や前弯・外弯などで，髄内釘との不適合があると骨折部の転位を誘発する恐れがある[1]．
- 至適な位置にエントリーポイントが作成されないと，髄内釘の挿入に伴い近位骨片が内反や屈曲転位することがあり，エントリーポイントの作成位置にも留意する必要がある[5]．
- 肥満患者では仰臥位牽引台で整復位獲得と至適なエントリーポイントの作成に難渋する場合がある．そのような症例で髄内釘による骨接合術を行う場合，側臥位での手術が有用である[10]（側臥位での髄内釘による骨接合術に関しては別項参照）．仰臥位であれば，股関節外転位で手術が可能なプレート固定，場合によっては創外固定（図13）なども選択肢となる．

文献

1）Garrison I. et al. Subtrochanteric femur fractures: current review of management. EFORT Open Rev. 6 (2), 2021, 145-51.

2）Zeelenberg ML. et al. Trends in incidence, health care use and costs for subtrochanteric femur fractures in the Netherlands 2000-2019. Injury. 55 (4), 2024, 111461.

3）Brumback RJ. et al. Immediate weight-bearing after treatment of a comminuted fracture of the femoral shaft with a statically locked intramedullary nail. J Bone Joint Surg Am. 81 (11), 1999, 1538-44.

4）Xie H. et al. Intramedullary versus extramedullary fixation for the treatment of subtrochanteric fracture: A systematic review and meta-analysis. Int J Surg. 63, 2019, 43-57.

5）Ostrum RF. et al. A critical analysis of the eccentric starting point for trochanteric intramedullary femoral nailing. J Orthop Trauma. 19 (10), 2005, 681-6.

6）Streubel PN. et al. Is there a standard trochanteric entry site for nailing of subtrochanteric femur fractures? J Orthop Trauma. 25 (4), 2011, 202-7.

7）Apivatthakakul T. et al. Safe zones and a technical guide for cerclage wiring of the femur: a computed topographic angiogram (CTA) study. Arch Orthop Trauma Surg. 138 (1), 2018, 43-50.

8）Hoskins W. et al. Subtrochanteric Femur Fractures Treated With Femoral Nail: The Effect of Cerclage Wire Augmentation on Complications, Fracture Union, and Reduction: A Systematic Review and Meta-Analysis of Comparative Studies. J Orthop Trauma. 36 (4), 2022, e142-51.

9）Robertson R. et al. Provisional Plating of Subtrochanteric Femur Fractures Before Intramedullary Nailing in the Lateral Decubitus Position. J Orthop Trauma. 32 (4), 2018, e151-6.

10）Johnsen P. et al. Antegrade femoral nailing in the lateral decubitus position: a case series, technical tips and review of literature. Eur J Orthop Surg Traumatol. 33 (2), 2023, 381-4.

1-2 大腿骨転子部から転子下粉砕骨折に対するNCB®-DFによる治療

生田拓也 Takuya Ikuta ❘ 熊本整形外科病院関節・外傷外科顧問
小笠原正宣 Masanobu Ogasawara ❘ 熊本整形外科病院医員

はじめに

大腿骨転子部においては内側前方に圧縮応力，外側後方に引張応力が働く．また内側前方には腸骨大腿靱帯が幅広く付着しており，骨皮質は比較的厚くしっかりしているので，骨片は単純な場合が多く，外側後方には短外旋筋群や外転筋群が多く付着しており，骨皮質は比較的薄いので，骨折部は粉砕して多骨片となりやすい傾向にある．大腿骨転子部骨折に対して一般的に用いられる内固定材である compression hip screw（CHS）や short femoral nail（SFN）は sliding 機構を有しているので，CHSや SFNを用いて骨接合術を行う場合，特にこの内側前方のしっかりとした骨皮質の整復（かみ合わせ）が手術のポイントとなる[1]．

> **Point**
> 転子部骨折においては，内側前方骨皮質の整復（かみ合わせ）が重要である．

しかしながら，大腿骨転子部から転子下骨折において，内側前方骨片の接触が安定して得られないような粉砕が強い症例では，骨片の整復および整復位の維持が難しい場合が少なくない．固定材として CHSおよび SFN などを用いて固定を行った場合，術後の骨片の転位をきたす可能性が高くなる．そのような症例に対しては骨片を static に固定する内固定材を用いて固定することにより，骨折部の安定性を得るほうがよい場合もある．

> **Point**
> 内側前方骨片の接触が安定して得られないような粉砕が強い症例では，骨片を static に固定する内固定材を用いて固定したほうがよい場合もある．

内固定材としては通常，大腿骨遠位部骨折に対して用いられる NCB®-DF（Zimmer Biomet 社）（以下NCBと略）を用いる．NCBは locking plate の1つであるが，スクリューの固定角度に若干ではあるが自由度があり，骨片の固定の際には有用である．骨片の固定を static に行うことにより，術後免荷を要するものの安定した経過が期待できる（**図1**）．

適応

主骨片の接触が安定して得られない骨折型が適応であり，Evans 分類[2] では type Ⅱ＋Ⅰ-4，AO/OTA 分類では A31＋A23 において粉砕が強い症例が適応となる．

術前準備

現在，転子部骨折の術前評価として3D-CTを撮影することは一般的であるが，特に不安定型においては3D-CTにて骨片の転位の状態，骨片の粉砕の程度を把握しておくことは重要である．

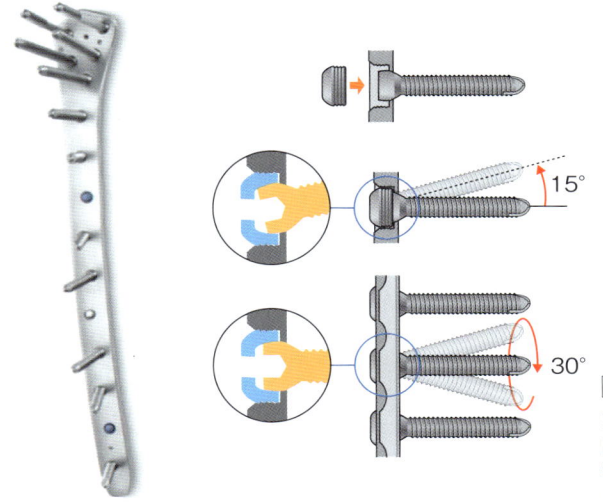

図1 **NCBの特徴**（資料提供：ジンマーバイオメット）

NCBはスクリューを打つ方向を全方向に15°振れる自由度があるので，スクリューガイドを用いて許容できる範囲でフリーハンドにてドリリングを行い，スクリューを挿入する．

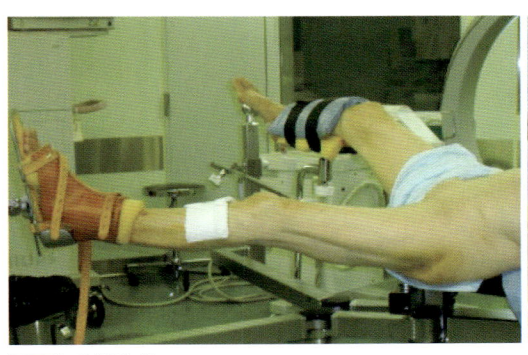
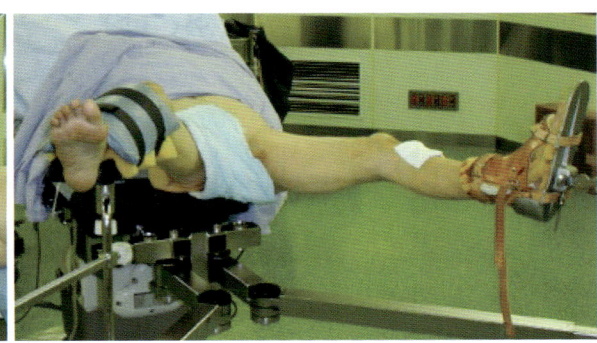

図2 **手術体位**

患側股関節外転位，健側股関節および膝関節屈曲位とし患部のX線透視を行いやすくする．

> **P**oint
> 不安定型においては内側前方骨片の粉砕の程度を確認するためにCTを撮影して本法の適応か否かを判断する．

手術手技

1. セッティング，手術体位

　基本的には，仰臥位で牽引手術台を用いて，転子部骨折に対するCHSを用いての骨接合術と同様に手術を行う．患側股関節外転位，健側股関節および膝関節屈曲位とし，患部のX線透視を行いやすくする（図2）．

2. マーキング，皮切

　前後透視像にて大転子のレベルにマーキングを行い皮切の目安とし，軸射透視像にて頚部中心にマーキングを行い，スクリュー挿入時の前捻角の目安とする（図3）．皮切は大腿外側に大転子部から転子下骨幹部まで直線的に加える（図4）．

3. 骨折部の展開

　皮切に沿って展開を行い，腸脛靱帯から大腿筋膜張筋を縦切し，同レベルで外側広筋も縦切し，大腿骨外側皮質および骨折部を展開する（図5）．

4. 骨折部の整復

　可能な範囲で主骨片の接触を得られるように整復を行い，K-wireにて仮固定を行う．牽引した状態で近位骨片を整復位に保持できない場合は，近位骨片にK-wireを刺入し骨片を整復位に近い形で保持した状態でK-wireを寛骨臼に進め仮固定を行ったうえで，遠位骨片の整復を行うことも検討する[3]（図6）．

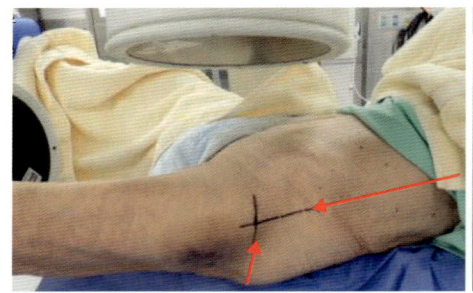
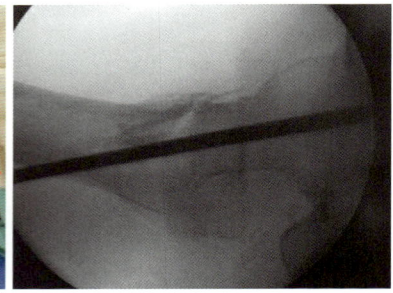
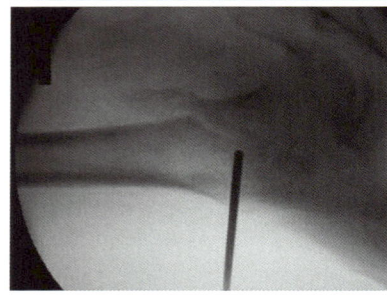

図3 マーキング

前後透視像にて大転子のレベルにマーキングを行い皮切の目安とし，軸射透視像にて頚部中心にマーキングを行い，スクリュー挿入時の前捻角の目安とする．
（注：X線透視下の画像は本法の適応ではない症例のものである．）

A

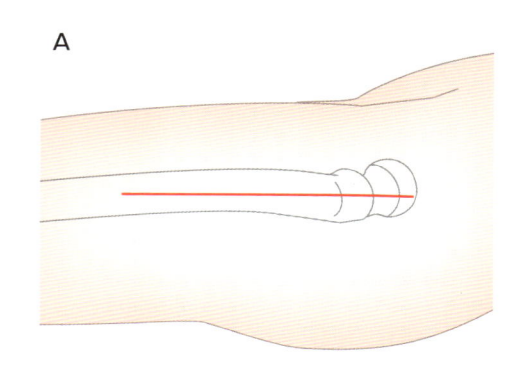

B

大腿筋膜張筋

腸脛靱帯

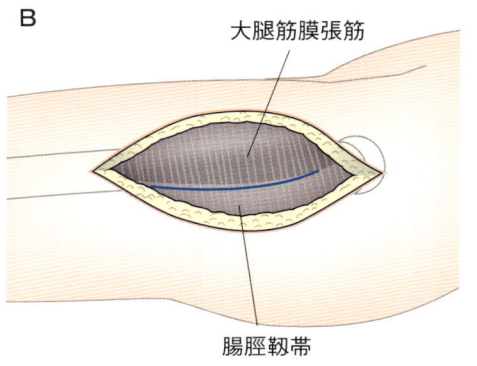

図4 皮切

皮切は大腿外側に大転子部から転子下骨幹部まで直線的に加える．

A

外側広筋　大腿筋膜張筋

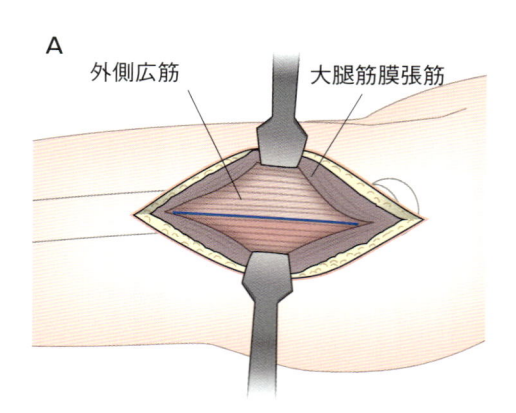

B

腸脛靱帯　外側広筋

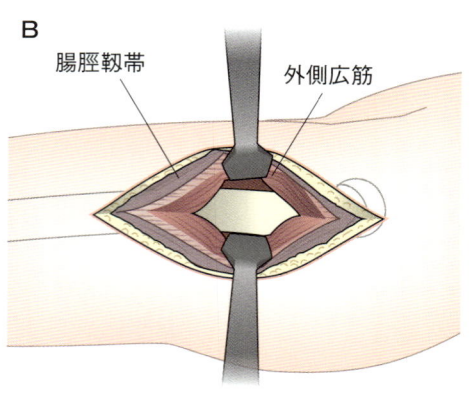

図5 骨折部の展開

皮切に沿って展開を行い腸脛靱帯から大腿筋膜張筋を縦切し，同レベルで外側広筋も縦切して大腿骨外側皮質および骨折部を展開する．

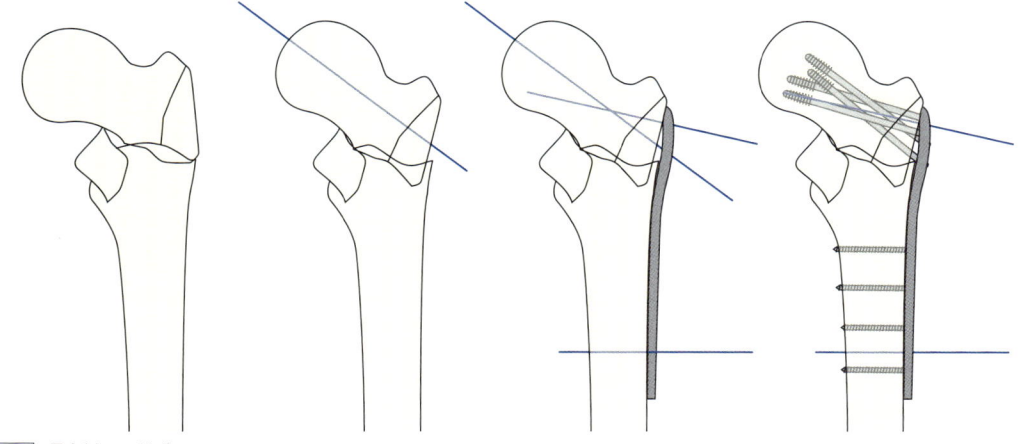

図6 骨折部の整復
牽引した状態で近位骨片を整復位に保持できない場合は，近位骨片にK-wireを刺入し骨片を整復位に近い形で保持した状態でK-wireを寛骨臼に進め，仮固定を行ったうえで，遠位骨片の整復を行うことも検討する．

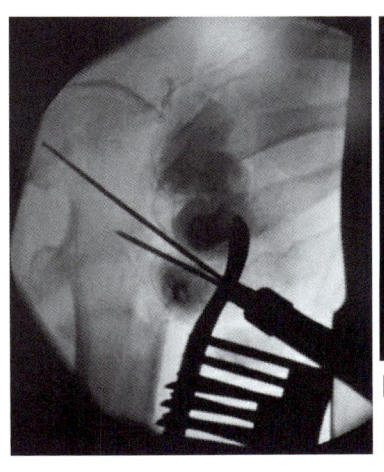
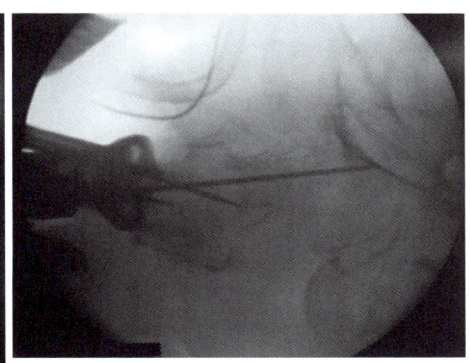

図7 術中操作①
NCBを外側骨皮質に沿わせてプレートをK-wireにて仮固定する．

> **手術のコツ**
>
> 牽引した状態で近位骨片を整復位に保持できない場合は，近位骨片にK-wireを刺入して骨片を整復位に近い形で保持した状態でK-wireを寛骨臼に進め仮固定を行ったうえで，遠位骨片の整復を行うことも検討する．

5. NCBの設置，スクリュー固定

骨折部の整復，仮固定ができたらNCBを外側骨皮質に沿わせてプレートをK-wireにて仮固定する．その後，近位骨片へのスクリューをフリーハンドにて挿入する．NCBはスクリューを打つ方向を全方向に15°振れる自由度があるので，スクリューガイドを用いて許容できる範囲でフリーハンドにてドリリングを行い，スクリューを挿入する（**図1**）．遠位のスクリュー固定はプレートでの通常のスクリュー固定と同様である．その後，近位のスクリューのロッキングを行う（**図7～図9**）．

> **手術のコツ**
>
> NCBはスクリューを打つ方向を全方向に15°振れる自由度があるので，スクリューガイドを用いて許容できる範囲でフリーハンドにてスクリューを挿入する．

6. 閉創

外側広筋，腸脛靱帯から大腿筋膜張筋を修復し，ドレナージチューブを留置して閉創する（**図10**）．

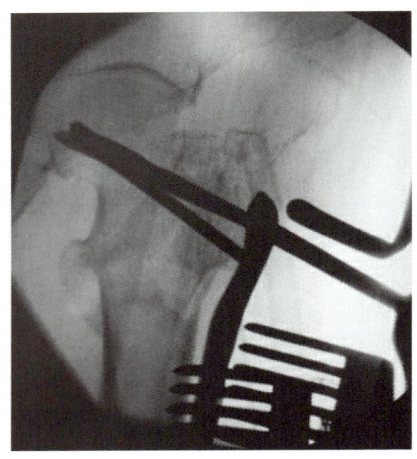
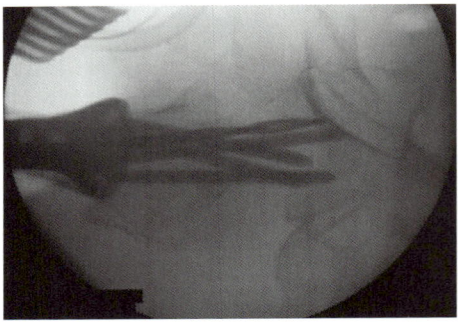

図8 術中操作②
近位骨片へのスクリューをフリーハンドにて挿入する.

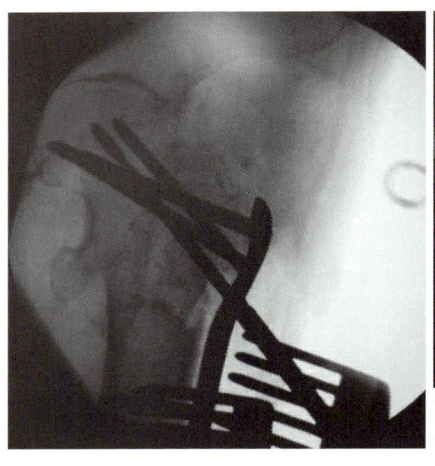
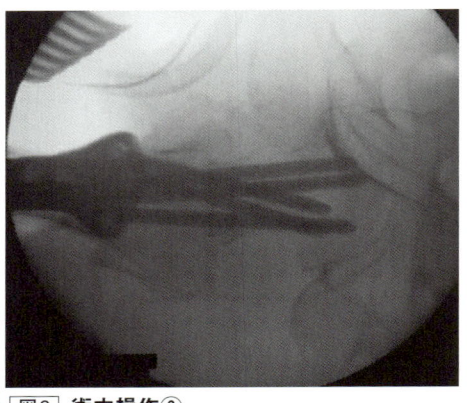

図9 術中操作③
近位骨片へのスクリューをフリーハンドにて挿入する.

術後療法

　手術翌日より可動域訓練を行うが，荷重に関しては免荷を要する．約4週間免荷の後，荷重を開始する.

> **ピットフォール**
>
> 　NCBを用いて固定を行った場合，ある程度強固な固定とはなるので，術後早期より可動域訓練は行ってよいが，staticな固定であり，一定期間の免荷は必要である.

症例提示

1. 症例1

　症例は87歳，女性．Evans type Ⅱ +type Ⅰ -4.
　牽引によって良好な整復位が得られ，K-wireで

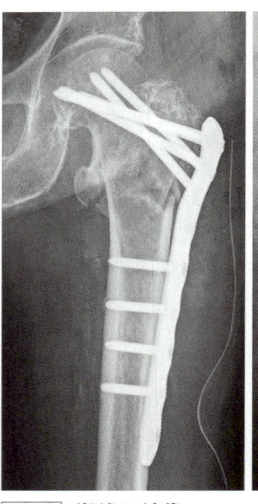
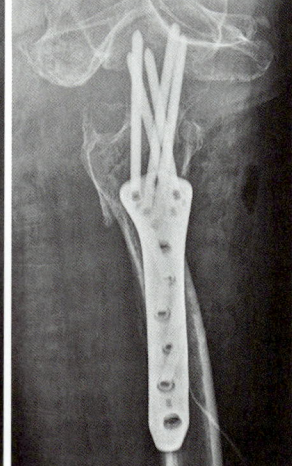

図10 術後X線像

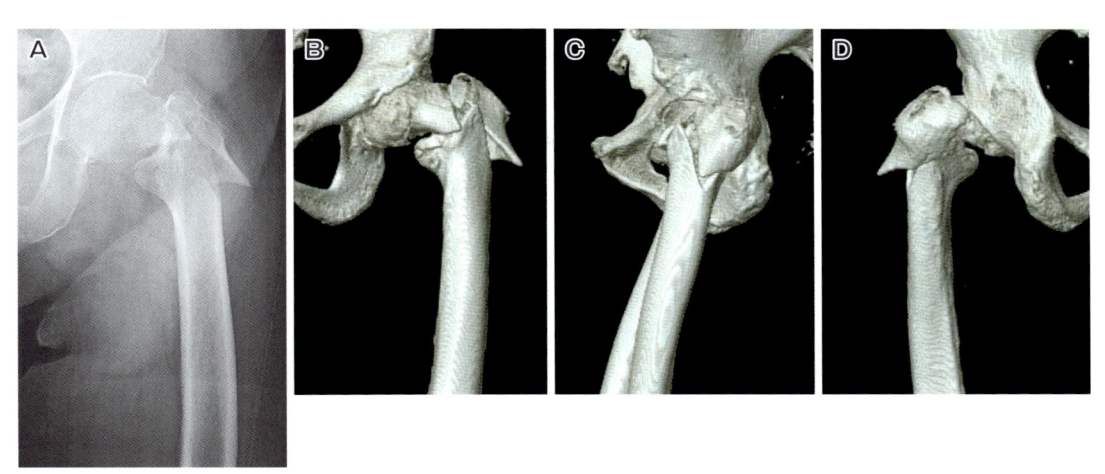

図11　症例1（87歳，女性）：術前

Evans type Ⅱ +type Ⅰ -4.
A：術前Ｘ線像.
B・C・D：術前3D-CT.

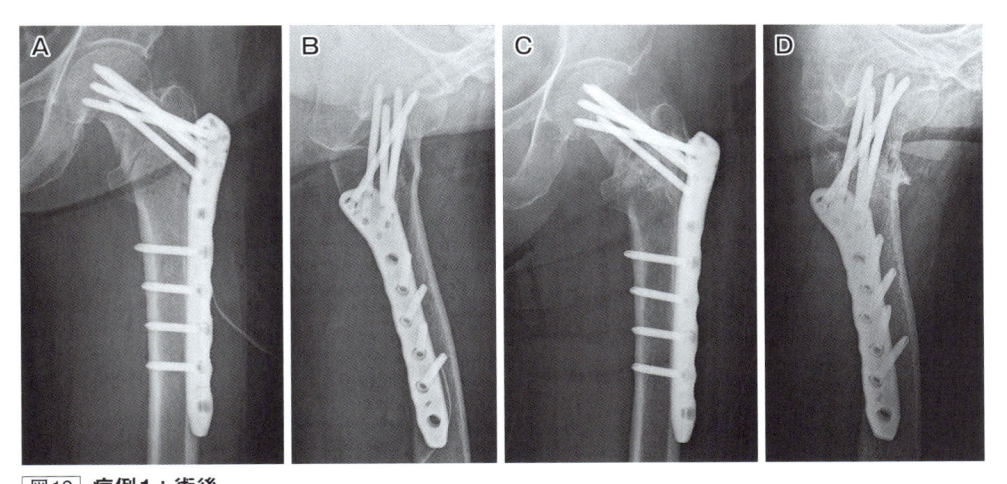

図12　症例1：術後

牽引よって良好な整復位が得られ，K-wireで仮固定を行ってからNCBにて固定を行った.
A・B：術後.
C・D：術後4カ月.

仮固定を行ってからNCBにて固定を行った．手術時間は49分，出血量は60 mLであった．術後4週から部分荷重を開始した．術後4カ月時の骨癒合は良好である（図11，図12）.

2. 症例2

症例は62歳，男性．Evans type Ⅱ +type Ⅰ -4.

牽引のみでは近位骨片の内反転位が残存して整復位が得られなかったため，近位骨片にK-wireを刺入して骨片を整復位に近い形で保持した状態でK-wireを寛骨臼に進め仮固定を行ったうえでNCBにて固定を行った．手術時間は75分，出血量は265 mLであった．術後4週から部分荷重を開始した．順調に経過し，術後1年時の骨癒合は良好で，抜釘術を行った（図13，図14）.

おわりに

大腿骨転子部から転子下骨折において粉砕が強い症例においては，牽引のみでは整復位が得られず，整復操作が困難な場合が少なくない．また，整復位が得られてもsliding機構を有する固定材では術後

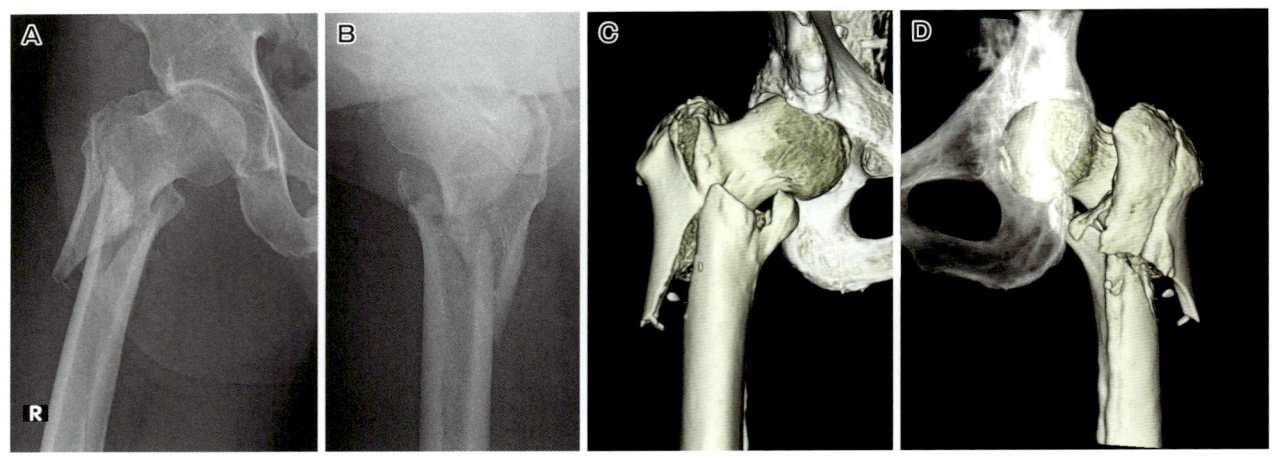

図13 症例2（62歳，男性）：術前

Evans type Ⅱ +type Ⅰ -4.
A・B：術前X線像.
C・D：術前3D-CT.

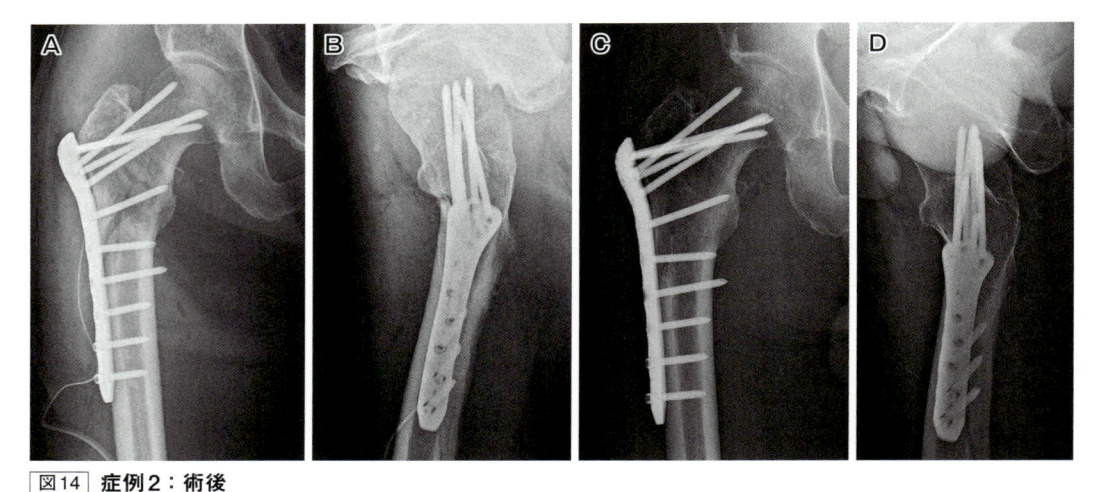

図14 症例2：術後

牽引のみでは近位骨片の内反転位が残存し整復位が得られなかったため，近位骨片にK-wireを刺入し骨片を整復位に近い形で保持した状態でK-wireを寛骨臼に進め仮固定を行ったうえで，NCBにて固定を行った.

の整復位を保持することが難しい場合が少なくない. そのような症例において本法は術後免荷を要するデメリットはあるものの，有用な方法であると考えられるので，手術法の一法として検討してもよいのではないかと考える.

文献

1）生田拓也. 大腿骨転子部骨折に対するCHSによる治療：整復の重要性および適応限界例について. 東海関節. 9, 2017, 19-26.

2）Evans, EM. The treatment of trochanteric fractures of the femur. J Bone Joint Surg Br. 31B（2），1949, 190-203.

3）生田拓也ほか. 大腿骨転子部から転子下粉砕骨折に対するNCB® DFによる治療経験. 骨折. 44（2），2022, 397-400.

1-3 Ender釘による骨接合術
：転子下骨折に対するEnder法の実際

WEB動画▶

高畑智嗣 Satoshi Takahata ｜ JAかみつが厚生連上都賀総合病院外傷外科部長

はじめに

転子下骨折は昔からEnder法のよい適応で，plateやinterlocking nail（ILN，long femoral nailを含む）での苦労が嘘のように容易に治癒する．現在，ILNは転子下骨折手術の主流だが，後述する理由により骨折の整復と正確な挿入が困難で，骨折部を展開する直接的整復を高率に要する．術後も遷延癒合やインプラント破損が散見される．一方，Ender法は患肢を外転位で手術できるので，整復が容易で骨折部展開は不要なことが多い．術後も仮骨形成が旺盛で骨癒合が早い．それにもかかわらず，Ender法が使われることは少ない．それは，Ender法への苦手意識が使用を躊躇させているようである．しかし転子下骨折はEnder法のなかでは技術的に容易なほうなので，骨折手術に慣れた術者であればEnder法の経験がなくても可能であろうと筆者は考えている．患者のために，食わず嫌いを克服されることを勧める．

転子下骨折に対するILNの問題点

牽引手術台上仰臥位でILNを挿入するには患肢を軽度内転する必要があるが，軽度内転位での転子下骨折の整復は困難である．その原因は中殿筋の緊張もあるが，牽引手術台の股間ポストが関与していると筆者は考えている．股間ポストは骨折部よりも遠位にある．そのため患肢を内転すると，股間ポストが支点となって骨折部が外側へ押し出される．その結果，骨折部が内反するだけでなく近位骨片は外転

するので，ILNの挿入が困難となる．この現象は患肢内転を強くするほど，大腿の軟部組織が厚いほど顕著となる．骨折部を展開して直接的整復を試みても，股間ポストと患肢の位置関係が変わらないので，事態はあまり改善しない（図1A，B）．もし高度肥満患者にILNを挿入しなければならない場合は，股間ポストを外すいわゆるarcher positionを試みるのがよいと筆者は考えている[1,2]．

Ender法の特徴

Ender釘（ミズホ株式会社がエンダー釘の名称で販売）は弾性のあるステンレス製のロッドで，症例ごとに曲げを調整し，基本的に複数本を髄内に挿入して内固定するelasticな髄内釘である．直径は各種あるが，成人の転子下骨折ならば直径4.0 mmを用いる．転子下骨折に対するEnder法の特徴を述べる．

1. 整復位を得やすい

Ender法も牽引手術台上仰臥位で手術するが，患肢を内転する必要がないので股間ポストの影響はなく，近位骨片に合わせて遠位骨片を外転/屈曲/外旋位で牽引することで整復位を得やすい（図1C）．

2. 短縮して軸圧がかかる

Ender釘は骨折部での短縮をブロックしない．そのため骨折部にたとえ骨吸収が発生しても，骨折部の接触と軸圧が保たれるため骨癒合に有利である．高度に粉砕した大腿骨骨幹部骨折では脚長差が発生することがあるが，転子下骨折では臨床上問題となる脚長差は発生しにくい．Ender釘を適度に分散さ

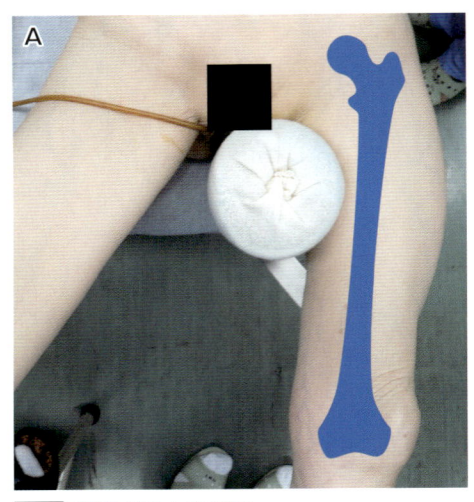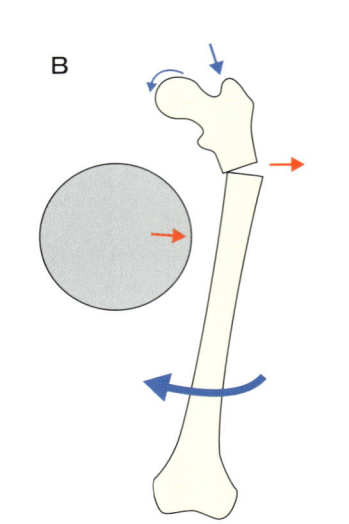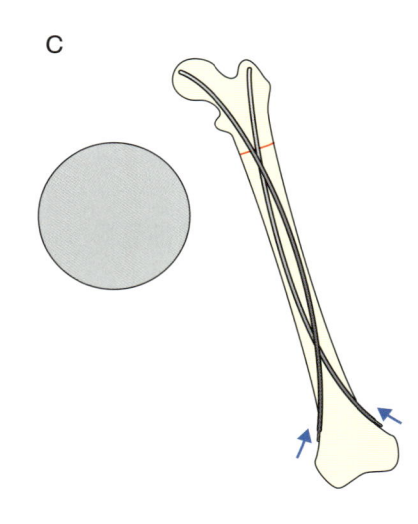

図1 股間ポストの影響

A：股間ポストは骨折部よりも遠位にある.
B：患肢を内転すると，股間ポストが支点となって骨折部が外側へ押し出される．その結果，骨折部が内反するだけでなく近位骨片は外転するので，ILNの挿入が困難となる.
C：Ender法では釘を遠位から挿入するため，患肢を内転する必要がないので股間ポストの影響はない.

せれば，骨折部の回旋安定性は悪くない.

3. Elastic fixation

　Ender釘は弾性があるので，Ender法はelasticな内固定である．すなわち骨折部がstaticではなくdynamicなので，仮骨形成が旺盛である．plateやILNで仮骨形成が旺盛ならば固定性不良による偽関節を心配するが，Ender法では骨折部に軸圧がかかり続けるので，仮骨は架橋して早期に骨癒合する．またelasticなのでインプラント折損はほとんどない．インプラントと骨の接触部に力が集中しないので，高度粗鬆骨であってもインプラント周囲の骨吸収や骨破壊は少なく，固定性が維持される.

Ender法の基本手技

1. 挿入孔を開ける

　青壮年の転子下骨折で内外側顆上部から釘を挿入する場合は，4.5 mmドリルを顆上部の傾斜に接触させ，ドリル先が骨に接触する位置に穿孔する．ドリル孔が十分強斜位に空かない場合は，近位へ連続してドリル孔を空け，それらを連結して楕円の孔にする．こうすると挿入した釘の尾部が骨外にある場

合に，釘尾部は顆上部の傾斜に沿うので突出しない（図2）．高齢者の転子下骨折では，大腿骨内側顆上部にドリルとノミを用いて，膝蓋骨上極のレベルを最遠位とする3×1.5 cm程度の長方形に開窓する．高齢者では髄腔をEnder釘で満たし（stacking nail法），釘尾部は髄内まで挿入する（図3）.

2. 釘を曲げる

　術後の釘の配置と形状を想像して，その形状に釘を曲げる（図4）．骨折を整復した状態を作図したり，健側の2方向X線写真を反転して，それらにEnder釘の曲げを合わせると正確である．TEN（tatanium elastic nail®，ジョンソン・エンド・ジョンソン社）で推奨されるover bendingは通常用いないが，髄腔が狭い場合に曲げが伸びて目的の位置に入らないときは，強めに曲げることがある．挿入してみて，挿入困難や骨折部の通過困難や，骨折部に角状変形が発生する場合は，引き抜いて曲げを修正する.

3. 打ち込む

　軽いラバーハンマーよりも，重い金属製ハンマーがよい．打ち込み器は3種類あり（図5），釘が骨折部を通過するまでは，打ち込みと引き抜きの両方が

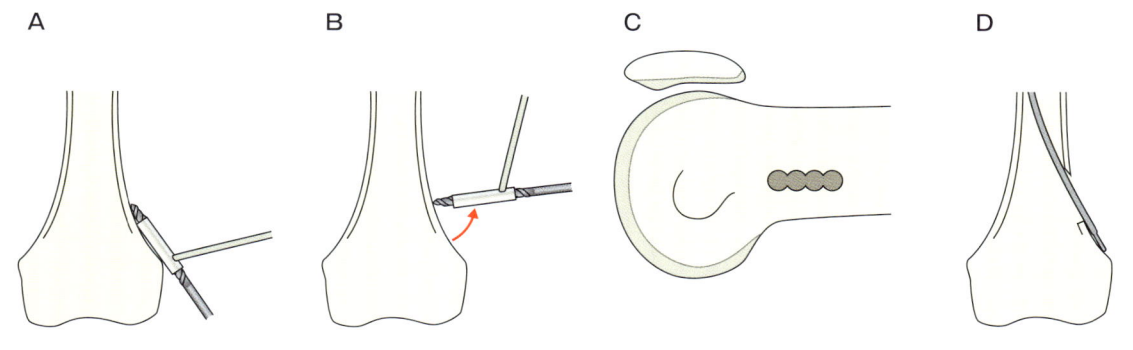

図2 青壮年の挿入孔
青壮年の転子下骨折で内外側顆上部から釘を挿入する場合は，4.5 mm ドリルを顆上部の傾斜に接触させ（A），ドリル先が骨に接触する位置に穿孔する（B）．ドリル孔が十分強斜位にあかない場合は，近位へ連続してドリル孔をあけ，それらを連結して楕円の孔にする（C）．こうすると挿入した釘の尾部が骨外にある場合に，釘尾部は顆上部の傾斜に沿うので突出しない（D）．

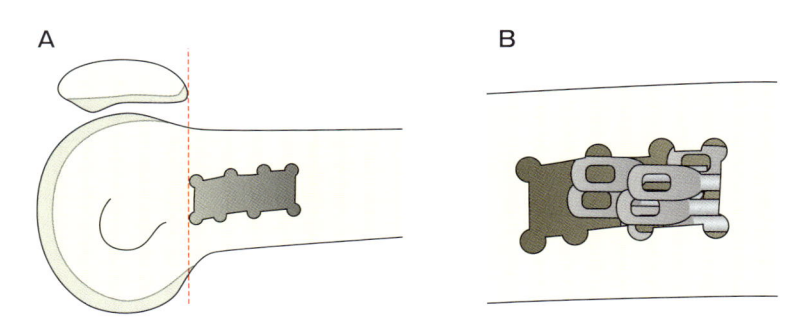

図3 高齢者の挿入孔
A：高齢者の転子下骨折では，大腿骨内側顆上部にドリルとノミを用いて，膝蓋骨上極のレベルを最遠位とする 3×1.5 cm 程度の長方形に開窓する．
B：高齢者では髄腔を Ender 釘で満たし（stacking nail 法），釘尾部は髄内まで挿入する．

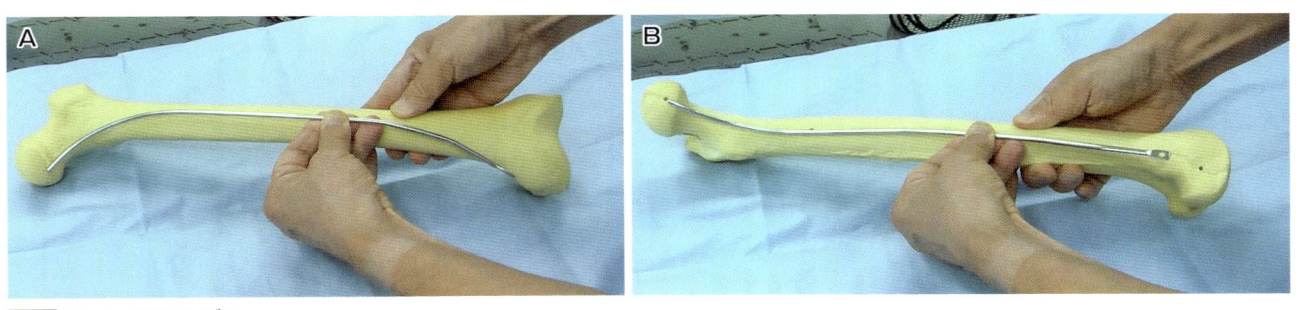

図4 Ender 釘の曲げ方
A：術後の釘の配置と形状を想像して，その形状に釘を曲げる．髄腔が狭い場合は正面像でみて強めに曲げることがある．
B：側面像では骨幹部の前弯と頚部の前捻を再現する．

可能な「打ち込み抜去器」を用いる．釘が骨折部を通過したら引き抜く可能性は減り，回旋コントロールができればよいので，コンパクトな「T型打ち込み器」に付け替える．そして最終段階では回旋コントロールは不要で釘を深部へ打ち込めればよいので，

最も小さい「終末打ち込み器」に付け替える．

4. 釘先端を反対側骨片の髄腔に入れる

　打ち込み抜去器を操作して釘を回旋し，釘先端を反対側骨片の髄腔の方向へ向ける．それでも釘先端が髄腔に届かない場合は，釘を引き抜いて先端の曲

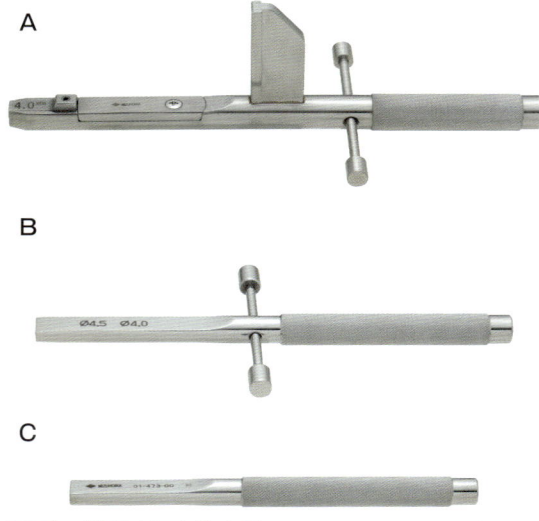

A

B

C

図5 **3種類の打ち込み器**（写真提供：ミズホ株式会社）

A：打ち込み抜去器．
B：T型打ち込み器．
C：終末打ち込み器．

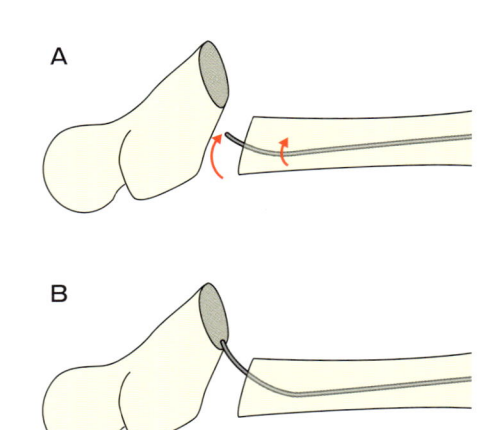

A

B

図6 **釘先端を反対側骨片の髄腔に入れる①**
打ち込み抜去器を操作して釘を回旋し，釘先端を反対側骨片の髄腔の方向へ向ける（A）．それでも釘先端が髄腔に届かない場合は，釘を引き抜いて先端の曲げを大きくしてから再挿入する（B）．

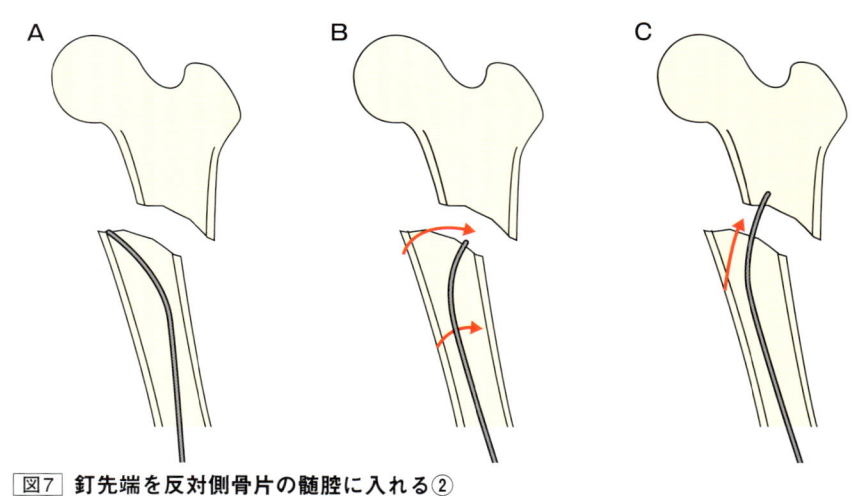

図7 **釘先端を反対側骨片の髄腔に入れる②**
反対側骨片の髄腔が釘先端の反対方向ならば（A），釘を髄内で180°回旋し（B），釘を進めると髄内に入る（C）．

げを大きくしてから再挿入する（**図6**）．近位骨片髄腔が釘先端の反対方向ならば，釘を髄内で180°回旋する（**図7**）．釘の回旋は，静止状態で回旋するよりも釘を打ち込みつつ回旋するほうが無理が少ない．釘を髄内で180°回旋するのは，青壮年の骨幹部なら問題ないが，高度粗鬆骨では術中骨折の恐れがあるので慎重丁寧に行う．

Ender釘の操作だけでは釘先端が反対側骨片の髄

腔に入らない場合は，体表より骨幹部を押して両骨片を近づけてから釘を進める（**図8A**）．それでも難渋するならば，小切開からエレバトリウムを挿入して骨片を操作する（**図8B**）．スタインマンピンや創外固定のハーフピンを骨片に刺入してジョイスティックとしてもよい（**図8C**）．

5. 骨折部の整復

釘先端を反対側骨片の髄腔に入れた後，釘を回旋

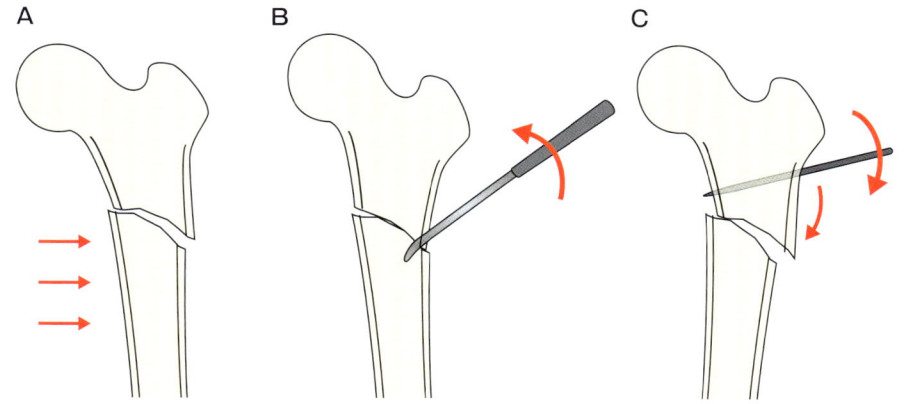

図8 Ender釘の操作だけでは困難な場合
A：体表より骨幹部を押して両骨片を近づける.
B：小切開からエレバトリウムを挿入して骨片を操作する.
C：スタインマンピンや創外固定のハーフピンを骨片に刺入してジョイスティックとする.

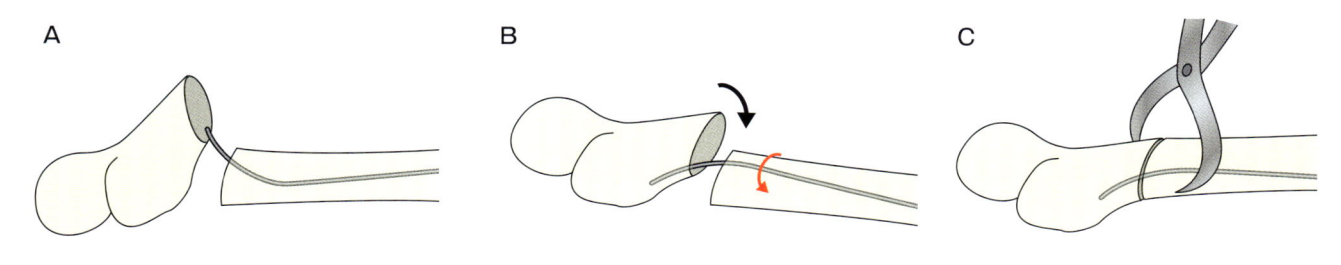

図9 骨折部の整復を改善する方法
A：釘先端を反対側骨片の髄腔に入れる.
B：釘を回旋すると骨折部の整復が改善する.
C：骨把持鉗子で整復する場合は，その前にEnder釘を1本通過させておくと，整復操作が容易である.

して反対側骨片をコントロールすると骨折部の整復を改善できる（図9A，B）（動画1）. 骨折部で複数の釘が分散すると，見かけの髄腔占拠率が上がって整復が改善する（図12C，図13C）. 骨折部を数cm切開してポイント付き骨把持鉗子やローマン骨把持鉗子を挿入して直接的に整復することもできる. 軟鋼線やケーブルで骨折部を巻いてもよい. 骨把持鉗子で整復する場合は，その前にEnder釘を1本通過させておくと，整復操作が容易である（図9C）（動画1）.

6. 釘尾部の処理

青壮年で内外側顆上部のドリル孔から釘を挿入した場合は，釘尾部は骨外に出し，挿入孔を固定性に利用する（図2D）. 高齢者で内側顆上部に大きく開

窓した場合は，釘尾部を骨内まで挿入する（図3B）. この場合，釘尾部の曲がりは小さくしておき，終末打ち込み器は髄内まで挿入してよい.

転子下骨折の手術手技

体位は牽引手術台上仰臥位で，患肢牽引の方向は遠位骨片を近位骨片に合わせるようにする. ふつう近位骨片は外転／外旋／屈曲しているが，強く牽引すると外転はわずかで済むことが多い. 外旋も近位骨片に合わせるが，術中に近位骨片にEnder釘が1〜2本入れば，患肢の外旋を小さくして見慣れた透視画像にするほうが，その後の手術がやりやすい. 近位骨片の屈曲は高度なことが多く，牽引手術台の限界まで遠位骨片を屈曲しても足りないことが多い.

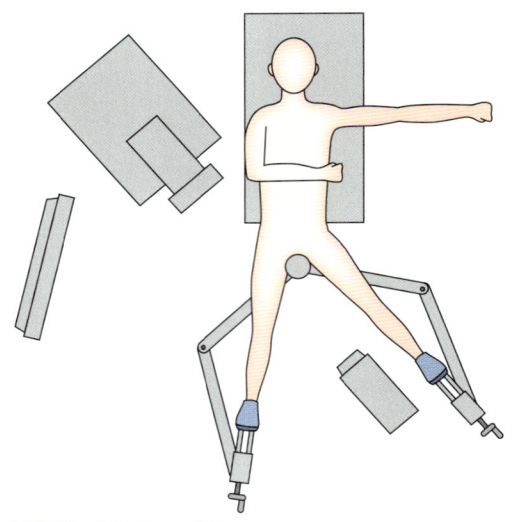

図10　手術室の配置
健側肢の牽引は伸展外転位で行う．Cアームの本体は患側の頭側に設置し，それに隣接してディスプレイを配置する．Cアームは上回しでも下回しでも可能である．

しかし術中の髄内整復（**動画1**）や骨折部切開による直接的整復を追加すれば，残存していた屈曲が矯正されて良好な整復が得られる．

健側肢の牽引は伸展外転位で行う．ILNのように股関節と膝関節を屈曲しなくても，軸射像を透視できるからである．健側肢を伸展位で牽引するので，患肢の牽引を強くしても骨盤が不安定にならない．Cアームの本体は患側の頭側に設置し，それに隣接してディスプレイを配置する（**図10**）．Cアームは上回しでも下回しでも可能である．

Ender釘の先端は，内側では頚部を越えて骨頭まで挿入する．しかし骨頭穿孔は避けたいので，軟骨下骨から1〜2cm手前までとする（**動画2**）．軸射像での釘の分散は追求しなくてよい．外側では大転子に深く挿入するが，釘の先端は大転子を貫通しないほうがよい．しかし貫通しても突出が1〜2cmならば大きな問題にはならないので，その場合は入れ直さなくてよい．

1. 青壮年の転子下骨折

多くの場合，骨幹部の髄腔が狭く近位骨片の骨質がよいので，顆上部内外側から挿入する三点固定の

対向設置で安定する．釘尾部の扁平な部分は挿入孔の外に出しておく（**図2D**）．内外側2本の釘がよい位置に設置できれば固定性は十分だが，釘を追加して骨折部での髄腔占拠率をあげるとより安定する．骨折部内側の接触が不良でも，術後に短縮して改善する．

症例①：39歳，男性． 体重は90kgであった．患肢を外転/外旋/屈曲位で牽引した．患肢の自重で骨折部が吊り下がったので，牽引手術台の支持器を用いて後方より押し上げた．牽引しても骨折部の内反が残存したので，まず外側釘を外側顆上部の2cmの切開から挿入した．次に内側顆上部の3cmの切開から骨頭へ内側釘を2本挿入した．体重は90kgあったが手術に支障はなく，手術時間33分であった．仮骨形成が通常のEnder法よりも遅かったが，患者は対麻痺のため骨折部にかかる軸圧が弱かったためと考えられる（**図11**）．

2. 高齢者の転子下骨折

高齢者では青壮年と異なり，近位骨片の骨質が悪く，髄腔が広く，転子部骨折を合併することが多い．そのためEnder釘は骨頭へ3本，大転子へ1〜2本の挿入が望ましい．これを内側と外側の顆上部から挿入すると顆上骨折の恐れがあるので，内側顆上部のみ3×1.5cm程度に大きく開窓する．まず骨頭へ釘を挿入するが，粗鬆骨なので釘先端は軟骨下骨から1cm手前まで挿入する．その際，釘の長さは尾側端が挿入孔に収まる長さとし，釘の遠位部分の曲げを弱くして釘尾部を髄内に収める（**図3B**）．大転子へはS字形に曲げた釘を同じ挿入孔から挿入するが，Ender釘先端の斜めカットが外方を向くように，釘の尾側を曲げる（**動画3**）．釘尾部の処理は骨頭への釘と同様である．骨頭と大転子への釘の挿入が終わった時点で骨幹部髄腔に隙間があれば，短い釘（ブロッカー）で満たして安定させる（stacking nail法）．ブロッカーは3〜5本入れることもある．

症例②：84歳，女性． 外転位で強く牽引すると

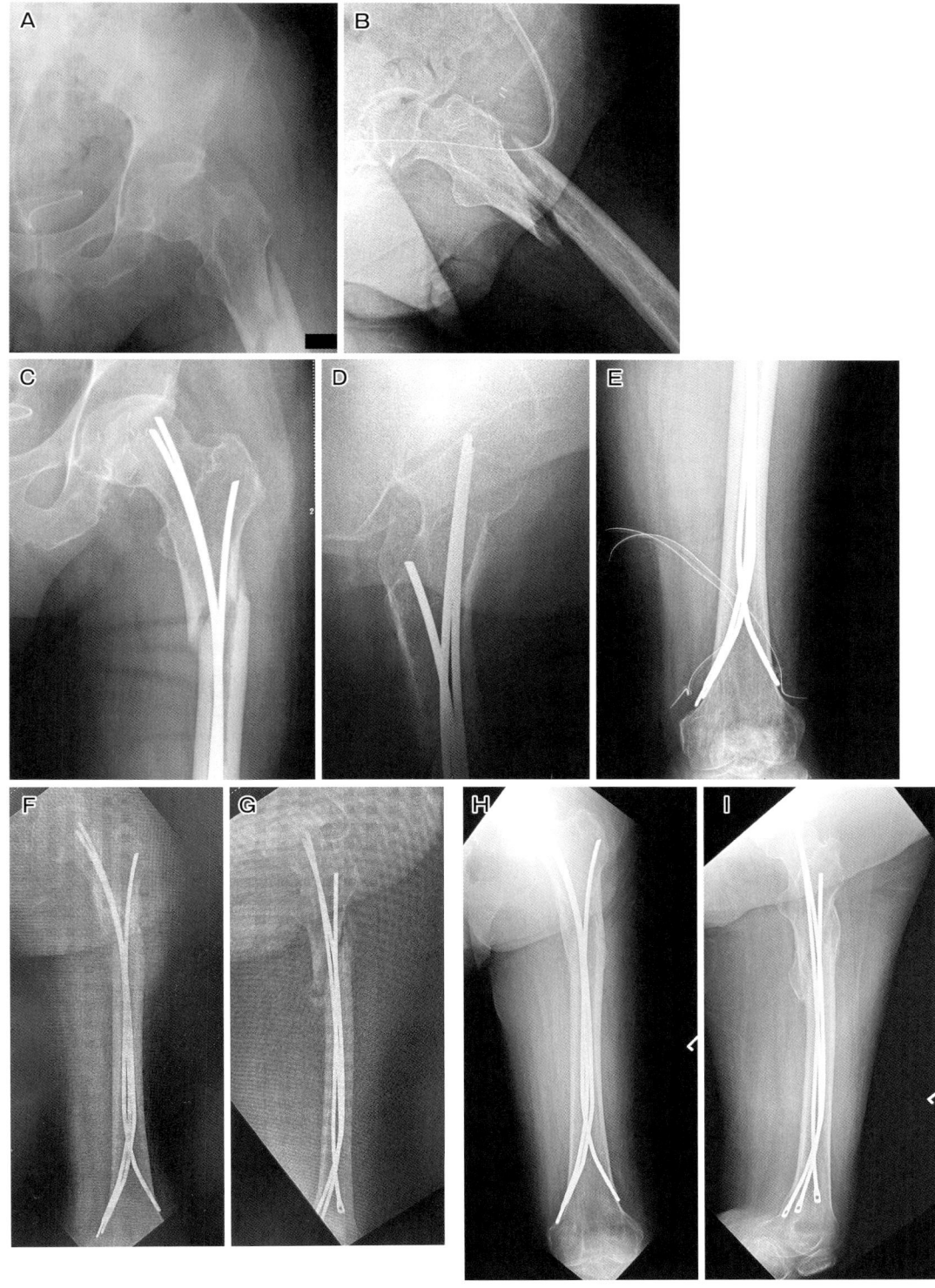

図11　青壮年の転子下骨折．症例①（39歳，男性）

A, B：術前.
C〜E：術直後.
F, G：術後6カ月.
H, I：術後5年.

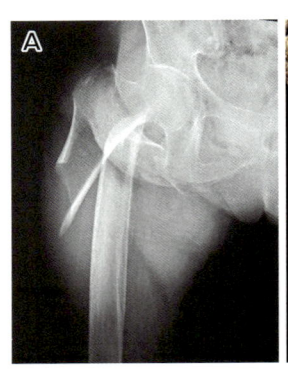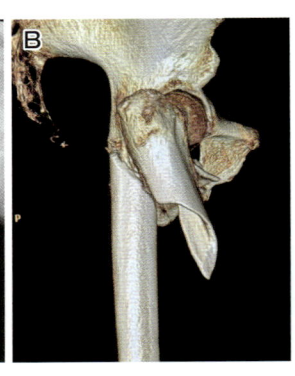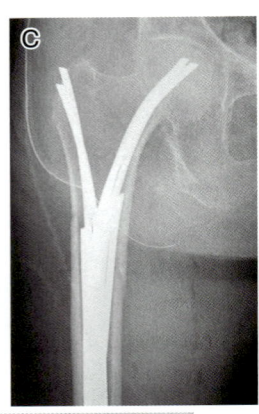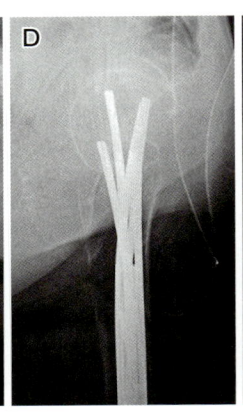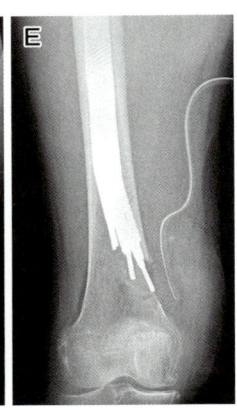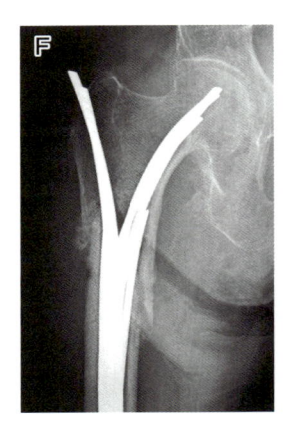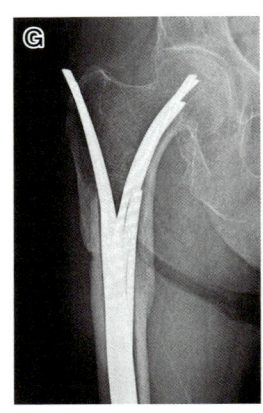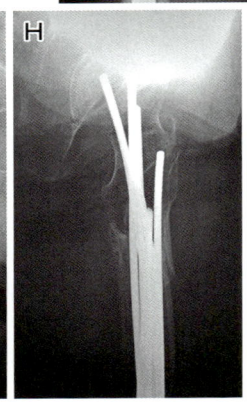

図12 高齢者の転子下骨折. 症例②（84歳，女性）
A，B：術前.
C〜E：術直後.
F：術後8週.
G，H：術後7カ月.

骨折部が外反したので，外転0°で牽引して良好な整復位が得られた．近位骨片の屈曲に対して，骨折部前方を切開して骨把持鉗子を挿入して整復した．骨頭へ3本，大転子へ2本を挿入してから骨把持鉗子を外すと，骨折部が少しずれたので，再度骨把持鉗子で整復してから，同部をネスプロンケーブル®で締結した．最後に髄腔をブロッカー3本で埋めた．手術時間1時間42分，術中出血70gであった．術翌日に1/2荷重，2週で全荷重を許可した．8週で骨癒合と判断した（図12）．

3. 非定型大腿骨転子下骨折

非定型大腿骨転子下骨折は基本的に高齢者転子下骨折に対するのと同様に手術するが，骨癒合を確実にするために骨折部を丁寧に整復する．まずEnder釘1本を近位骨片に挿入し，釘を回旋して骨折部の転位を小さくする．次いで4〜6cm切開してポイント付き骨把持鉗子を挿入し，骨折部を整復仮固定する（図9）．非定型大腿骨転子下骨折は皮質骨が厚く骨折線が単純なので，多くの場合ピッタリと整復できる（**動画1**）．同様の理由で早期に全荷重を許可する[3]．

症例③：69歳，女性．外転0°の牽引で近位骨片の外転は軽減したが，骨折部の側方転位（遠位が内側）と屈曲が残った．内側顆上部に開窓して釘を挿入し，骨折部遠位を外側に，近位を内側に押しつつ釘先端を前方へ向けて進めると近位骨片髄内に挿入できた．釘を回旋して骨折部の大きなズレを縮小させ，切開から挿入したポイント付き骨把持鉗子で綺麗に整復した．骨頭へ2本，大転子へ2本挿入してから牽引を緩め，ブロッカーを1本挿入して髄内は安定した．手術時間1時間40分，術中出血70gであった．術翌日に1/2荷重，11日で全荷重を許可した．術後3週で仮骨を認め，10週で骨癒合と判断した（図13）．

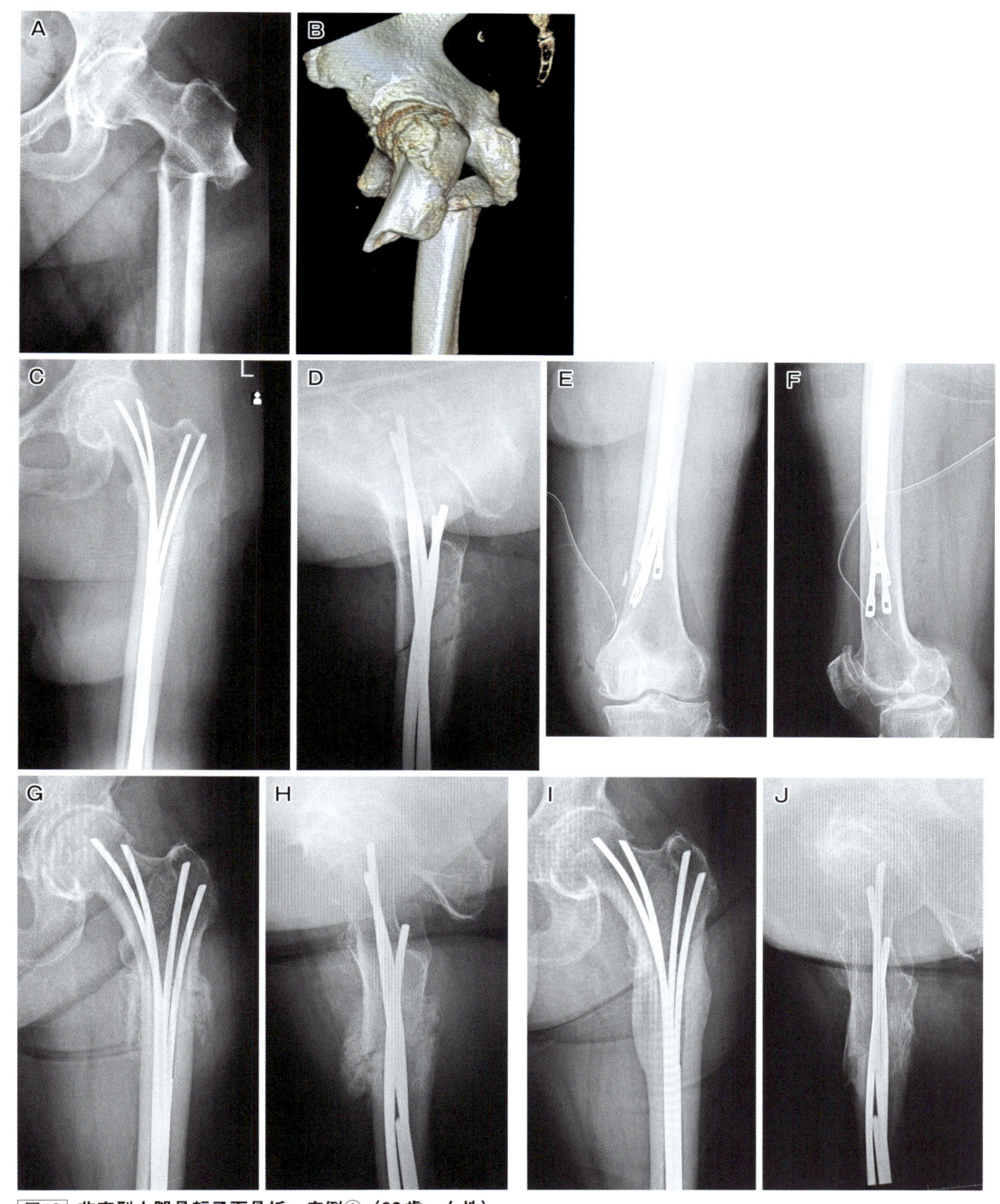

図13　非定型大腿骨転子下骨折．症例③（69歳，女性）

A，B：術前．
C〜F：術直後．
G，H：術後10週．
I，J：術後2年．

文献

1）金粕浩一．大腿骨転子部骨折の術中肢位の工夫：Archer Positionについて．関節外科．15（8），1996，1043．

2）平上健．大腿骨転子部逆斜・転子下骨折に対しArcher positionを用いた治療経験．骨折．34（1），2012，102-4．

3）高畑智嗣ほか．Ender法による非定型大腿骨転子下骨折の治療．骨折．41（2），2019，540-3．

4）高畑智嗣．"Ender法"．大腿骨近位部骨折　いますぐ役立つ！手術の実際．佐藤克巳ほか編．東京，金原出版，2013，160-7．

5）岩部昌平ほか．"前腕骨骨幹部骨折に対する髄内釘法"．髄内釘による骨接合術―全テクニック公開，初心者からエキスパートまで―．渡部欣忍ほか編．東京，全日本病院出版会，2017，181-8．

6）中澤明尋ほか．"特殊症例に対する困ったときのEnder法"．髄内釘による骨接合術―全テクニック公開，初心者からエキスパートまで―．渡部欣忍ほか編．東京，全日本病院出版会，2017，199-206．

7）高畑智嗣．Ender法〜古いが革新的な内固定法〜．Bone Joint Nerve．9（3），2019，397-403．

1-4 偽関節症例に対する手術法
：なぜ偽関節になったのか？どう治療すればいいのか？

WEB動画▶

大江啓介 Keisuke Oe ┃ 神戸大学医学部附属病院整形外科助教
福井友章 Tomoaki Fukui ┃ 神戸大学医学部附属病院整形外科助教
隈部洋平 Yohei Kumabe ┃ 神戸大学医学部附属病院整形外科
松宮 豊 Yutaka Matsumiya ┃ 神戸大学医学部附属病院整形外科
黒田良祐 Ryosuke Kuroda ┃ 神戸大学医学部附属病院整形外科教授

はじめに

偽関節治療にあたり，筆者が常に念頭においていることは「なぜ偽関節になったのか？今どういう状況なのか？どう治療すればいいのか？」である．

「なぜ偽関節になったのか？」を探るためには，まずは病歴を詳細に聴取することが重要である．受傷時の状況（高エネルギーか否か，痛みが出てからの転倒か，など）や併存症，既往症，服薬状況などを詳細に聴取することが偽関節になった原因や治療を考える手掛かりとなる．また，骨折時〔もしあれば骨折前のもの，後述する非定型大腿骨骨折（atypical femoral fracture：AFF）の診断に有用〕から直近まですべての画像を確認することも必須といえる．偽関節症例は他院から紹介されることが多いため，手間はかかるが紹介元に問い合わせて関連する画像をすべて取り寄せて目を通し，治療経過と画像所見の経時的な変化とを照らし合わせて原因を検討すべきである．偽関節の原因は一般的には**表1**に示すように数多く存在するが，単一の因子だけでなく複合的に関与していることが少なくない[1, 2]．

本稿のテーマである大腿骨転子下骨折後の偽関節は，整復不良がその主な原因とされている[3, 4]．大腿骨転子下周囲には中殿筋，短外旋筋群，腸腰筋，内転筋など多くの筋肉が付着しており，これらの筋

表1 偽関節の原因

力学的因子	固定力不足（不適切な保存治療・手術治療，インプラント折損） 整復不良 骨欠損 多骨片
生物学的因子	開放骨折 軟部組織損傷 血流障害 骨欠損 喫煙 アルコール依存 内分泌疾患 糖尿病 遺伝疾患 感染 薬剤 低栄養 高齢 骨粗鬆症

肉の作用で骨折部が大きく転位しやすい．これに対し，術者が閉鎖的な整復手技にこだわり過ぎること，整復テクニックを習得しないまま手術に臨むこと，そもそも整復を意識していないことなどが整復不良の要因として考えられる．さらに，解剖学的に外側に引張応力，内側に圧縮応力が最も集中する部位であること，転子部より皮質骨成分が多く，特に横骨折の場合では，転位量が少なくても骨片間の接触面積に影響しやすいことなど，骨癒合にとって不利な条件が揃う部位でもある．

「今どういう状況なのか？どう治療すればいいの

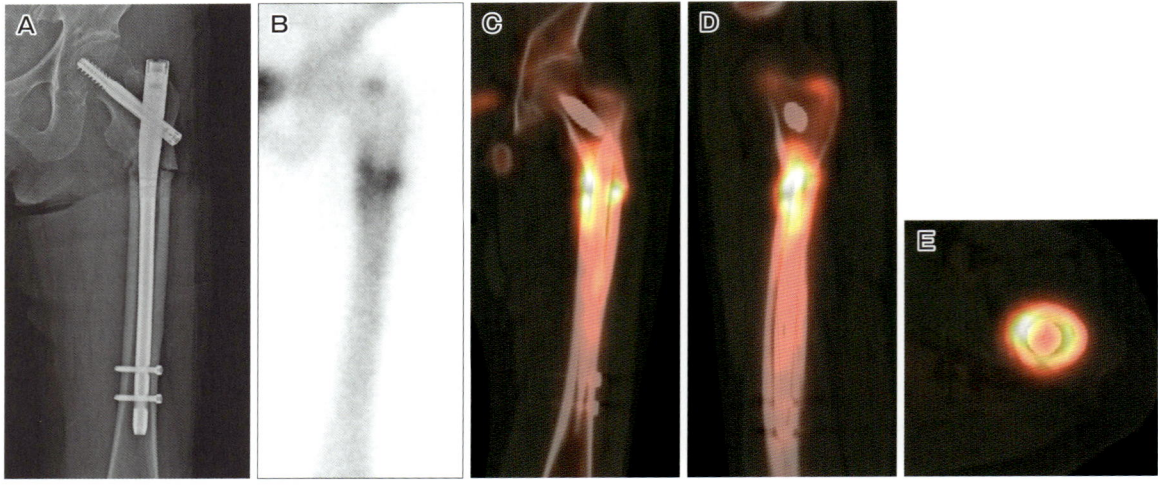

図1 骨シンチグラフィーと骨SPECT/CT所見
A：単純X線画像.
B：骨シンチグラフィー画像.
C〜E：骨SPECT/CT（C：冠状断, D：矢状断, E：水平断）.

か？」に関しては，X線，CTなどの一般的な画像検査から偽関節部の転位の状況や骨欠損の有無を評価し，整復や固定方法について十分検討する．さらに局所の生物活性を確認するためにわれわれは術前に骨シンチグラフィー検査を行っている[5]．放射性同位元素の集積の有無と偽関節手術時の整復状況によって自家骨移植の要否を決定している．このように力学的観点，生物学的観点の両面を常に意識して治療にあたっている．

本稿では偽関節治療において，われわれが行っている術前骨シンチグラフィー検査と治療戦略を紹介し，大腿骨転子下骨折後偽関節の手術治療のポイントについて自験例を提示しながら解説する．

偽関節治療における術前骨シンチグラフィー検査と治療戦略

偽関節症例に対し，通常われわれは術前に骨シンチグラフィー検査を行っている（偽関節症例に対する骨シンチグラフィー検査は保険外診療である）．本検査は骨代謝が亢進している部位に放射性同位元素が集積するという特性をもち，特に肥厚も萎縮も

していないタイプの偽関節（oligotrophic type）に対して，集積の程度から偽関節部の生物活性を評価し自家骨移植を行うかを決定する際に有用であると考えている[6]．ただし，感染性偽関節症例でも集積を認めるため，局所所見，画像所見，血液検査や局所検体の培養結果などから感染を除外しておくことが重要である．近年，当院では骨シンチグラフィー画像とCTを融合した骨SPECT/CT検査が行えるようになっている．2次元だけの評価しか行えない骨シンチグラフィー検査に対して3次元での画像評価ができるため，より正確な生物活性の部位診断が可能となり，治療計画において大変有用である[6,7]（図1）．ここで自家骨移植の要否に焦点を当てたわれわれの治療戦略を紹介する（図2）．まず，自家骨移植を検討する対象となるのは非感染性偽関節であることが大前提である．肥厚性偽関節では本検査の必要はなく，固定力を向上させる治療（太くて長い髄内釘への入れ替えやプレートの追加固定）のみを行う．非肥厚性偽関節（偽関節部が先細りしているいわゆる萎縮性の偽関節とoligotrophic typeのように先細りも肥厚もしていないタイプの偽関節を総称

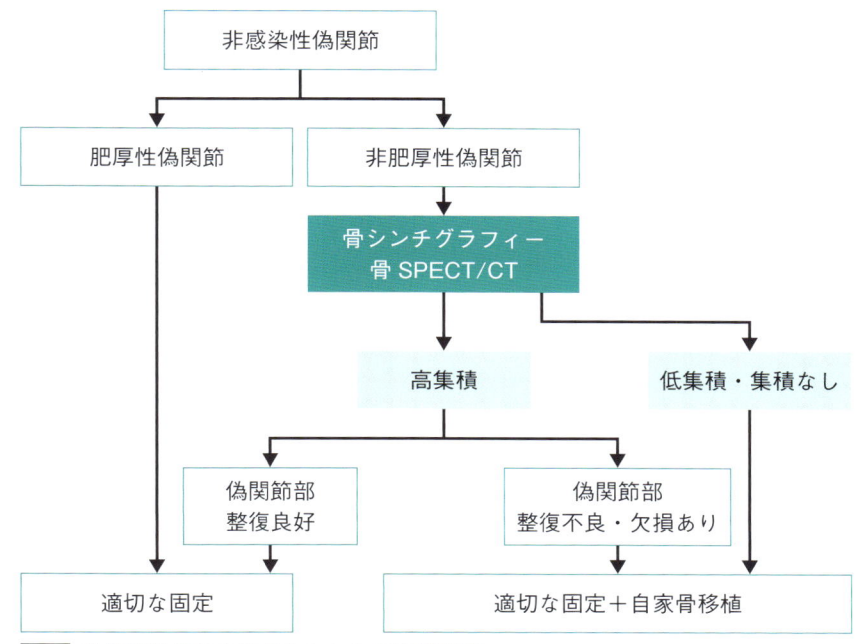

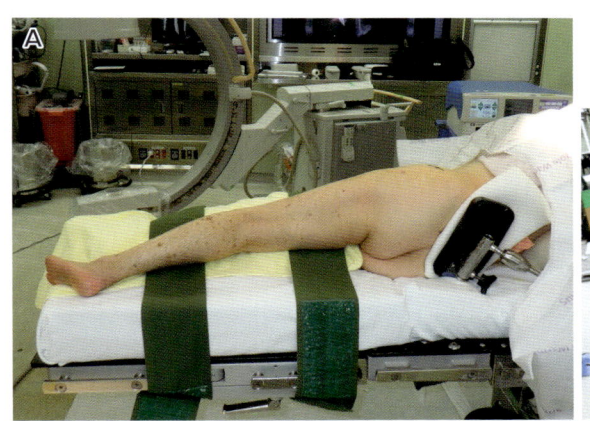

図2 偽関節治療におけるわれわれの治療戦略

（フローチャート）
非感染性偽関節
→ 肥厚性偽関節／非肥厚性偽関節
非肥厚性偽関節 → 骨シンチグラフィー 骨SPECT/CT
→ 高集積／低集積・集積なし
高集積 → 偽関節部 整復良好／偽関節部 整復不良・欠損あり
肥厚性偽関節・整復良好 → 適切な固定
整復不良・欠損あり・低集積 → 適切な固定＋自家骨移植

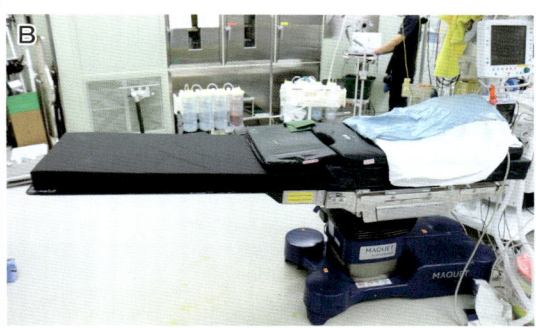

図3 手術体位
A：側臥位.
B：カーボンベッド.

してわれわれはこう呼んでいる[6]）に対し，骨シンチグラフィー検査（骨SPECT/CT検査）を行い，放射性同位元素の集積が乏しい場合は適切な固定に加えて自家骨移植を行う．十分な集積を認め，骨片間を間隙なく整復固定できた場合には自家骨移植は行わないが，偽関節部に十分な集積を認めたとしても整復固定後に，偽関節部に骨片間の間隙や骨欠損が存在する場合は自家骨移植を行う[7]．これまでわれわれはこの戦略に従って治療を行い，良好な結果を得ている[8,9]．

大腿骨転子下骨折後偽関節の手術治療のコツとポイント

1. 体位

筆者は偽関節部の展開と整復操作がしやすいため側臥位を好んで選択している．透視の際，フレームの写りこみが気になるようならカーボンベッドを使用するとよい（図3）．

2. 偽関節部の同定のコツ

　画像上明らかな偽関節像を呈していても，実際に術野を展開してみると肉眼的な不安定性がなく偽関節部がどこかわからないことがよくある．その際は尖刃刀の先端で骨を触知しながら少しずつずらしてくと抵抗なく刺さるところがある．そこが偽関節部である（**動画**）．

3. 整復・保持のコツ

　偽関節部が転位している場合やアライメントが不良の場合は，内固定材を一旦抜去し，健側を指標に整復固定し直す必要がある．しかし，新鮮骨折と比べると偽関節部の可動性は極端に低く，整復は容易ではない．偽関節部を展開して介在する線維組織を切除し，また時には仮骨を切除することで可動性が得られ整復が可能となる．偽関節部の整復保持には reduction plate やケーブルが有用である（**図4**）[10, 11]．Reduction plate は mono cortical screw で固定し，髄内釘に干渉しないように留意する．プレートのサイズは通常，small 規格を用いており，近位骨片と遠位骨片に最低でも2本ずつ mono cortical screw を挿入する．固定力向上が目的の augmentative plate の場合は large 規格を使用することが多い．

4. インプラント選択

　転子下骨折偽関節症例のほとんどが整復不良のまま髄内釘が挿入されているため，一旦髄内釘を抜去し，整復後に新たな髄内釘へと入れ替える．固定力を高めるため，十分にリーミングした後，可能な限り太く，長い髄内釘を挿入する．リーミングを行うことは髄内血行の促進にもつながる．Reduction plate を使用する場合は髄内釘を再挿入する前に設置する．過去の手術で骨頭にラグスクリューが挿入されているケースでは，抜去後に人工骨を充填したり，セメント固定ができる機種を選択することで近位骨片の固定力向上が期待できる（**図5**）．遠位横止めスクリューに関しても，より強固な固定力を獲

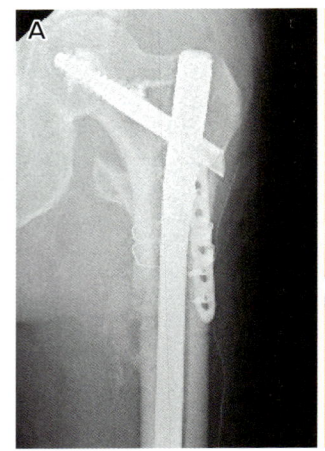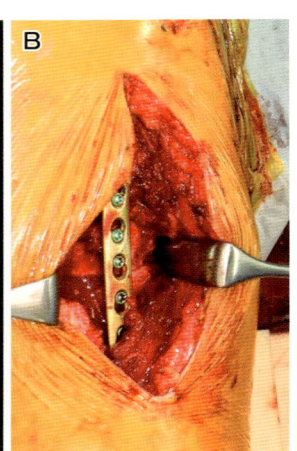

図4 Reduction plate
A：単純X線画像．
B：術中写真．

得するために，3本以上を多方向に挿入可能で，機械的に髄内釘にロックできる機種が望ましい．

> **Point**
> 　特に高齢の症例では偽関節部の骨癒合に時間を要する，あるいは骨癒合が得られないことも想定し，インプラントの剛性で少しでも長く日常生活レベルが維持できるよう（インプラントの折損を少しでも低減できるよう），金属の強度が高く，疲労耐性のあるモリブデン含有チタン合金のインプラント〔TFN-ADVANCED™ロングネイル（DePuy Synthes社）〕を選択している．

5. 自家骨移植

　採取部位は，必要な採骨量に応じて，腸骨の前方か後方か（採骨量が多い場合は後方）を選択する．また，採骨器具としてわれわれは BONE TREPHINE A（メドトロニックソファモアダネック社，以下トレフィン）を好んで使用している（**図6**）．これは脊椎外科のメーカーから販売されている器具で，比較的低侵襲に採骨が可能である．

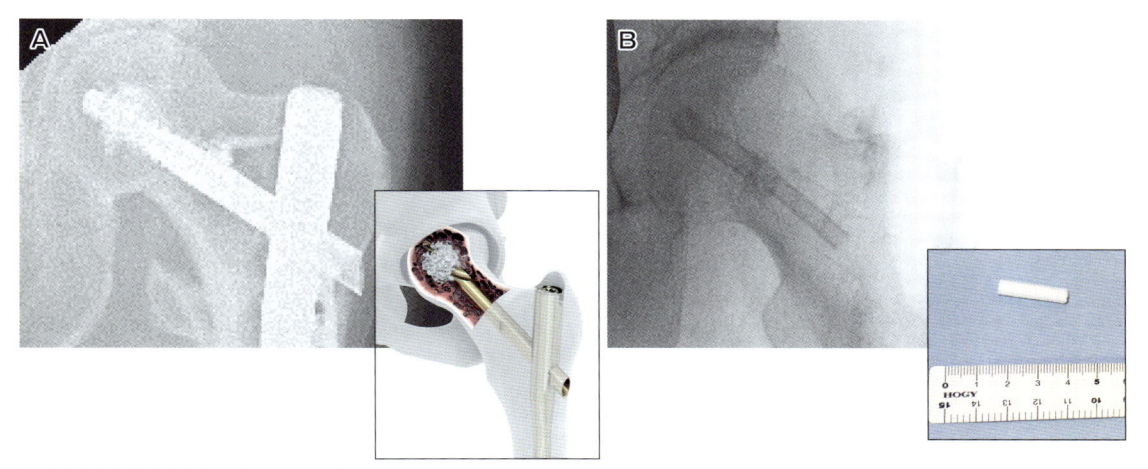

図5 近位骨の固定力向上の工夫

A：骨セメント留置.〔TFN-ADVANCED™ Proximal Femoral Nailing System（ジョンソン・エンド・ジョンソン, DePuy Synthes）〕

B：人工骨留置.〔APACERAM® AnchorFix（Hoya Technosurgical）〕

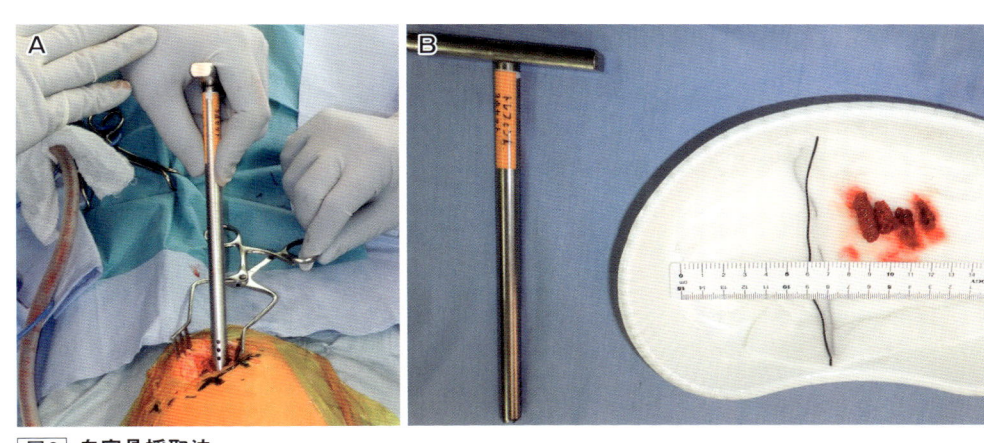

図6 自家骨採取法

A：前方の腸骨からトレフィンを用いて自家骨を採取している様子.

B：トレフィンと採取した自家骨.

採骨手技のコツ

　前方から採骨する場合は，腸骨稜に約3cmの皮膚切開を加え，腸骨膨大部からトレフィンで1カ所骨孔を作製する．徒手で慎重に掘削すると円柱状の自家骨が採取できる．同じ骨孔から少し方向を変えて掘削すると円柱状の自家骨が2〜3個採取できる（**図6**）.

6. 症例提示

　ここからは自験例を提示しながら治療のポイントについて解説する.

1）症例1

　74歳の男性（糖尿病あり，既喫煙者）．階段を2,

3段踏み外して転落し受傷，前医に救急搬送され，左大腿骨転子下骨折（AO分類31A3.3，Seinsheimer分類 Type 3a）を認めた（**図7**）．受傷4日後に前医で骨接合術（TFN-ADVANCED™ ロングネイル直径10 mm，長さ340 mm，DePuy Synthes社）が施行されたが，大きな転位を残したまま内固定されていた．術後6カ月の時点で歩行時に左股関節痛が増強，歩行困難となり近医を受診したところ，髄内釘の折損を認め，当院へ紹介となった（**図8**）．画像所見は単純X線，CTにて17°の内反と著明な屈曲転位，近位骨片の外旋転位と後方の第3骨片の周囲

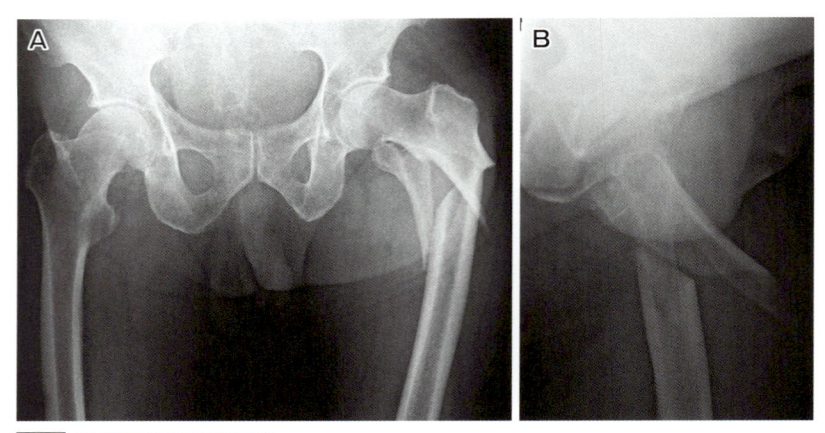

図7 受傷時単純X線画像

A：正面像.
B：軸写像.

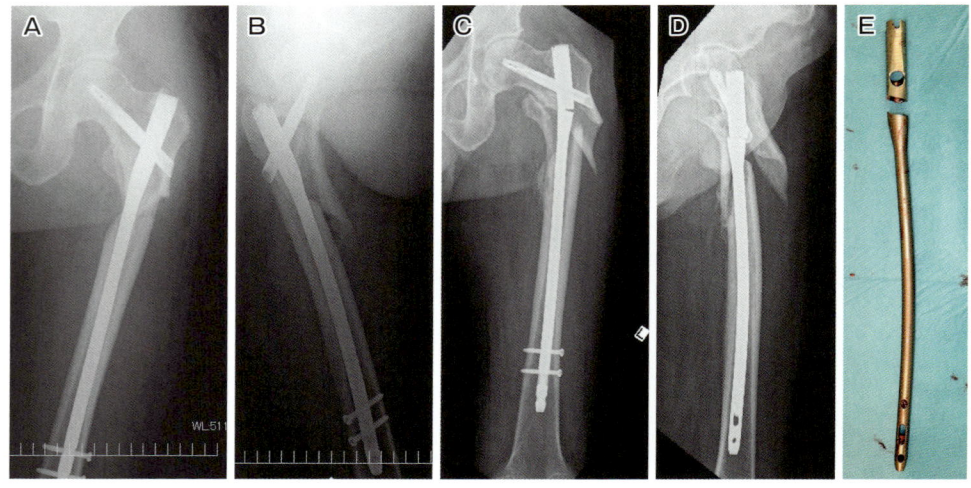

図8 術直後と術後6カ月の単純X線画像

A：術直後，正面像.
B：術直後，軸写像.
C：術後6カ月，正面像.
D：術後6カ月，軸写像.
E：折損した髄内釘.

に仮骨形成を認めた．骨シンチグラフィー検査では偽関節周囲に集積があるようにみえるが，これは第3骨片の仮骨形成周囲部での集積を示しており，主骨片間の集積は乏しいと判断した（**図9**）．

　手術は，右下側臥位で行った．偽関節部の主骨片間に介在する線維組織を掻爬して整復を試みたが，第3骨片と近位主骨片の間に存在する仮骨が整復阻害因子となっていたため，仮骨を一部切除し，近位骨片と第3骨片の可動性を得てから整復操作を行う

ことで，良好な整復位を獲得し得た．しかし，骨鉗子などでは整復位保持が困難であったため，LC-LCPプレートスモール（DePuy Synthes社）にmono cortical screwを使用し，主骨片同士を固定しつつプレート越しにケーブルを設置することで第3骨片の固定も行った．髄内釘は初回と同様のTFN-ADVANCED™ロングネイルを使用し，固定力向上のため直径12 mm，長さ400 mmと可能な限りサイズアップを図った．近位骨の固定力を向上さ

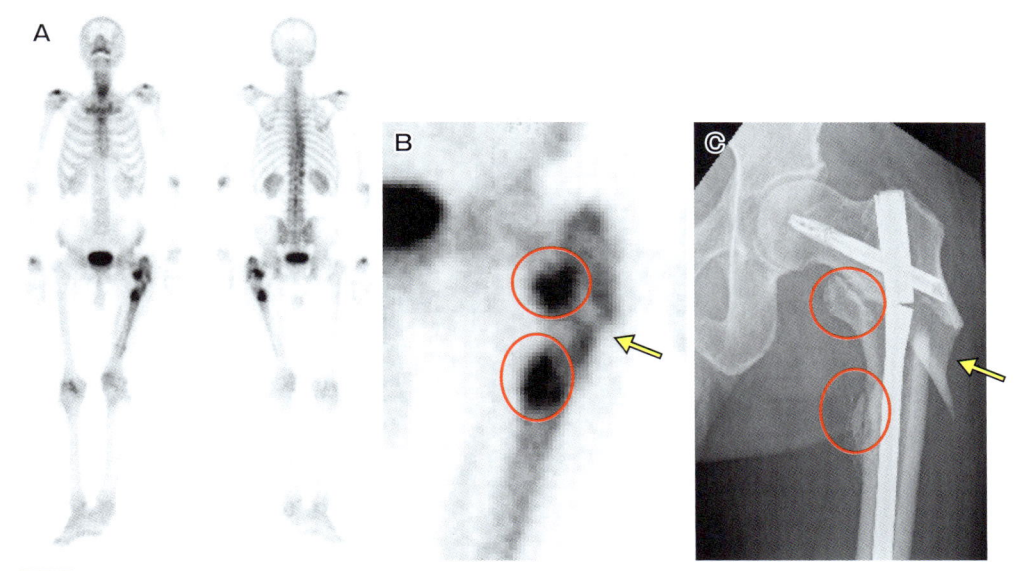

図9 骨シンチグラフィー画像およびX線画像との対比
A：骨シンチグラフィー.
B：骨シンチグラフィーと単純X線画像との比較.
C：単純X線画像.
赤丸：単純X線画像の仮骨形成部と骨シンチグラフィーにて高集積部が一致している.
黄色矢印：単純X線画像にて主骨片の偽関節部と骨シンチグラフィーにて集積のない部位が一致している.

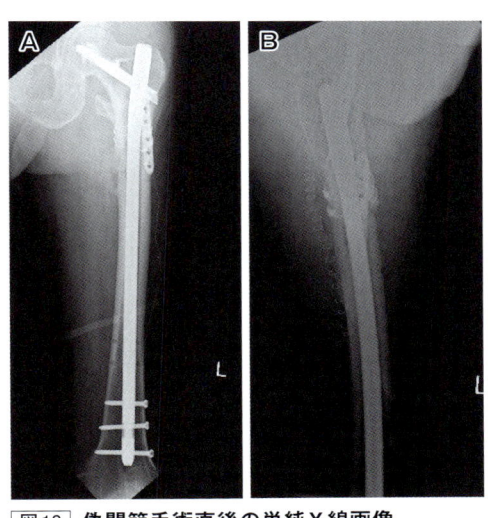

図10 偽関節手術直後の単純X線画像
A：正面像.
B：軸写像.

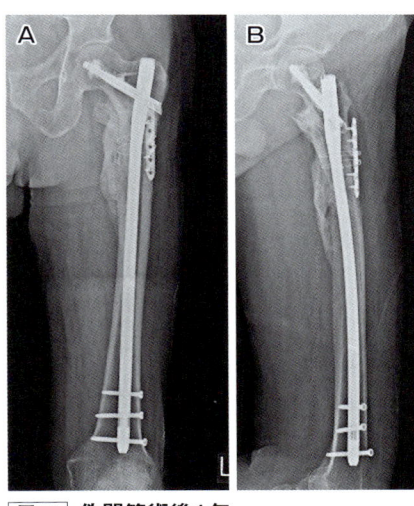

図11 偽関節術後1年
A：正面像.
B：側面像.

せるため, 本症例ではcement augmentation system を使用した（**図5A, 図10**）. 遠位横止めスクリュー3本のうち, 2本は平行, 1本は斜め方向に刺入・固定した. また, 術前の骨シンチグラフィー検査で偽関節部の生物活性低下を認めたことから, 自家骨移植を行った. 術後は早期から超音波骨折治療（low intensity pulsed ultra sound：LIPUS）を開始した. 術後4週間患肢非荷重とし, その後は痛みに応じて全荷重を許可し, 術後1年で骨癒合が得られ受傷前のADLに回復した（**図11**）.

2）症例2（動画）

80歳, 女性. 骨粗鬆症治療薬として今回の骨折

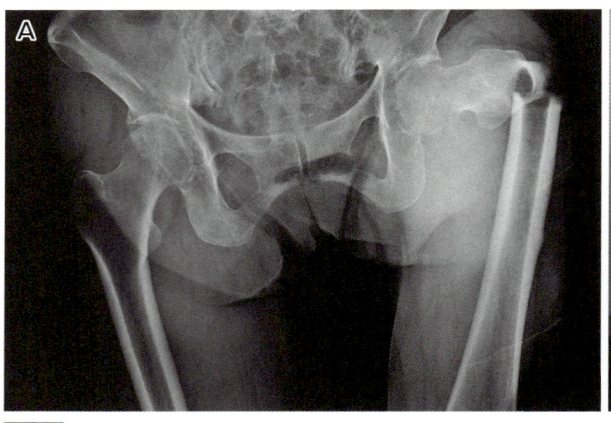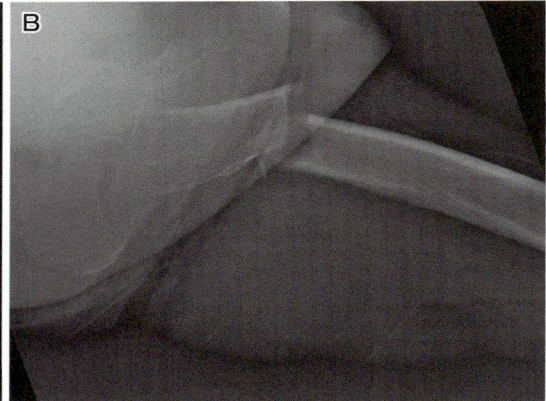

図12 受傷時の単純X線画像
A：正面像.
B：軸写像.

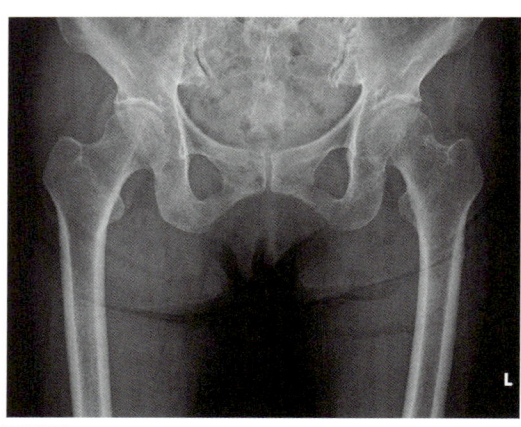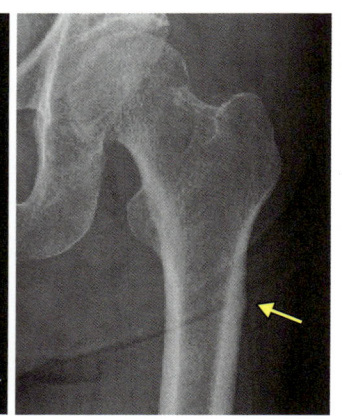

図13 受傷1カ月前の単純X線画像
黄色矢印：転子下レベルの外側で皮質骨肥厚を認める.

まで25年間ビスフォスホネート製剤が投与されていた．その他，特記すべき既往症および併存症はない．自宅玄関でバランスを崩して座り込んだ際に左股関節痛が出現し，前医に救急搬送となった．AFFの定義[12]を満たす大腿骨転子下骨折を認めた（**図12**）．病歴を聴取したところ受傷の1カ月前から左大腿部痛があり，前医とは別の病院を受診していた．画像を取り寄せて確認したところ，左大腿骨転子下外側に皮質骨肥厚を認めていた（**図13**）．左大腿部痛はAFFの定義にある前駆症状であったと考えられた．受傷4日後に髄内釘による骨接合術が施行されたが，12°の内反・屈曲転位，近位骨片の外旋転位が残存し整復不良であった．術後6カ月時点

で荷重時に左大腿部痛が続いており，X線画像上骨癒合を認めておらず（**図14**），当院へ紹介となった．

術前の単純X線画像，CTでは12°の内反変形と近位骨片に18°の外旋転位と軽度の屈曲転位を認めていた．骨SPECT/CTでは偽関節部に一致して集積を認めた（**図1**）．

手術は，右下側臥位で行った．まず髄内釘を抜去し，偽関節部を掻爬後に骨鉗子で整復しながら髄内釘（TFN-ADVANCED™ロングネイル　直径12 mm，長さ340 mm）を挿入したが，整復位保持が困難であったため，挿入した髄内釘を抜去し，症例1と同様にLC-LCPプレート　スモールをreduction plateとして偽関節部の前外側に設置し

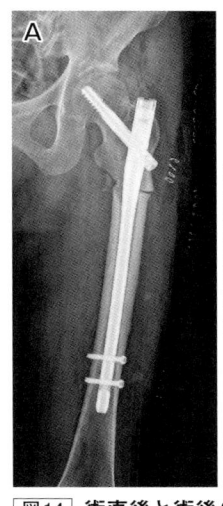

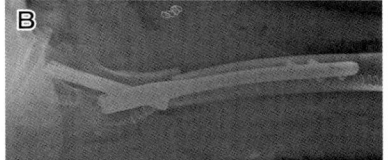

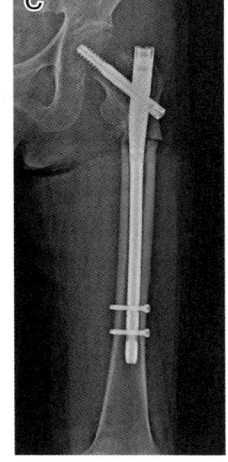

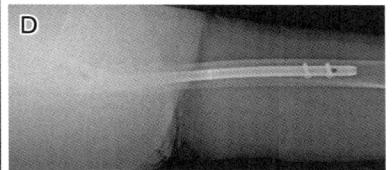

図14 術直後と術後6カ月の単純X線画像

A：術直後，正面像.
B：術直後，軸写像.
C：術後6カ月，正面像.
D：術後6カ月，軸写像.

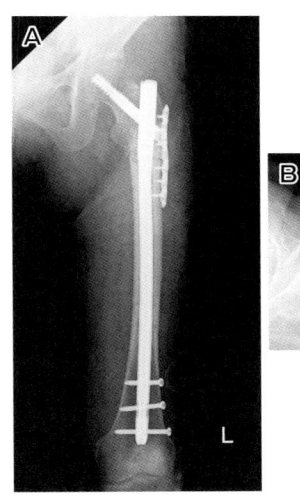

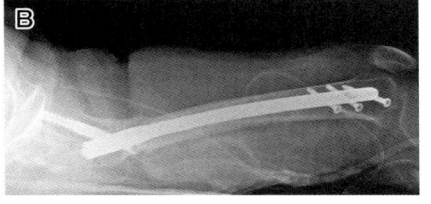

図15 偽関節手術直後の単純X線画像

A：正面像.
B：軸写像.

mono cortical screwで固定した．この手順によって良好な整復位を保ちながら髄内釘を挿入することが可能となった（**図15**）．ラグスクリューは抜去部に人工骨（APACERAM® AnchorFix，Hoya Technosurgical社）を充填してから新しいものを挿入し（**図5B**），遠位横止めスクリューは症例1と同様に3本固定し，うち1本は斜め方向から固定した．また，整復固定後，偽関節部に間隙を認めたため，

自家骨を移植した．術後早期からLIPUSを開始し，術後3カ月の現時点で痛みなく，全荷重歩行が可能となっている．また，ビスフォスホネート製剤は骨折直後から前医で中止され，偽関節術後からはテリパラチドを投与している．

本症例は近年話題となっているAFFにおける偽関節症例である．AFFはビスフォスホネート製剤を代表とする薬物の長期使用による骨代謝異常やリ

モデリング障害による生物学的因子と大腿骨の形態学的特徴による力学的因子が要因として考えられており，通常の転子下骨折よりも遷延癒合や偽関節，インプラント折損などの合併症の報告が多い[13]．10°以上の内反変形，4 mm 以上の転位残存などが合併症を生じる予後不良因子として考えられている[14]．またテリパラチドの有用性の報告が散見されるが，まだ一定の見解は得られていない．

おわりに

われわれが行っている偽関節の術前検査と治療戦略について紹介し，転子下偽関節の診断および治療のポイントや注意点について症例を提示しながら解説した．患者にとって次が最後の治療（手術）となるよう，画像，病歴，既往歴，服薬歴，身体所見などあらゆる情報を徹底的に収集し，それらをもとに偽関節となった原因を同定し，治療戦略を綿密に立て，でき得る限りの手を尽くして治療にあたることが肝要である．

引用・参考文献

1) Niikura T. et al. Causative factors of fracture nonunion: the proportions of mechanical, biological, patient-dependent, and patient-independent factors. J Orthop Sci. 19 (1), 2014, 120-4.
2) Andrzejowski P. et al. The 'diamond concept' for long bone non-union management. J Orthop Traumatol. 20 (1), 2019, 21.
3) Wang Z. et al. The risk assessment model of fracture nonunion after intramedullary nailing for subtrochanteric femur fracture. Medicine (Baltimore). 100 (12), 2021, e25274.
4) Krappinger D. et al. Risk factors for nonunion after intramedullary nailing of subtrochanteric femoral fractures. Arch Orthop Trauma Surg. 139 (6), 2019, 769-77.
5) Niikura T. et al. Outcome of fixation for nonunion of extremities. J Orthop Surg (Hong Kong), 22 (3), 2014, 309-12.
6) Oe K. et al. Quantitative bone single-photon emission computed tomography imaging for uninfected nonunion: comparison of hypertrophic nonunion and non-hypertrophic nonunion. J Orthop Surg Res. 16 (1), 2021, 125.
7) Oe K. et al. Influence of Metal Implants on Quantitative Evaluation of Bone Single-Photon Emission Computed Tomography/Computed Tomography. J Clin Med. 11 (22), 2022, 6732.
8) Suda Y. et al. Minimally invasive plate osteosynthesis for humeral shaft nonunion: A report of two cases. Ann Med Surg (Lond). 48, 2019, 43-7.
9) Fukumoto G. et al. Closed Compression Nailing Using a New-Generation Intramedullary Nail without Autologous Bone Grafting for Humeral Shaft Nonunion. Case Rep Orthop. 2021, 2021, 5548729.
10) Xu K. et al. Intramedullary nail fixation assisted by locking plate for complex subtrochanteric femur fractures: A retrospective study. J Orthop Sci. 28 (5), 2023, 1105-12.
11) Eberle S. et al. Auxiliary locking plate improves fracture stability and healing in intertrochanteric fractures fixated by intramedullary nail. Clin Biomech (Bristol, Avon). 27 (10), 2012, 1006-10.
12) Shane E. et al. Atypical subtrochanteric and diaphyseal femoral fractures: second report of a task force of the American Society for Bone Mineral Research. J Bone Miner Res. 29 (1), 2014, 1-23.
13) Ebrahimpour A. et al. Surgical Treatment for Bisphosphonate-related Atypical Femoral Fracture: A Systematic Review. Arch Bone Jt Surg. 9 (3), 2021, 283-96.
14) Lai YS. et al. A Retrospective Review on Atypical Femoral Fracture: Operative Outcomes and the Risk Factors for Failure. Geriatr Orthop Surg Rehabil. 10, 2019, 2151459319864736.

1-5 非定型大腿骨骨折に対する手術法

WEB 動画▶

宮本俊之 Takashi Miyamoto ｜ 長崎医療センター整形外科部長

はじめに

2005年にOdvinaら[1]がアレンドロネートを長期内服している患者の骨代謝回転過剰抑制（severely suppressed bone turnover：SSBT）という病態を報告して以来，非定型大腿骨骨折は全世界で注目され，そしていまだに多くの医師が治療に難渋している骨折の1つである．骨折が荷重時に伸張力が最も働く大腿骨転子下に好発し，骨折部の生物学的活性が低下しているのと相まって遷延癒合や偽関節率が高いとされる骨折である．またOhら[2]が報告したように，大腿骨の弯曲が作用してストレス骨折様に骨折する場合もあり，弯曲が強い場合には既存の髄内釘では解剖学的整復を行うと髄内釘が挿入困難になるというジレンマも生じる．このようにさまざまな原因によって起こる非定型大腿骨骨折に対する筆者の工夫を紹介する．おそらく最も大切なことはこれまでの固定概念を捨てて，適切な理解のもとに手術に工夫を加えることと考える．

治療のゴール

非定型大腿骨骨折はさまざまな年代に発症する．SSBTをベースにしたものは40代からの発症も珍しくなく，早期の社会復帰を目指す対象が多い．そのため解剖学的整復と強固な固定は必須となる．一方で大腿骨の弯曲を主体としたものは高齢者が多く，一回で終わらせる手術（one shot surgery）を目指し，なおかつ術直後から疼痛に応じた荷重歩行（weight bear as tolerated：WBAT）を目指さなければならない．またこれらの複合要素をもった骨折もあり，柔軟な治療方針の決定が必要となるが，ゴール設定をまず行うと迷うことは少なくなる．

手術の体位 （動画）

かつて北米ではシアトルグループが大腿骨の髄内釘は側臥位で行うという歴史があったが，透視の煩雑性から全米に普及することはなかった．しかし，通常の手術台に患者を側臥位にて固定することに慣れると，特に透視に苦労することなく手術が可能となる．側臥位手術の最大のメリットは，大腿骨転子下骨折の近位骨片の転位は屈曲，外旋，外転という形態をとるのが一般的であるが，股関節を屈曲することで屈曲転位を中和でき，外転に対しては重力が常に内転方向に骨片を整復してくれるので，整復が容易になる点に尽きる．またネイルの刺入点に関しても腸骨翼が邪魔になることなく，リーミングやネイル挿入が楽になる．

動画で示すが，腹側より透視装置を設置して尾側に傾斜させることで股関節屈曲位でも股関節正面像が抽出でき，側面像は透視を20°ほど頭出しにすることで健側と被ることなく，true lateral view像が確認できる．さらに管球を頭側に20°ほど傾けると（inlet）大腿骨頚部が明瞭となるshoot downが可能となる．特殊な固定具も不要で通常の手術台で可能なので，一度動画を真似て手術室で試してみることをお勧めする．

手術の実際

1. 症例①：dreaded black lineを有する不完全非定型大腿骨骨折の治療

80代，女性．脊椎圧迫骨折の既往があり，ビスフォスフォネート剤の10年以上の内服歴あり．特に誘因なく左大腿部痛が出現し，加療目的にて紹介となる．初診時のX線にて両大腿骨の皮質の肥厚を認めるとともに，左大腿骨転子下にいわゆるdreaded black line（DBL）を有し，髄内まで過剰に張り出したinner callusの形成を認める（**図1A**）．Pngら[3]はシンガポールで行った観察研究で，DBLを伴った不完全型非定型大腿骨骨折は，伴っていない症例の3.6倍完全骨折に移行しやすいと報告し，われわれもDBLを確認した際には手術を推奨している．

大腿骨の全長で著明な弯曲変形を認めなかったため（**図1B・C**）にロングネイルによる骨接合術を計画した．CTでも確認したinner callus（**図1D**）は皮質骨様の硬度で，術中透視でも容易に観察できる（**図1E**）．すべての髄内釘固定の基本として，エントリー孔は正面像で大転子頂上よりやや近位で，

true lateral viewでは骨頭中心から髄腔中心を結んだ線と一致するように挿入し，挿入法はRussellら[4]が報告したminimally invasive nail insertion technique（MINIT）を用いて挿入している．正面でやや内側に挿入する理由は2点あり，1つはすべての大転子挿入の髄内釘はネイル挿入にて近位骨片を内反することが知られており[5]，やや内側に挿入してそれを予防することと，中殿筋腱の損傷を防ぎ[6]，術後の歩行障害を予防する点にある．

エントリー孔の開窓は，脆弱性骨折の骨質と異なり硬度が高いのでクラウンリーマーで周囲をカットした後に，通常のエントリーリーマーで開窓するようにして，過度の応力が近位骨片にかかり，不全骨折が完全骨折にならないように慎重に行っている．通常どおりエントリーリーマーで遠位までリーミングしても，リーマーは髄内に張り出したinner callusに弾かれて内側を中心に削ることになるので，エントリーリーマーのシャフトをペアンの指穴に通し，外側にリーマー自体を誘導するように，側臥位手術なのでペアンを引き上げて外側皮質から髄内に迫り出したinner callusを切除する（**図1F**）．その後は通常の髄内釘固定と変わりはなく，ネイル挿入後に正面像とtrue lateral viewにてネイルの設置位置と回旋を確認し，センターセンターにガイドワイヤーが挿入されていることを再度2方向で確認（**図1G・H**）し，ラグクスリューを挿入固定した（**図1I・J**）．術後翌日より全荷重歩行を許可した．

転子下領域にinner callusを伴った症例はネイルが内側に偏位するように誘導され，poller screwを挿入されているような状況になり，無理に挿入すると同部で骨折リスク[7]があるので慎重に削る必要がある．本症例はスターターリーマーを用いて切除することで，ネイルがジャミングすることなく至適位置に設置されていることが術後の画像で確認できる．

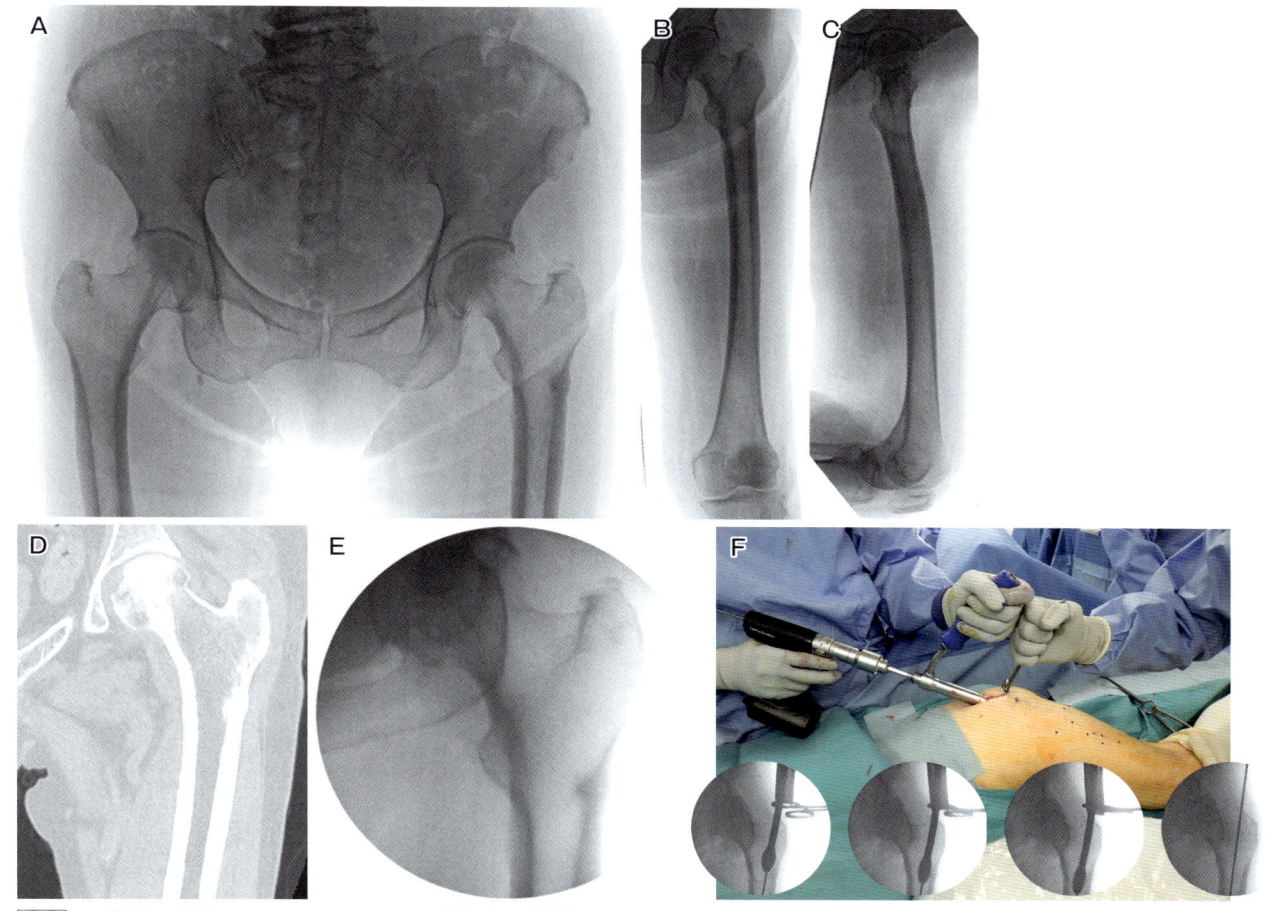

図1　80歳代，女性：Dreaded black line を有する症例

A：股関節正面像で左大腿骨転子下に DBL を認める．
B・C：大腿骨全長で弯曲変形を認めない．
D：術前 CT の MPR で DBL レベルに inner callus を認める．
E：術中の透視像でも inner callus は明瞭であり，ネイルの挿入困難が予想される．
F：エントリーリーマーを徒手的に誘導し，外側皮質から迫りだした inner callus を除去．

Point

髄内釘手術の成功は適切なエントリーポイントの作製にかかっているといっても過言ではない．十分な時間をとって作製しよう．

手術のコツ

MINIT のコツは2本のガイドワイヤーもしくは K-wire を用い，1本目は大転子頂点を目指して5mm ほど挿入する．その状態で正面像と true lateral を確認し，並行移動する方向とワイヤー挿入の角度を決定する．1本目を長く入れすぎると角度の調整が困難となるのでわずかに入れることが一番のコツである．

ピットフォール

スリーブ越しにエントリーリーマーを入れるに越したことはないが，長さが足りないこともあるので，そのときにはスリーブを外して愛護的に髄腔内にリーマーを挿入する必要がある．

2. 症例②：非定型大腿骨転子下完全骨折の治療

50代，女性．膠原病にてステロイド内服中．ステロイド性骨粗鬆症に対するビスフォスフォネート製剤を8年ほど内服継続中．数カ月前からの大腿部痛があるも放置し，ある日突然左足に力が入らず，転倒受傷．当院に救急搬送される．初診時のX線で典型的な転位を伴った左非定型大腿骨転子下骨折

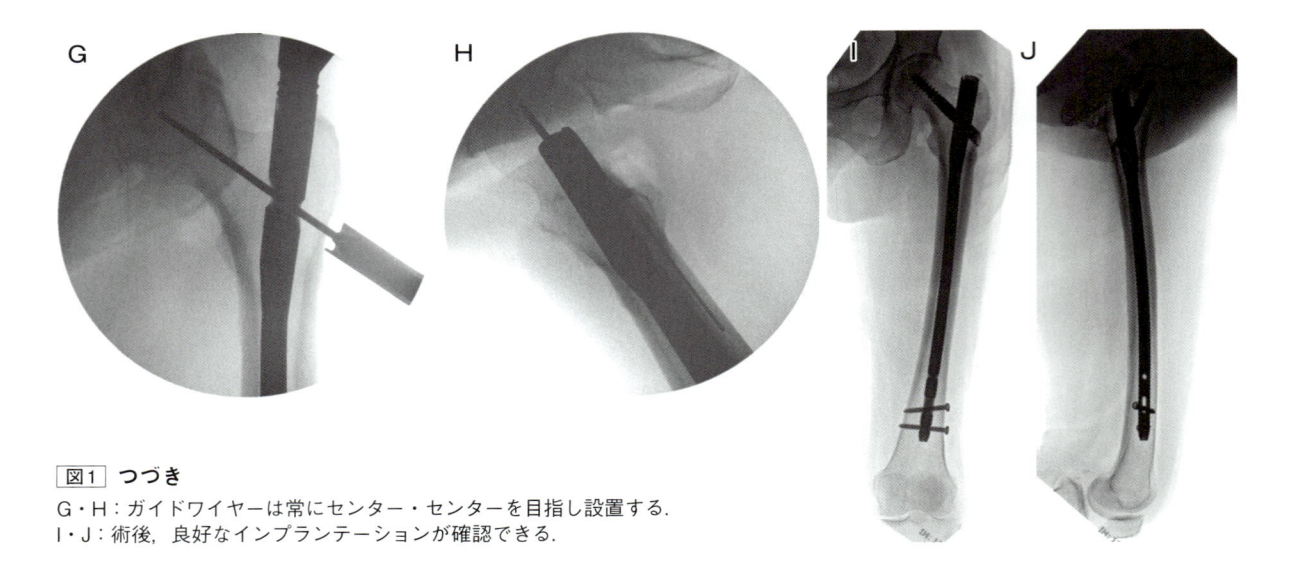

図1 つづき
G・H：ガイドワイヤーは常にセンター・センターを目指し設置する．
I・J：術後，良好なインプランテーションが確認できる．

（図2A）を認め，CTにて骨折部の髄腔外側は肥厚していることが確認でき，また反対側の転子下外側皮質の肥厚と膨隆を認めた（図2B）．同日側臥位にて髄内釘固定を行った．側臥位をとると前述したように近位骨片の転位に合わせて遠位をコントロールすることができるので体位をとり，軽度牽引すると大まかな整復が得られた（図2C・D）．骨折部がラグスクリュー挿入部と隣接するので，ラグスクリュー挿入のための皮切を延長するような想定で切開を加え，骨折部を展開してK-wireなどで仮固定後に整復プレートとして3.5 mm規格のリコンストラクションプレートを大腿骨前外側に設置した（図2E・F）．このプレートは手術中の整復を保持し手技を容易にするだけでなく，術後はテンションバンドプレートとして機能し，大腿骨転子下外側にかかる伸張力を中和し，骨片間に圧迫を加える役割を果たすと考えている．一度整復が得られたら症例1と同様の手順で髄内釘固定を遂行した（図2G・H）．本症例では受傷時から対側の病変も疑っており，前駆症状も伴っていることを確認していた．術後WBAT時に右側の疼痛が明確となり，リハビリテーションを促進させるため初回手術の1週後にリコンストラクションネイルによる予防的髄内釘固定を行った（図2I）．

3. 症例③：大腿骨弯曲を伴った非定型大腿骨転子下完全骨折の治療

80代，女性．両内反膝にて脛骨骨切り術を30年ほど前に受けた既往あり．骨粗鬆症治療の既往はない．ある日突然右股関節痛が出現し，近医より右非定型大腿骨転子下骨折の診断で，加療目的にて搬送となった．初診時X線で両大腿骨は著明な弯曲変形

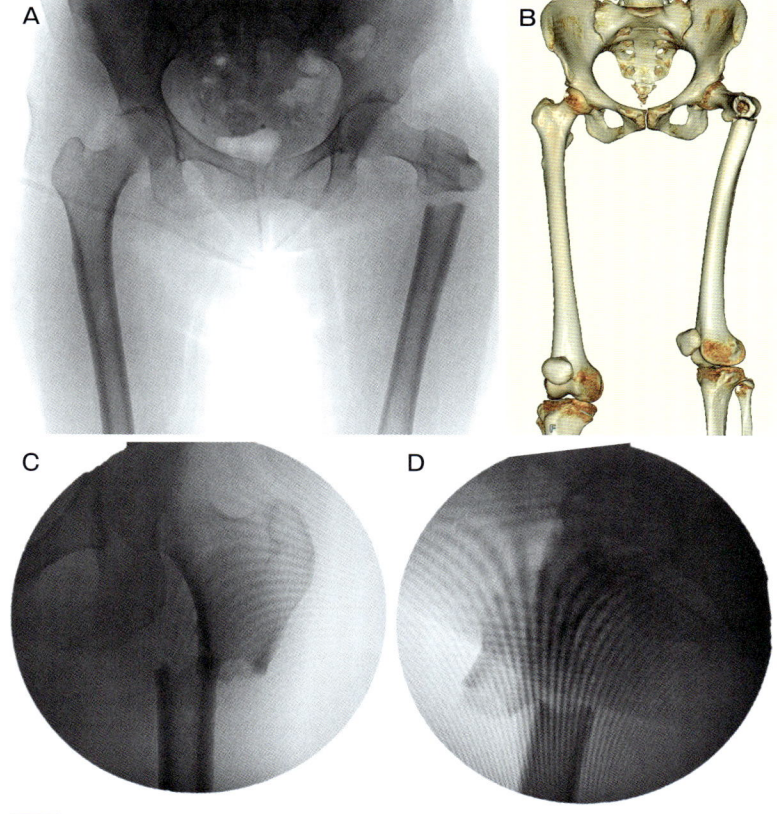

図2 50歳代，女性：SSBTに伴い，両側に病変を伴う症例
A：近位骨片の屈曲，外転，外旋を伴う典型的な転位.
B：CTにて骨折部の髄腔外側の肥厚が確認でき，健側にも病変を認める.
C・D：側臥位にて極端な転位は解消したが，完全な整復は困難であった.

を認め，外側皮質の肥厚と，複数箇所に髄内仮骨を認めた（図3A）．健側で13°の外弯を認め，変形中心は骨幹部中央であった．ロングネイルの挿入困難が予想された．しかし，高齢で早期歩行を許可するためにはロングネイルの挿入が絶対条件と考え，骨折に加えて変形中心での骨切りを併用し，ロングネイルを挿入する計画を立てた．症例2と同様に，整復を容易にするために側臥位にて骨折部を展開し，骨鉗子で整復後に2.7 mmサイズのプレートを整復プレートとして設置した（図3B）．前述の方法に従ってエントリー孔を作成し，ガイドロッドを遠位まで挿入し，ネイルの長さを決定した．その後髄内釘を外側皮質にあたる位置まで挿入し，外側皮質に接触した位置を透視下で変形中心とほぼ同じであることを確認後（図3C），ガイドロッドを挿入したまま

骨切りした（図3D）．その後，徐々に大腿遠位を外反させながらネイルを進め，アライメントを確認しながら至適位置まで挿入した（図3E）．計画どおり内側にギャップ形成するopen wedgeの形態となった（図3F～H）．術後早期にWBATを許可し，術後半年の現在，骨癒合は良好に進みもとのADLに復帰している．

Point
　大腿骨骨折治療のゴールドスタンダードは髄内釘固定である．ロングネイルが挿入困難な対策はさまざまあるが，弯曲が原因で骨折した場合には骨折の治療のみならずアライメントの修復が必要と筆者は考えている．

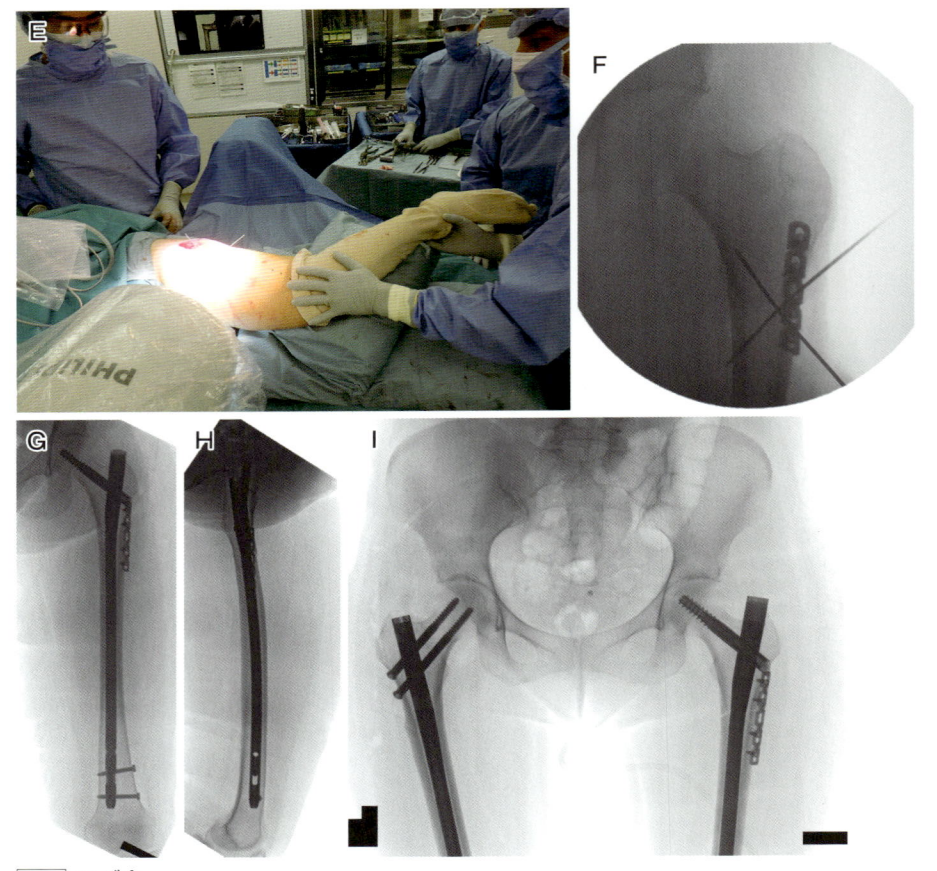

図2 つづき

E・F：骨折部を展開し観血的整復を行い，整復プレートを設置した．
G・H：術後の良好な整復とインプランテーションが確認できる．
I ：健側にも外側皮質膨隆と前駆症状を認めたため，予防的髄内釘固定を実施．

手術のコツ

　遠位での骨切りの際には髄内釘をカウンターとして保持すると骨切りが安定して行え，内側まで完全にノミを入れなくても2/3以上周囲の皮質を切れば大腿遠位を回旋することで骨切りを完了することができる．

ピットフォール

　弯曲が強い症例のアライメントをopen wedgeで矯正すると脚長差が出現し，リハビリテーションの際に反対側に負荷をかけるリスクがある．事前にこの説明を行い，まずは補高で経過観察するが，非定型骨折が対側にも発生するリスクが高い場合には同様の手技を骨折前に行うのも1つの解決策である．

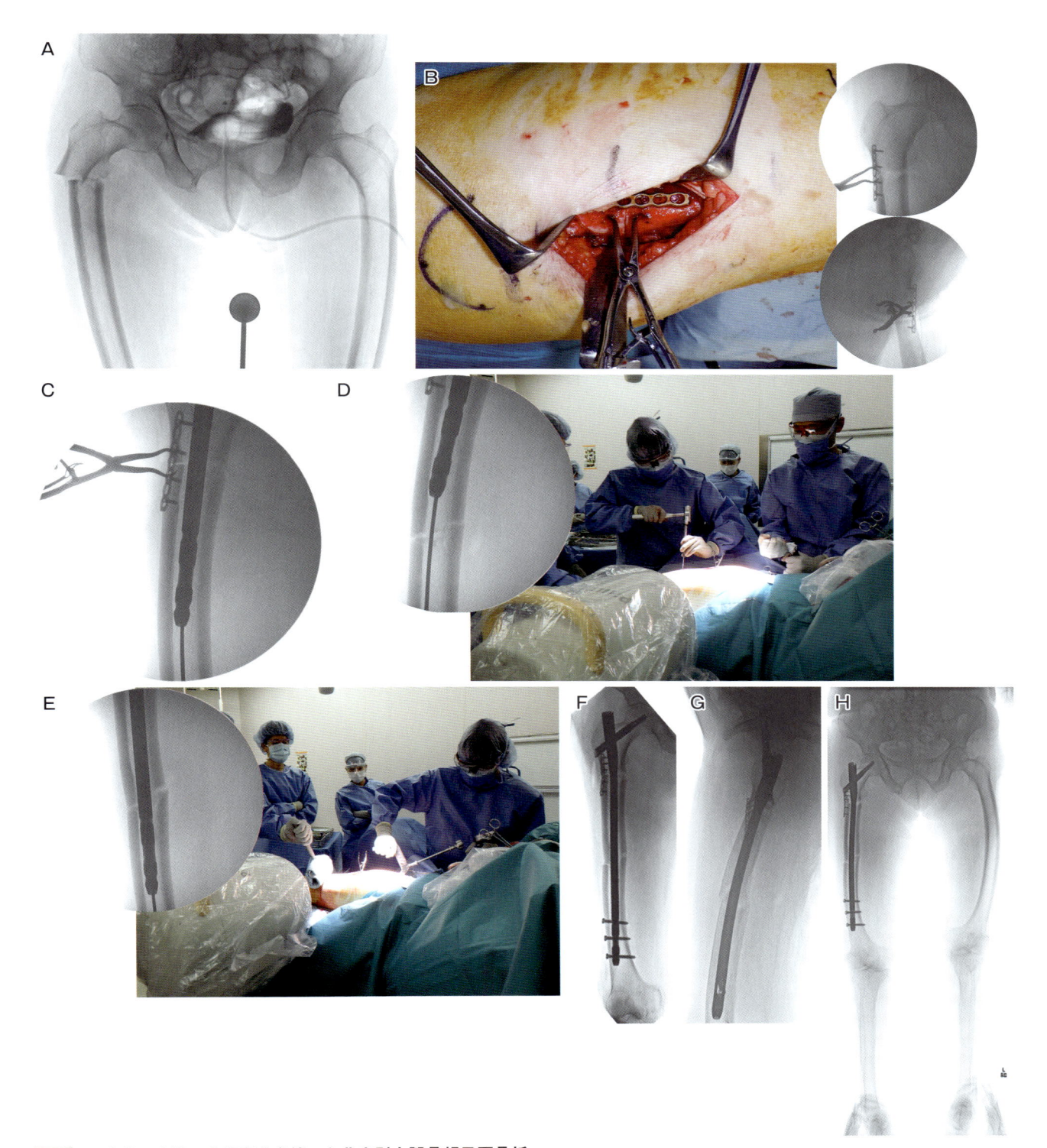

図3 80歳代，女性：高度弯曲を伴った非定型大腿骨転子下骨折

A：著明な外弯変形と皮質の肥厚を両側に認める．
B：骨折部を展開し，観血的整復を行った．
C：術前に計測した長さの髄内釘の先端が外側皮質に接触した位置を骨切り位置とした．
D：ガイドロッドを挿入したまま，髄内釘でカウンターをかけながら骨切りを実施．
E：大腿遠位を外反させながら髄内釘を挿入．
F〜H：内側open wedgeとなり，2ヵ所での変形矯正を行いアライメントが改善した．

引用・参考文献

1） Odvina CV. et al. Severely suppressed bone turnover: a potential complication of alendronate therapy. J Clin Endocrinol Metab. 90 (3), 2005, 1294-301.

2） Oh Y. et al. Location of atypical femoral fracture can be determined by tensile stress distribution influenced by femoral bowing and neck-shaft angle: a CT-based nonlinear finite element analysis model for the assessment of femoral shaft loading stress. Injury. 48 (12), 2017, 2736-43.

3） Png MA. et al. Factors affecting healing and progression of conservatively treated incomplete atypical femoral fractures: retrospective observational study. J Bone Miner Metab. 41 (1), 2023, 61-73.

4） Russell TA. et al. Avoidance of malreduction of proximal femoral shaft fractures with the use of a minimally invasive nail insertion technique (MINIT). J Orthop Trauma. 22 (6), 2008, 391-8.

5） Ostrum RF. et al. A critical analysis of the eccentric starting point for trochanteric intramedullary femoral nailing. J Orthop Trauma. 19 (10), 2005, 681-6.

6） Perez EA. et al. Is there a gluteus medius tendon injury during reaming through a modified medial trochanteric portal? A cadaver study. J Orthop Trauma. 21 (9), 2007, 617-20.

7） Park YC. et al. Intramedullary Nailing for Atypical Femoral Fracture with Excessive Anterolateral Bowing. J Bone Joint Surg Am. 99 (9), 2017, 726-35.

1-6 病的骨折に対する骨接合

WEB 動画▶

籾井健太 Kenta Momii ｜ 九州大学病院救命救急センター助教

はじめに

「病的骨折」とは何らかの疾患により骨脆弱性がある場合に，健常な骨であれば骨折を起こさないような小さな外力により生じてしまった骨折を意味する．がんの転移による骨脆弱性により生じた骨折が最も想起されやすいが，本邦では骨転移を有する患者は10万人と概算され[1]，決してまれな疾患ではない．「がんロコモ」という観点から，生じてしまった病的骨折に対する徐痛目的の固定術を積極的に行っていく必要はあるが，全身状態や予後を考えながら，治療内容や適応を決定することが難しい．一方，骨腫瘍や周囲の軟部組織に発生した腫瘍に対して放射線照射を行い，骨が照射範囲に含まれる場合，予防的，もしくは根治的な内固定術が必要になることがある．放射線照射が施行された骨は骨壊死や遅発性脆弱性骨折といった晩期合併症が問題になる．放射線による骨形成細胞や血管内皮細胞の直接障害，微小循環の破綻に伴い骨壊死，線維化が生じるため[2]，いったん骨折が生じた場合は遷延治癒や偽関節を起こしやすい．大腿骨に対して放射線治療を行った後に生じた病的骨折に対して，髄内釘手術を行うと偽関節を生じる割合は45〜82％と報告されている[3,4]．放射線照射後の病的骨折は通常の骨接合術では治癒しにくい，治療の難しい骨折と考えられる．

手術選択

下肢の骨折において髄内釘は多くの骨幹部，骨幹端部におけるfirst choiceになり得る．放射線照射後の大腿骨近位部の病的骨折に対しても治療や予防

の目的で髄内釘を用いた内固定術が行われる．しかしながら放射線照射後の病的骨折においては前述したように，そのfailure率の高さから，手術法の選択に際して髄内釘と近位部置換のどちらを選ぶかはcontroversialである[5,6]．放射線照射後の病的骨折ではなく，骨転移や原発性骨腫瘍による病的骨折の場合，荷重肢の再建と病変の切除が両立できる近位部置換は理にかなっており，その成績は優れたものである[5,7]．放射線照射後の病的骨折の場合，髄内釘は手術の容易さ，インプラントの安価さに加え，本来の関節を温存できることに圧倒的な利点である．骨接合を行った場合，骨癒合までの平均期間は16カ月と報告されており[8]，生命予後が見込まれる患者であれば癒合までの期間，インプラントによる固定強度とインプラント自体の耐久力が骨癒合まで維持されることができれば，関節温存に優位性がある[9]．

放射線照射後の大腿骨転子下病的骨折における骨折の形態は非定型骨折を彷彿させる横骨折や単斜骨折であることが多い．荷重に耐えることができ，外側張力に抗ずる固定を完成できれば，骨癒合に導くことができると考える．大腿骨において偽関節率が高い大腿骨遠位端骨折や人工膝関節置換が行われている患者の大腿骨近位部骨折に対してプレートと髄内釘を併用することで良好な手術成績が報告されている[10-14]．また，不安定型の大腿骨近位部骨折に対してプレートと髄内釘を併用することで全荷重や骨癒合までの期間を短縮でき，股関節機能の改善にもつながることが報告されている[15]．放射線照射後の大腿骨転子下病的骨折に対してプレートと髄内釘を併用することで治療した自験例を紹介する．

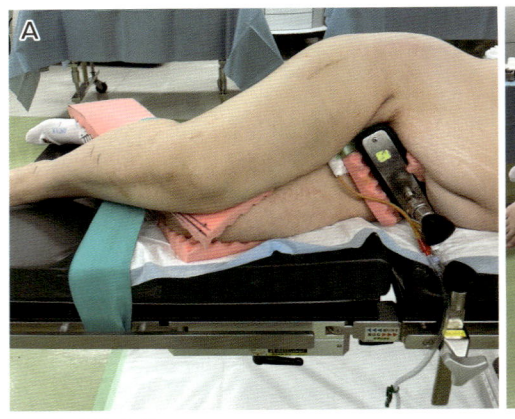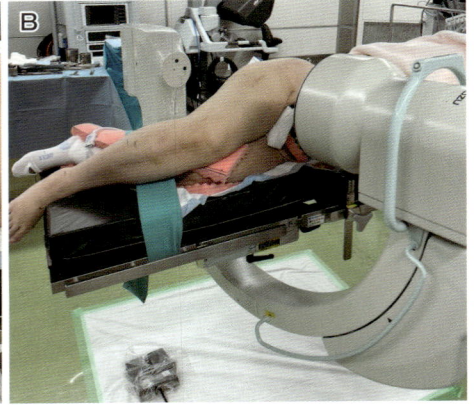

図1 手術体位

A：支持器を用いて側臥位とする.

B：正面像が見えることを確認しておく. 側面像は健側が重なるが股関節を動かし，透視を振ることで，問題なく確認可能である.

体位とセッティング

体位は側臥位を選択する. 骨折部を直視下に展開することができるとともに，骨片の整復コントロールが牽引手術台と比べて行いやすい利点がある. 透視で正面像，側面像が確認できることを体位取りの際にきちんと確認しておく必要がある（**図1**）. 透視がベッドの支柱が邪魔で入りにくい場合は足元に延長台を装着するなどの工夫をする.

インプラントの選択

大腿骨の全長を固定できるインプラントを選択する. 基本インプラントは骨頭方向へのラグスクリューを打つことができる，いわゆるロングガンマネイルタイプの髄内釘を用いる. 内反力や張力に対しては近位外側にプレートを設置するが，プレートはperiprosthetic plateを第一選択としている（**図2**）. 軟部の状態が悪い場合や広範切除により被覆する軟部が薄い場合はスモールタイプのストレートプレートもしくは1/3円プレートの6〜8穴を準備する（**図3**）. プレートの形状が合わない場合やボーイングなどにより全長に髄内釘を挿入できないときに遠位にプレートを追加する場合もある（**図4**）.

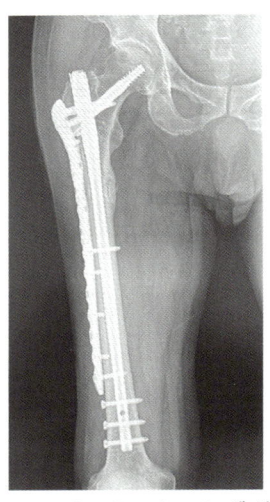

図2 Periprosthetic plate とロングガンマタイプの髄内釘の併用を第一選択とする

Point

髄内釘が折損する際はラグスクリュー刺入部や変曲点で折損する場合が多い（**図5**）. 自施設で採択されている髄内釘の近位の形状やラグスクリュー孔の位置，遠位横止めスクリューの本数などを事前に認知し，強度の高い髄内釘を選択するようにする. 本邦で発売されているガンマタイプのロングネイルの形状を**表1**に示す.

Point

スモールタイプのプレートを選択する場合はスクリューの追加注文が必要である. コーティカルスクリューで圧着をかける際に30 mm＋αのスクリューまでしか入っていないため，スクリュー長が届かない場合がある. 長めのスクリューを準備しておく必要がある.

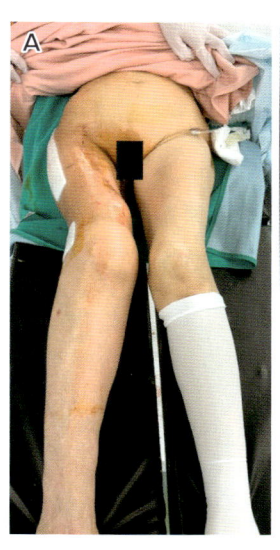
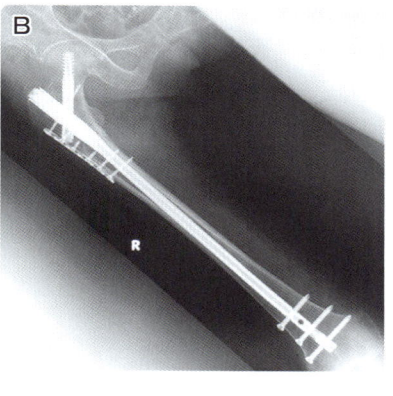

図3 下肢の状態と術後X線像

A：右大腿部は広範切除と放射線照射により外側の軟部は薄く，プレートを被覆する筋肉が不十分．

B：1/3円プレートとロングガンマタイプの髄内釘の併用．

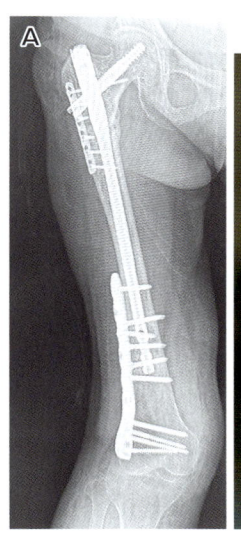
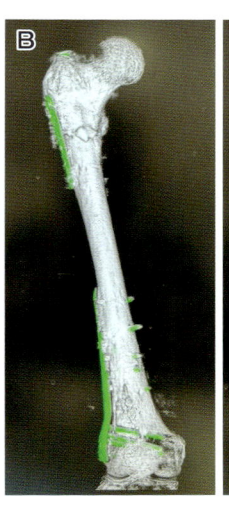
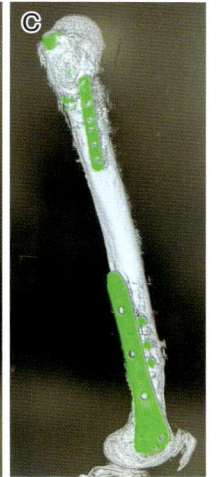
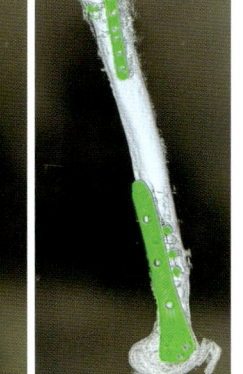

図4 プレート追加後X線像と3DCT画像

A：ロングガンマタイプの髄内釘と1/3円プレートを併用したが，髄内釘が前方皮質にあたり，顆上部近位までの長さになったため，後日，遠位プレート固定を追加し，大腿骨全長を固定した．

B：3D-CT正面像．

C：3D-CT側面像．

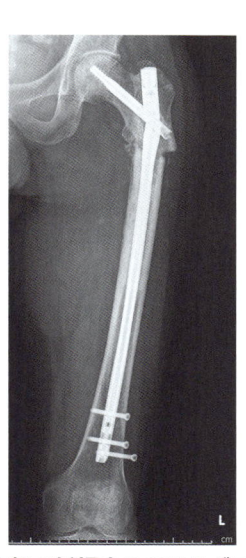

図5 髄内釘が折損するのはラグスクリュー刺入部や変曲部が多い

1. スモールプレートを用いる場合

1）展開

　近位刺入部から骨折部の遠位部に至る20 cm程度の皮切で展開する．大腿筋膜を縦切開し，外側広筋を線維方向に展開し，骨折部を露出させる（**図6**）．長いプレートを使用する際はさらに遠位へ展開を延長することを厭わない．

2）整復操作と固定

　直視下に介在物を切除し，解剖学的に病的骨折部を整復し，プレートで固定した後に髄内釘を挿入する（**動画**）．活性が極めて落ちているため，骨癒合を獲得するためには，確実な整復と骨片間の圧迫力，荷重モーメントによる外側張力，内反力に抵抗する固定を行うことが重要である（**図7**）．

①コーティカルスクリューで骨片間に圧着をかける．

表1 各社のロングガンマタイプの髄内釘形状

製品名	Gamma3 ロングネイル	Gamma4 ロングネイル	Gamma4 ロングネイル	Gamma4 ロングネイル
メーカー名	日本ストライカー	日本ストライカー	日本ストライカー	日本ストライカー
材質／左右別	チタン合金／左右あり	チタン合金／左右あり	チタン合金／左右あり	チタン合金／左右あり
頚体角	120°/125°/130°	125°	120°/130°	125°
ネイル長	260〜360 mm（20 mm刻み）	300〜380 mm（20 mm刻み）	300〜380 mm（20 mm刻み）	300〜420 mm（20 mm刻み）
近位径	15.5 mm	15.5 mm	15.5 mm	15.5 mm
ラグスクリュー遠位部径	15.5 mm	15.5 mm	15.5 mm	15.5 mm
外反角	4°	4°	4°	4°
最小遠位径のBend point径	14.0 mm	13.0 mm	13.0 mm	13.0 mm
遠位径	10 mm	9 mm	10 mm	10/12 mm
ラグスクリュー形状	ラグスクリュー	ラグスクリュー	ラグスクリュー	ラグスクリュー
近位スクリュー本数	1	1	1	1
近位スクリューオプション	U-ラグスクリュー	U-ラグスクリュー	U-ラグスクリュー	U-ラグスクリュー
遠位スクリュー本数	2	3	3	3
遠位スクリューホール形状	円／楕円	バーチャルスレッド 円／楕円／円	バーチャルスレッド 円／楕円／円	バーチャルスレッド 円／楕円／円
遠位スクリュー方向	M-L	M-L	M-L	M-L

製品名	CMロングネイル	AFFiXUS	TFNA ロングネイル	TFNA ロングネイル
メーカー名	Zimmer Biomet	Zimmer Biomet	J&J DePuy Synthes	J&J DePuy Synthes
材質／左右別	チタン合金／左右あり	チタン合金	チタン合金／左右あり	チタン合金／左右あり
頚体角	125°	125°	125°/130°	125°/130°
ネイル長	300〜420 mm（20 mm刻み）	165 mm	260〜400 mm（20 mm刻み）	300〜400 mm（20 mm刻み）
近位径	15.5 mm	15.6 mm	15.66 mm	15.66 mm
ラグスクリュー遠位部径	15.0 mm	15.0 mm	14.0 mm	14.0 mm
外反角	4°	4°	5°	5°
最小遠位径のBend point径	11.5 mm	11.0 mm	12.0 mm	12.0 mm
遠位径	10/11.5/13 mm	9/10/12 mm	9/10 mm	11/12 mm
ラグスクリュー形状	ラグスクリュー	ラグスクリュー	ラグスクリュー or ブレード	ラグスクリュー or ブレード
近位スクリュー本数	1	2	1	1
近位スクリューオプション	Anterior Support Screw	ARスクリュー（ロック可能）	骨セメント オーギュメンテーション	骨セメント オーギュメンテーション
遠位スクリュー本数	4	2	3	3
遠位スクリューホール形状	StabiliZeテクノロジー 円／円／楕円／円	円／楕円	円／楕円／円	円／楕円／円
遠位スクリュー方向	M-L/A-P/M-L/M-L	M-L	M-L	M-L

製品名	TFNA ロングネイル	OM ロングフェモラルネイル	IPTロングネイル	IPT-EFロングネイル（ミドル）
メーカー名	J&J DePuy Synthes	日本エム・ディ・エム	ホムズ技研	ホムズ技研
材質／左右別	チタン合金／左右あり	チタン合金／左右あり	チタン合金／左右あり	チタン合金／左右あり
頚体角	130°	125°	125°/130°	125°/130°
ネイル長	300〜400 mm（20 mm刻み）	300〜340 mm（20 mm刻み）	230 mm・240〜360 mm（20 mm刻み）	280〜360 mm（20 mm刻み）
近位径	15.66 mm	15.8 mm	16.5 mm	16.5 mm
ラグスクリュー遠位部径	14.0 mm	15.8 mm	16.5 mm	16.0 mm
外反角	5°	4°	4°	4°
最小遠位径のBend point径	12.0 mm	11.5 mm	12.5 mm	13.0 mm
遠位径	14 mm	10 mm	10 mm	10/12 mm
ラグスクリュー形状	ラグスクリュー or ブレード	ラグスクリュー	ラグスクリュー	ラグスクリュー
近位スクリュー本数	1	2	2	2
近位スクリューオプション	骨セメント オーギュメンテーション	ARピン（ロック可能）	エクストラスクリュー	エクストラスクリュー（ロック可能）
遠位スクリュー本数	3	3	2	2
遠位スクリューホール形状	円／楕円／円	円／楕円／円	円／楕円	円／楕円
遠位スクリュー方向	M-L	A-P/M-L/M-L	M-L	M-L

表1 つづき

製品名	HAIロングネイル	OLSⅡロングネイル	ユニコーンロングネイル	InterTAN
メーカー名	ホムズ技研	帝人ナカシマメディカル	HOYA Technosurgical	スミス・アンド・ネフュー
材質/左右別	チタン合金/左右あり	チタン合金/左右あり	チタン合金/左右あり	チタン合金/左右あり
頚体角	125°/130°	125°/130°	125°/130°	125°/130°
ネイル長	230 mm・240〜360 mm（20 mm刻み）	280〜360 mm（20 mm刻み）	320〜400 mm（40 mm刻み）	260〜340 mm（20 mm刻み）
近位径	15.5 mm	15.8 mm	15.6 mm	A-P15.25 mm/M-L16.25 mm
ラグスクリュー遠位部径	15.5 mm	15.8 mm	15.6 mm	A-P15.0 mm/M-L15.5 mm
外反角	4°	4°	5°	4°
最小遠位径のBend point径	13.5 mm	12.5 mm	13.0 mm	A-P13.5 mm/M-L14 mm
遠位径	10 mm	10 mm	10 mm	10/11.5 mm
ラグスクリュー形状	ラグスクリュー	ラグスクリュー	ラグスクリュー	Integrated screws
近位スクリュー本数	1	2	1	2
近位スクリューオプション		ヒップスクリュー（ロック可能）/OLSA		ラグスクリュー+コンプレッションスクリュー
遠位スクリュー本数	2	3	2	2
遠位スクリューホール形状	円/楕円	円/楕円/円	円/楕円	円/楕円
遠位スクリュー方向	M-L	A-P/M-L/M-L	M-L	M-L

製品名	Targon PFT ロングネイル
メーカー名	ビー・ブラウンエースクラップ
材質/左右別	チタン合金/左右あり
頚体角	125°/130°
ネイル長	260/300/340/380 mm
近位径	15.0 mm
ラグスクリュー遠位部径	15.0 mm
外反角	4°
最小遠位径のBend point径	12.0 mm
遠位径	10 mm
ラグスクリュー形状	スライディングラグスクリュー
近位スクリュー本数	2
近位スクリューオプション	ARピン
遠位スクリュー本数	3
遠位スクリューホール形状	円/楕円/円
遠位スクリュー方向	M-L

近位部の形状やラグスクリュー孔の遠位の髄内釘径などを参考にして，骨折部に髄内釘の弱い部分が一致しないインプラントを選択する．

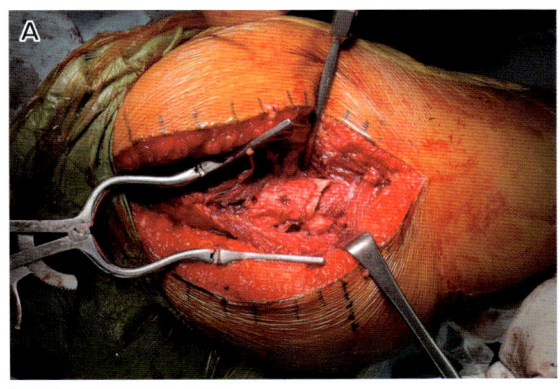 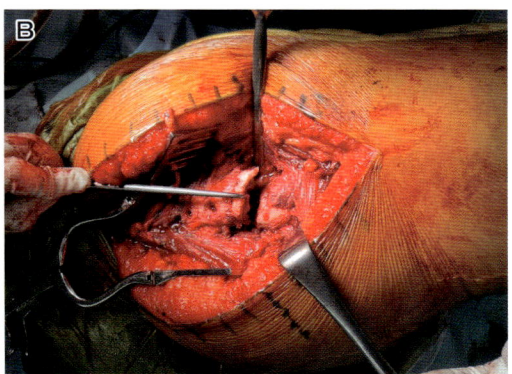

図6 大腿外側の展開
A：外側広筋を線維方向に分け，骨折部をしっかり直視下に確認する．
B：骨折部を解剖学的に整復する．

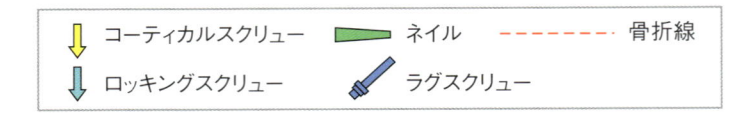

| コーティカルスクリュー | ネイル | ----- 骨折線 |
| ロッキングスクリュー | ラグスクリュー | |

①プレートで骨片間に圧着をかける

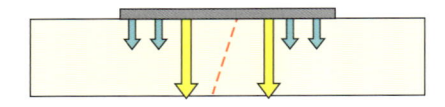

②残りのスクリュー孔に
ロッキングスクリューを挿入する

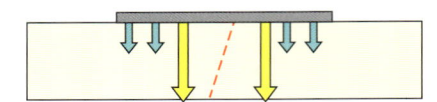

③残りのスクリュー孔に
ロッキングスクリューに入れ替える

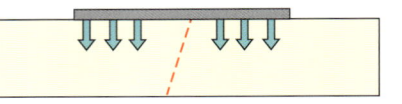

④プレートで固定した髄内釘を挿入する

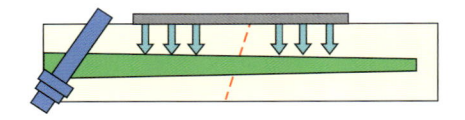

⑤片方のロッキングスクリューを抜去し，
髄内釘を打ち込み圧着をかける

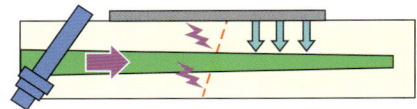

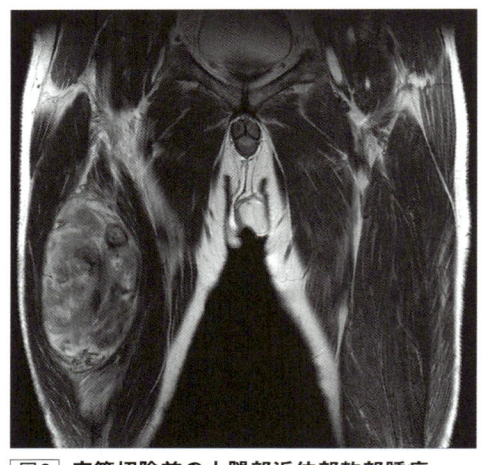

図7 プレートを用いた整復操作と髄内釘挿入

②残りのスクリュー孔に10 mmのロッキングスクリューを挿入する．

③整復位が維持できればコーティカルスクリューをロッキングスクリューに入れ替える．髄内釘挿入時にスクリューと髄内釘が干渉しないようなスクリュー長にする必要がある．また，ラグスクリュー刺入位置にプレートが干渉しないように近位がやや前外側で，遠位は骨軸中央の外側に設置されるように注意する．

④プレートで固定した状態で髄内釘を挿入し，ラグスクリューを挿入する．

⑤骨片同士のgapが残っているのであれば，プレートの近位のスクリューを抜去した後にラグスクリューで近位骨片が固定された状態のまま（遠位スクリューは入れていない状態），髄内釘をハンマーで打ち込むことでgapをなくす．

⑥遠位横止めスクリューを挿入する．

3）後療法

術後の疼痛に応じて即時全荷重をかける．

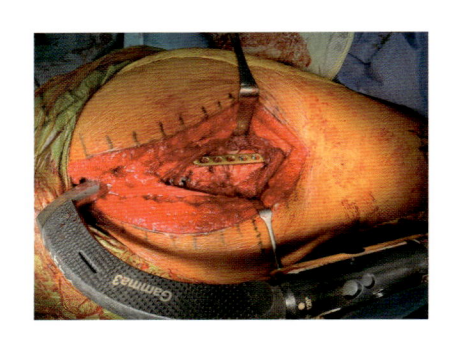

図8 広範切除前の大腿部近位部軟部腫瘍

2. Periprosthetic Plate を用いる場合

1）症例提示

打撲後の腫脹の持続をきっかけに，MRIで大腿近位部軟部腫瘍を指摘された（**図8**）．精査でmyxofibrosarcomaの診断で，術前に50 Gy/25 Frの放射線照射を行い，骨折予防目的で髄内釘を挿入し，骨膜を含めた切除範囲で腫瘍広範切除術を施行した．近位のスクリューは広範切除縁の外側から刺入できるようにディセンディングスクリューを選択した

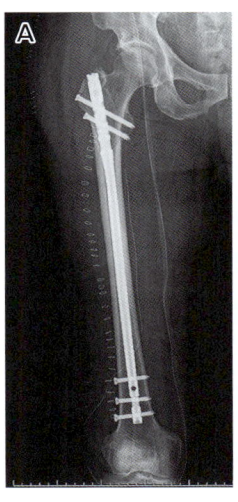
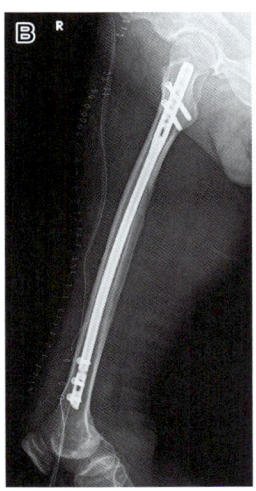
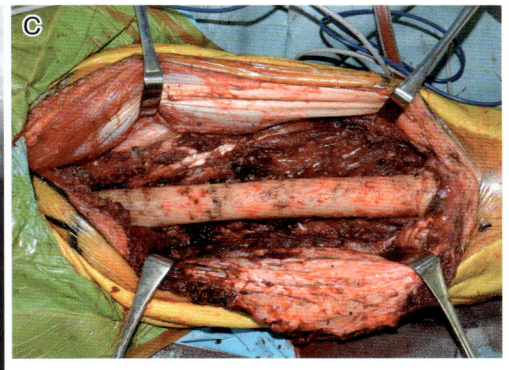

図9　術後X線像と広範切除後肉眼写真

A：広範切除後に予防的に髄内釘を挿入，正面像．
B：広範切除後に予防的に髄内釘を挿入，側面像．
C：術前に放射線照射を行い，広範切除施行．骨膜まで切除した場合は放射線照射後の骨折リスクが高くなる．

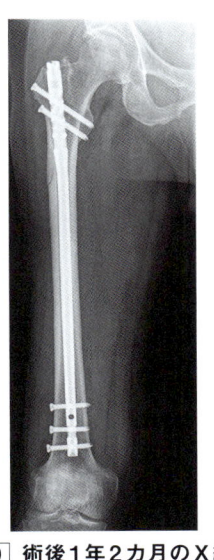
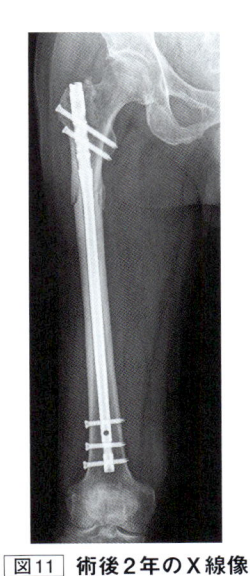
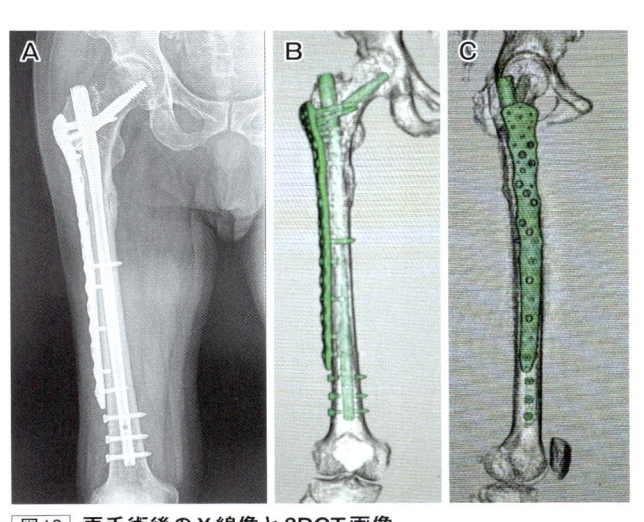

図10　術後1年2カ月のX線像
誘因なく，大腿部痛が出現．大腿骨転子下に新規の骨折線を認める．転位は認めていない．

図11　術後2年のX線像
骨折線は明瞭化し，内側の皮質にも骨折線が出現した．

図12　再手術後のX線像と3DCT画像
A：術後X線像，B：3D-CT像正面，C：3D-CT像側面．

（図9）．局所再発を生じることなく，術後経過は良好で自宅にて畑仕事にも従事できていた．術後1年2カ月頃から歩行時の右大腿部痛を自覚した．X線像で大腿骨転子下の外側に転位のない骨折線が確認された（図10）．杖歩行と畑仕事の禁止で初回手術から2年目まで経過をみられていたが，骨折線は明瞭化し（図11），症状の改善に乏しく，固定性の改善目的にガンマタイプのロングネイルに入れ替え，periprosthetic plateを用いて骨接合を行った（図12）．術後は安静度制限を設けずに全荷重歩行を許可した．術後3年が経過したが，症状なく順調な経過を認めている（図13）．

手術のコツ

　プレートのスクリューは，近位骨片に対しては大転子にバイコーティカルスクリューが2本以上，モノコーティカルが2本以上，遠位骨片にはバイコーティカルスクリューが2本以上入るように，プレートの位置を調整する．近位側を少し前外側に設置することを意識するとスクリューが入りやすい．透視で側面像を見ながら微調整が必要であり，プレート長に合わせたしっかりとした皮切をおくことも重要である．

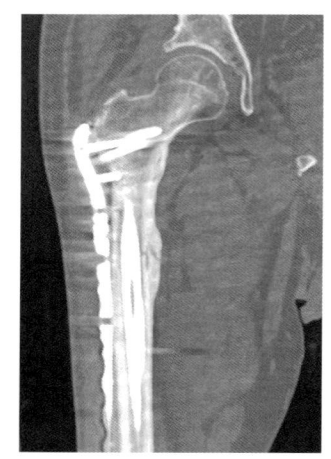

図13 術後1年目のCT画像
内側の骨折線は残存しているが，
内側皮質は肥厚し，骨形成を認める．

おわりに

　放射線照射後の病的骨折は通常の骨折と異なり，生物学的活性が著しく低下しているか，死活している．したがって，骨癒合までの期間が通常の骨折と比較して長くなるか，そもそも望めない可能性がある．したがって，長期間荷重に耐えることのできる強固な固定性を作る必要があり，プレートを併用した骨接合術に優位性があると考える．全身状態や軟部状態を鑑みながら，患者の移動能力を再獲得することができる手術手技を選択する必要がある．

引用・参考文献

1）Hernandez RK. et al. Prevalence of bone metastases and bone-targeting agent use among solid tumor patients in the United States. Clin Epidemiol. 7, 2015, 335-45.

2）Bragg DG. et al. The clinical and radiographic aspects of radiation osteitis. Radiology. 97 (1), 1970, 103-11.

3）Helmstedter CS. et al. Pathologic fractures after surgery and radiation for soft tissue tumors. Clin Orthop Relat Res. 389, 2001, 165-72.

4）Kim HJ. et al. Site-dependent replacement or internal fixation for postradiation femur fractures after soft tissue sarcoma resection. Clin Orthop Relat Res. 468 (11), 2010, 3035-40.

5）Wedin R. et al. Surgical treatment of skeletal metastatic lesions of the proximal femur: endoprosthesis or reconstruction nail? J Bone Joint Surg Br. 87 (12), 2005, 1653-7.

6）Araki N. et al. Factors associated with the decision of operative procedure for proximal femoral bone metastasis: Questionnaire survey to institutions participating the Bone and Soft Tissue Tumor Study Group of the Japan Clinical Oncology Group. J Orthop Sci. 22 (5), 2017, 938-45.

7）Camnasio F. et al. Prosthetic joint replacement for long bone metastases: analysis of 154 cases. Arch Orthop Trauma Surg. 128 (8), 2008, 787-93.

8）Lee J. et al. Pathological fractures of the femur after radiation therapy for soft tissue tumor: a case series of seven patients treated with repeated internal fixation. Arch Orthop Trauma Surg. 141 (4), 2021, 629-35.

9）Muratori F. et al. Treatment options in femoral radiation fractures following soft tissue sarcoma: Incidence, risk factors, failures and flowchart of treatment. Injury. 52 (6), 2021, 1597-605.

10）Spitler CA. et al. Endosteal Substitution With an Intramedullary Rod in Fractures of the Femur. J Orthop Trauma. 32 Suppl 1, 2018, S25-9.

11）Liporace FA. et al. Nail Plate Combination Technique for Native and Periprosthetic Distal Femur Fractures. J Orthop Trauma. 33 (2), 2019, e64-8.

12）Hussain MS. et al. Stable Fixation and Immediate Weight-Bearing After Combined Retrograde Intramedullary Nailing and Open Reduction Internal Fixation of Noncomminuted Distal Interprosthetic Femur Fractures. J Orthop Trauma. 32 (6), 2018, e237-40.

13）Todorov D. et al. Is augmented LISS plating biomechanically advantageous over conventional LISS plating in unstable osteoporotic distal femoral fractures? J Orthop Res. 36 (10), 2018, 2604-11.

14）Peiró JVA. et al. The inverted Vancouver C fracture. Case series of unstable proximal femur fractures above a knee revision stem treated by short cephalomedullary nail and lateral submuscular overlapping plate. Eur J Orthop Surg Traumatol. 31 (1), 2021, 193-8.

15）Wang ZH. et al. A Comparative Study of Intramedullary Nail Strengthened with Auxiliary Locking Plate or Steel Wire in the Treatment of Unstable Trochanteric Fracture of Femur. Orthop Surg. 12 (1), 2020, 108-15.

2-1 病的骨折に対する大腿骨近位腫瘍用人工骨頭置換術

WEB 動画▶

筑紫 聡 Satoshi Tsukushi ┃ 愛知県がんセンター整形外科部長

はじめに

悪性骨腫瘍のなかで最も多くを占めるのはがんの骨転移で，大腿骨近位部はその好発部位である[1]．高齢化社会とがん治療の目覚ましい進歩を背景に進行がん患者は年々増加の一途をたどり，大腿骨近位の切迫骨折や病的骨折は一般整形外科の日常診療においてもよく遭遇する疾患といえる．骨接合術と比較して，病巣切除と腫瘍用人工骨頭置換術は，確実な除痛と歩行機能の獲得が可能で，有用な方法である[2-4]．しかしこの術式のほとんどは腫瘍整形外科医によって行われ，一般の整形外科医に普及しているとはいえない．本術式は通常の人工骨頭および人工股関節置換術後のステム周囲骨折や高度破壊を伴うlooseningのsalvage手術として選択肢となりつつあり[5,6]，特に股関節外科医にとっては，手技の習得や腫瘍整形外科医との情報共有は極めて有用である．本稿では，大腿骨近位部骨転移の切除と腫瘍用人工骨頭置換術の，当科での手術手技と術後機能について概説する．

手術適応

大腿骨近位部骨転移の病的骨折および切迫骨折に対して本術式を行うが，3つの視点が必要となる．

1. 予後予測と耐術性

骨転移の治療において生命予後の予測を行うことは重要である．数カ月単位での予後が期待でき，全身麻酔の耐術性がある症例が望ましい．この両者はある程度相関するが，今後の治療の有効性や内臓転移の有無などを主治医に確認することが必要となる．

2. 切迫骨折の定義

骨折のリスクを事前に判断し，切迫骨折の状態で行うことが望ましい．リスク判定にMirels score[7]が多く使用されている（**表1**）．感度が高い一方で特異度が低く，実臨床では簡便に荷重時や下肢伸展挙上（straight leg raising：SLR）時の疼痛所見や，CTでの30％以上の骨皮質破壊を指標としている．

> **Point**
>
> **Mirels score（表1）**
>
> 9点以上で病的骨折のリスクが高いと判断される．

3. 骨接合か，切除／腫瘍用人工骨頭置換か

一般的にはその予後で判断すべきとされている．一方で，病的骨折後の骨接合の骨癒合率は非常に低く，performance statusの維持ができない，もしくは術後の破損などの合併症を多く経験する．そのため骨接合は，切迫骨折の状態で放射線化学療法の感受性が高い症例（乳がん・前立腺がん・血液がんなど）に行うのが理想的である．放射線化学療法の感受性が低く，骨破壊が高度な症例に対しては，腫瘍用人工骨頭置換の選択が望ましい．

術前準備

がんの骨転移においては，悪性腫瘍による血液凝固能の亢進，疼痛による日常生活の制限，病的骨折後の安静などにより，深部静脈血栓の精査や術後発生の予防に十分に注意を払う必要がある．そのため特に病的骨折例には，早期リハビリ介入と術前から

表1 Mirels score

スコア	1	2	3
部位	上肢	下肢 （大腿骨転子部以外）	大腿骨転子部
痛み	Mild	Moderate	Functional
骨転移型	骨形成型	混合型	骨溶解型
病変の大きさ （横径に対する割合）	＜1/3	1/3〜2/3	＞2/3

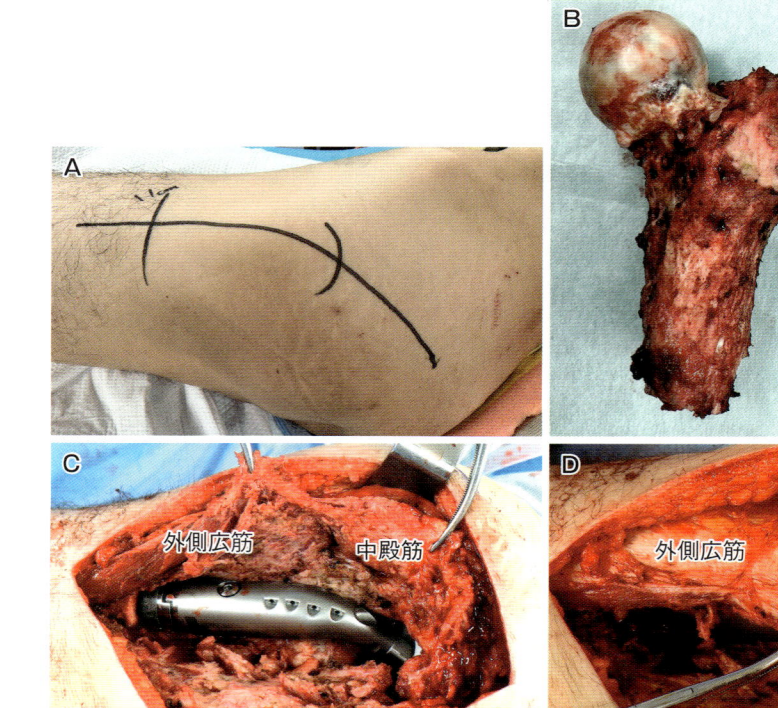

図1 40歳代，男性，胃がん，左大腿骨転子部骨転移症例
A：皮切ライン.
B：切除標本. 骨外進展あるものの，意図的en-bloc切除を実施している.
C：術中写真. 中殿筋と外側広筋が連続性を保ったまま温存されている.
D：術中写真. 中殿筋と外側広筋の連続性の後方部分が一部裂離している.

のフットポンプと補液は必須である．また病的骨折に伴う出血や進行がんに対する薬物療法に伴う骨髄抑制がある場合には，手術前に精査を行い，適宜輸血や顆粒球コロニー刺激因子（granulocyte colony stimulating factor：G-CSF）の投与を実施する．

手術手技

1. 体位と皮切 （図1A）

　体位は通常の側臥位で行う．股関節後方アプローチを大腿骨骨幹部に沿って骨切り部より5 cmほど遠位まで延長した皮切を使用する．視野をよくするために，余裕をもった大きな皮切をする．

2. 病巣切除

1）病巣切除の切除縁

　転移性骨腫瘍において周囲の正常組織を含めた切除縁を確保すべきかどうかはいまだに議論があるが，2005年より意図的なen-bloc切除〔骨のみを切除し，軟部組織を全く切除しない切除（図1B～D)〕を行っている．この背景には過去の症例を調査した際に，病的骨折例は切除縁が確保されていないにもかかわらず，再発で機能低下をきたす症例がなかったこと[8]，さらに近年進行がんの骨修飾薬を含めた薬物療法が進歩し，長期生存する症例においては，局所再発も抑制されることにある．

　当科の経験では，意図的en-bloc切除は以前広範切除していた症例と比較して，手術時間および術中出血量ともに有意に低侵襲であった．正常組織を温存するため，術後の離床や歩行機能に有利なだけでなく，感染や脱臼などの合併症を予防することが可能となる．また広範切除と比較して術式が容易であるため，一般の整形外科医にも普及可能と考えている．

2）病巣切除法

　ITT（iliotibial tract）を皮切の遠位端まで十分に切離して，大転子を中心に中殿筋と外側広筋を大きく展開し，開窓器をかける．最初に大転子の後縁より中殿筋と外側広筋の連続性を保ったまま，前縁まで付着部を骨膜下に剥離する．

手術のコツ

> 電気メスをスプレーモードとして出力を上げておく．大腿骨近位部は骨膜下に電気メスでゆっくりと焼灼しながら軟部を骨膜下に剥離すれば，ほぼ出血なく展開可能である．

　この連続性を保つことを目的として大転子を骨切りするという方法があるが，出血や術後のクリックの問題や機能的な差が大きくないことから行っていない．この剥離が慣れていないと後方部分が一部裂離してしまうことがあるが，前方部分が連続性を保っていれば問題はない（図1D）．裂離した部分は周囲の軟部修復の際にしっかりと縫縮しておく．

　遠位は骨切り予定部分まで外側広筋を剥離し，大殿筋の付着部も同様に骨膜下に剥離する．

ピットフォール

> 大殿筋は骨から離れると比較的大きな穿通枝が存在するため，特に骨より離れないように注意が必要である．出血があった場合もあせらず，容易に止血可能である．

　上記の剥離がある程度進み，大腿骨の外側部分と遠位骨切部が露出した時点で（大腿骨の半周ほど），遠位の骨切を行う．骨切除量の多少の差は機能に大きな影響を与えないため，病巣を確実に切除する．骨切時に大腿骨骨幹部の回旋位置を確認し，前方にマーキングをする．病巣の遠位骨切部を骨把持器でしっかり把持して，内旋したり外旋したりしながら，大腿骨近位に付着している筋（短外旋筋群・内転筋群・中間広筋・腸腰筋）を骨膜下に電気メスで丁寧に剥離する．このとき小転子に付着する腸腰筋のみ縫合糸をかけておいてマーキングしておく．股関節包も同様にこれら筋とともに切離する．後方関節包をT字切開して骨頭を脱転し，円靱帯を切離して大腿骨近位部を一塊に摘出する．骨外進展していない骨転移で，腎がんや肝がんのような血流の豊富な腫瘍でなければ，この操作は30～40分でほとんど出血なく行うことができる．病的骨折症例では，骨折部にはそれなりの血腫貯留があり，同部より持続出血もあるため，比較的早めに骨折部を露出して把持し，持ち上げながら剥離を進めることが望ましい．

　また骨外進展がある場合は（多くは大腿骨転子部の内側が多い），極力この部分の剥離を最後に行うように努める．大腿骨骨幹部を早めに骨切りして，関節包を切離して骨頭を脱転する．近位と遠位を持ち上げるようにして，最後に骨外進展部を剥離する．このことで出血する時間を短くすることができる．

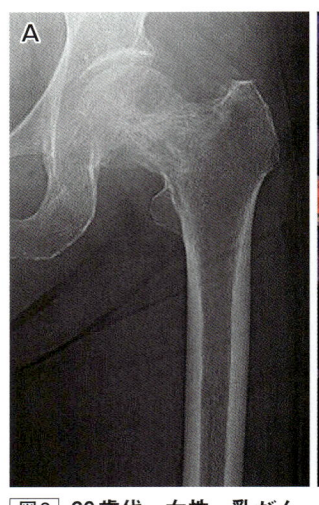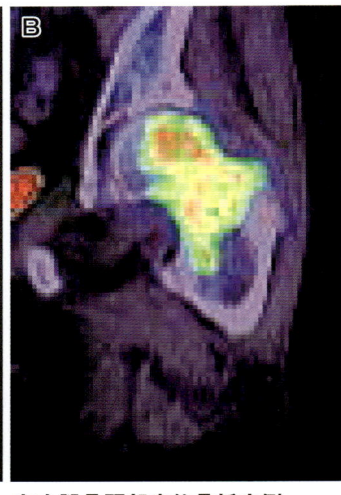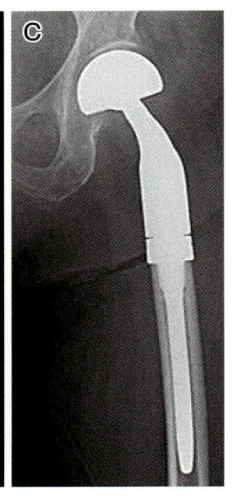

図2 60歳代，女性，乳がん，左大腿骨頸部病的骨折症例
A：当科初診時X線画像.
B：病的骨折前PET CT画像.
C：術後X線画像. セメントレス固定症例.

肺がんや乳がんなどの場合は，骨外進展部も上記の如く骨膜下に剥離して，腫瘍の露出や残存を気にせず切除を行っている（**図1B〜D**）．多少の出血は認めるが，切除が終了すると止血は容易である．腎がんや肝がん，甲状腺がんなどの血流豊富ながん種や，肉腫や扁平上皮がんなどの今後治療抵抗性で局所に再発しやすい症例においては，骨外進展部のみ腫瘍より距離をとって筋をシーリングデバイスで焼灼切離してもよい．大転子部に骨外進展をきたしている症例は非常に稀であるため，ほとんどの症例で中殿筋と外側広筋の連続性は保つことが可能である．

機能温存を目的として，骨の切除量を少なくして病巣掻爬と骨セメント充填を併用する方法がある．補填する金属部分を最小限にして機能を温存できる長所があり，以前当科でも行っていた．しかし掻爬する際に出血があり，そのような状況のセメント充填は効果が十分でないことも経験し，現在では行っていない．

3. 人工骨頭置換術

複雑な手技は必要としないが，各種筋群の被覆を容易にするために，補綴長は1cmほど短いものを選択している．前捻位の確認が困難なため，マーキングした位置を参考に正しい回旋位置に設置することに留意する．以前は後出血と腫瘍の再発を予防するという目的でステムをセメント固定としていたが，近年は術後の長期生存も考慮してセメントレス固定としている（**図2**）．セメントレスを使用しても術後の出血や機能には差がなく良好である．術後の早期固定の安定性を求める場合にはセメント固定を選択することとなるが，このような補填型の人工骨頭置換のステム先端は髄腔径が大きくセメントプラグが有効でない，もしくは遠位に落ちてしまうことが多い点に注意が必要である（**図3**）．

手術のコツ

大きめのユニバーサルセメントプラグを使用しているが，必要に応じて切除した標本より正常骨片をいくつか採取し，プラグの補強として充填することもある．

挿入する骨セメント量が多くなるため，十分なセメント量を確保しておくことと，通常の対応ではあるが，挿入時に髄腔血腫を十分に吸引し，重篤な循環不全に対する対応の準備をしておく必要がある．

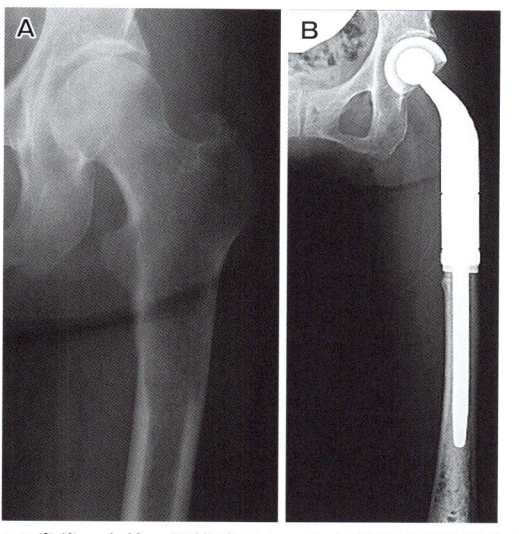

図3 70歳代，女性，甲状腺がん，左大腿骨近位骨幹部病的骨折症例

A：病的骨折前のX線画像．
B：術後X線画像．セメント固定症例．セメントプラグが遠位に落ちている．術後7年経過し，杖なしで歩行可能である．

4. 軟部修復

関節包をやや巾着状となるようにしっかり縫縮する．大殿筋付着部を外側広筋の後縁へ縫合する．内転筋・短外旋筋群・マーキングした腸腰筋付着部・梨状筋なども連続性を保ったまま，外側広筋および中殿筋の後縁へ丁寧に縫合する．進行がんの治療のため，化学療法による骨髄抑制などの易感染性を考慮して，人工メッシュなどを利用したコンポーネントへの縫着は原則行っていない．すべての筋を温存し，連続性を保って縫合した場合は機能的な差はほとんどない．一方で広範切除が必要で，中殿筋もしくは外側広筋の付着部を切除している症例では，機能温存を目的として人工メッシュを使用している．

術後リハビリテーションと歩行機能

術後は全例に軟性の外転装具を装着し，疼痛に応じてセメントレスの場合でも荷重制限なく離床している．術前の進行がんの状態や疼痛により差はあるものの，平均的には術後3〜4日より車いす移乗および立位訓練を開始し，術後1週間ほどで平行棒歩行もしくは歩行器歩行を開始，術後2〜3週間で両松葉杖歩行および段差練習開始，術後3〜4週間で片松葉杖もしくはT字杖歩行で退院となる．術後早期は歩行時に患肢が外旋位を取りやすいが，徐々に改善し，3〜6カ月ほどかけて歩行機能が改善し，多くの人が屋内は杖なし歩行可能で，外出時は片松葉杖もしくはT字杖歩行可能となる．術後1週間ほどは疼痛が強いが，その後疼痛は漸減し，骨接合術と比較して，本術式の最大の利点である痛みのない歩行機能の獲得が可能である．

考察

大腿骨近位骨転移の病的骨折や切迫骨折においては，近年報告されたsystematic reviewにおいても，骨接合術と比較して切除と腫瘍用人工骨頭置換術は，確実な除痛と有意に低い再手術率が報告されている[2]．その一方で脱臼と深部感染の合併症が指摘されている[2]．進行がんの骨転移の手術介入においてわれわれが最も重視している点は，その後の全身治療を妨げないことである．肉腫で行われるような筋の欠損を伴う切除は，脱臼や感染の危険性を高めることにつながる．この意図的な縮小手術はこれらの問題点を解決することとなる．近年の進行がんの骨修飾薬を含めた薬物療法の進歩は目覚ましく，長期生存が期待できる症例の多くはその後の骨転移の抑制も同時に期待できる．そのため肉腫と異なり，意図的なen-bloc切除後の再発リスクは低いことが予想される．そのため多くの腫瘍専門病院ではこのような縮小手術が選択されている．一方で，このような骨転移手術の大部分は腫瘍整形外科の専門病院でしか行われていない実態がある．この縮小手術は手術手技が簡便で，通常の人工股関節や人工骨頭置換術後の弛みや骨折や感染などに対するsalvage手術の選択肢となるため，多くの関節整形外科医に普及して欲しい術式である．

おわりに

近年進行がんの薬物療法は著しい進歩をとげ，その生命予後は有意に延長している．そしてその治療の主体は外来通院へ移行しており，患者のADLをいかに維持するかが，生命予後の観点からも重要となっている．骨転移の好発部位である大腿骨近位は，進行すると疼痛や病的骨折などADLに大きな影響を与える．一般的には骨接合術を行うことが多いが，病的骨折後の骨接合術の骨癒合率は低く，切除と腫瘍用人工骨頭置換術は確実な除痛と許容できる歩行機能を維持することが可能で，有用な方法である．

本稿は，整形外科サージカルテクニック誌・2021年6号掲載の連載「病的骨折の手術治療」"大腿骨近位腫瘍用人工骨頭置換術"[9]に加筆・修正を加えたものである．

文献

1) Hage WD. et al. Incidence, location, and diagnostic evaluation of metastatic bone disease. Orthop Clin North Am. 31 (4), 2000, 515-28.
2) Di Martino A. et al. Is endoprosthesis safer than internal fixation for metastatic disease of the proximal femur? A systematic review. Injury. 48 (Suppl 3), 2017, S48-54.
3) Swanson KC. et al. Surgical treatment of metastatic disease of the femur. J Am Acad Orthop Surg. 8 (1), 2000, 56-65.
4) Capanna R. et al. Management of long bone metastases: recommendations from the Italian Orthopaedic Society bone metastasis study group. Expert Rev Anticancer Ther. 14 (10), 2014, 1127-34.
5) Korim MT. et al. Systematic review of proximal femoral arthroplasty for non-neoplastic conditions. J Arthroplasty. 29 (11), 2014, 2117-21.
6) Vaishya R. et al. Non-neoplastic indications and outcomes of the proximal and distal femur megaprosthesis: a critical review. Knee Surg Relat Res. 32 (1), 2020, 18.
7) Mirels H. Metastatic disease in long bones. A proposed scoring system for diagnosing impending pathologic fractures. Clin Orthop Relat Res. 249, 1989, 256-64.
8) Nakashima H. et al. Survival and ambulatory function after endoprosthetic replacement for metastatic bone tumor of the proximal femur. Nagoya J Med Sci. 72 (1-2), 2010, 13-21.
9) 筑紫聡. 大腿骨近位腫瘍用人工骨頭置換術. 整外Surg Tech. 11 (6), 2021, 790-4.

整形外科 SURGICAL TECHNIQUE BOOKS ⑫
大腿骨近位部骨折—大腿骨頚部・転子部・転子下骨折の手術手技

2024年10月5日発行　第1版第1刷

監　修	高平 尚伸・最上 敦彦
編　集	神田 章男・北田 真平
発行者	長谷川 翔
発行所	株式会社メディカ出版
	〒532-8588
	大阪市淀川区宮原3−4−30
	ニッセイ新大阪ビル16F
	https://www.medica.co.jp/
編集担当	有地 太
編集協力	広研印刷株式会社
装　幀	有限会社ティオ 大石 花枝
本文イラスト	福井 典子
印刷・製本	株式会社シナノパブリッシングプレス

© Naonobu TAKAHIRA, 2024

ISBN978-4-8404-8527-2　　　　　　　　　　　　　　　Printed and bound in Japan

当社出版物に関する各種お問い合わせ先（受付時間：平日9：00〜17：00）
●編集内容については、編集局 06-6398-5048
●ご注文・不良品（乱丁・落丁）については、お客様センター 0120-276-115